POI®-EX SYSTEMの臨床

著 元 永三
　張 在光
　水上哲也
　林 美穂

監修 糸瀬正通

クインテッセンス出版株式会社　2012

Tokyo, Berlin, Chicago, London, Paris, Barcelona, Istanbul, Milano, São Paulo, Moscow, Prague, Warsaw,
Delhi, Beijing, Bucharest, and Singapore

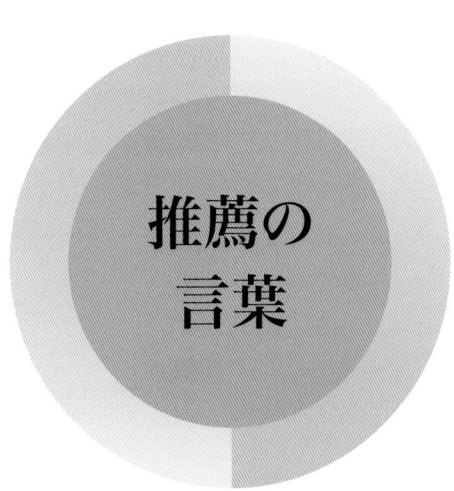

推薦の言葉

　ここ10年におけるインプラント治療の発展は、本当に目覚ましいものである。特に、CBCTの普及による三次元的診断機器やコンピュータシミュレーションソフトを活用した治療計画立案と、サージカルステント製作によって確実に補綴主導型のインプラント治療が行えるようになったことは確かな進歩である。歯槽堤増大術や上顎洞底挙上術などの硬組織再生法により、技術的にもインプラントが植立できない部位がなくなり、修復物に最適な位置にインプラント植立が可能となった。また、軟組織に対するティッシュマネージメント術式も確立され、天然歯の審美的修復に勝るとも劣らない審美的インプラント修復が可能となった。

　これらのことは、2004年に出版された「インプラントイマジネーション」や2008年に出版された「サイナスフロアエレベーション」などで学ぶことができる。これらの書は、京セラメディカルのインプラント・アドバンスコースのテキストとして活用され、受講生にとってはバイブル的な存在であると聞いている。私も推薦文で評したように世界に誇れる素晴らしい内容で、今でも参考にさせて頂いている。

　この度、約10年前に出版された「POI SYSTEMの臨床」に続いて、「POI®-EX SYSTEMの臨床」が出版されたことは誠に喜ばしいことである。インプラント治療の発展とともにシステムの改良が行われるが、その間に淘汰された内容や新しいシステムについての紹介には、今が丁度いいタイミングであると思う。また、つい華やかな外科術式などに目を奪われがちであるが、常日頃から筆者が強調し、本書でも触れられているように、やはり成功の鍵は診断にあり、基本に忠実に手を抜かず、確実に一歩一歩進むことが大切であると思う。

　本書を見てみると、基本をしっかり学び、それに沿って丁寧にやれば、誰にでもインプラント治療は簡単にかつ確実にできるということが理解できるはずである。これだけの内容のインプラントの教本を、糸瀬先生が監修し、元先生、張先生、水上先生、林先生が執筆して作り上げたその情熱には、本当に感服し感動させられる。

　インプラント治療が、誰にでも同じようなレベルでできるようになることを念頭に置いて作られた本書が、多くの歯科医師に読まれ、参考とされることを願って、ここに強く推薦させて頂く。

2012年6月吉日　下川公一

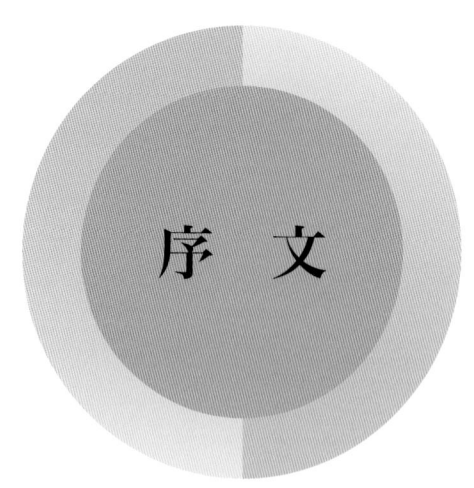

序文

　オッセオインテグレーションタイプのインプラント治療が日常臨床に応用されはじめて40年以上が経過しようとしている。この間、種々の研究開発により、現在ではどのインプラントシステムを用いてもインテグレーションは得られる時代となった。

　今後は未知の世界ともいえるインプラント体の耐久性、インプラント体周囲の骨吸収などを含むインプラント周囲炎の問題点がクローズアップされる時代が来ると予想される。

　このような流れのなかで、筆者らは2001年に「POI SYSTEMの臨床」を出版し、その後もPOIインプラントシステムを中心に、インプラント環境の変化や時代のニーズに対応しながらより良いインプラント補綴を提供するための努力を、基礎と臨床の両面から行ってきた。

　一方で、経過観察を行うなかでさまざまな問題やインプラントに対する概念の変遷を目の当たりにし、高まるニーズへの対応にも限界を感じた。その時代の変化に対応すべく、2006年に初期のPOIインプラントのコンセプトを基にPOI®-EXインプラントシステムが開発された。

　著者らは、インプラントの成功の条件として、①口腔内診査、研究用模型、口腔内外写真、デンタルX線、パノラマX線、歯科用コンビームCT（CBCT）などによる正確な診査・診断　②綿密な治療計画立案と確実なインフォームドコンセント　③適切な術前処置としての外科、歯内、歯周、矯正、咬合治療　④サージカルステントを活用した補綴主導型埋入術　⑤負荷と炎症のコントロールなどの適切な術後処置　⑥精密な上部構造製作のための簡便で正確な印象法と技工法　⑦負荷と炎症のコントロールメインテナンスなどを考えている。

　特に近年、CBCTの進歩により、インプラント治療における診査・診断が二次元から三次元的なものとなり、より安全で適切な臨床を行うことができるようになった。と同時に治療の難易度、危険性、予後観察の推測などがより確実に行えるようになった。今後、インプラント治療を導入される先生方にとって、CBCTによる診査・診断は必須の事項になると考えられる。

　POI®-EXインプラントシステムが国内はもとより、海外でもNo.1になるという信念の基に、今後ともさらなる研究開発に力を注ぐという京セラメディカルの姿勢に期待をしている。著者らは、今後ともPOI®-EXインプラントシステムを用いた歯科臨床を追い求め、また、日進月歩の技術を習得し、悩める患者さん、術者の両方からの要求に応えられる真のインプラント治療を目指して邁進して行く所存である。この書が購読者の先生をはじめ、多くの歯科医療従事者の先生方の一助となれば幸いであり、インプラント医療の発展を心から願うものである。

2012年6月吉日　糸瀬正通

CONTENTS

003 推薦の言葉
004 序文

009 第1部　POI®-EXシステムの概論

010 chapter 1　POI®-EXシステムの概念とその材料特性
010 Ⅰ．はじめに
011 Ⅱ．POI®-EXシステムの開発
014 Ⅲ．POI®-EXインプラントの表面処理とデザイン上の特徴

020 chapter 2　POI®-EXシステムの構成
020 Ⅰ．フィクスチャーの構造からみたバリエーション
024 Ⅱ．術式からみたバリエーション

028 chapter 3　POI®-EXシステムの特徴
028 Ⅰ．1回法・2回法の弱点補強
030 Ⅱ．ワイドベース追加
031 Ⅲ．テーパータイプ
033 Ⅳ．安全で骨に負荷を与えにくいドリルシステム
034 Ⅴ．審美的修復物への対応

035 第2部　インプラント治療に入る前に

036 chapter 1　インプラント治療のための院内システム作り
036 Ⅰ．ハード面の充実
037 Ⅱ．ソフト面の充実
038 Ⅲ．インフォームドコンセント
039 Ⅳ．インプラント治療の流れと役割分担

041 chapter 2　インプラント治療のための診査・診断
041 Ⅰ．全身的診査
042 Ⅱ．口腔内診査・診断
042 Ⅲ．X線写真による診査
045 Ⅳ．研究用模型による診査
047 Ⅴ．適応症と禁忌症

048 chapter 3　インプラント手術前の環境改善処置
048 Ⅰ．術前の外科処置
　▶ ソケットプリザベーション症例　▶ 小帯切除症例　▶ GBR症例1
　▶ オステオトームテクニックによるサイナスフロアエレベーション症例
　▶ 同時法によるサイナスフロアエレベーション・ラテラルアプローチ症例
　▶ 段階法によるサイナスフロアエレベーション症例

054 Ⅱ．術前歯内療法処置　▶ 植立前後の感染根管処置症例
056 Ⅲ．術前の歯周治療　▶ 歯周治療症例1　▶ 歯周治療症例2
059 Ⅳ．術前咬合処置　▶ 咬合治療症例
060 Ⅴ．術前の矯正治療　▶ 矯正治療症例

061　第3部　POI®-EXシステムにおける外科手術

062　chapter 1　インプラント治療のための手術準備

062 Ⅰ．サージカルステントの概念と準備
　colmun ▶ フィクスチャーの植立位置と植立方向をめぐって
067 Ⅱ．サージカルステントの製作
　colmun ▶ ステント製作時の検討事項
077 Ⅲ．器具の準備
079 Ⅳ．滅菌・消毒
083 Ⅴ．患者の術前ケア

084　chapter 2　POI®-EXシステムの植立術式

084 Ⅰ．1回法と2回法の位置づけをめぐって
085 Ⅱ．1回法と2回法の適応症
086 Ⅲ．植立術式による分類
087 Ⅳ．一次手術の実際　▶ 植立術式の臨床症例
106 Ⅴ．一次手術の応用編
　▶ リッジエクスパンジョン症例　▶ スプリットクレスト症例
　▶ GBR症例2　▶ サイナスフロアエレベーション症例

110　chapter 3　二次手術

110 Ⅰ．二次手術の流れと使用パーツ
111 Ⅱ．二次手術の実際
　colmun ▶ Technical Advice：フィクスチャー周囲の角化歯肉
115 Ⅲ．その他の二次手術法

121　第4部　POI®-EXシステムを用いた各種上部構造

122　chapter 1　POI®-EXシステムの上部構造の分類と特徴

122 Ⅰ．クラウンブリッジの連結様式の選択
125 Ⅱ．POI®-EX 上部構造の特徴

127　chapter 2　印象システム

128 Ⅰ．直接印象法
133 Ⅱ．間接印象法：クローズドトレー
136 Ⅲ．間接印象法：オープントレー

137　chapter 3　プロビジョナルレストレーション

137 Ⅰ．プロビジョナルレストレーション製作法の分類と種類
138 Ⅱ．プロビジョナルレストレーションの製作法
142 Ⅲ．カスタムキャップによるプロビジョナルレストレーション製作

144 chapter 4　クラウンブリッジ（セメント固定）

- 144　Ⅰ．既成タイプ
- 153　Ⅱ．カスタムアバットメント
  - colmun ▶ 可撤性除去孔の模式図
  - colmun ▶ Technical Advice：スプルーイングの注意点
  - colmun ▶ Technical Report：カスタムアバットメントの調整と研磨

166 chapter 5　クラウンブリッジ（ネジ固定）

- 167　Ⅰ．スクリュー固定式：キャスタブルゴールドアバットメント ST&R
- 176　Ⅱ．ネジ固定式：プラスチックコネクター ST&R

179 chapter 6　POI®-EX システムを用いた各種オーバーデンチャー

- 179　Ⅰ．オーバーデンチャーの適応症と上部構造の選択
- 181　Ⅱ．O-リングアタッチメント　▶ O-リングアタッチメント義歯の症例
- 188　Ⅲ．磁性アタッチメント　▶ 磁性アタッチメントの臨床症例
- 194　Ⅳ．ドルダーバーアタッチメント

201　第5部　上部構造装着後のメインテナンス

202 chapter 1　リコールシステムにおけるチェック項目

- 202　Ⅰ．インプラント周囲の硬組織検査
- 204　Ⅱ．インプラント周囲の軟組織検査　▶ インプラント周囲の軟組織に炎症を誘発した症例
- 204　Ⅲ．口腔衛生状態の診査　▶ インプラント周囲の清掃法
- 206　Ⅳ．咬合のチェック　▶ 咬合のチェック

207 chapter 2　メインテナンス時のトラブル対処法

- 207　Ⅰ．ネジの緩み、破損への対応
- 208　Ⅱ．上部構造の破損、破折、変形、不適合
- 208　Ⅲ．インプラント周囲炎への対応　▶ インプラント周囲炎治療症例
- 210　Ⅳ．審美性の改善　▶ 審美性が改善された症例

211　第6部　全顎症例

212 chapter 1　審美症例
- ▶ 審美症例

214 chapter 2　残存歯保存症例
- ▶ 残存歯保存症例

216 chapter 3　咬合改善症例
- ▶ 咬合改善症例

- 219　索引
- 222　あとがき

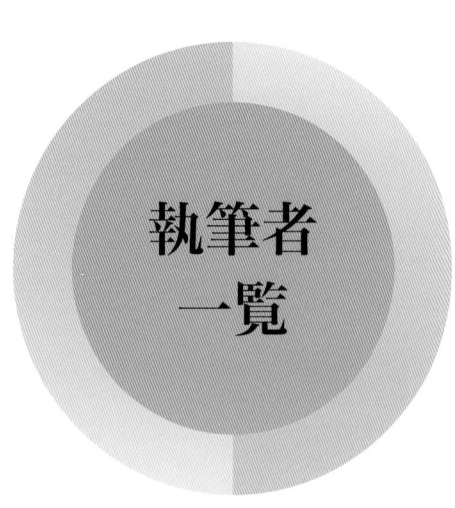

執筆者一覧

著	元　永三（福岡県・ゲン歯科クリニック）
	張　在光（福岡県・ちゃん歯科医院）
	水上哲也（福岡県・水上歯科クリニック）
	林　美穂（福岡県・歯科・林美穂医院）
監修	糸瀬正通（福岡県・歯科糸瀬正通医院）

第 1 部
POI®-EXシステムの概論

chapter 1

POI®-EX システムの概念と その材料特性

1. はじめに

　今日、歯科医学の分野において、インプラントを用いた口腔機能の修復・再生治療は十分なエビデンスに支えられた臨床手法の一つであり、基礎的にも臨床的にも有効性・安全性を検証されたものとして認識されるまでになった。

　世界的にみても臨床的な意図を持った歯科骨内インプラントの歴史は1800年代にさかのぼることができる。そして近代的なインプラントが開発されてからでも、すでに約半世紀が過ぎている。その間、数多くのインプラントが多くの研究者により研究開発されてきたが、その初期段階では試行錯誤の中で臨床使用されたために、今では初歩的と思えるような問題を解決できなかったものも散見される。

　しかしながら、Brånemarkによって提唱された骨結合型インプラント（以下オッセオインテグレーテッドインプラント）の概念は、近代的インプラントの発展に多大な貢献をし、今日の近代インプラントの基礎を確立したものであり、その影響には計り知れないものがある。

　今日ではインプラントというものが臨床医や患者の間に幅広く定着し、どの雑誌や講習会においても歯周組織再生法とともに、現在もっとも関心度の高い分野となっている。しかしその半面、インプラントがあまりに数多く市販されているために、臨床家を悩ませていることも事実である。現在アメリカで発売されているインプラントの数だけでも50種類以上、日本国内でも輸入販売しているものを加えると約40種類（認可がおりているもの）以上あるといわれている。この状態は、日々多くの臨床家の手によって切磋琢磨され、性能の向上、安全性のさらなる確保につながると思われることから、必ずしも忌避すべきことではない。

　しかしながら、インプラント治療に対する諸問題が徐々に解決されてきた今、この多くのインプラントの中からいかに適切なものを選択し、日常臨床の一手段として用いていくかが今後の課題ではなかろうか。

　そのような中、1991年から臨床試験が行われ、1992年に京セラから発売された日本初のオッセオインテグレーテッドインプラントであるPOI® FINAFIX 2ピースタイプインプラント[1,2]、1995年から発売が開始されたPOI® 3ピースタイプインプラント、2000年にはPOI® 1ピースタイプインプラントのフィクスチャーが臨床応用されている。ここでは2006年より販売開始されたPOI®-EXシステムの基礎的な背景から、特徴、その構成などについて述べていきたい（図1-1-1）。

第1部 POI®-EX システムの概論

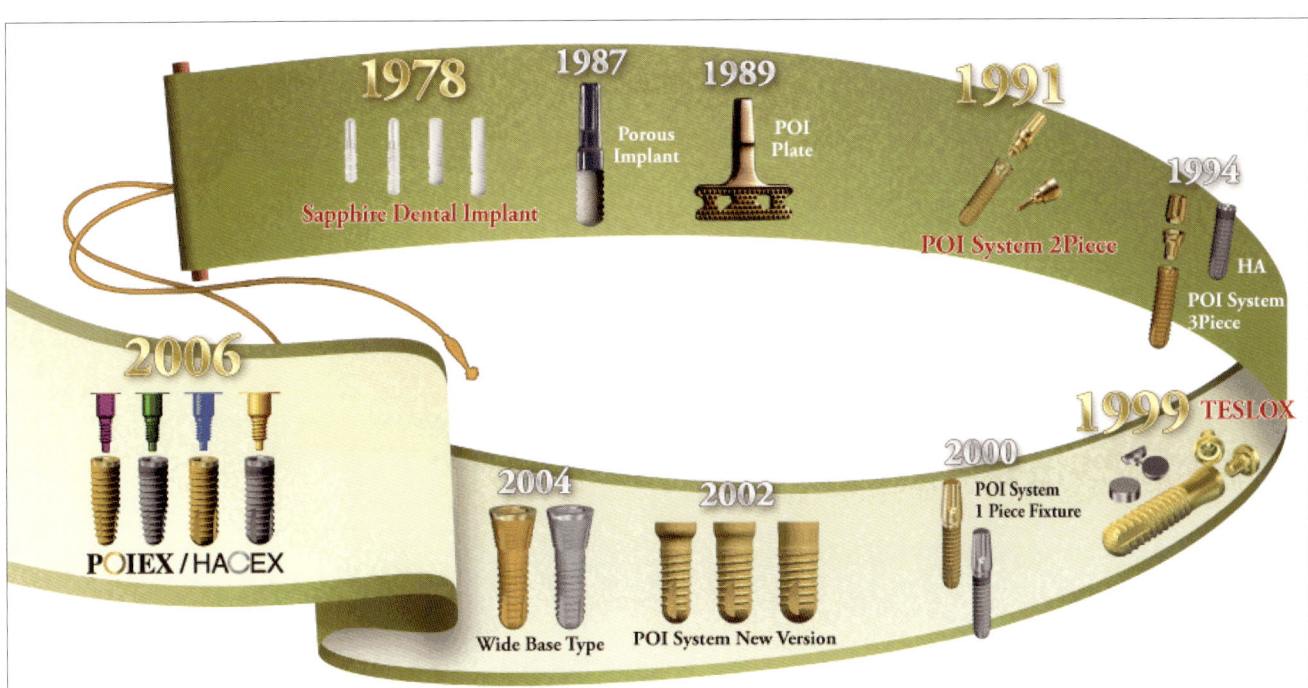

図1-1-1　POI®-EX システムまでのフィクスチャーの歴史。

II. POI®-EX システムの開発

1）POI®-EX システムの開発コンセプト

POI®-EX システムの開発コンセプトは、
① 1回法と2回法術式に対応
② 高度な審美性の追求
③ 幅広い症例への適応

の3点である。

もちろん、これらは患者の利益につながるための臨床的な有効性、利益を目標としたものである。これらの項目は緊密に絡み合ったものであり、単独では議論しにくいため、インプラントの歴史的な変遷も含めて概観していくなかで、総合的に理解を深めていきたい。

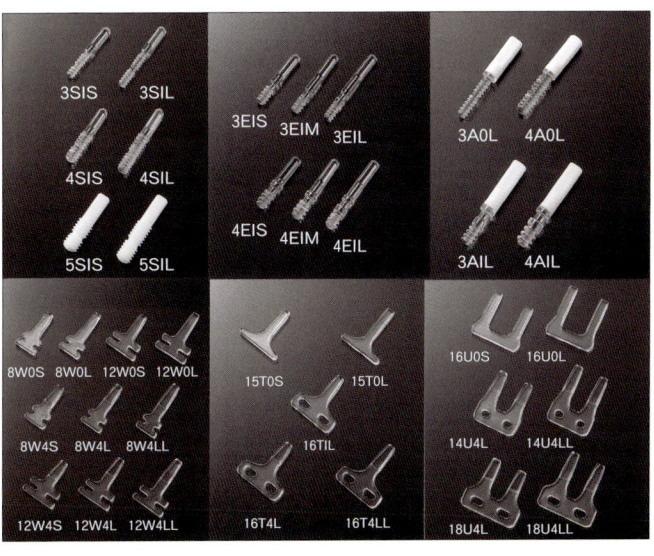

図1-1-2　バイオセラム®サファイアインプラントを示す。サファイアインプラントにはスクリュータイプ、ブレードタイプの骨内インプラント、ピンタイプの歯内骨内インプラント、アンカータイプの粘膜インプラントなどの種類があり、適応症は幅広い。さらにスクリュータイプには、スタンダードタイプともいえるSタイプ、抜歯窩用にデザインされたEタイプ、主に前歯部などインプラントの中心軸と天然歯列が異なる場合が多いケースにはポスト部に切削可能な多結晶アルミナセラミックスを配したAタイプなどが揃えられ、現在の骨内インプラントで求められている適応症のほとんどに応じることができた（京セラメディカル提供）。

11

2）セラミックスインプラント（バイオセラム®サファイアインプラントからポーラスインプラントまで）

日本国内での歯科インプラントの歴史は長い。1975年頃には世界的に使われていたリンコータイプのブレードインプラントや、鋳造でオーダーメードする骨膜下インプラントなどが盛んに文献で紹介され、いわゆる1回法インプラントの全盛期であった。日本国内で、川原や山上らにより研究開発された単結晶サファイアや、多結晶アルミナを素材とした歯科インプラントがバイオセラムとして臨床使用されはじめたのもこの頃である（図1-1-2）。Steflik[3]、山上、糸瀬[4]ら多くの研究者もその長期の臨床成績は優れていると報告している。しかしながら、生体内での安全性、組織親和性、特に軟組織との親和性には特筆すべき特長を備えているこれらのセラミックス材料にも、隣在歯との連結を伴わない単独植立を可能にする骨内固定力の向上と、微細な構造を伴った場合での強度不足という2点においては解決すべき問題点があった。

隣在する天然歯とブリッジによる連結を行うことは、一般的な歯科補綴治療においては常識的な手法であるが、インプラントとの連結は、インプラント体と周囲の骨とのリジッドな結合性と天然歯と周囲骨との歯根膜を介した結合の違いにより問題点が指摘され、インプラントを含む補綴においては天然歯との連結は避けるべきとの認識が大勢となった。逆に、このことより骨内インプラントは連結ブリッジにより側方圧や回転力に対し抵抗できるよりは、単独でこれらの外力に耐えられるだけの歯槽骨とのリジッドな骨結合が求められた。

セラミックスを用いた骨内インプラントで骨内固定力を高めるためには、現在まで二通りの手法が実現された。一つはhydroxyapatite（ハイドロキシアパタイトもしくはヒドロキシアパタイト）をコーティング、もしくは焼結体をそのまま用いる方法、もう一つはセラミックスで骨内部に多孔体を形成する方法である。hydroxyapatiteの焼結体をそのまま用いた骨内インプラントはその生物学的な基礎実験の充実にも関わらず、臨床的には様々な問題を生じ、現在では用いられていない。様々な基材の上にhydroxyapatite粉末をプラズマ溶射などの超高温でコーティングする技術は古くから研究されてきたが、実際の製品は臨床的に感染、コーティング層のはがれなどの問題が生じることもあった[5]。低温フレーム溶射法を用いた溶射法によるhydroxyapatiteコーティングが京セラにより開発され、歯科インプラントのみならず、整形外科領域においても広く用いられ臨床的に安定した成績を残している[6]。多孔質セラミックスを用いて骨内固定力を高める手法は、整形外科領域などでも使われてきたが、歯科領域においては京セラから販売されたアルミナポーラスインプラントがその代表であろう（図1-1-3）。アルミナポーラスインプラントは単独植立が可能な設計がなされており、強固な骨内固定力を背景に連結補綴なしに良好な臨床成績を修めたが、軸部の単結晶サファイアが植立時に破折したり、術後に破折するなどの強度的な問題が生じた。これらの点からたとえ骨内固定力が高まっても、そのあとの咬合負担や植立時の外力に耐え切れない材料や構造は安全性の観点から採用できないことが示唆される。

3）チタン材料の採用

2回法術式をとるインプラントの歴史は意外と古く、Greenfield[7]が中空イリジウムインプラントを開発した1913年頃からその変遷をみることができる。そのあと、Strock[8]などのタンタルインプラントなどもみられるが、文献的な裏づけに乏しく、臨床的な評価も定かではない。スウェーデンでの研究成果以降、近代的な歯科インプラントに求められるようになってきた（一次）手術直後から一定期間、口腔内との連絡が遮断できる生物学的、あるいは咬合圧から逃れられる機械的な安静状態の確保という要件を満たすために2回法術式の価値が再発見され、近年においては、常識化したともいえる。すなわち、新しいインプラントは二次手術あるいは安静期間のあとに歯冠修復物を装着し、咬合再建を図るためのキャップやアバットメント、ポストなどの部品を連結するための小径のネジ切りや回転防止のための微細な構造が必要とされる。

しかしながら、機械加工を伴う場合、非常に小さなサイズの歯科インプラントでは、寸法精度との両立はセラミックス材料では達成しにくい。歯科インプラントの歴史を振り返ってみると、さまざまな素材が用いられてきたことがわかる。大別して金属・合金、セラミックスやカーボン素材、合成高分子などである。セラミックス材料は別にしても、カーボンは脆性であり、インプラント単独植立に用いるには危険が伴う。同様に合成高分子も単独で用いることは考えにくい。そこで上述の機械的な安全性の観点から、また複数のパーツを安定的に組み合わせることができるジョイント部の精密加工が可能なことから、金属材料が現実的な選択肢として残る。金属素材としてはステンレス合金（SUS316Lなど）、Co-Cr-Mo合金、Ta（タンタル）、Ti（チタン）、Ti-Alloy（チタン合金）などが古くから用いられてきた。その中でもTi-6Al-4V合金に代表されるチタン合金は耐蝕性に優れ、生体内での安定性が高く、現在では口

第1部 POI®-EX システムの概論

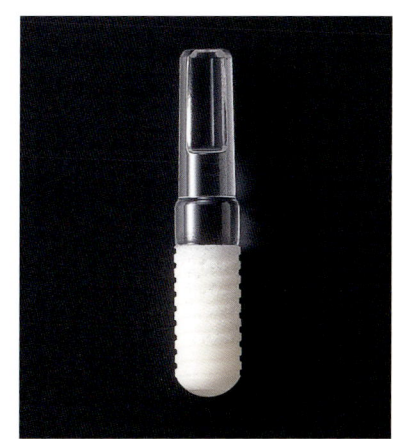

図1-1-3　バイオセラム®アルミナポーラスインプラント。骨内部の直径には4.2mmと4.8mmがある。ポスト部から骨内部を貫く単結晶サファイアの軸の周りに多孔質（ポーラス）アルミナセラミックスが溶着されていた。ポーラスアルミナ層は、おもに互いに交通した三次元的な構造を持つポアからなる。容積ポロシティーは約35％、ポアサイズは10～300μmの範囲で平均開孔ポア径は平均130μmである。新生骨のイングロースに最適な特性となっている（京セラメディカル提供）。

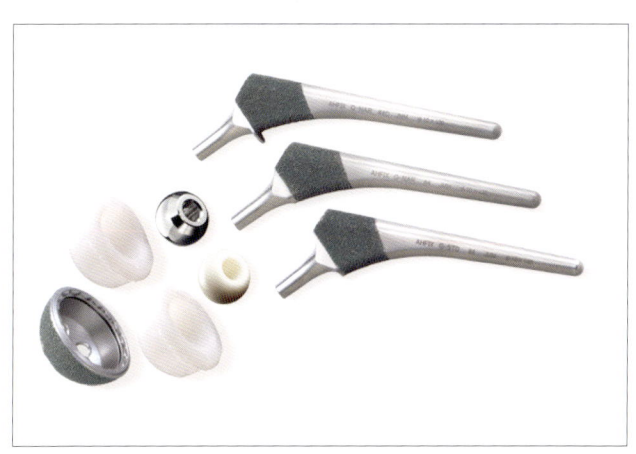

図1-1-4　整形外科分野で使用されているチタン合金製の人工関節の一例を示す（京セラメディカル提供）。

表1-1-1　チタン合金などの機械的強度特性の基準値を示す。Unalloyed Ti（一般的に純チタン：CP‐Tiと呼ばれている）には、規格ではGrade 1～4まであり、それぞれ強度基準が異なる（参考 ASTM F67-95、F-136-92）

特性＼種類	Unalloyed Ti 非合金チタン				Alloyed Ti 合金チタン
	Grade 1	Grade 2	Grade 3	Grade 4	Ti-6Al-4V ELI
Tensile Strength 引張り強さ (Mpa)	240	345	450	550	860
Yield Strength、0.2% 0.2%耐力 (Mpa)	170	275	380	483	795
Elongation 伸び (%)	24	20	18	15	10
Reduction of Area 絞り (%)	30	30	30	25	10

腔外科や整形外科の分野（図1-1-4）で幅広く用いられている[9,10]。そのため、セラミックスインプラントにない特性が必要とされるインプラントの素材として、高強度で、しかも生体不活性（bioinert）であるチタン合金（Ti‐6Al‐4V合金）を素材として採用している（表1-1-1）。

III. POI®-EX インプラントの表面処理とデザイン上の特徴

以下本項では、POI®インプラントに共通して用いられている素材(チタン合金)と、インプラントの形状をなした際に各組織と接触する各部の表面処理について述べる。1)項では素材全体と主に軟組織に接触する機械加工後に研磨を施した滑沢面における処理について、2)および3)項では骨内部における表面処理について述べ、4)項ではさらにマクロなネジ形状について、5)項ではフィクスチャーとアバットメントの適合精度について概説する。

1) 陽極酸化処理のチタン合金 (anode oxidized titanium alloy)

純チタンは加工すると大気中の空気と反応し、表面に厚さ20〜100nmの酸化層を形成する。そこで通常は酸化チタンの状態で自然界に存在する。Klauberらは米国で市販されている歯科チタンインプラントの酸化層の厚みを測定した結果、20〜30nmの厚みであったと報告している[11]。生体内にフィクスチャーを植立すると、この酸化層が骨組織内にある glycoprotein により囲まれ、植立後創面が完全に治癒すると glycoprotein は約10〜20nmの厚さに石灰化するといわれている。このメカニズムがオッセオインテグレーションを起こす上で非常に大切であるといわれている[12]。またチタン表面の TiO_2 酸化層は生体分子との結合を積極的に行わせるとの報告もされている[13,14]。

陽極酸化処理[15〜17]されたFINAFIXは厚さ135〜140nmの酸化層を有している(図1-1-5)。Kanematsuら[18]によれば、細胞および器官培養法を用いた結果、L株細胞の増殖および脛骨大腿骨の成長を抑制する作用は認められず、また種々の酸、アルカリ溶液の中でも、無処理のチタン合金に比べ、有意に耐食性が向上していることを報告している。また、陽極酸化処理を行うことによって、得られる特性の一つとして濡れ性をよくし組織親和性を向上させることがある[19]。

またチタン合金の特性上、加工、研磨により純チタンに比べキズなどが出にくいが、加えて陽極酸化により表面がセラミックのように滑らかであるために、従来もっとも歯肉との親和性がよいといわれていたセラミックスと同様な歯肉の接着が得られる[20,21]。Quirynenらによれば、Raが0.2μm以下であれば、プラークの付着に影響は少ないと結論づけている。多くの研究者が、インプラントが歯肉粘膜貫通部で粗造な面をしていると組織の健康にかなり有害であるという同じ結論を出している[22]。

これらの陽極酸化処理によって、結果的に審美的に歯肉と調和のとれたゴールド色が視覚的な特徴となっているが、インプラント(あるいはアバットメント)の一部が歯肉より露出した場合でも違和感が少ないことは、大きな臨床的特色となっている(図1-1-6)。

2) ブラスト処理＋陽極酸化処理 (FINAFIX)

FINAFIX は表面を特殊なブラスト処理することによって早期の骨添加を行わせ、骨との接触面積、骨結合量を増

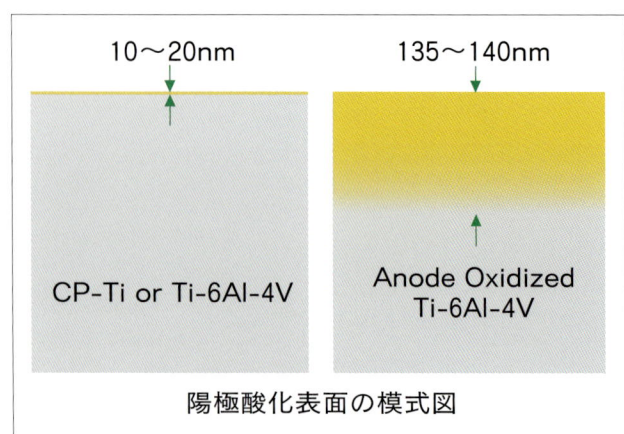

図1-1-5 陽極酸化処理されたチタン表面の模式図を示す。通常の大気中の状態では純チタン、チタン合金とも約10〜20nm程度の酸化膜が形成されているが、陽極酸化処理されたものでは表層から135〜140nm程度の酸化層が形成される。

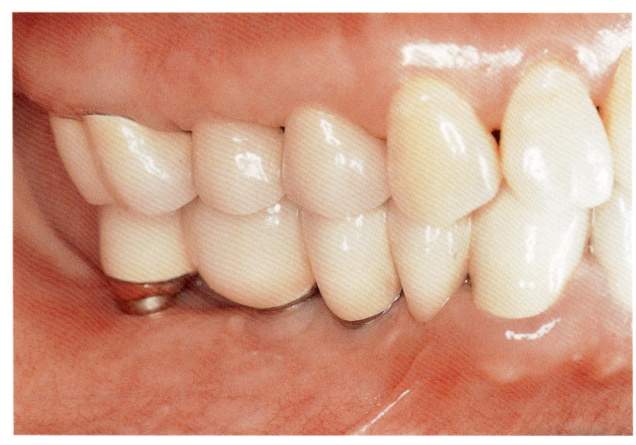

図1-1-6 臼歯部などでクラウンの歯肉縁下マージン設定が求められないケースでは、清掃性を重視し、歯肉縁上にクラウンマージンを設定することがある。その際にも、FINAFIXでは灰色のチタンが露出せず、ゴールド色が露出するため、患者の満足を得ることができる。

加させ、骨内維持力をより強固にしている。家兎を用いた実験では骨との界面でのせん断破壊強度は、機械加工のみで表面処理をしていないものに比べて6週で5倍の値を示した[23]（図1-1-7）。

このPOI®の処理のように、表面を粗造化することによって骨質の添加はより強固になることはWennerbergやBowers、Buserら[24]により報告されているが、逆に表面積の増大は、金属成分の溶出を加速することがOsborn[25]、Donathら[26]も指摘しているように危惧される。この点においても、陽極酸化を粗造化処理のあとに行っているため、形態的には細胞、組織に対してactiveな表面性状でありながら、化学的には安定した状態を維持できる。

3）hydroxyapatite コーティング処理（FINATITE）

POI®システムには、これらの陽極酸化処理された粗造化骨内部を持つFINAFIXフィクスチャーのほかに、hydroxyapatiteコーティングされた骨内部を持つFINATITEフィクスチャーの2種類がある。

多くの研究者らが、hydroxyapatiteコーティングインプラントが非コーティングインプラントより高い割合で、しかも早い時期に骨の形成と成熟が起こると報告[27,28]しているが、現時点においては咬合圧下でのチタン母材とhydroxyapatiteコーティング層の皮膜接着強度や、生体内における皮膜の長期安定性においての問題がある報告も同時になされている。FINATITEフィクスチャーにおいては、従来のプラズマ溶射法による10,000℃以上というhydroxyapatite（$Ca_{10}(PO_4)_6(OH)_2$）の分解の恐れがある超高温の溶射法をとらず、比較的マイルドな約3,000℃という条件でhydroxyapatiteを溶射できるフレーム溶射法[29]を採用している（図1-1-8）。溶射されたhydroxyapatite層のクオリティーを評価する指標として、溶射層のX線解析や結晶化度などを計測するほかに、皮膜のカルシウム（Ca）およびリン（P）の重量を測定して得られるモル比を使うこともできる。POI®インプラントのフレーム溶射層におけるCa/P比は1.66とhydroxyapatite理論値の1.67に極めて近い組成を実現していることも注目される。またX線解析により熱処理後の結晶化度も約60％と高率であることが報告されている。同時に、HA皮膜中の不純物はFe、Ni、Cr、Cu、Zn、As、Pbなどについて定量分析を行った結果、検出限界以下であると報告されている[30]。これら良質かつ安定で、

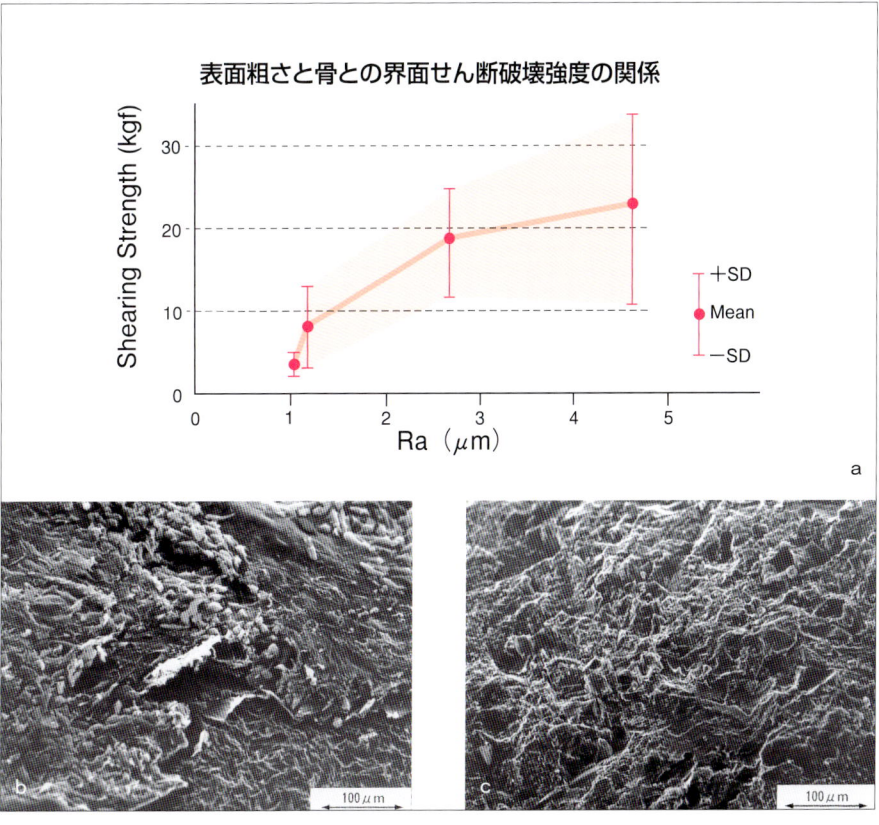

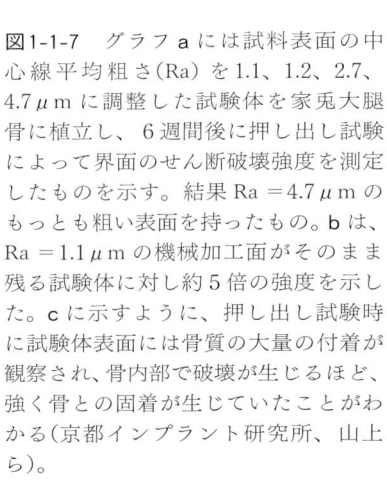

図1-1-7　グラフaには試料表面の中心線平均粗さ（Ra）を1.1、1.2、2.7、4.7μmに調整した試験体を家兎大腿骨に植立し、6週間後に押し出し試験によって界面のせん断破壊強度を測定したものを示す。結果Ra＝4.7μmのもっとも粗い表面を持ったもの。bは、Ra＝1.1μmの機械加工面がそのまま残る試験体に対し約5倍の強度を示した。cに示すように、押し出し試験時に試験体表面には骨質の大量の付着が観察され、骨内部で破壊が生じるほど、強く骨との固着が生じていたことがわかる（京都インプラント研究所、山上ら）。

現在用いられているhydroxyapatite焼結体と同等の生体親和性を有するコーティング層が得られた(図1-1-9)。また同時に溶射層の厚さも平均20μmと非常に薄く、皮膜強度の向上を図っていることも見逃せない(図1-1-10、11)。

また、HAコーティングのSBF浸漬経時観察試験(試験規格 ISO23317Implant for surgery In vitro Measurement of apatite forming ability of implant Materials)では、擬似体液中において、短期間でのHAの析出が確認されており、FINATITEの早い骨伝導能性が確認されている(図1-1-12)。

京セラメディカルに用いられている、hydroxyapatiteコーティングFINATITEは、POI®システムで1994年より、POI®-EXシステムでは2006年より歯科市場にて臨床応用されており、17年以上の臨床成績がある。

4) スクリュー形状

ネジ形状であるがゆえにネジ山がしっかりと骨内に食い込み、確実に機械的な初期固定を得ることができる。スクリュータイプの場合にはネジ山の面が傾斜しており、咬合面からの垂直的負荷をその界面において直角で正常な応力の状態で支えることができるため、せん断力に対してネジ山の凹凸したそれぞれの面で支えることができる。また機能圧下において垂直的な咬合圧がネジ山を介して分散されるため[31]、骨への負荷が少なくなり骨吸収を起こしにくい[32〜35]。また後述するように、スクリュー部にはブラスト処理を行っているため、鋭利な断端が丸められ、長期間での骨吸収を防ぐよう配慮されている[36]。

これに対してシリンダータイプでは、咬合面からの垂直的負荷をその界面において直接支えることが難しく、咬合圧が先端と頚部に集中しやすい[37]。過去には、hydroxyapatiteコーティングインプラントでは、スクリュー構造ではなく、シリンダー形状が多かった。hydroxyapatiteコーティングの効果を大きく期待しての設計であったが、ネジ構造を付与した場合のほうが、骨内固定力が高いことを磯野らは報告している[38]。

POI®-EXインプラントは、ストレートタイプとテーパータイプが用意されている(図1-1-13、表1-1-2)。

テーパータイプは、先端に行くほどネジ山が高くなるデザインになっている。根尖の高いネジ山により強固な初期固定が得られると考えられる。

さらに、インプラントの固定力、特に長期間安定した骨内固定力を得るためには、植立直後の機械的固定力、周囲

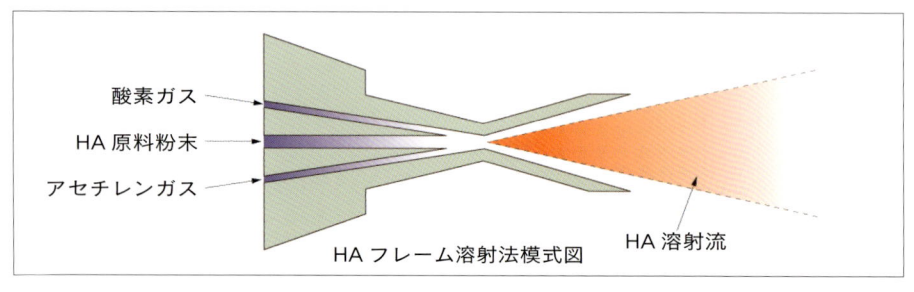

図1-1-8 フレーム溶射法の概念図。プラズマ溶射では、溶射流を生成するために超高温のプラズマを使用するが、フレーム溶射では酸素ガス、アセチレンガスを熱源としているため、原料粉末のhydroxyapatite粉末の分解が生じない(PROARC HA Technical Document、京セラメディカルより引用)。

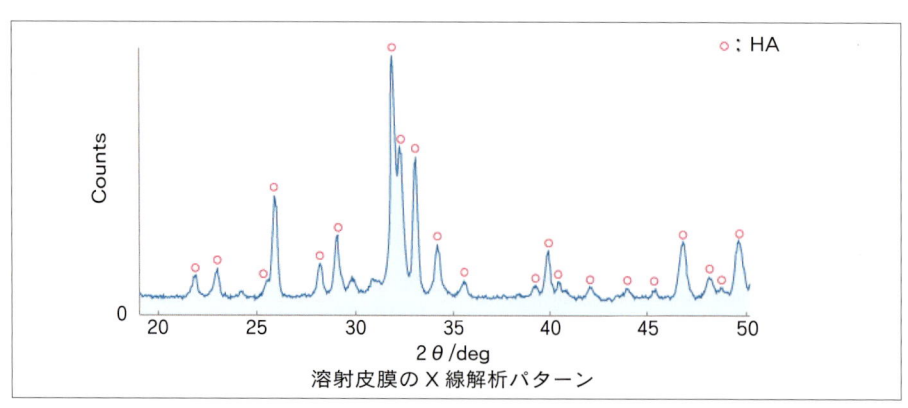

図1-1-9 溶射されたhydroxyapatiteコーティング層のX線解析チャートを示す。○が付けられているピークがhydroxyapatiteを示す。

骨の治癒が進む中で構築されていく生物学的固定力、さらに咬合が負荷されたあとの周囲骨のリモデリングも要素に含んだ固定力など、複数のステージ、複数の要素を同時にデザイン上満たさなければならない。前段で述べた、機械的固定力に関しては、スクリュー形状を付与することがもっとも安定した効果を生み出す手法であるが、骨の早期の新生、荷重後のリモデリングまで考慮に入れたデザインは状態が多岐にわたる骨質とのインターフェースであるため非常に困難である[39]。

図1-1-10 │ 図1-1-11

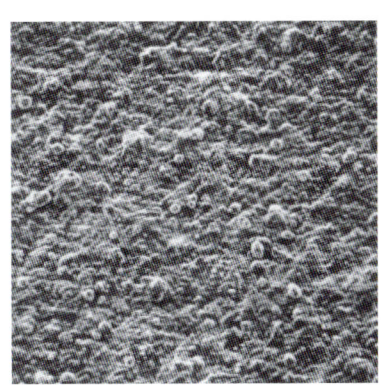 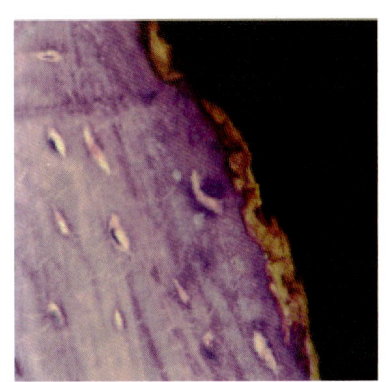

図1-1-10 試験体表面にコーティングされたhydroxyapatite層を示すSEM像。均一にコーティングされていることが伺える。

図1-1-11 サル顎骨内に9ヵ月間植立されたhydroxyapatiteコーティングインプラント周囲の骨組織像。茶色に染め出されているのが、コーティング層である（樹脂包埋非脱灰研磨標本、トルイジンブルー染色）。

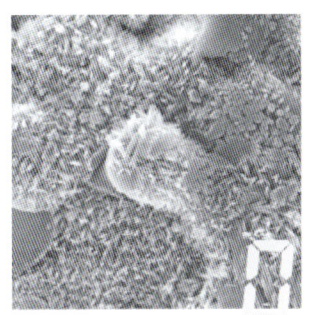 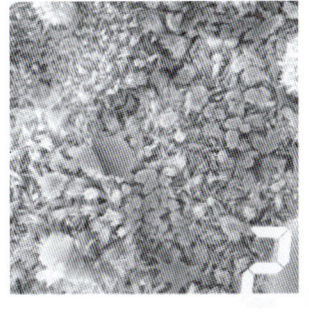 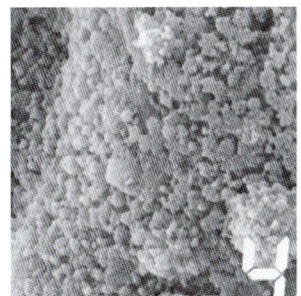
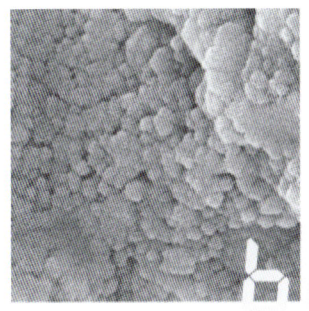 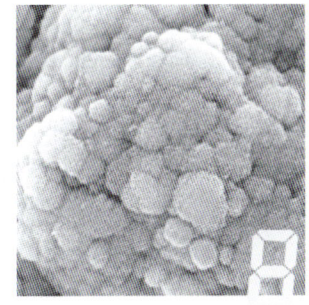 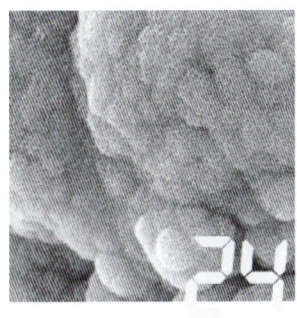

図1-1-12 FINA-TITEのSBF浸漬経時観察。SBF浸漬2時間ではSEMでは変化は認められなかったが、浸漬4時間にて、表層の微細部分にHA層と推定される結晶層の析出が見られ、以後経時的に、この結晶層の成長が確認された（京セラメディカル提供）。

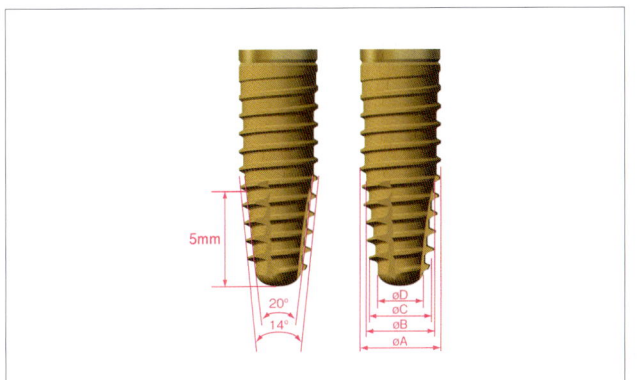

図1-1-13 POI®-EXインプラントの外径と内径の図を示す。先端にいくほどネジ山が高くなっていることが伺える。

表1-1-2 POI®-EXインプラントの外径と内径の表

フィクスチャー径	外径 øA	内径 øB	先端外径 øC	先端内径 øD
37	3.7mm	3.3mm	2.8mm	1.6mm
42	4.2mm	3.8mm	3.3mm	2.2mm
47	4.7mm	4.3mm	3.9mm	2.7mm
52	5.2mm	4.8mm	4.5mm	3.3mm

5) 各種パーツの適合精度

最近、インプラントを用いた審美的修復が特に注目され始めている。必要に応じて歯肉縁下に各部品の適合面を設定する必要性もあることから、部品間の適合精度に関する報告が多くなされている[40]。Binonら[41]が行った実際のインプラントシステムでのフィクスチャーとアバットメントの回転角の遊びの計測からも5°が目安として考えられている。

POI®-EXシステムにおける部品間の適合性は回転公差1.8～2.3度を高い適合精度を有している(**表1-1-3**)。アバットメント、フィクスチャーを組み合わせた状態でのSEM(走査電子顕微鏡)像を図1-1-14に示す。

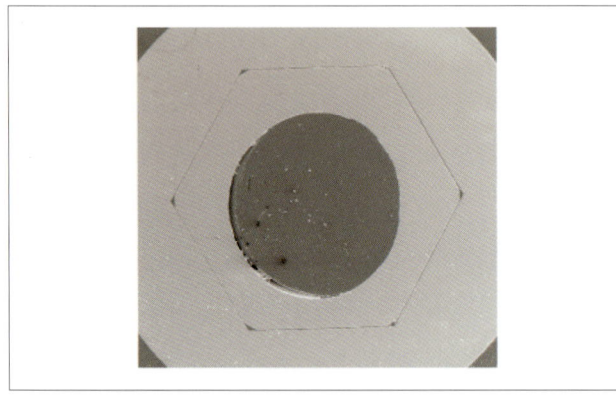

表1-1-3 フィクスチャー直径とアバットメント回転公差

フィクスチャー直径	3.7mm	4.2mm	4.7mm	5.2mm
回転公差(最大)	2.3°	2.1°	1.9°	1.8°

図1-1-14 POI®-EXインプラントのアバットメントとフィクスチャーの接合部分のSEM(走査電子顕微鏡)像を示す(×20)。

参考文献

1. 山上哲賢,西尾洋一.POI2ピースインプラントシステム、概要と臨床応用例について.歯界展望 1992;80(4):879-889.
2. 元永三,張在光,糸瀬正通.陽極酸化処理チタン合金インプラントの臨床、FINAFIXの臨床応用. the Quintessence 1994;13(4):154-164.
3. Steflik DE, Koth DL, Robinson FG, McKinney RV, Davis BC, Morris CF, Davis QB.Prospective investigation of the single - crystal sapphire endosteal dental implant in humans:ten - year results. J Oral Implantol 1995;21(1):8 - 18.
4. 糸瀬正通,湯川精一,和田徹夫,山上哲賢.セラミックインプラントの臨床－10年の経過に学ぶ. the Quintessence 1991;10(11-12):2203-2219, 2429-2447.
5. Takashita F, Kuroki H, Yamasaki A, Suetsugu T. Histopathologic Obseruation of Seven Removed Endosseous Dental Implants. Int J Oral Maxillofdc Implants 1995;10:367-372.
6. Hayashi K, Uenoyama K, Matsuguchi N, Sugioka Y.Quantitative analysis of in vivo tissue responses to titanium - oxide - and hydroxyapatite - coated titanium alloy. J Biomed Mater Res 1991;25(4):515-523.
7. Greenfield EJ.Implantation of artificial crown and bridge abutments. 1913. Int J Oral Implantol 1991;7(2):63-68.
8. Strock AE, AM J. Experimental work on method for replacement of missing teeth by direct implantation of a metal support into the alveolus. Orthodont and Oral Surg 1939;25:467-472.
9. Toth RW, Parr GR, Gardner LK. Soft tissue response to endosseous titanium oral implants. J Prosthet Dent 1985;54(4):564-567.
10. Heimke G, Schulte W, d'Hoedt B, Griss P, Busing CM, Stock D. The influence of fine surface structures on the osseo - integration of implants. Int J Artif Organs 1982;5(3):207-212.
11. Klauber C, Lenz LJ, Henry PJ. Oxide thickness and surface contamination of six endosseous dental implants determined by electron spectroscopy for chemical analysis: a preliminary report. Int J Oral Maxillofac Implants 1990;5(3):264-271.
12. Zarb GA, Zarb FL. Tissue integrated dental prostheses. Quintessence Int 1985;16(1):39-42.
13. Kasemo B. Biocompatibility of titanium implants: surface science aspects. J Prosthet Dent 1983;49(6):832-837.
14. Larsson C, Thomsen P, Aronsson BO, Rodahl M, Lausmaa J, Kasemo B, Ericson LE. Bone response to surface - modified titanium implants: studies on the early tissue response to machined and electropolished implants with different oxide thicknesses.Biomaterials 1996;17(6):605-616.

15. Johansson C, Lausmaa J, Ask M, Hansson HA, Albrektsson T. Ultrastructural differences of the interface zone between bone and Ti 6Al 4V or commercially pure titanium. J Biomed Eng 1989；11（1）：3‐8．
16. Blondeau G, Froelicher M, Froment M, and Hugot‐le‐goff A. Structure and growth of anodic oxide films on titanium and TA6V alloy. Journal of the Less‐Common Metals 1977；56：215‐222.
17. 羽田忠義，伊藤征二郎，石田愼一，吉村長蔵．Ti‐6Al‐4V合金の陽極酸化．材料技術，1993；11（9）：12‐19.
18. Kanematu N, Shibata KI, Kurenuma S, Watanabe K, Yamagami A, Nishio Y, Fujii T. Cytotoxicity of oxide anodized titanium alloy evaluated by cell and organic culture study. Gifu Shika Gakkai Zasshi, 1990；17（2）：583‐591.
19. Kasemo B. Biocompatibility of titanium implants:surface science aspects. J Prosthet Dent 1983；49（6）：832‐837．
20. McKinney RV Jr, Steflik DE, Koth DL. Evidence for a junctional epithelial attachment to ceramic dental implants. A transmission electron microscopic study. J Periodontol 1985；56(10)：579‐591.
21. McKinney RV Jr, Steflik DE, Koth DL. The epithelium dental implant interface. J Oral Implantol 1988；13（4）：622‐641.
22. AAP. Proceedings of The World Workshop in Clinical Periodontics. Princeton New Jersey 1989；24‐27.
23. Albrektsson T, Zarb G, Worthington P, Eriksson AR. The long‐term efficacy of currently used dental implants:a review and proposed criteria of success. Int J Oral Maxillofac Implants 1986；1（1）：11‐25.
24. Buser D, Schenk RK, Steinemann S, Fiorellini JP, Fox CH, Stich H. Influence of surface characteristics on bone integration of titanium implants. A histomorphometric study in miniature pigs. J Biomed Mater Res 1991；25（7）：889‐902.
25. Osborn JF, Willich P, Meene N. The release of titanium into human bone from a titanium implant coated with plasma‐sprayed titanium. J Biomed Mater Res 1989；23（9）：75‐80.
26. Donath K, Kirsch A, Osborn JF. Zellulare Dynamik um enosseale Titanimplante, Fortschritte Zahnarztliche Implantol 1984；1：55‐58.
27. Block MS, Kent JN, Kay JF. Evaluation of hydroxylapatite‐coated titanium dental implants in dogs. J Oral Maxillofac Surg 1987；45（7）：601‐607.
28. Cook SD, Kay JF, Thomas KA, Jarcho M.Interface mechanics and histology of titanium and hydroxylapatite‐coated titanium for dental implant applications. Int J Oral Maxillofac Implants 1987；2（1）：15‐22.
29. Fujisawa A, Noda I, Nishio Y, Okimatsu H. The development of new titanium arc-sprayed artificial joints, Material Science and Engineering 1995；C2：151‐157.
30. Technical Document PROARC HA, Kyocera, T-243-1.
31. 赤川安正，市川洋一郎，久保隆靖，相良正明，永金幸治，里見圭一，橋本正毅，津留宏道．ハイドロキシアパタイト被覆歯科用インプラントの臨床的評価．広島大学歯学雑誌 1992；24（2）：227‐234.
32. Haraldson T. A photoelastic study of some biomechanical factors affecting the anchorage of osseointegrated implants in the jaw. Scand J Plast Reconstr Surg 1980；14（3）：209‐214.
33. Carlsson L, Rostlund T, Albrektsson B, Albrektsson T. Removal torques for polished and rough titanium implants. Int J Oral Maxillofac Implants 1988；3（1）：21‐24.
34. Carlsson L, Rostlund T, Albrektsson B, Albrektsson T, Branemark PI.Osseointegration of titanium implants. Acta Orthop Scand 1986；57（4）：285‐289.
35. Kinni ME, Hokama SN, Caputo AA. Force transfer by osseointegration implant devices. Int J Oral Maxillofac Implants 1987；2（1）：11‐14.
36. Wennerberg A, Albrektsson T, Andersson B.Design and surface characteristics of 13 commercially available oral implant systems. Int J Oral Maxillofac Implants 1993；8（6）：622‐633.
37. Albrektsson TO, Johansson CB, Sennerby L. Biological aspects of implant dentistry: osseointegration. Periodontol 2000；4：58‐73.
38. 磯野珠貴，中川寛一，市之川浩，藤井利彦，樋出誠，森永一喜，浅井康宏，高階光博，西尾洋一．フィクスチャー慶応が植立型骨内インプラントの骨固着力に及ぼす影響に関する検討．第25回日本口腔インプラント学会抄録集，87，1995.
39. Brunski JB. Biomaterials and biomechanics in dental implant design. Int J Oral Maxillofac Implants 1988；3（2）：85‐97.
40. 赤川安正．インプラントとアバットメント間の最近の通過性に関する研究．Quintessence DENT Implantol 1996；8（2）：151‐168
41. Binon PP. Evaluation of the effectiveness of a technique to prevent screw loosening. J Prosthet Dent 1998；79（4）：430‐432.

chapter 2

POI®-EX システムの構成

インプラントを用いた歯科補綴治療は、患者が望んだ修復物形態の設定からスタートし、そのゴールに効果的かつ最低限のリスクで到達するために、その下部構造(アバットメントやフィクスチャー)を患者の解剖学的条件や生理学的条件の中で手術法を含めて選択する手法であるといえる。

しかしながら、臨床家の間でさえ、インプラントの種類(メーカー)による成功率の違いなどに議論が集中しがちである。もちろん、インプラント治療は望ましくは永久に患者の体内に留まり、機能し続けることを期待された医療材料を用いる治療法であることから、そのデバイスの優劣を比較することは、欠かすことはできないだろう。

インプラントシステムの優劣を比較する上で、注目すべきは、使用されている素材、材質、全体のデザイン、各組織に接触する表面処理などの状態、使用するための手術器材、術式、そして補綴(上部構造)とのインターフェースなどである。素材、表面処理などは、前章で述べたとおりであるが、そのほかの項目を重点的に考察したいと思う。

1. フィクスチャーの構造からみたバリエーション

POI®-EX システムでは、フィクスチャーバリエーションを多数揃えていることが特徴の一つである。POI® システムのフィクスチャー骨内部には、FINAFIX(ブラスト処理＋陽極酸化処理)とFINATITE(ブラスト処理＋HAP溶射)の2種類の表面処理技術が使われているが、この2種類の表面性状の違いによらず、フィクスチャーサイズ(直径、骨内長)は同じものが準備されている。

フィクスチャーのデザインとサイズにおいては、デザインはテーパータイプとストレートタイプの2種類、カラー部はS、M、L、骨内長は8mm、10mm、12mm、14mm、フィクスチャー径φ3.7mm、4.2mm、4.7mm、5.2mm(図1-2-1、2)、計196種類のLine Upより構成されている。

このように豊富なバリエーションを揃えることで、1回法、2回法術式に柔軟な対応ができ、幅広い症例に適応することができる。また、フィクスチャー径ごとに用意されたアバットメントのバリエーションにより、高度な審美性の追求を実現している(図1-2-3〜6)。

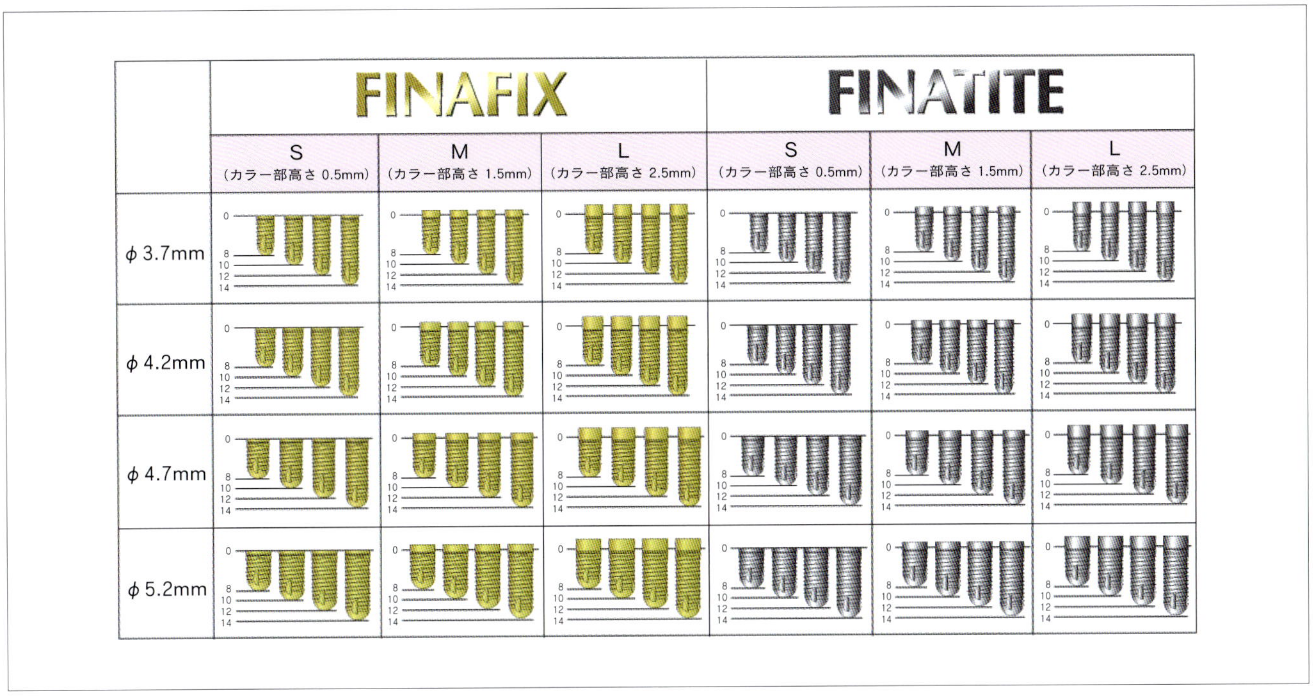

第 1 部　POI®-EX システムの概論

図1-2-1　POI®-EX システムのストレートタイプのフィクスチャーサイズ一覧。

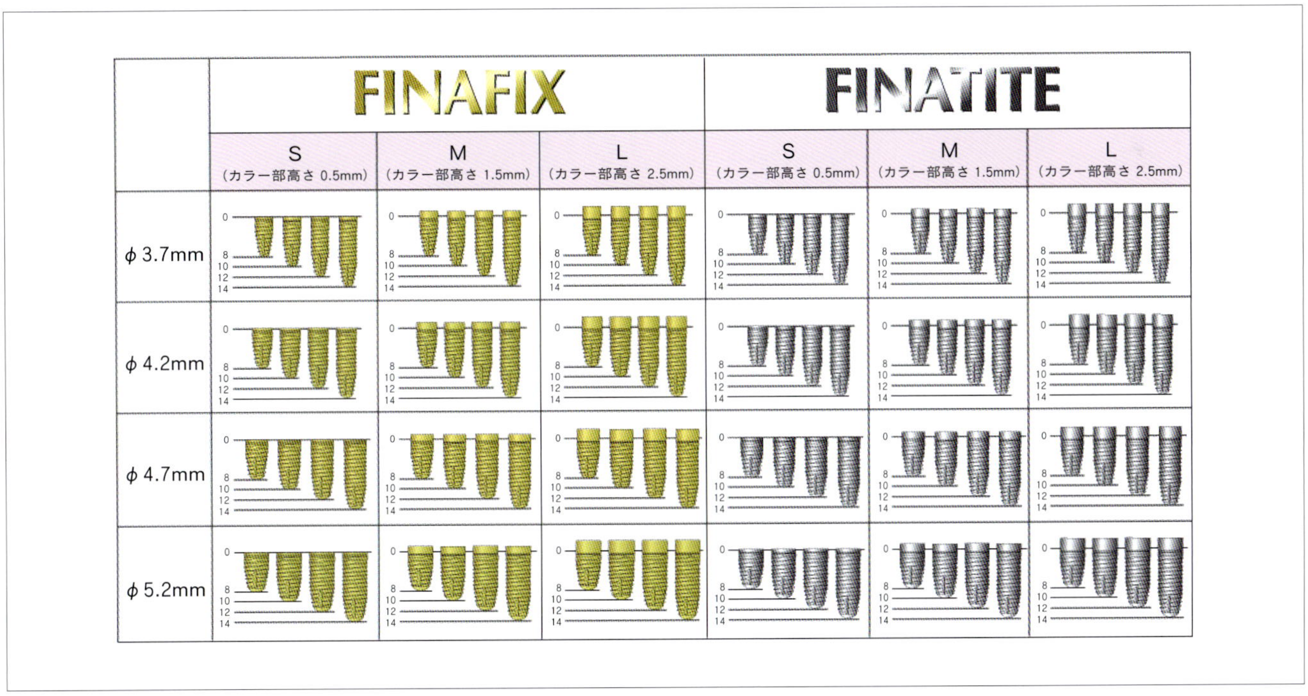

図1-2-2　POI®-EX システムのテーパータイプのフィクスチャーサイズ一覧。

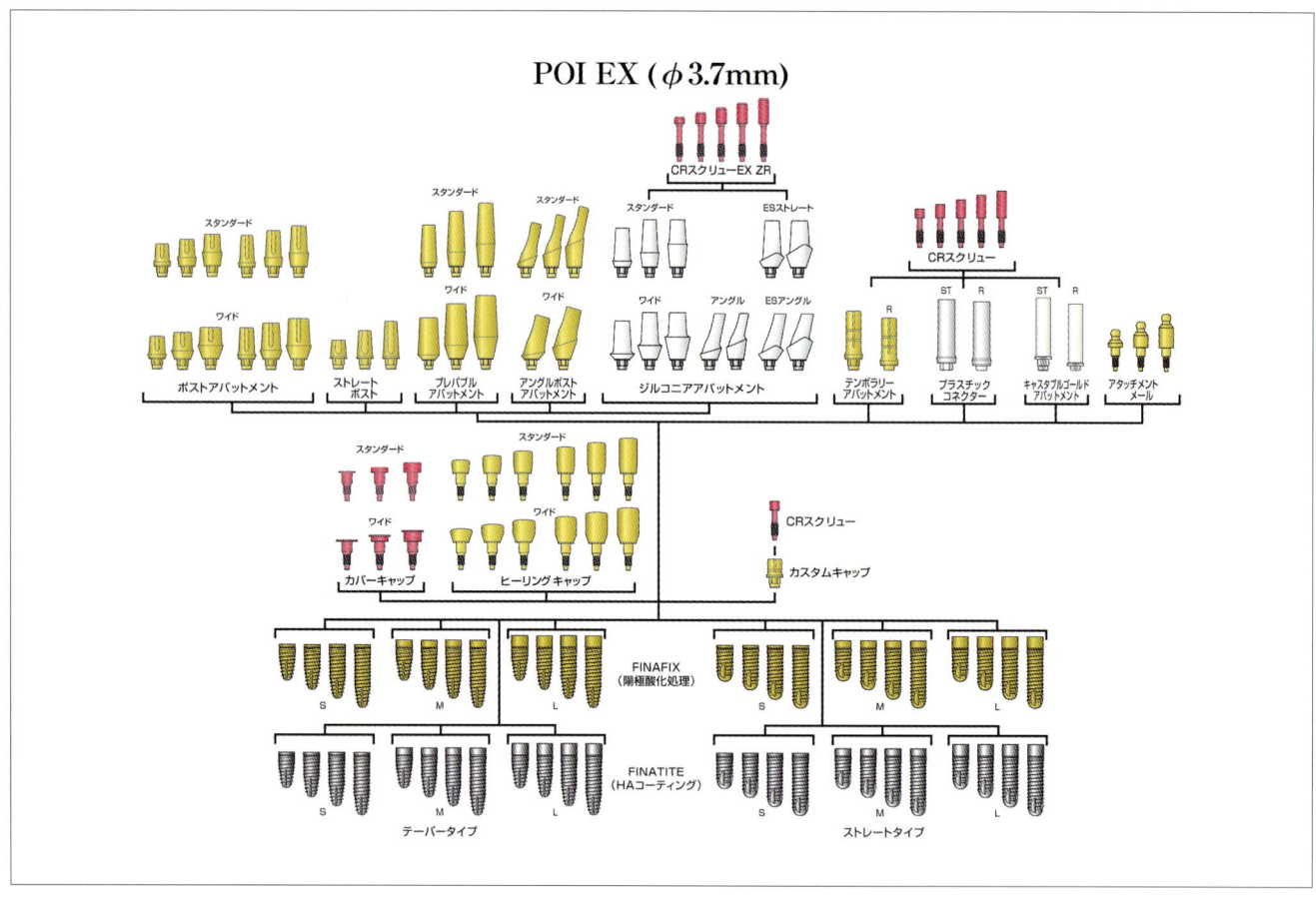

図1-2-3　POI®-EX システムのシステム φ3.7mm のラインアップ。

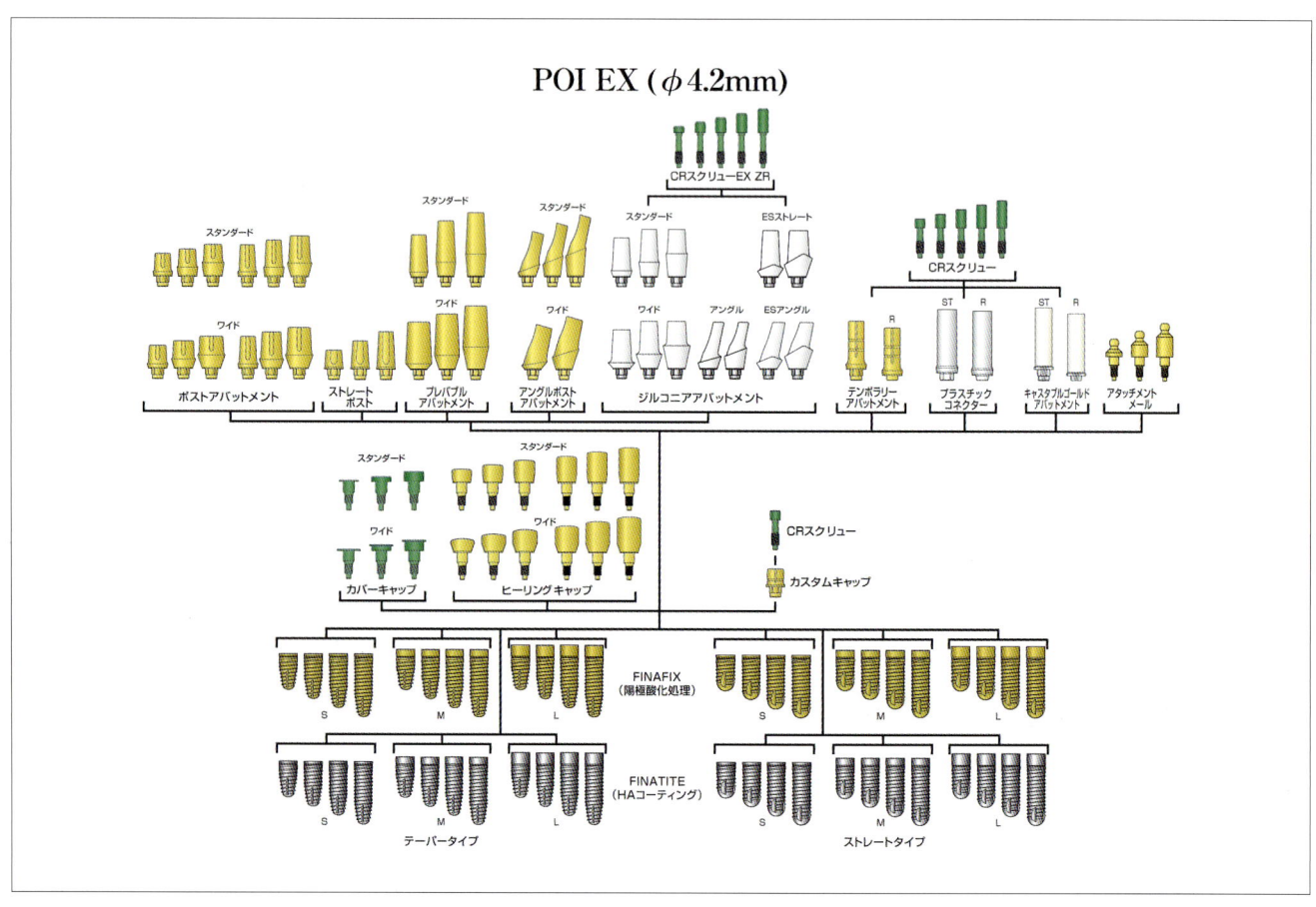

図1-2-4　POI®-EX システムのシステム φ4.2mm のラインアップ。

第1部 POI®-EX システムの概論

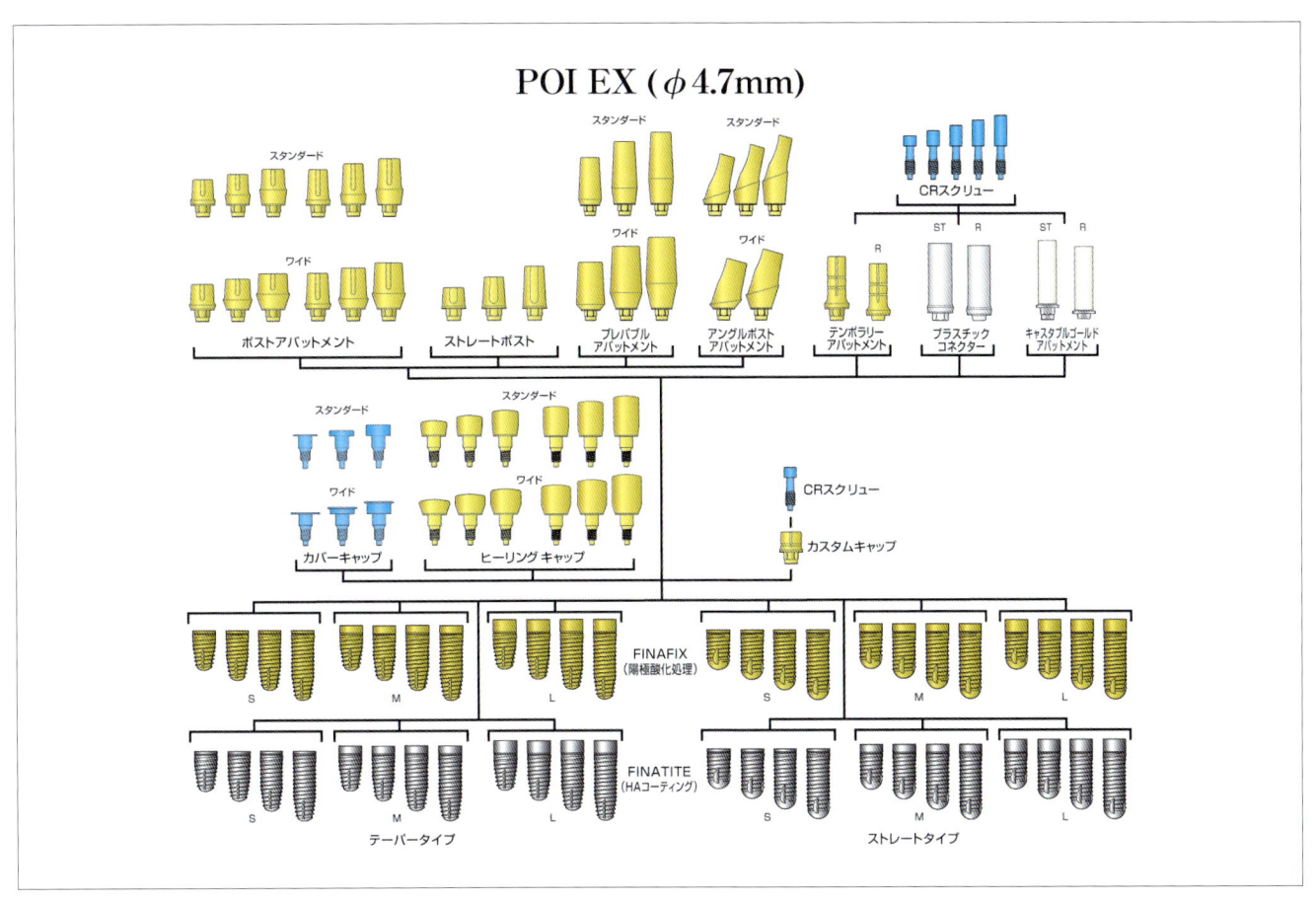

図1-2-5　POI®-EX システムのシステム φ4.7mm のラインアップ。

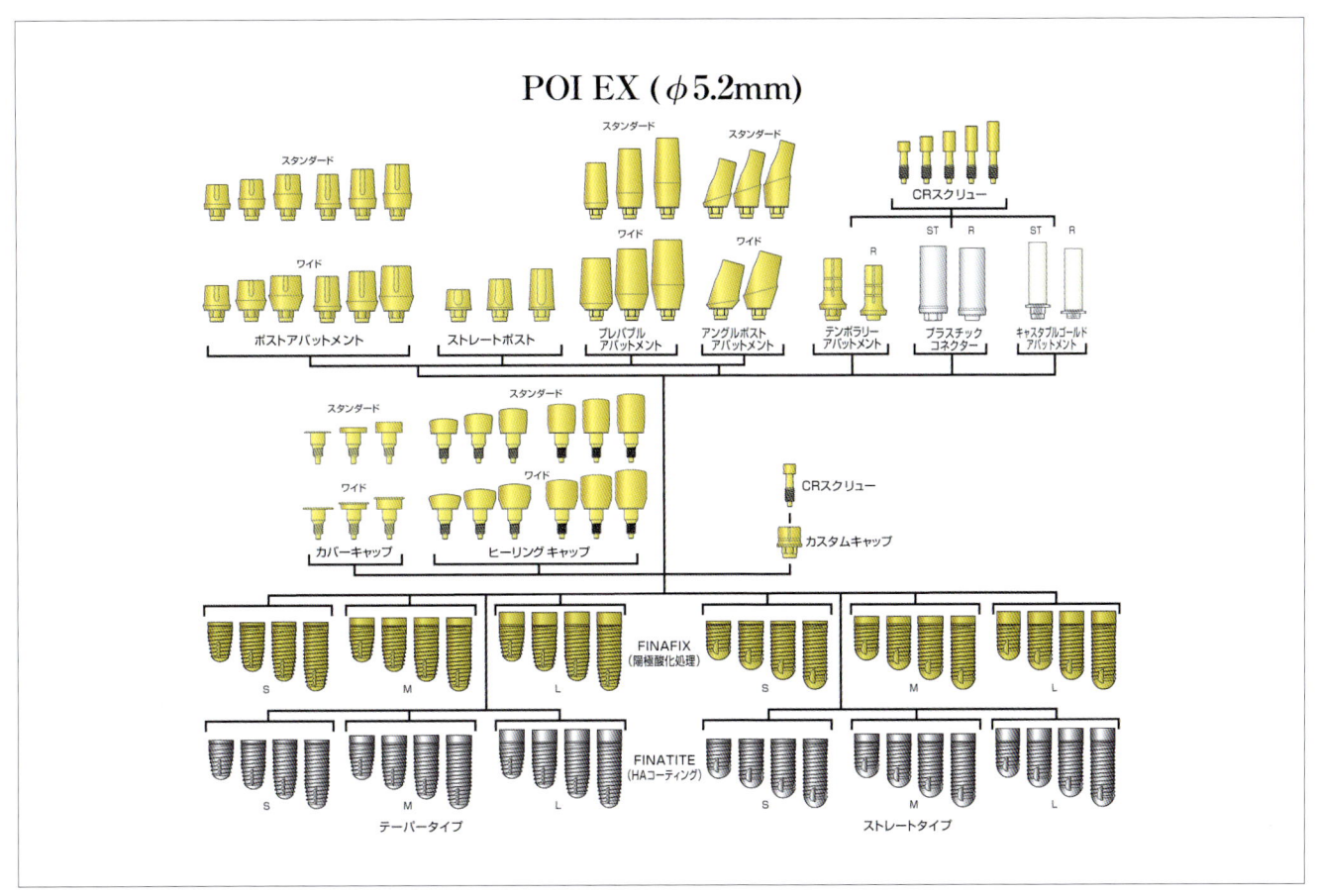

図1-2-6　POI®-EX システムのシステム φ5.2mm のラインアップ。

II. 術式からみたバリエーション

　歴史的には、歯科骨内インプラントは1回法術式を用いるシンプルな形状からスタートし、2回法術式へと発展、高度化し、そして今また症例に応じて1回法、あるいは即時荷重型の術式に研究的な比重が移りつつある[1〜3]。とはいえ、完全に2回法術式のみが主流であったわけではなく、たとえばPOI®インプラントシステムの2ピースタイプ、Straumannインプラントから出されているITIインプラント（ティッシュレベル）などは一貫して1回法術式をとってきたインプラントシステムの代表格と考える。すでに20年以上の臨床成績があり、臨床上の留意点はもちろんあるものの、両者とも十分に免荷治療期間を確保すれば、辺縁骨の吸収などの定量的、客観的なデータを評価した場合にも、Albrektsson[4]、Smithなど[5]が提案している荷重負荷後1年間の骨吸収が0.2mm以内というレベルは十分満たしている。もちろん、これらの臨床的な成功を達成するためには、術式のみが主要因ではありえず、骨内部の固定力、軟組織との接合性、上部構造などとの適合性など前段にて述べたさまざまな要素が影響しているが、2回法術式のみが予知性の高いインプラント治療を行うための必須条件であるとする硬直化した概念を覆すのに十分な証左であろう[6]。

　これらの考察を基にすれば、結果的に術式による違いは、患者が支払う治療費、インプラント治療に要する時間、メインテナンスに要するコストなどにほかならないことが明らかである。

　POI®-EXシステムでは、同一ラインにおいて、S、M、Lのカラー部が用意されている。これはさまざまな患者のニーズに応えるために1回法、2回法の治療フローに対応することを目的にデザインされている（図1-2-7〜9）。

　器具の説明、術式の詳細は第2部以降に譲るが、POI®-EXシステムの各フィクスチャーと使用する術式の概要を述べる。

1）1回法術式

　1回法による術式では、一次手術が終了した時点で歯肉縁上にフィクスチャーの連結部が露出することがその特徴である（図1-2-8）。

2）2回法術式

　2回法術式は、完全植立術式ともいわれるように、一次手術終了後に歯肉縁下にフィクスチャーが植立される（図1-2-9）。

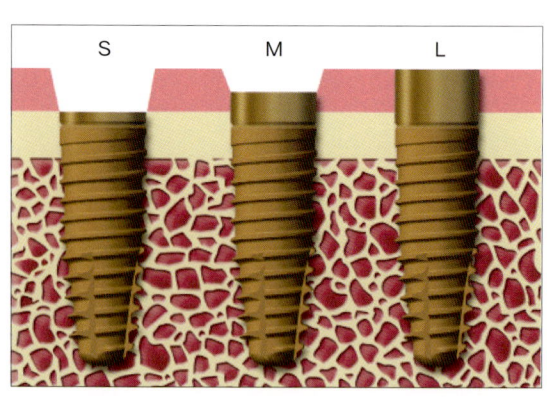

図1-2-7　POI®-EXインプラントのカラーバリエーション。

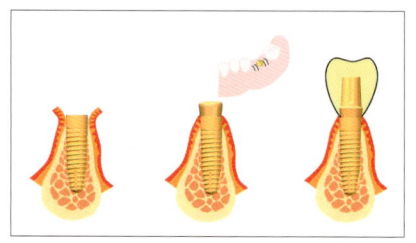

図1-2-8　1回法術式の流れ。

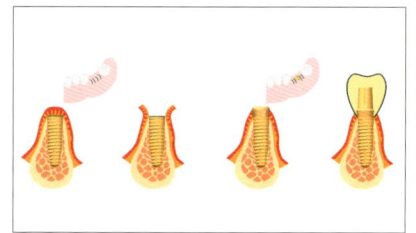

図1-2-9　2回法術式の流れ。

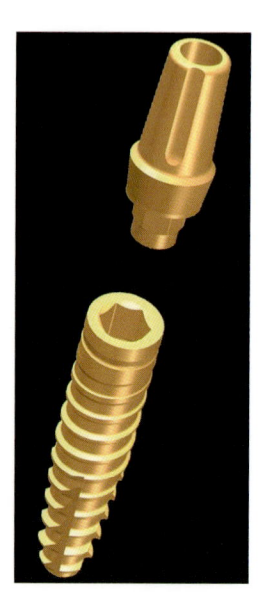

図1-2-10　POI®-EXインプラントの構造。フィクスチャーと上部構造は2ピース構造となっており、六角の回転防止機構（HEX）で連結される。

3) 補綴からみたシステム構成

POI®-EXシステムは、基本的には2ピース構造となっている(図1-2-10)。

上部構造体は、チタン合金性のノンプレパブルタイプとプレパブルタイプそしてカスタムタイプとして鋳接タイプの金合金製キャスタブルゴールドアバットメントと鋳造タイプのプラスチックコネクター、ジルコニア製セラミックアバットメントのZiREST®、オーバーデンチャー用のアタッチメントメールが用意されている。

ここでは、各補綴パーツの紹介を行い、それぞれの特色を述べたい。

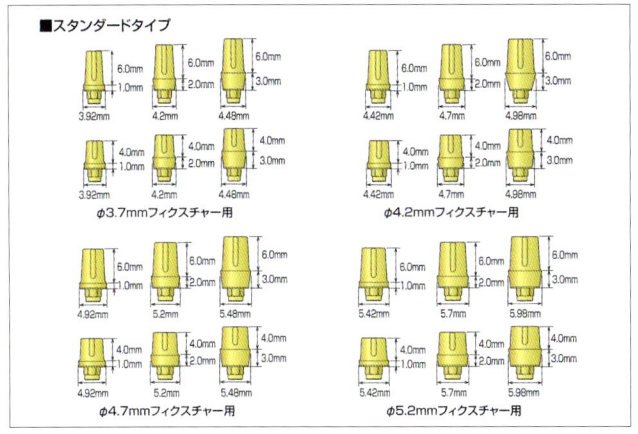
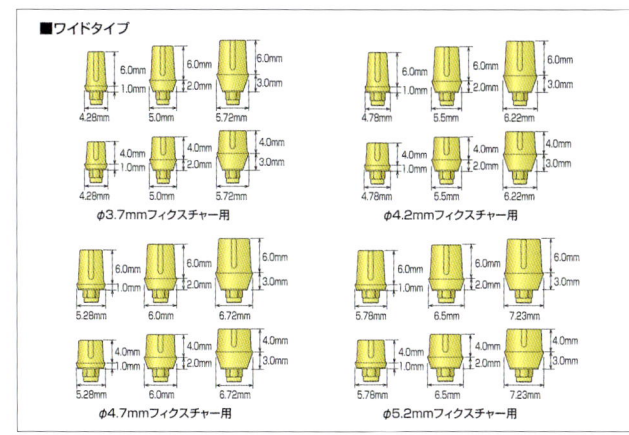

図1-2-11-a | 図1-2-11-b　図1-2-11-a、b　ポストアバットメント。スタンダードタイプ(a)とワイドタイプ(b)が用意されている。

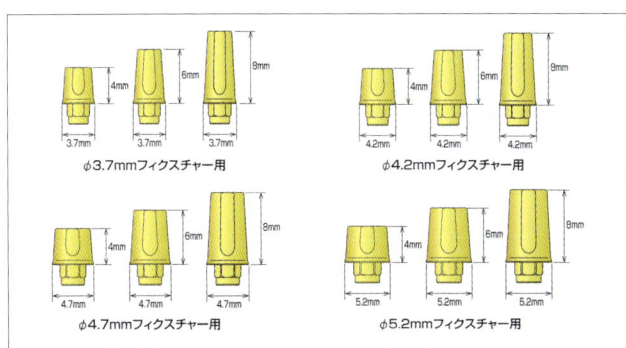

図1-2-12　ストレートポスト。フィクスチャーとの接合部が歯肉縁上に設定した場合に使用する。

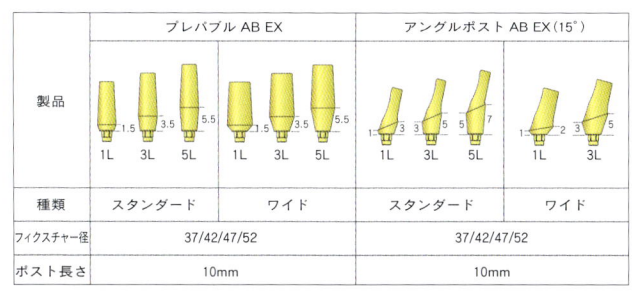

図1-2-13　削合タイプのプレパブルアバットメントとアングルポストアバットメント。アングルポストは15度に設定されており、スタンダードタイプとワイドタイプが用意されている。

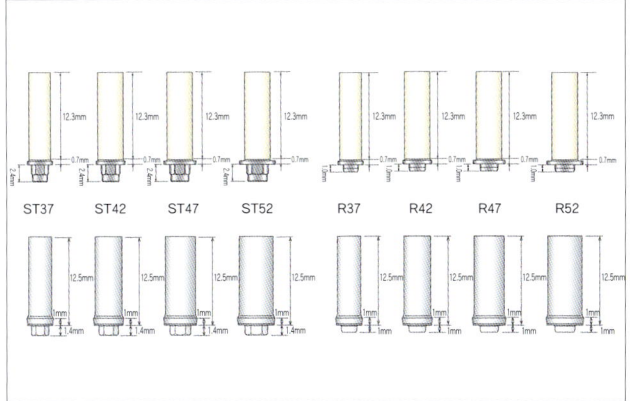

図1-2-14　鋳接タイプのキャスタブルゴールドアバットメント(上段)と鋳造タイプのプラスチックコネクター(下段)。双方ともカスタムアバットメントやネジ固定式の上部構造に使用する。単独歯用のSTタイプと連結用のRタイプが用意されている。

図1-2-15　ジルコニアアバットメントのZiREST®(ジレスト)。各症例に応じて切削加工し、固有の形態を付与できる。特に審美的要求がある場合に適している。

4）各種フィクスチャーおよびシステムの適応症

　前項で述べたような表面処理を行ったフィクスチャーは、動物実験レベルでは、オッセオインテグレーションがそれぞれの特性を発揮し、早期に達成できることが確認されている。しかしながら、インプラント治療を必要とする患者の骨質は、このような実験動物のレベルや、ましてや正常な骨密度、骨量を保っている場合は少ない。先に述べたように表面コーティングを行い剥離、生体内溶出する要素を極力排除し、なおかつ骨内固定力を極大化できるブラスト処理を行った粗造面フィクスチャーと、迅速なオッセオインテグレーションを期待し hydroxyapatite コーティングしたフィクスチャーの両方を備えることによって、骨質、骨量、治癒機転の速度が通常の範囲内と判断される場合は、FINAFIX インプラントを用いれば必要十分なオッセオインテグレーションが得られるし、また骨内固定を加速したほうが患者に利益を生むと判断された場合には、FINATITE を選択できる。

　つまり前章で述べたように、FINAFIX と FINATITE はフィクスチャーのマクロなデザインにおいてはまったく同じものであり、骨内部における表面処理のみが異なっているのである。この結果生じる差異は、植立した骨との間で補綴ステップに進むに十分な固定力が得られるまでの期間のみである（**図1-2-17**）。

　今後ますます高齢化が進み、患者の歯科治療に対する意識も高まり、さらなる QOL の向上が求められている環境のなか、従来の治療方法でブリッジや床義歯で補綴修復を行っていたケースにおいてインプラント治療が選択される割合が増えてきている。この状況は、インプラント治療が一般的に認知されてきたことの表れといえる。

　今回、POI®-EX システムで実現されているような患者の全身的、局所的状態にあわせてフィクスチャーが選べる豊富なラインアップは、歯科医師サイドの選択肢の幅を広げる意味でも必要なことである。

　また、従来問題とされていた免荷治癒期間中の取り扱いにおいては、1回法術式と2回法術式を柔軟に選択できるシステムであり、1回法術式でも咬合圧を回避できるような2ピースタイプであればより容易に治療計画を進めることができる。加えて、限定された適応症においては初期固定、治癒期間中の生物学的固定力などが十分予知性の高いものであれば、患者のニーズに応えることは可能であると考える。

5）外科用インスツルメント

　GBR など骨造成テクニックの確立により、従来の方法ではインプラント植立が困難な症例にも対応できるケースが増えてきた。そのような背景の中、多種多様な術式・症例に対応するべく、外科用インスツルメントの開発が進んでいる（**図1-2-18**）。症例によってこれらのインスツルメントを活用することで術中のリスクの低減を図ることも重要である。

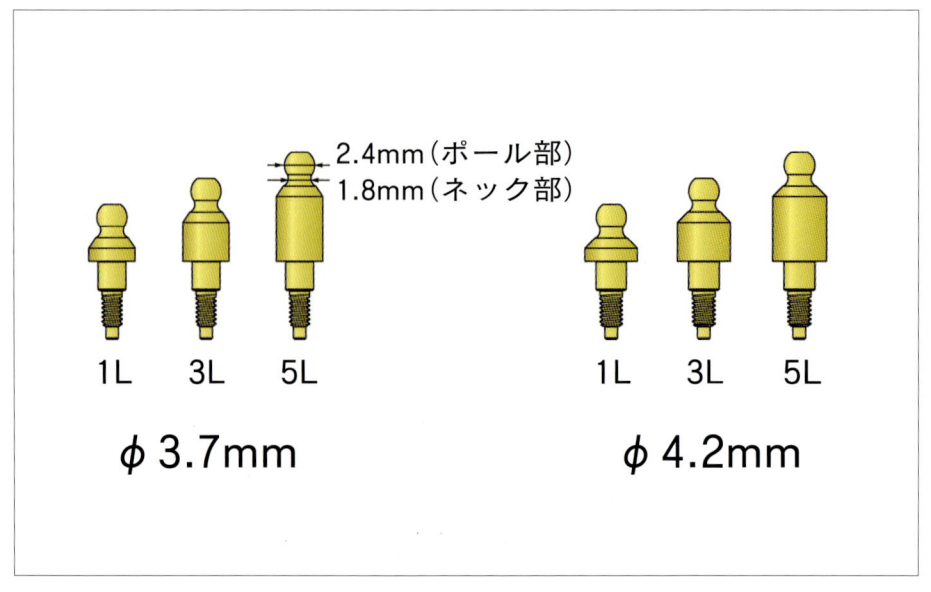

図1-2-16　アタッチメントメール。オーバーデンチャーの症例に使用する。

図1-2-17 ブラスト処理を行ったチタン合金およびhydroxyapatite コーティングインプラントの骨固着力を検討する目的でそれぞれの素材を家兎脛骨に植立し、術後2〜16週で、インプラントを除去する際の回転除去トルクを計測した。結果、術後4週目の比較ではhydroxyapatite コーティングを施した試験体のほうが除去トルクが高く、早期に骨内での固着力が得られることが示された。なお、16週ではブラスト処理およびhydroxyapatite コーティングしたインプラントと同様の値を示した(本データは1995年および1996年に日本口腔インプラント学会において、再建歯学研究所、東京歯科大学保存学第一講座より報告されたものを一部改変)。

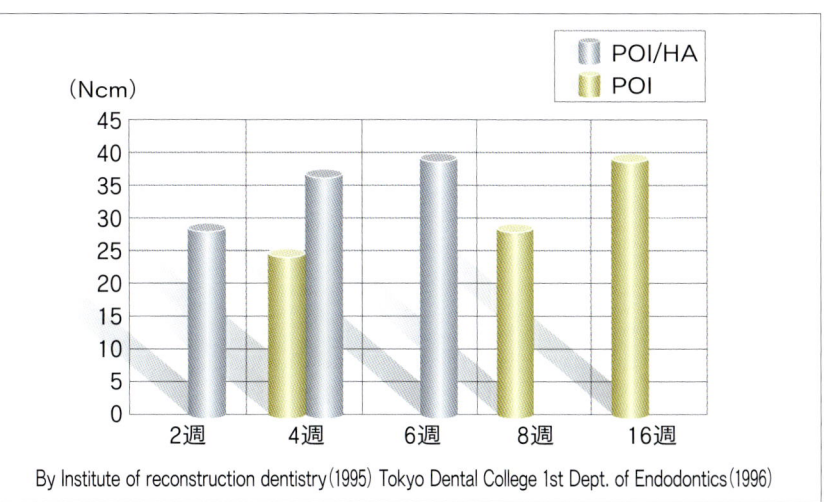

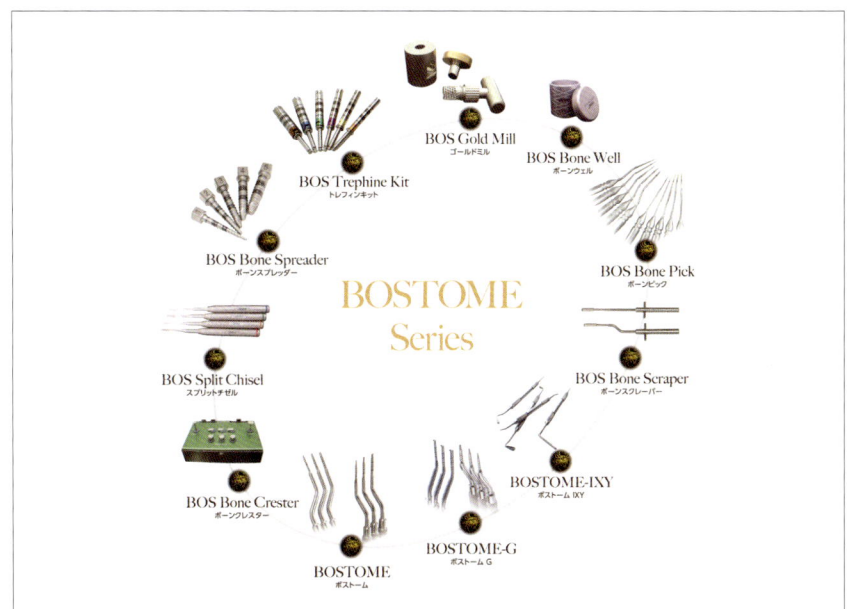

図1-2-18 BOSTOME シリーズ。

参考文献

1. Lazzara RJ, Porter SS, Testori T, Galante J, Zetterqvist L. A prospective muiticenter study evaluating loading of osseotite implants two months after placement : one-year results. J Esthet Dent 1998；10(6)：208-209.
2. Brånemark, PI, Engstrand P, Ohrnell LO, Grondahl K, Nilsson P, Hagberg K, Darle C, Lekholm U. Brånemark Novum. a new treatment concept for rehabilitation of the edentulous mandible : Preliminary results from a prospective clinical follow-up study. Clin Implant Dent Relat Res 1999；1(1)：2-16.
3. Ericsson I, Randow K, Nilner K, Peterson A. Early functional loading of Branemark dental implants : 5-year clinical follow-up study. Clin Implant Dent Relat Res 2000；2(2)：70-77.
4. Albrektsson T, Zarb G, Worthington P, Eriksson AR. The long-term efficacy of currently used dental implants ; a review and proposed criteria of success. Int J Oral Maxillofac Implants 1986；1(1)：11-25.
5. Smith DE, Zarb GA. Criteria for success of osseointegrated endosseous implants. J Prosthet Dent 1989；62(5)：567-572.
6. 橋本正毅, 赤川安正, 津留宏道, 和田本昌良, 守谷直史. 2回法および1回法インプラントの骨界面の相違に関する比較評価.
7. POI SYSTEM カタログ p7, S-234-3.

chapter 3

POI®-EX システムの特徴

I. 1回法・2回法の弱点補強

　インプラント植立術式を大別すると、1回法と2回法とに分けられる。従来メーカーごとに1回法・2回法の選択を強いられたが、現在では代表的なインプラントシステムはこのどちらも備えているので、適応症に合わせて術者が選択することができるようになった。1回法の問題点として挙げられるのが、免荷治癒期間中の負荷に対するコントロールが難しいことやプラークコントロールが必要になることである。加えて、もっとも大きな問題は再生法が必要である症例に対しては難しいことである。一方、2回法の問題点は手術回数が増え、総合的な治療期間が長くなるという問題もあるが、もっとも大きな問題は粘膜貫通部におけるアバットメントのネジの緩みである（3ピースタイプの場合）。

1）アバットメント廃止；ネジの破損・緩み解消

　POI®-EX システムは、アバットメントのネジの緩みや破損を解消するために従来の3ピースの構造ではなく2ピースの構造となっている（図1-3-1）。すなわちアバットメント部とポスト部の一体化である。これにより2本のネジを1本化し、強度と維持力の増加を得ることができるようになった。強度試験においても相当量の負荷に対しても耐えられることがわかった（図1-3-2-a、b）。

2）3種類のカラー部

　フィクスチャーの表面性状は骨に接する部分は粗造であることが望ましく、粘膜に接する部分には滑らかなほうが良いとされている。従来1回法と2回法において粘膜貫通部を有する1回法と粘膜を貫通しない2回法とに分けられていたが、アバットメントを廃止することにより1回法であれ2回法であれ、上述したようにすべて2ピースで対応できるようになった。それに加えて、粘膜の厚みに合わせた粘膜貫通部のバリエーションを0、1、2mm（図1-3-3）とすることによってより Tissue management がしやすい

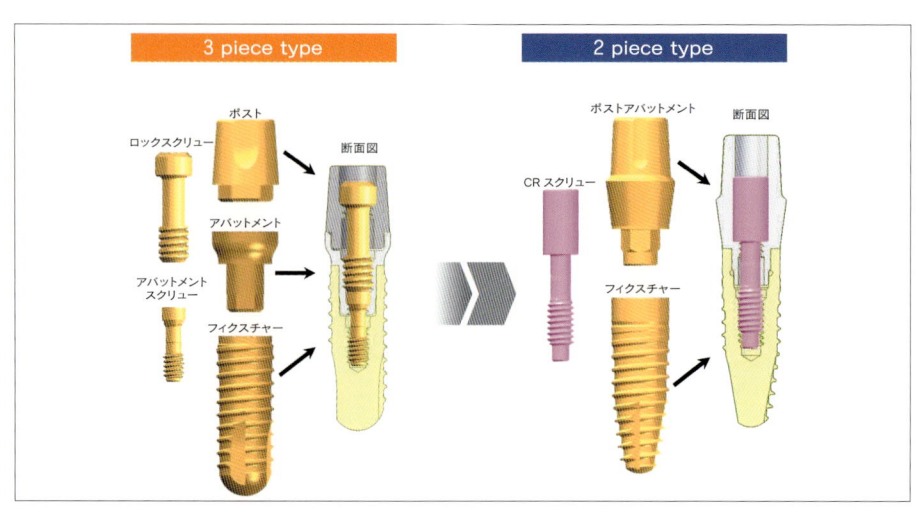

図1-3-1　3ピースと2ピースの比較図。3ピースの2本のネジを1本にすることにより維持力と強度が増し下部構造（フィクスチャー）と上部構造との安定感が増加した。

形態とした。そして、それにキャップの厚み(0.2、1.0、2.0、3.0、4.0、5.0、6.0、7.0、8.0mm)(図1-3-4)を変えることによって従来の2回法的な粘膜下治癒形態から従来の1回法的な粘膜上治癒形態まで適応症に合わせて、また術者の考えに合わせて選択できるようになった。

3）接合部の径を外径幅

ネジタイプのフィクスチャーには内径と外径が存在するが、構造上、従来上部構造との接合部は内径のサイズと一致していた。通常、インプラントフィクスチャーの内径と外径の長さの差は半径で約0.2mm程度とされているが、厳密な意味で接合部付近の骨との接触部位を見ると、若干の隙間ができるようになっている。そこでこの隙間を封鎖し、少しでも軟組織の侵入を防止するために接合部の直径をフィクスチャーの外径とした(図1-3-5)。

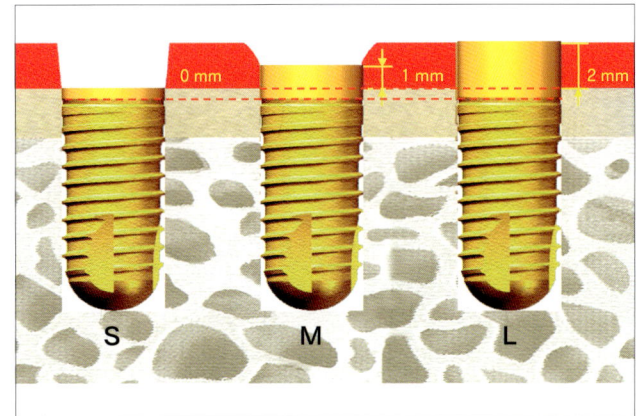

図1-3-2-a 従来のPOI® 3ピース アバットメントスクリュー。三次元有限要素法を用いて、POI® 3ピースアバットメントスクリューに斜め荷重をかけた際の最大せん断応力を示す。

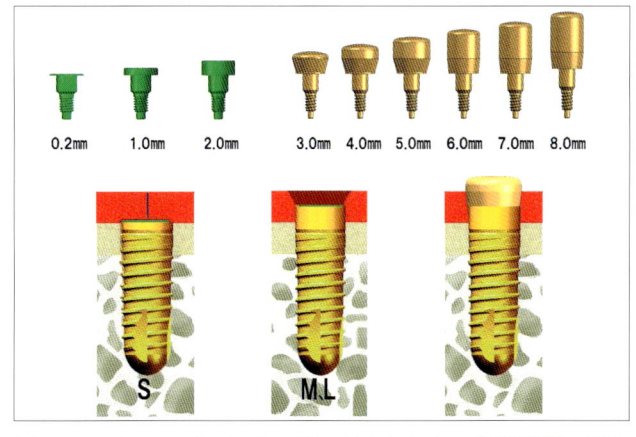

図1-3-2-b POI®-EX アバットメントスクリュー。同条件で解析したところ、POI® 3ピースの50％程度の最大せん断応力であることがわかる。

図1-3-3 カラー部(粘膜貫通部)のバリエーション。S；歯槽骨レベル0mm、M；歯槽骨から1mm、L；歯槽骨から2mmのバリエーションを有する。粘膜の厚みや審美性そして術式(1回法・2回法)などを考慮して選択する。

図1-3-4 キャップとカラー部の組み合わせ。歯槽骨頂の高さの違い(近・遠心、頬舌)や粘膜の厚みに合わせて3種類(0.2、1.0、2.0mm)のカバーキャップと1回法的術式もしくは二次手術時に用いる6種類(3.0、4.0、5.0、6.0、7.0、8.0mm)のヒーリングキャップを組み合わせることができる。

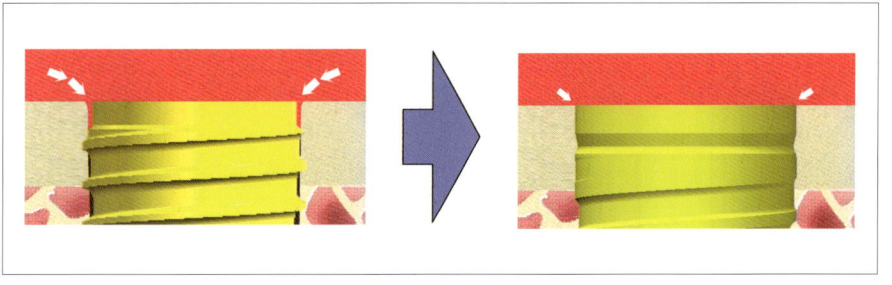

図1-3-5 接合部の径を外形幅に変更。従来は上部構造と接合する部分はフィクスチャーの内径に合わせて製作されていたが、POI®-EXは接合部分が外径に合わせて製作されている。これにより微少ではあるが(約0.1〜0.2mm程度)歯槽骨頂からの軟組織侵入を防ぐことができる。

II. ワイドベース追加

従来、インプラントフィクスチャーに求められたものは機能性であった。すなわち既存骨に植立されるサイズであればよかったがために、骨幅の薄い東洋人にとってはできる限り径が細いタイプのものが必要であった。特に審美性なども要求されなかったため、接合部や立ち上がりの形態における審美性の回復は必要ないと考えられていた。それにより、シンプルなシステムとなるよう接合部のサイズをみな同一とした。しかし、歯周組織再生法の概念の確立と技術や材料の進歩により失われた骨を作り上げたり、少ない骨量を造骨する技術が確立されてきたおかげで、天然歯の歯頚部形態に必要な径のフィクスチャーが用いられるようになり、かつ審美的な要求にも対応するべくフィクスチャーバリエーションが必要となってきた（図1-3-6）。そこで、従来の細いサイズに加え、ワイドサイズである4.7、5.2mmを追加し、粘膜貫通部の形態をより自然で審美的な形態とするために上部構造との接合部はフィクスチャーサイズの径と同等とした（図1-3-7）。

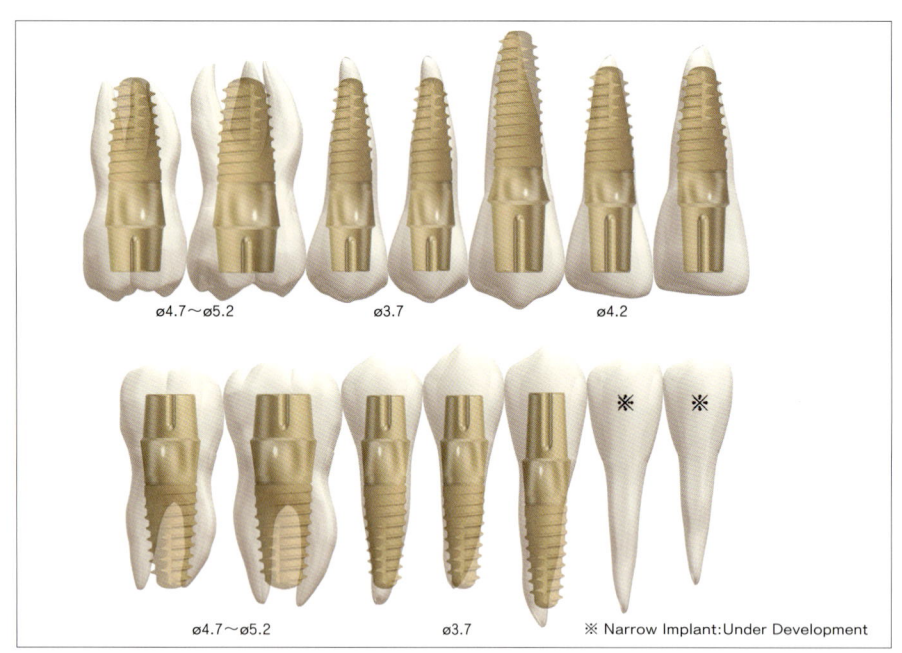

図1-3-6 天然歯の解剖学的形態に合わせたフィクスチャー形態の必要性。インプラント補綴に天然歯と同様もしくは類似した形態の補綴物を付与するためには、細い物から太い物まである程度の歯頚部幅のバリエーションが必要となってくる。

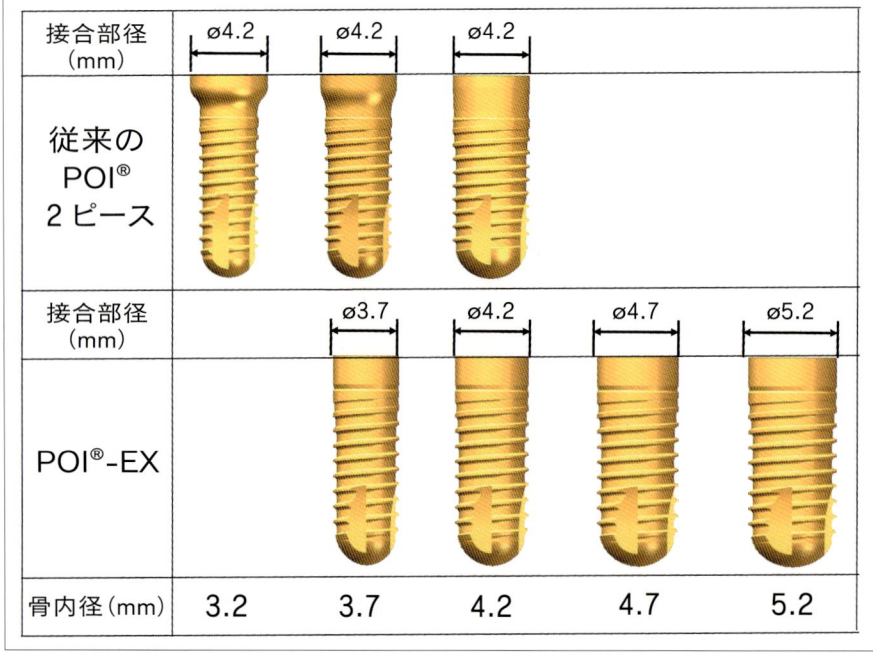

図1-3-7 従来のPOI®とPOI®-EXの比較。従来はできる限り細い直径のフィクスチャーで上部構造のパーツを少なくするため、同一歯頚部サイズを採用したが、POI®-EXは天然歯形態に近づけるため直径のワイド化と接合部の細分化（フィクスチャーサイズに合わせた接合面）を行った。

III. テーパータイプ

1）残存骨量の確保、歯根接触の回避のために

今日ではインプラント診断にCTが導入されたことにより、従来の二次元的診断に加え、三次元的な診断と評価を行うことが可能となった。以前には上顎前歯部の根尖部における陥凹部の穿孔や、それを避けるために唇側傾斜植立されたインプラントによる審美的な問題が臨床医を悩ませていた。

現在、前歯部における審美的修復物のための植立位置は、切縁から舌側方向の軸の傾斜が望ましいとされている。だが、それにより実際問題として根尖部に存在する陥凹部の残存骨の菲薄、もしく穿孔が起こる可能性が高くなる。この問題はフィクスチャーをテーパータイプにすることによって解決された（図1-3-9）。従来、テーパータイプは他のインプラントに代表されるように、即時植立インプラント用として開発されたが、その目的以外にも上顎前歯部における唇側根尖部骨幅の確保に役立っていると思われる。

図1-3-8に示すように、テーパータイプのインプラントはメーカーごとに若干の角度の違いはあるものの、先端から約5mm程度で、外径14°、内径20°のテーパーを有している。また、テーパー部の面積の減少を補うために先端にいくほど、ストレート部よりネジの谷と山径の差が大きくなっている。すなわち食い込み量（初期固定力）が増加している。また、近・遠心的な歯根近接や、歯軸傾斜による根尖部の残存骨量の確保にはテーパータイプが有効となる（図1-3-10）。

さらに、下顎臼歯部の顎堤はその大半が頬側骨の吸収によって舌側よりになっているだけでなく、顎舌骨筋境に舌側傾斜している歯槽骨形態が多い。よってその形態に合わせて、インプラント体を植立すると対合歯（上顎）との咬合関係が難しくなってしまう。そのため、著者はできる限り舌側傾斜させない植立方向を推奨しているが、現実問題として舌側の残存骨（厚み）が薄くなる、もしくは穿孔する可能性がある場合にはこのようなテーパータイプが有効であると思われる（図1-3-11）。適応症以外は、骨内維持力はストレート＝テーパーの関係が成り立つので、術者の判断で選択可能である。しかしサイナスフロアエレベーション歯列の場合は、ストレートタイプを使用したほうが良い。

以上のⅠ、Ⅱ、Ⅲの項目で述べた理由から、現在のPOI®-EXのフィクスチャーのバリエーションが設定されている。本システムではカラー部形態、サイズのバリエーションが多くなったこと、かつ従来からの表面処理法である陽極酸化処理に加えHAコーティングなどの多種多様なフィクスチャーをも用意されている。すなわち、術者が患者の植立部位の状態に合わせて詳細に診断し、かつ対応できるインプラントシステムとなっている。

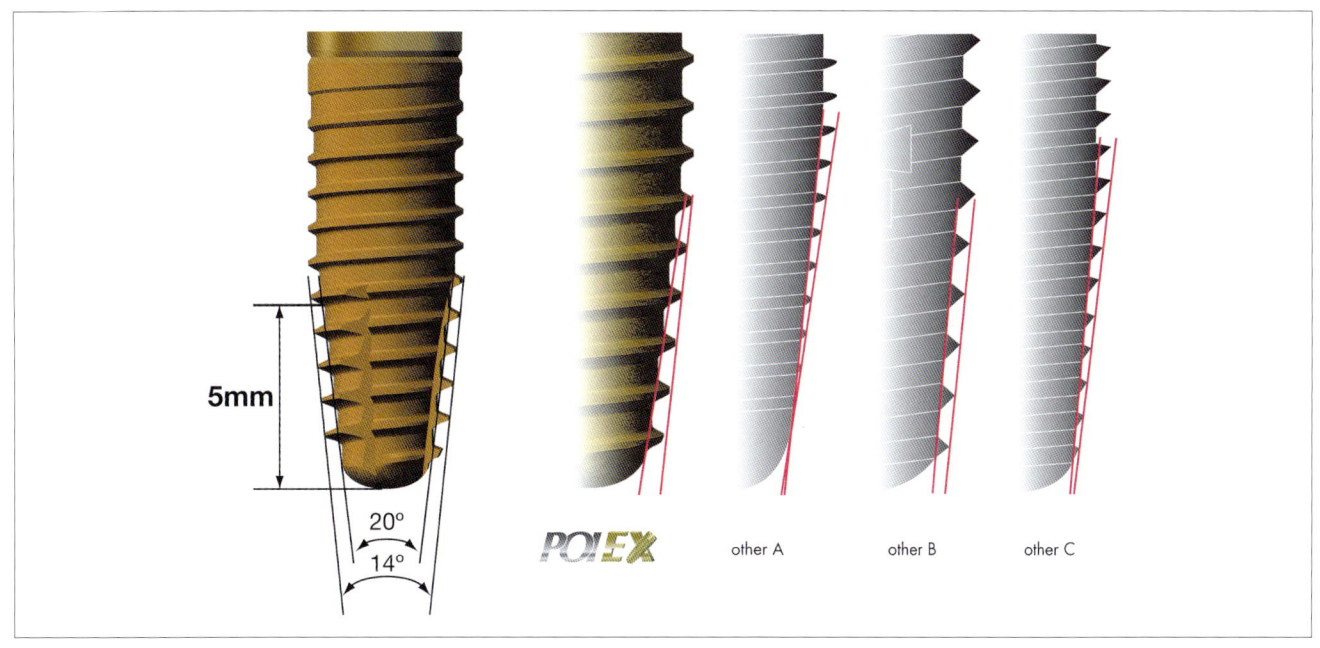

図1-3-8 POI®-EXのテーパータイプの特徴とメリット。他社製品とのテーパー形状比較。特徴は、①先端から5mmまでがテーパーで、②先端に近いほどネジ山が大きいことである。メリットは、①上顎前歯部の唇側根尖部位の骨の厚み確保、②近・遠心的歯根近接部位での残存骨量確保、③下顎舌側骨の厚み確保ができることである。

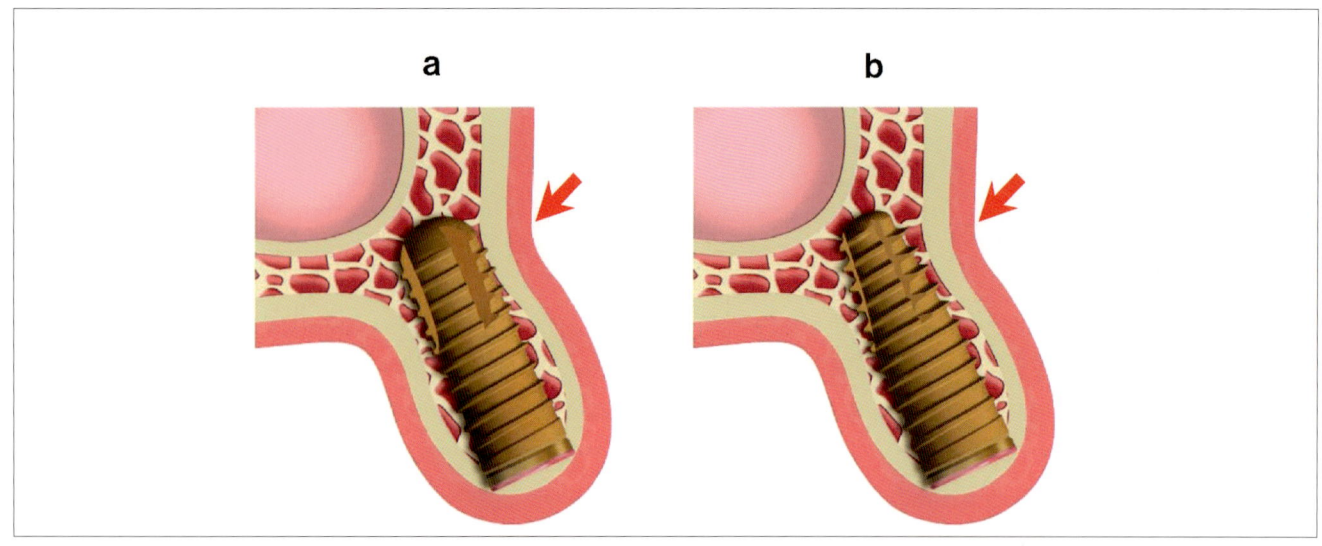

図1-3-9 テーパータイプのメリット①；上顎前歯部の根尖付近の骨量(幅)確保。ストレートタイプSTのフィクスチャーを上顎前歯部に植立する場合、歯頚部の残存骨量や審美性を考慮すると、切縁より口蓋側が望ましいとされている。その時にaのように根尖部付近の歯槽骨の稀薄や穿孔の危険性を伴うので、bのテーパータイプにするとが望ましい。

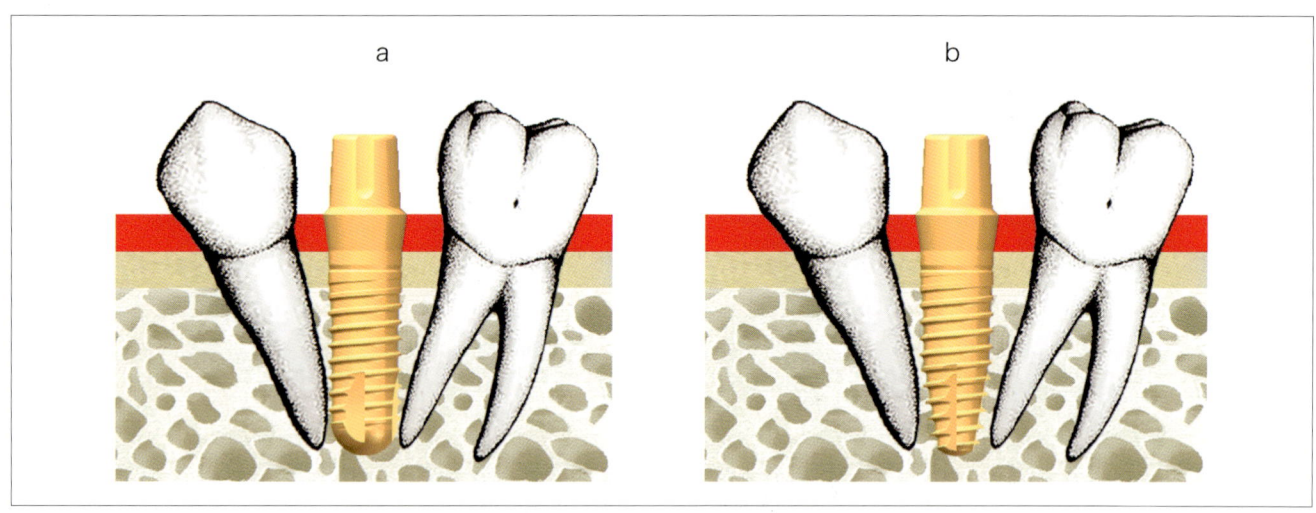

図1-3-10 テーパータイプのメリット②；隣在歯根との近接防止。ストレートタイプSTのフィクスチャーを近・遠心幅の狭い場所に植立するとき、歯根の形状や位置によってはフィクスチャーとかなり接近し、aのように2mm以上の残存骨量が確保できない場合がある。その時、bのようにテーパータイプを用いると対応できる場合がある。

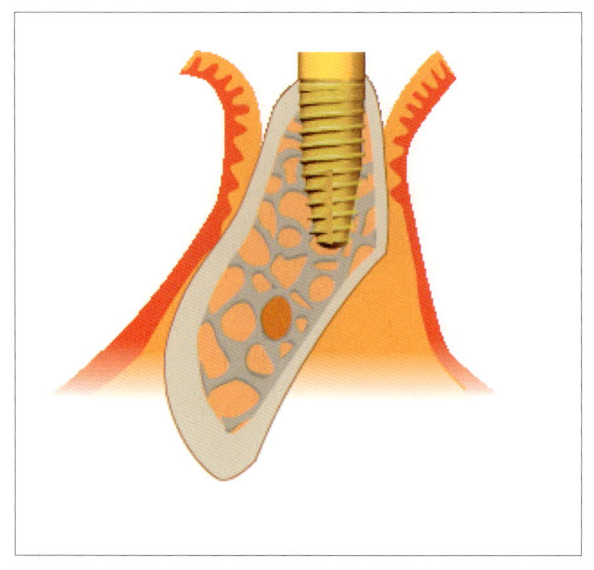

図1-3-11 テーパータイプのメリット③；下顎臼歯部の舌側骨の保全。下顎骨は顎舌骨筋部から舌側傾斜しているケースが多いため、舌側の残存骨が薄くなる。それを避けるために舌側傾斜埋入すると上部構造の形態に無理が生じるため、テーパータイプを用いて残存骨幅を確保する。

IV. 安全で骨に負荷を与えにくいドリルシステム

　できる限り術式を簡便にするため、従来少ないドリルで形成し植立する方法が推奨されてきたが、多様な骨質や硬・軟の程度の差に対して、最善の状態で一様に形成するには無理があった。骨質に関して従来、柔らかい骨より硬い骨（Ｄ１～Ｄ２タイプ）が初期固定力の面で有利とされてきた。しかしながら、昨今の研究結果や論文でも示されているように、硬い骨の失敗率が高くなっているのも現実である。実際、硬い骨を削合形成する時の火傷、もしくは骨に対する過剰負荷の結果、破骨細胞の活性化などによる骨吸収や炎症が発生し、骨結合が起こらない症例を目にすることがある。

　適切な初期固定力を得るには適切なサイズの形成が基本であるが、骨に負荷をかけないドリルシステムも同様に重要である。それゆえ、特に硬い骨に対しては、骨を少しづつ拡大形成していくシステムが必要である。そこでPOI®-EXでは半径で約0.2mmずつ削合していくドリルシステムが用意された。ドリルの種類は従来よりも増えてしまうが、いろいろな骨質に対応するには必要不可欠と考える。むろん柔らかい骨には従来の方法で問題はない（図1-3-12）。ドリルシステムの詳細に関しては一次手術の術式の章で述べる。

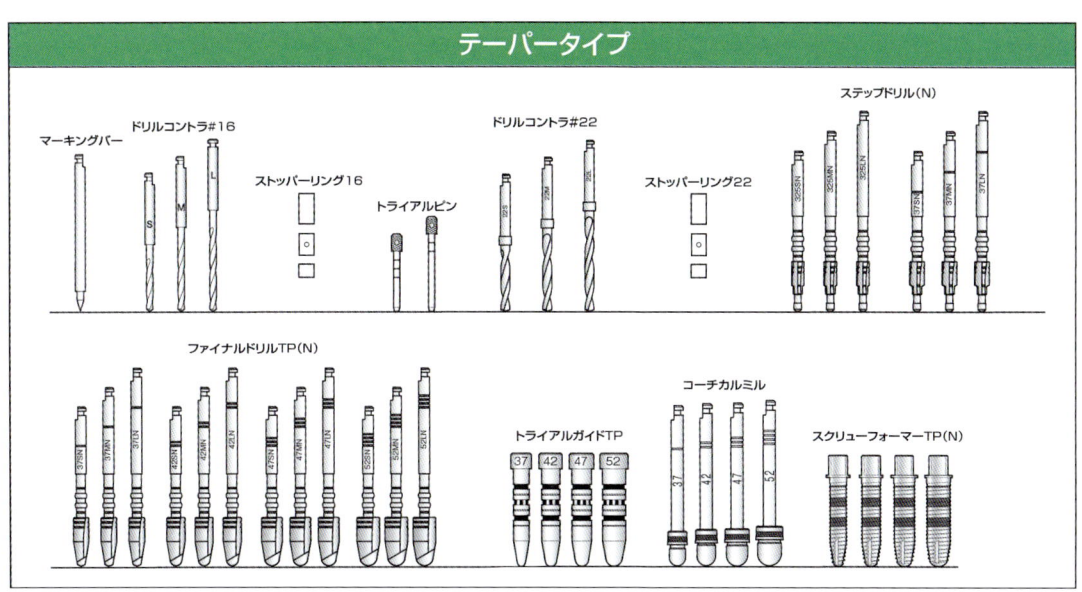

図1-3-12-a　POI®-EXで用いるドリル一覧①。テーパータイプ用ドリル類。

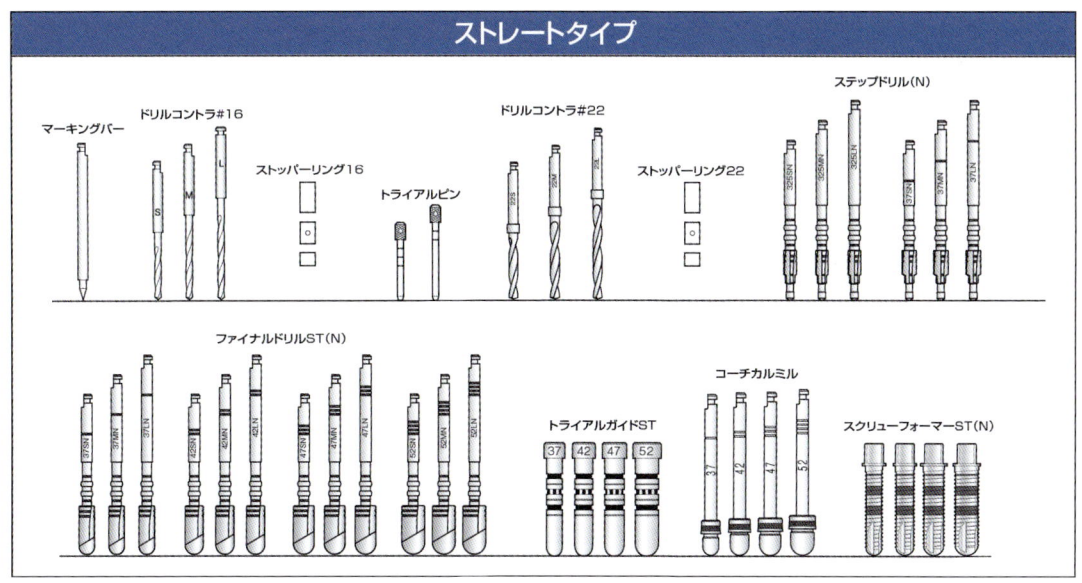

図1-3-12-b　POI®-EXで用いるドリル一覧②。ストレートタイプ用ドリル類。

Ⅴ．審美的修復物への対応

　インプラント補綴に審美性の付与が求められるなか、修復物の材料のみならず硬・軟組織の形態と粘膜貫通部のアバットメント形態の重要性が増してきている。審美的な修復物では、接合部が粘膜下になくてはならない。それゆえ、審美的かつ機能的な粘膜形態を作るには、カスタムメイドのテンポラリーアバットメント（図1-3-13）、およびそれによって作られた粘膜形態に対応できるカスタムメイドのポストアバットメント（図1-3-14）も必須となる。POI®-EXではこの2つに対応するシステムを上部構造のパーツ中に準備している。

カスタムメイド・テンポラリー

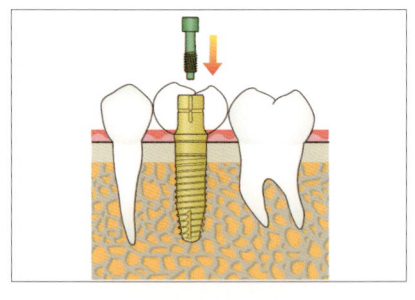

図1-3-13-a　プロビジョナルレストレーションを製作するためのネジ固定式カスタムテンポラリーアバットメント。

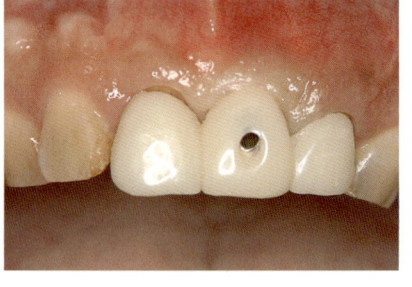 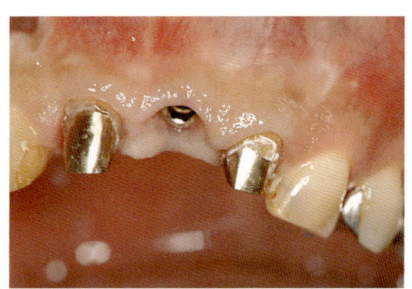

図1-3-13-b ｜ 図1-3-13-c

図1-3-13-b　製作されたテンポラリーアバットメントをネジで締結することにより歯槽粘膜を押し広げながら締結することができる。

図1-3-13-c　テンポラリーアバットメントによって形成された炎症のない歯槽粘膜形態。

カスタムメイド・ポスト

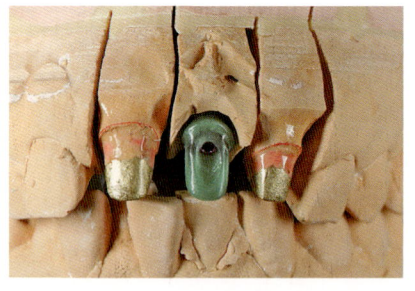

図1-3-14-a　ポストをカスタムメイドすることにより理想的な支台歯形態を製作することができる。

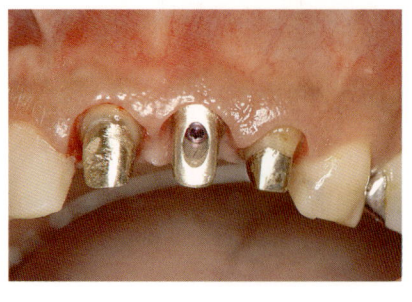 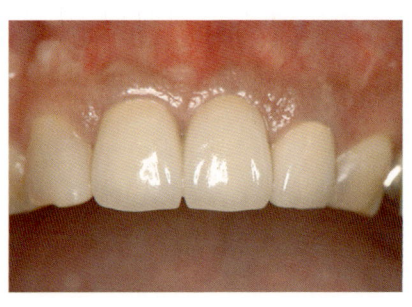

図1-3-14-b ｜ 図1-3-14-c

図1-3-14-b　カスタムメイドされたポストをフィクスチャーに締結した状態。

図1-3-14-c　最終修復物装着時の正面観。

第 2 部

インプラント治療に入る前に

chapter 1

インプラント治療のための院内システム作り

インプラント治療の成功には、術者の医療技術だけでなく、院内設備や環境整備などインプラント治療を行うためのハード面の充実と、スタッフ間での連携を強固にしたチーム医療の確立や患者との信頼関係の上に成り立つインフォームド・コンセントの徹底などのソフト面の両方が上手く噛み合っていなければならない。

1. ハード面の充実

1) 院内設備

インプラント治療を行う上で診査・診断を行える院内の設備と感染や医療事故を防ぐための院内設備は必須である。特に近年は患者サイドの意識も向上し、手術室の確保やCTの重要性についても重要視されてきている。

2) 手術環境の整備

外科手術を行う上でもっとも重要なことは感染を引き起こさないことであり、そのための環境整備が必要不可欠である。昨今は手術室を完備した歯科医院も多くなってきているが、スペースや費用などの問題で手術室を確保することができない場合もある。そのような場合、外科の基本原則を維持できるだけの環境を保つために、清潔域、不潔域の確実な領域区分の徹底を図ることが必要である。

環境整備として院内でのしっかりとした取り組み(下に示す)が重要である(図2-1-1～4)。

① 個室の手術室を完備するか、手術を行うスペースをパーテーションなどで仕切る
② ユニット周りの徹底消毒
③ 手術器具・機材などの滅菌
④ バイタル検査機器
⑤ 空気清浄機の設置
⑥ 手術衣の着用
⑦ AED設置

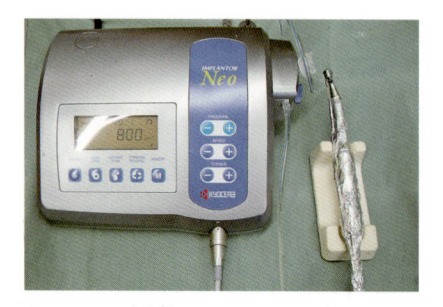

図2-1-1a 滅菌できないインプランター本体やコード類は消毒薬で清拭する。コントラ接続部分からコード部分にかけて滅菌したアルミホイルをまく。

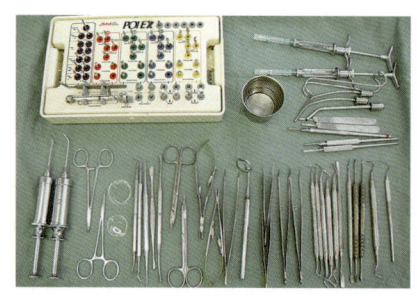

図2-1-1b 手術器具は必ず清潔域に設置し、不潔域と区別する。

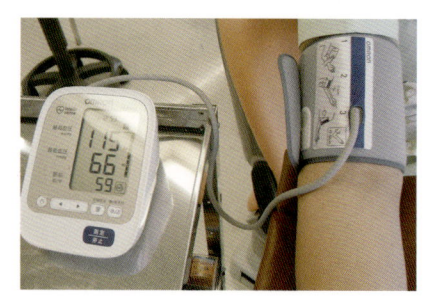

図2-1-2 術前には必ず血圧、心拍、体温を測定し、記録する。血圧はできれば間隔をあけて3回測定する。

第 2 部　インプラント治療に入る前に

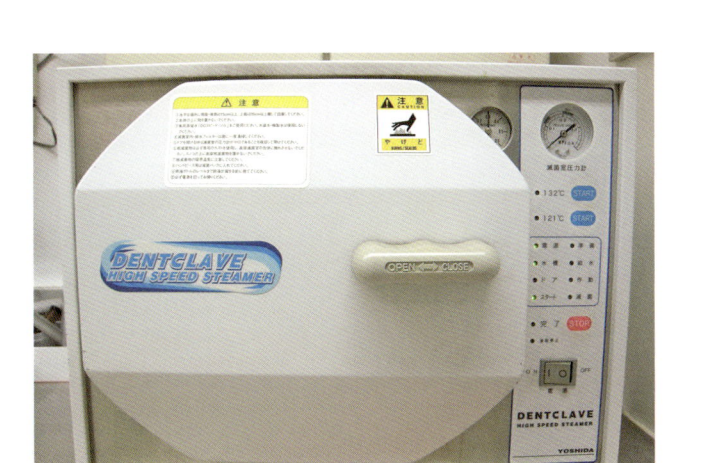

図2-1-3　オートクレーブ（高圧蒸気滅菌器）やケミクレーブ（高圧アルコール蒸気滅菌器）を用いて手術器具の滅菌を行う。

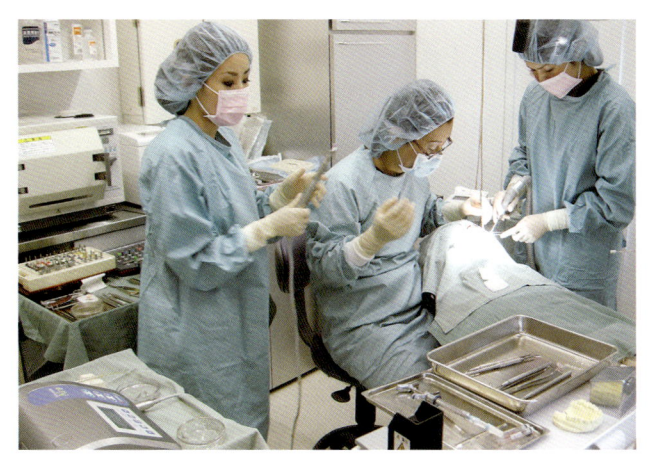

図2-1-4　手術中の風景。清潔域を担当するアシスタントには第一アシスタント、第二アシスタントが必要である。

II．ソフト面の充実

1）チーム医療

　他の歯科治療と同様、インプラント治療を円滑に進めるためには、歯科医師、歯科衛生士、歯科技工士、受付、歯科助手などとの連携が重要になる（図2-1-5）。そのために必要なこととして、「インプラント治療に関する知識の共有」は必須である（図2-1-6）。

　インプラント治療の導入にあたっては、医院全体で講習会に参加したり、院内勉強会を行いインプラント治療に関する知識の共有を図る必要がある。その上で、各々が担当領域に関する知識を補強し、自覚を持って責任を果たしていくことが大切である。

　例えば、歯科衛生士は使用している器具器材の管理や使用法、アシスタントワーク、メインテナンスなどを熟知するだけでなく、個々の患者の体調管理まで行っていく必要がある。歯科技工士においては、上部構造製作のための基本知識だけではなく、審美的なインプラント上部構造を製作するにあたっての、軟組織や硬組織の解剖学的知識までもち合わせてなければ予知性のある修復物が製作できないような時代になってきた。要するに、インプラント治療を成功に導くカギはチーム医療を確立することにあるといえる。

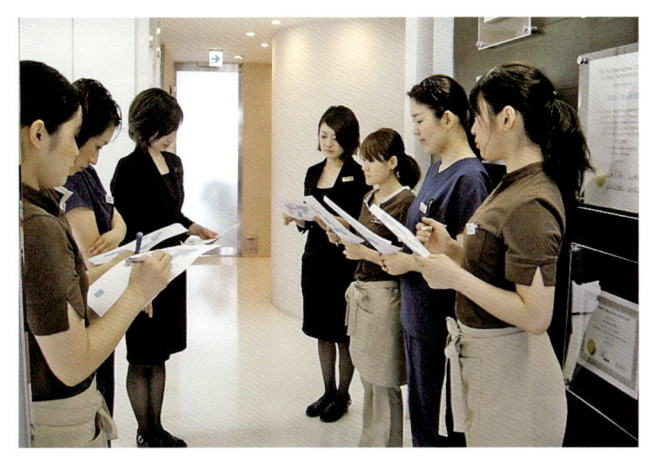

図2-1-5　毎朝の朝礼風景。その日のインプラント手術について担当歯科衛生士から説明がある。

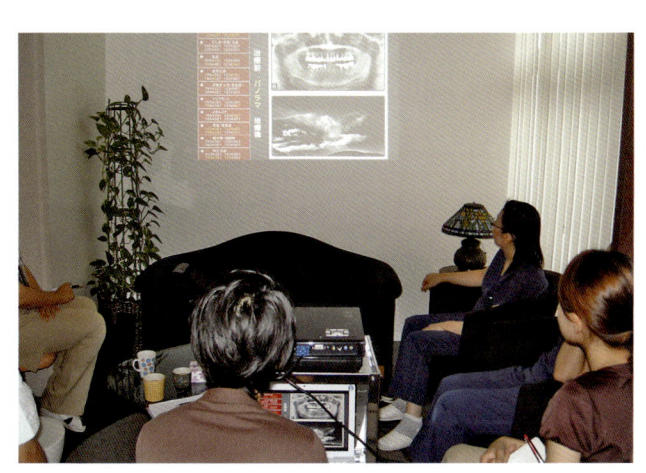

図2-1-6　院内勉強会風景。定期的な院内勉強会を行い、知識の共有を図る。

III. インフォームドコンセント

インプラント治療は高額で治療期間も長いこと、また患者の期待度も高いことから、インフォームドコンセントはことさら重要である。特に最近では、
- トラブルに対する医療従事者の対応の悪さ
- 医療の高度化に伴う危険な検査、治療、手術の増加
- 患者の権利意識の向上
- 医療への過度な期待
- 賠償制度の発展
- 医療従事者による前医の批判
- 表面的な医療知識の増加
- マスコミ報道

なども手伝って医療過誤訴訟も増加傾向にあるため、相手の承諾なしには治療を始めないという姿勢も必要である。

説明にあたっては、その患者にとってのインプラント治療のメリット、デメリットを十分に説明することが大前提となるが、どんなに説明したつもりでも、歯科医師の真意が相手に十分伝わらないことも多いのが現実である。よって、説明にあたっては患者に対する歯科医師側の十分な準備、配慮が必要と考えるべきであろう。

インフォームドコンセントにおいて重要なことは、患者に自分の状態に対する理解を深めてもらうこと、必要と思われる治療を同意の上、選択してもらうための動機づけを行うことである。

インフォームドコンセントを行う上での手順、ポイントを以下に挙げる。

STEP 1 状態の把握

ここでは、患者がなぜこのような状態になっているのかを、術者自身が把握することが必要である。その代表例としては、
- a．時間がなかった
- b．関心がなかった
- c．気にならなかった
- d．痛くなかった
- e．歯科医師や医療従事者に対する不信感
- f．歯科治療が怖い
- g．費用が高い

など、個々の患者の要因をよく把握した上で、その人に合わせた対応が必要である。

STEP 2 現状の理解

ここでは、患者に自分の現在の状態を理解してもらうことが肝要である。写真や手鏡、X線写真、模型などを駆使して本人の病状の説明を行い、口腔内の状態を自覚してもらう。

STEP 3 改善法の説明

ここでは、口腔内を改善するために何が必要かを患者に説明する。

患者の病状に合わせ、他の患者の例も見せながらX線写真や口腔内写真、書籍などの資料を用いて説明を行う。また、治療を体験した他の患者の話を聞いてもらうことも効果的である。

STEP 4 治療期間や費用に対する説明

多くの患者がもっとも気になっていることは、治療費と治療期間である。特にインプラント治療の必要な患者は保険治療が適用でないため、治療費が高額となり、期間も長く要することが多い。そのため、治療に入る前に患者へこのことを伝えておかなければ後にトラブルを招きかねない。

すべての自費治療においては見積書を作成し、治療前に提示し、患者が納得した上で治療契約書にサインをいただき、治療を行うシステム作りを確立する必要がある。

第2部 インプラント治療に入る前に

左頁の手順を1つ1つ踏みながら、患者と十分なコミュニケーションをとりつつ、インフォームドコンセントを確立していくこと。

歯科医師は、患者の立場をよく理解するためにも、
a．患者の話をよく聞く
b．医療技術だけを無理矢理押しつけない
c．自分の身内と同様の対応をとる(患者の立場に立って考える)
d．相手にわかりやすい言葉で説明をする
ことを心がけたい。

また、チェアサイドでの説明はなるべく避け、別個コンサルテーションの時間を設けて説明を行うことが望ましい。それによってお互いにゆっくりと話し合う体制ができるからである(図2-1-7)。

われわれは、一度説明すれば患者は理解してくれるものと考えがちだが、一度に多くのことを理解してもらえるとは限らない。各々の患者の理解度に応じて、何度も繰り返し説明することも必要である。要は、医療従事者と患者間の信頼関係が成り立ち、患者が同意した上でインプラント治療に入ることがすべての始まりといえるだろう。

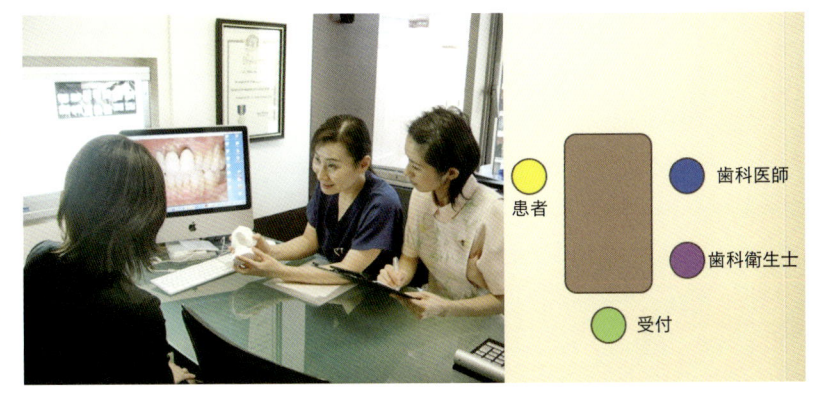

図2-1-7 インフォームドコンセントを確立するには治療前にコンサルテーションを行うことが望ましい。歯科医師と患者とのやり取りを把握し、情報を共有するうえにおいても、担当歯科衛生士、受付が同席することが望ましい。
＜効果的なコンサルテーションのポイント＞
①できる限り診療時間外の時間帯で行う。②コンサルテーションルームもしくは個室の診療室で行う。③患者にとって解りやすい資料を揃える(視覚に訴える)。④歯科衛生士、受付を同席させ、メモをとらせる。

IV．インプラント治療の流れと役割分担

最後に、表2-1-1にインプラント治療の流れと歯科医師、歯科衛生士、歯科技工士の役割分担を示す。

表2-1-1 インプラントの治療の流れと役割分担

流れ	インプラントの治療の流れ	歯科医師	歯科衛生士	歯科技工士
＜初診＞	初診時診査(問診、視診、触診)	◎	○	
	X線写真撮影(パノラマ、デンタル)	◎	○	
	研究用模型用印象採得、製作	○	○	◎
	歯周組織検査	○	◎	
	口腔内写真撮影	◎	○	
＜診査・診断＞	治療計画の立案	◎		
＜コンサルテーション＞	口腔内状態の説明(適応、非適応の説明)	◎	○	
	インプラントの説明(メリット、デメリット)	◎	○	
	治療期間の説明	◎	○	
	治療費の説明	◎	○	
＜契約＞	見積り、契約書の作成	◎	○	
	契約の成立	◎		

段階	項目			
<初期治療>	口腔内環境の改善	◎	○	
	TBI	○	◎	
	スケーリング、ルートプレーニング	○	◎	
<再評価>	精密検査	◎	◎	
<インプラント植立手術前準備>	サージカルステント試適、X線(CT含む)、口腔内写真撮影	◎	○	◎
	フィクスチャーの選択	◎		
	フィクスチャーの注文	◎	◎	
	術前注意	◎	◎	
	器具、器材の消毒、滅菌		◎	
	前投薬	◎	○	
<一次手術>	患者誘導、口腔内外清掃、消毒		◎	
	アシスタンス		◎	
	フィクスチャー植立	◎		
	X線写真撮影(確認)	◎	○	
	術後注意	○	◎	
	投薬	◎	○	
	後片付け		◎	
<免荷治癒期間>	抜糸	◎		
	メインテナンス(TBI)	○	◎	
<二次手術>	手術場の清掃、消毒		◎	
	器具、器材の準備		◎	
	口腔内外清掃		◎	
	アシスタンス		◎	
	ヒーリングキャップ装着	◎		
	X線写真撮影(確認)	◎	○	
	術後注意	◎	○	
	投薬	◎	○	
	後片付け		◎	
<術後メインテナンス>	抜糸	◎		
	メインテナンス(TBI)	○	◎	
<上部構造製作・装着>	プロビジョナルレストレーション製作、装着	◎		○
	印象採得	◎	◎	
	最終修復物製作			◎
	最終修復物装着	◎	◎	
	X線写真撮影	◎	○	
	口腔内写真撮影	◎	○	
<メインテナンス>	咬合調整	◎		
	TBI	○	◎	
	スケーリング	○	◎	
	X線および口腔内写真撮影による経過観察	◎	○	

◎は最重要担当者、○は重要担当者。

参考文献

1．林 美穂．Dr. 美穂の秘 コンサルテーションテクニック．the Quintessence 2012；31(1-6)．

chapter 2

インプラント治療のための診査・診断

1. 全身的診査

1) 全身状態の把握

　一般的な健康状態を把握する。バイタルサインにおいては、患者に特に全身的な禁忌症がなければ、通常のチェックで問題ない。

2) 患者の性格やデンタル IQ、精神状態の把握

　患者の性格やデンタル IQ、精神状態の把握も欠かせない。術者が治療を行うにあたりコミュニケーションがうまくとれない患者にインプラント手術を行うことはトラブルを引き起こしやすくなるため、できるだけ控えるべきである。デンタル IQ に関しては歯科に関する基本知識を本人が有していれば問題はないが、インプラントに関する間違った情報や不要な不安感を抱いている患者には、十分に納得・理解していただいた後に治療を進めるべきである。

3) 生活習慣の把握

①喫煙および飲酒について

　喫煙に関しては、昨今さまざまな手術において治癒経過の不良が多く報告されている。そのため、できれば患者に術前後一定期間控えてもらうことが望ましい。飲酒に関しても、投薬との兼ね合いや抵抗力を低下させる傾向にあるため、同様である。

②薬物使用などの有無

　薬物使用に関しては患者の自己申告がない限り、術者が把握することは難しいものの、通常のバイタルサインや問診、視診などにより確認できる範囲で確認することが望ましい。少しでも不審な点がある場合は内科を受診してもらい、術後のトラブルなどを防ぐことに努めるべきである。

4) 既往歴

　インプラント手術を行う上で、事前に把握しておくべき疾患などの既往歴を確認する。患者がこれらの既往歴を有する場合には、担当の内科医とよく相談して手術の決定を行う。

II．口腔内診査・診断

視診や触診により、患者の口腔内を直接診査し、以下の事項を把握する。
- 歯の病変や欠損
- 口唇、唾液分泌、口臭、頬粘膜、口蓋、舌、扁桃の病変の有無
- 舌の大きさ
- フィクスチャー部位の角化歯槽粘膜幅
- 小帯の状態
- 開口度；最低33mm
- 歯槽粘膜の厚みと骨のボリューム
- 残存歯の状態と支台歯としての適否
- パラファンクション、顎口腔機能障害の有無
- 咬合状態、顎運動のチェック
- 顎堤の状態と対合関係
- OHIの状態

III．X線写真による診査

インプラント治療においてX線写真は欠くことができない診断用ツールである。以前はデンタルX線写真とパノラマX線写真により診査・診断を行うことが多かったが、二次元画像では知ることのできない多くの情報を三次元的に得ることができるため、昨今ではCTを用いることが多くなってきた。

1）パノラマX線とデンタルX線写真について

パノラマX線とデンタルX線は、歯科治療における基本的なX線写真であり、インプラント治療においても必ず撮影を行い、診査・診断に用いる。以下にX線写真による診査事項を示す。

①解剖学的診査
　a．上顎：上顎洞底、鼻腔底、前鼻棘、切歯孔の位置や形態、上顎結節
　b．下顎：下歯槽管上縁の位置、オトガイ孔の位置と形態

②植立部位の骨の診査
　a．骨量、骨質、骨幅の状態
　b．歯槽骨頂部の状態（平坦、粗造）
　c．骨疾患、骨内異物（腐骨、根充材、リーマーなどの破片など）、残根、埋伏歯、過剰埋伏歯、嚢胞、腫瘍の有無

2）CT

インプラント治療の普及に伴い、医療事故や訴訟が多発している。このような医療事故を回避するためにも解剖学的見地から上下顎の状態を三次元的に把握できるCT撮影は、いまやインプラント治療には欠くことのできないものとなってきている。なかでも、コンビームCT（CBCT）の普及により一般開業医においてもCT撮影ができるようになってきた。その結果、二次元的なデンタル・パノラマX線画像では知ることのできなかった多くの情報を術前に容易に得ることができ、正確な診査・診断、安心・安全なインプラント治療を行えるようになってきた。

以下にインプラント治療前におけるCBCTの有効性を示す。

①上顎骨、下顎骨形態の三次元的診査
②下顎管やオトガイ孔、分枝の位置・形態の三次元的診査
③上顎洞の三次元的診査（形態、隔壁、粘膜肥厚、血管、炎症の有無など）
④骨質・骨密度の診査
⑤骨内異物の三次元的診査
⑥病変、病巣の三次元的診査
⑦顎関節の診査
⑧骨折の診査
⑨インプラント植立部位のシミュレーション

第 2 部　インプラント治療に入る前に

3）CT によるシミュレーション

　デンタルやパノラマX線写真では近・遠心的なインプラント植立位置を決定することができるが、二次元画像であるため頬舌的な骨幅や骨形態など詳細な情報は得ることができない（図2-2-1）。したがって、CT撮影を行うことにより、二次元画像では得ることのできない情報を三次元的画像として詳細に得ることができるようになった（図2-2-2）。また、術前にシミュレーションを行うことができるため、術者は安心して手術に臨むことができる（図2-2-3〜9）。

図2-2-1-a｜図2-2-1-b

図2-2-1-a、b　デンタルX線および口腔内写真での診断。抜歯後6ヵ月経過している。デンタルX線写真と口腔内写真から6⏋部は骨質が軟らかい（Type3）か、もしくは歯槽骨頂付近の頬側骨が吸収しているのではないかと推測した。

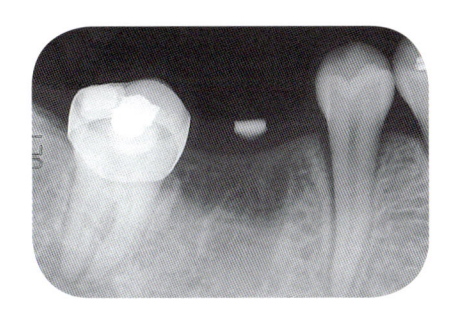

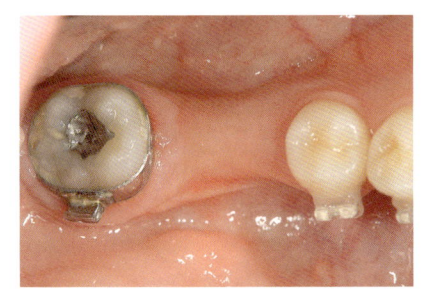

図2-2-2　CBCTでの診断。デンタルX線で診断したように、抜歯窩周囲の骨質は軟らかいことがわかり、歯槽頂周辺の頬側骨も吸収している。山道・糸瀬のCT画像による下顎骨形態の分類（Cross Sectional）では、B型（頬側骨欠損型）に属する。

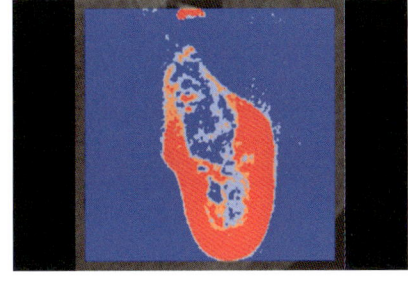

図2-2-3　植立前CBCTカラー画像。

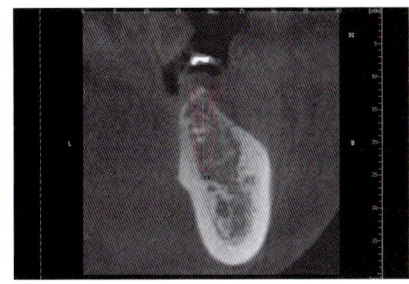

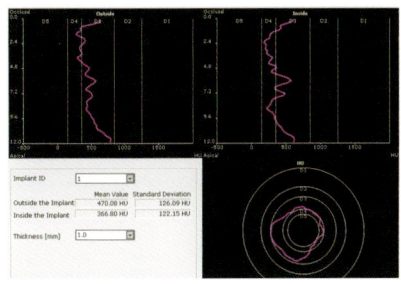

図2-2-4-a｜図2-2-4-b

図2-2-4-a、b　インプラント植立シミュレーションと骨密度の分布図。植立予定部の骨質はD3〜4で軟らかいことが読み取れる。

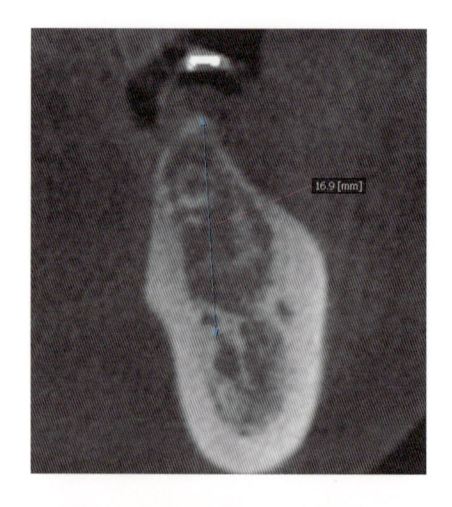

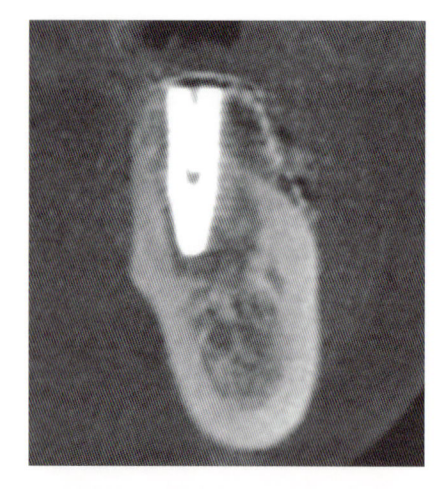

図2-2-5-a｜図2-2-5-b

図2-2-5-a　歯槽骨頂から下顎管までの距離は16.9mmであり、骨内長12mmのインプラントを植立するには十分であったが、歯槽骨頂部付近の頬側骨が吸収しているために、φ3.7mmのインプラントを植立することとしたが、頬側のスクリューは一部露出するであろうことが術前のCBCTより予測できる。

図2-2-5-b　インプラント植立と同時にGBRを行った時のCBCT画像。術前のシミュレーションどおりである。

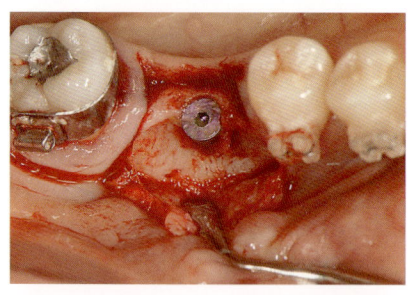

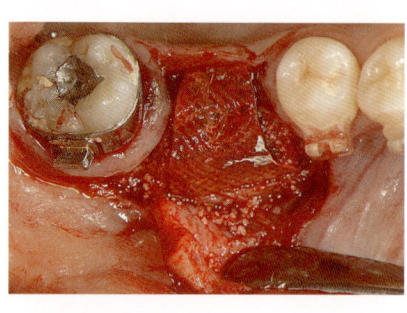

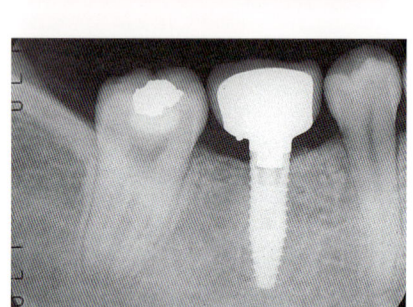

図2-2-6-a｜図2-2-6-b

図2-2-6-a、b　インプラント植立と同時に頬側にGBRを行った。頬側に骨補填材料を填入し、その上にチタンメッシュを設置、さらに吸収性メンブレンを設置した。

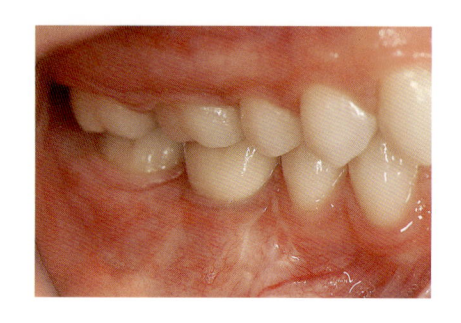

図2-2-7-a｜図2-2-7-b｜図2-2-7-c
図2-2-7-a〜c　治療後のCross Sectional像とデンタルX線写真、口腔内写真。頬側のGBRを行った部位も骨造成がなされており、良好である。

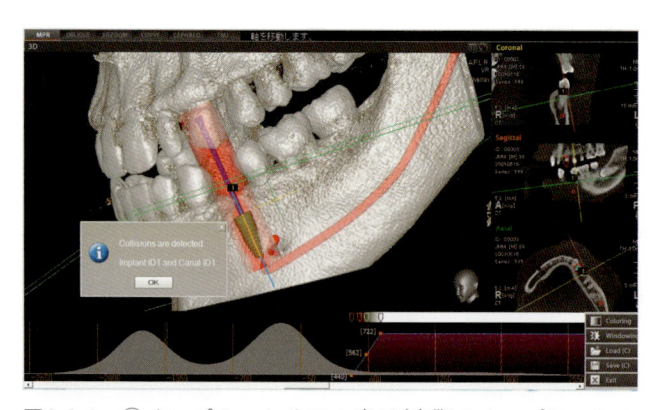

図2-2-8　①インプラントリアル表示（実際のインプラントのCADデータによるシミュレーションが可能）。②Canal Draw（下顎管の位置を描画する機能）。③セーフティゾーンの設定（インプラント体どうし、もしくは下顎管とインプラント体が近接している場合、図のような警告表示が出る）。④アバットメント追加表示を利用し、インプラント体の軸表示が可能なので対合歯との位置関係を確認できる。

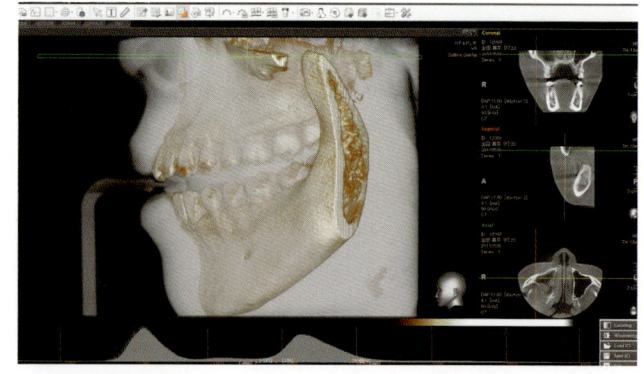

図2-2-9　軟組織同時表示機能を使用し、硬組織と口唇の位置関係を同時に表示することが可能。矯正治療などで歯牙の位置の変異に併せて口唇の状態を確認できる。

IV. 研究用模型による診査

1) 研究用模型による診査項目

インプラントは欠損歯列回復の一手段であるため、診査・診断の段階で最終修復物のための治療計画を立案することは必須である。ゆえに、研究用模型段階での診査・診断は非常に重要な項目である。研究用模型から得ることのできる情報（一般診査事項）を以下に示す。

a．歯牙の位置と歯列状態
b．残存歯冠の形態と挺出度
c．残存歯の咬耗状態
d．付着歯肉の幅
e．臨床的歯冠長
f．支台歯の傾斜（歯軸）
g．う蝕の進行度
h．幅径、高径
i．歯槽堤の形態
j．口腔前庭の深さ
k．小帯の位置

2) 研究用模型による咬合診断

咬合診断は必ず上下顎模型を咬合器に付着した状態で行わなければならない。咬合器に付着することにより得ることのできる情報を以下に示す。

a．咬合高径
b．顎位；咬頭嵌合位、中心咬合
c．咬合平面；前後、左右
d．対合関係；アングルの分類　I級、II級、III級
e．クリアランス；顎堤間、歯牙間、顎堤歯牙間
f．ガイダンス；前方・側方・後方運動
g．咬頭干渉、早期接触

これらの診査を確実に行うためには、診査できる上下顎模型の製作と診査するための咬合器付着が必要となる。著者らは、これらをシステム化するために阿部晴彦氏考案のABE's SHILLAシステムを用いている。

STEP 1　研究用模型製作と咬合器付着　印象・咬合採得

印象採得はアルジネート印象を行う。この時、歯列のみを採得するのではなく、総義歯印象時に必要とする部位すべてを内包する印象採得が上下顎ともに必要である。印象材硬化後は顔面正中を印象材に記録しておく。

咬合採得は通法どおり行うが、咬合平面（カンペル平面を基準とする）を咬合器上で見れるように咬合平面コアを採得しておく。

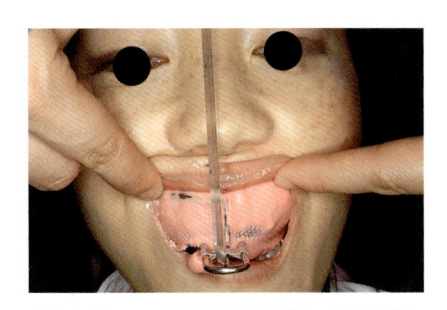

図2-2-10-a　上顎印象採得時、硬化後に顔面正中を印象材に記録しておく。

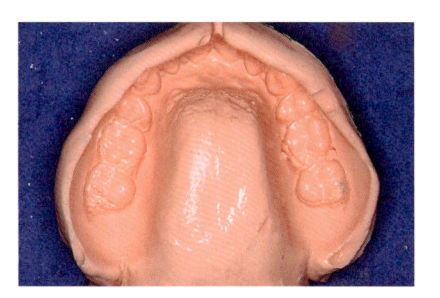

図2-2-10-b　上顎印象面。総義歯印象採得時に必要な辺縁部をすべて含む。

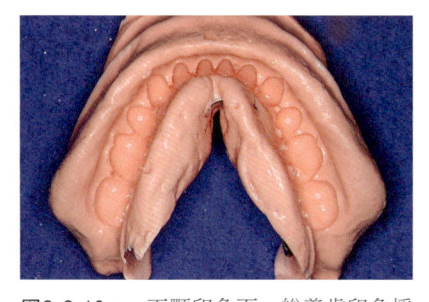

図2-2-10-c　下顎印象面。総義歯印象採得時に必要な辺縁部をすべて含む。

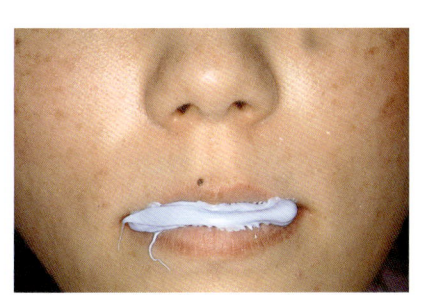

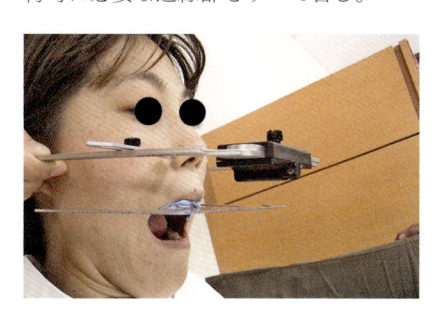

図2-2-10-d　咬合採得。

図2-2-10-e　カンペル平面を基準とした咬合平面採得。

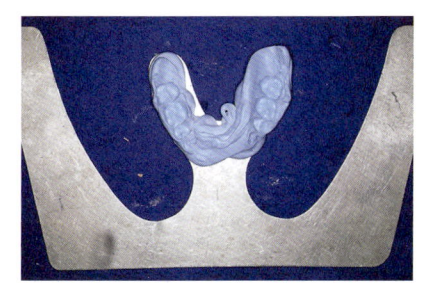

図2-2-10-f　咬合平面が採得された咬合面コア。

STEP 2　研究用模型製作と咬合器付着
診断用模型製作

　印象材に記録された顔面正中と模型上に見える正中口蓋縫合線を結んだ線を上顎模型の正中とし、診断の基準とする。正中線に合わせて上下顎模型をトリミングすることにより正中と平面に対する歯列の異常を模型上で見ることができる。

図2-2-11-a　石膏硬化後、印象材撤去前に顔面正中を石膏模型上に記録する。

図2-2-11-b　正中口蓋縫合線を上顎模型の正中として印記。

図2-2-11-c　舌小帯と頬小帯を結ぶ線を下顎の正中として印記。

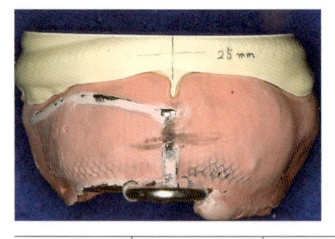

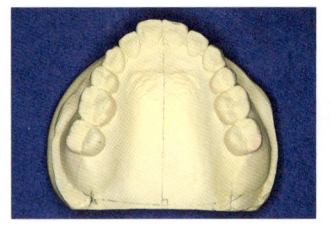

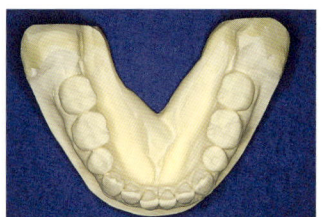

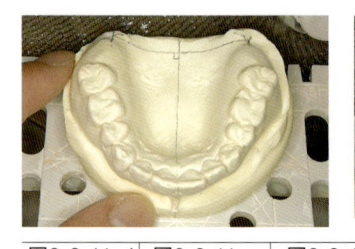

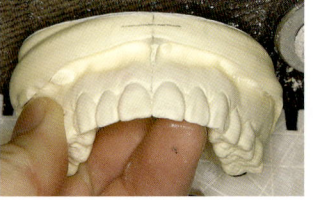

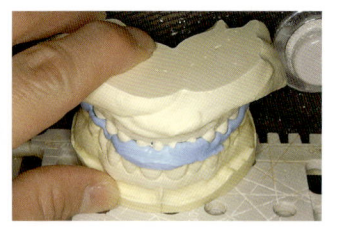

図2-2-11-a｜図2-2-11-b｜図2-2-11-c

図2-2-11-d　正中線に直角に後面をトリミングする。

図2-2-11-e　後面に直角に上面をトリミングする。

図2-2-11-f　バイトで上下顎模型を噛ませ上顎模型の後面に合わせて下顎模型の後面を削合。

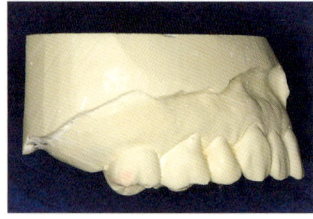

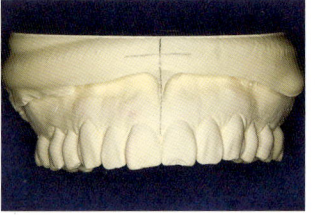

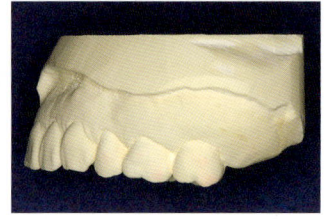

図2-2-11-d｜図2-2-11-e｜図2-2-11-f

図2-2-11-g ①〜③　トリミングされた上顎模型。①右側側方面観、②正面観、③左側側方面観。

図2-2-11-g ①｜図2-2-11-g ②｜図2-2-11-g ③

STEP 3　研究用模型製作と咬合器付着
咬合器付着

　製作された診断用模型を咬合器に付着するときに、模型の正中と咬合平面が咬合器上で見ることができるようにSHILLAシステムを用いて付着することにより上記項目の診査が確実に行える。

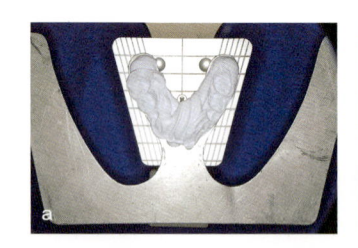

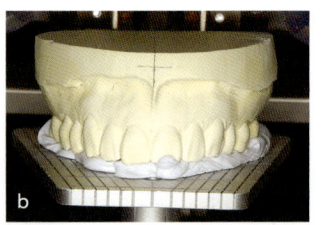

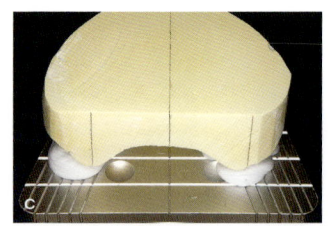

図2-2-12-a　咬合器平面版に咬合平面コアを乗せる。

図2-2-12-b　コアに乗せ、咬合器と模型の正中を一致させた。

図2-2-12-c　同後方観。

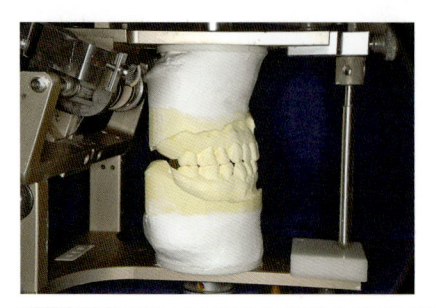

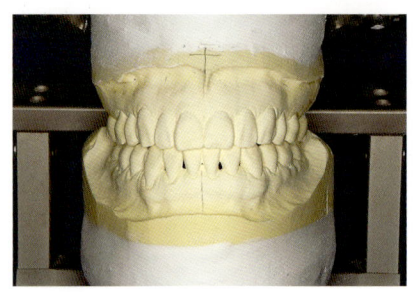

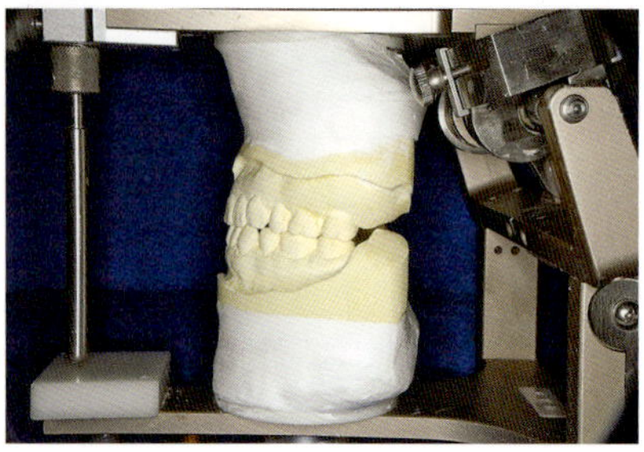

図2-2-12-d ①｜図2-2-12-d ②｜図2-2-12-d ③　図2-2-12-d ①〜③　上顎模型を介して付着された下顎模型。①右側側方面観、②正面観、③左側側方面観。

V. 適応症と禁忌症

インプラント治療の普及により補綴設計に選択肢が増えたことは確かであるが、すべてにおいてインプラント治療が適応されるというわけではない。禁忌症と適応症をしっかり把握し、インプラント治療が適応症となる症例にのみインプラント治療を行うべきであろう。また口腔内のみならず、全身的な適応症と禁忌症を把握しておくことが重要である。もし基礎疾患が存在する場合には、かかりつけの内科医や専門医に相談し、インプラント治療を行うか否かを決定するなどの慎重な対応が必要とされる。

1）適応症の診査にあたって

全身疾患もなく顎骨形態も正常であるならば、一般的なインプラント治療の適応症と考えてよいだろう。しかし、適応症とするか否かの判断には十分な診査・診断が必要である。患者の精神状態や経済面なども、適応・非適応の判断に大きく影響する。また、術者の治療技術レベルもその判断の基準となる。このようにさまざまな面から考慮し、適応症であるかを判断することが、インプラント治療を成功に導くことになる。

（1）総義歯と比較した場合の利点の検討
以下のインプラントの長所と総義歯を比較、検討する。
①咬合力、咀嚼効率の向上
②発音、発声の改善
③安定性（装着時の異和感や嘔吐反射からの開放感）の向上
④義歯装着によるコンプレックスなどからの開放感

（2）インプラント植立に必要な顎骨形態の検討
インプラントが理想的に植立されるための条件を下記に示す。
①インプラント周囲骨の量：歯槽骨頂付近の頬舌径がインプラント頸部からそれぞれ両側に1.5mm以上
②垂直的骨量：インプラントを適切な深さまで植立できる骨量。上顎では上顎洞底、鼻腔底、下顎では下歯槽管までの距離が重要
③近・遠心的骨の幅径：各フィクスチャーもしくは隣在歯の近遠心面より2mm以上の骨幅
④フィクスチャー植立方向：できるだけフィクスチャー周囲骨に対して垂直に咬合圧が加わるような位置に植立が行える骨形態。上部構造がデンチャースペース内におさまるような植立方向を確保できる骨形態

近年は必ずしも上記の条件を満たしていなくても、歯槽堤増大術や上顎洞底挙上術などによりインプラントの適応範囲が拡大している。しかし、これらの術式に関しては術者の経験や高度な技術が特に要求される。

2）禁忌症の診査にあたって

インプラント治療は適応症を誤るとトラブルを招きかねないため、禁忌症を十分に熟知し、精査する必要がある。近年、医療技術、設備、環境などの向上により、以前は絶対的禁忌症であったものが、相対的禁忌症へと移行している。著者らが相対的禁忌症と考えているものに関しては、*印を記しておく。相対的禁忌症に関しては、専門医の許可が必要である。手術の際は患者の状態を十分に把握したうえで、患者の了解を得て慎重に手術を行うことが重要である。

（1）全身的禁忌症
①内分泌・代謝疾患：糖尿病*、甲状腺ホルモン機能低下症、バセドウ病、副甲状腺機能亢進症
②循環器疾患：狭心症*、心筋梗塞、うっ血性心不全、慢性心臓弁膜症、不整脈*、高血圧症*、低血圧症*
③呼吸器疾患：気管支喘息*など
④腎疾患：糸球体腎炎、腎不全など
⑤肝疾患：重度の肝炎、肝硬変など
⑥アレルギー疾患*
⑦悪性腫瘍・血液疾患：白血病、ATL（成人T細胞白血病）
⑧感染症：AIDSなど
⑨骨系統疾患：骨粗鬆症*、大理石病など
⑩自己免疫疾患：膠原病、ベーチェット病、全身性エリテマトーデス（SLE）
⑪性病：梅毒、淋病など
⑫年齢：成長期の若者や高齢者*
⑬その他：5,000radの放射線治療を受けている人、薬物中毒、アルコール中毒、妊婦など

（2）局所的禁忌症
①炎症の埋伏歯、嚢胞、残根、腫瘍などがある場合
②口腔衛生不良
③歯槽骨の量が少ない場合*
④歯槽骨の骨質が悪い場合*
⑤口腔領域における悪習癖など

chapter 3

インプラント手術前の環境改善処置

　インプラント治療を成功させるためには、植立部位の環境整備はもちろん、残存歯や歯周組織そして咬合に至るまで、一口腔単位での適切な診断と処置がなされなければならない。本章では、特に植立前に整備されていなければならない基本的な事項について記す。

I. 術前の外科処置

1） 抜歯（窩）

　抜歯後にインプラントを植立する場合は、できるかぎり抜歯窩の骨吸収を防ぎ、早期に抜歯窩の治癒促進を図りたい。そのためには、以下に示す抜歯時の配慮が必要となる。
　①皮質骨への侵襲が最小限になるよう丁寧に抜歯する
　②抜歯窩内の不良肉芽、囊胞、異物などを徹底的に除去する
　③抜歯後、創面を過度に圧迫しない（頰舌の骨吸収が増加する）
　④抜歯後の骨吸収をできるだけ少なくする処置として、ソケットプリザベーションなどを行う（図2-3-1〜3）

2） 歯肉歯槽粘膜の改善

　インプラント周囲が可動粘膜である場合や小帯の付着位置に問題がある場合は、炎症を起こしやすくポケットも形成されやすいため、インプラント周囲に十分な角化粘膜を確保できるような処置や、異常な小帯が存在する場合は切除しておくことが望ましい（図2-3-4）。なお歯肉歯槽粘膜の改善処置の代表的なものを以下に記す。
　①口腔前庭拡張術
　②遊離歯肉移植術（結合組織など）
　③歯肉弁根尖側移動術
　④歯肉増大／歯周粘膜増大術

3） 顎堤改善

　インプラント周囲には適切な骨が必要であるため、骨量（高さと幅）が不足すると十分なオッセオインテグレーションが得られないだけでなく、予知性においても不安が残る。そこで、インプラント植立前に歯槽堤増大術（GBR法＋骨補塡材料など）を用いて十分な骨を確保することが重要である（図2-3-5）。

第2部　インプラント治療に入る前に

ソケットプリザベーション症例

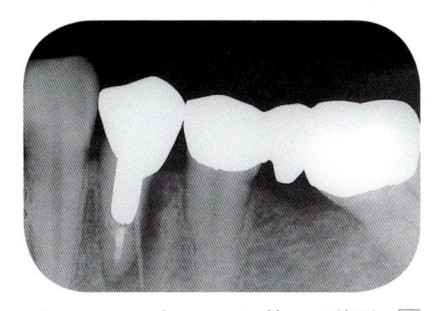

図2-3-1-a　デンタルX線での診断。4̲が歯根破折。違和感を覚えてから6ヵ月以上経過していることもあり、周囲の骨は大きく吸収していた。歯槽堤の温存のため抜歯と同時にソケットプリザベーションを行ったほうが良いと判断した。

図2-3-1-b　CBCTでの診断。頬側骨が根尖まで吸収していることがわかる。インプラントを植立するためには骨造成が必須であると診断し、できるだけ歯槽堤を温存するためにソケットプリザベーションは有効な方法だと判断した。

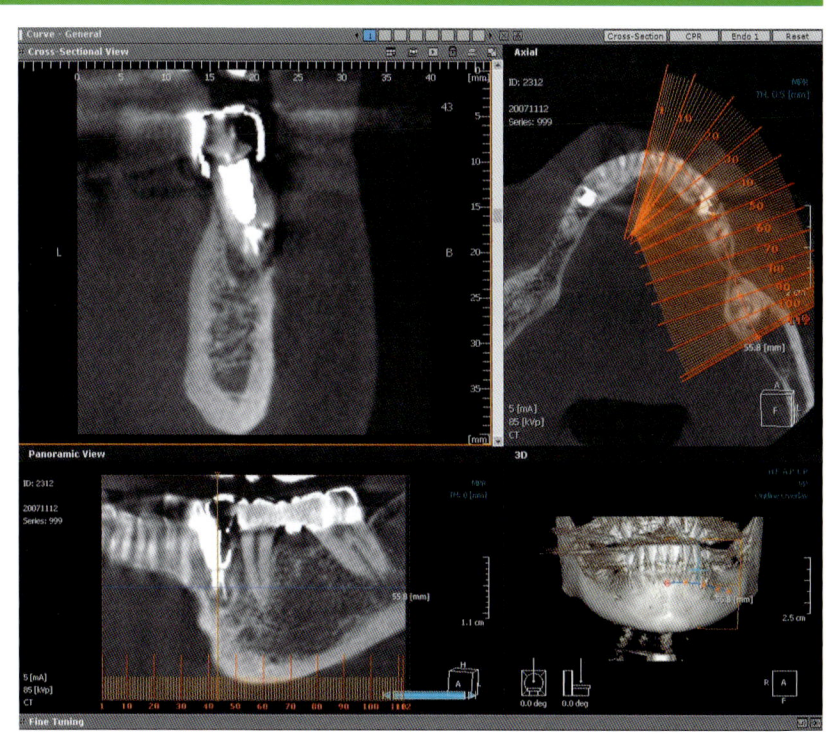

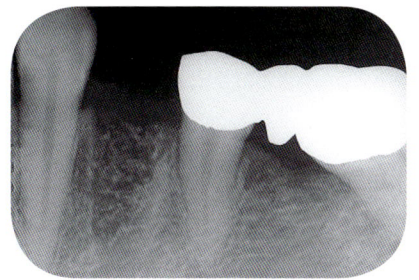

図2-3-1-c｜図2-3-1-d｜図2-3-1-e

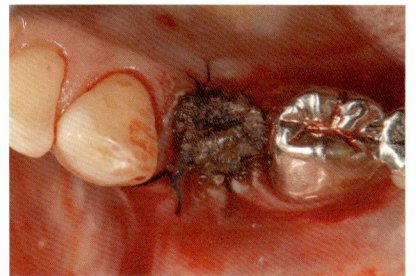

図2-3-1-c〜e　ソケットプリザベーション時のデンタルX線写真、口腔内写真、抜去歯。

小帯切除症例

図2-3-2-a｜図2-3-2-b

図2-3-2-a　術前の正面観。

図2-3-2-b　4 3̲部に強い小帯位置異常がみられる。

図2-3-4-c｜図2-3-4-d

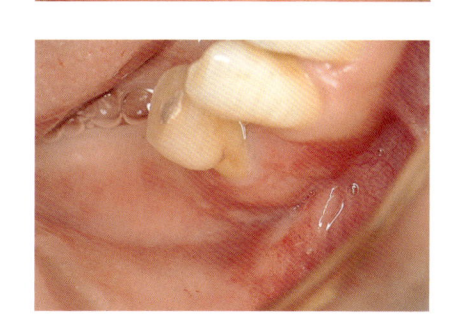

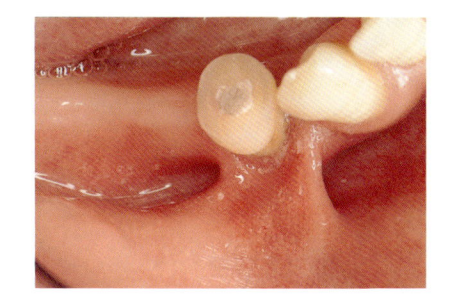

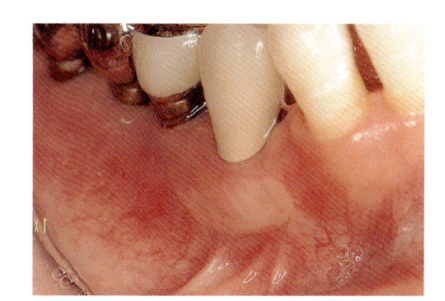

図2-3-2-c　小帯切除後。

図2-3-2-d　術後改善された状態。

49

GBR 症例1

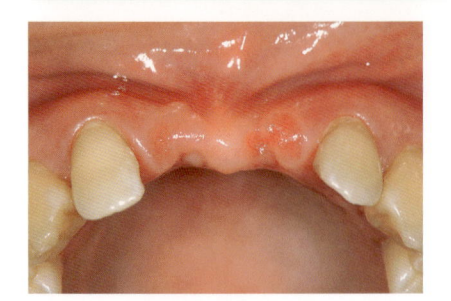

図2-3-3-a　術前の状態。

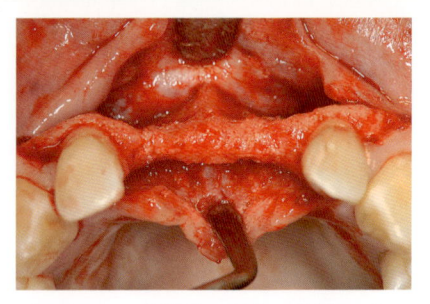

図2-3-3-b　歯槽骨の吸収が顕著であるためこのままではインプラント植立は不可能である。

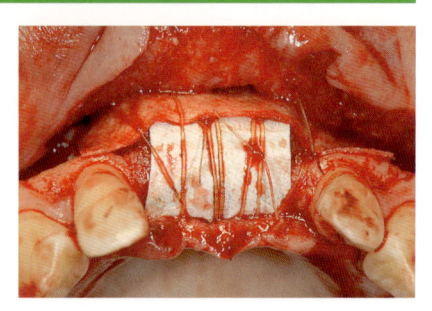

図2-3-3-c　骨補填材料を用いGBRを行う。外側にはチタン入り非吸収性メンブレンを用い、不足部分には吸収性メンブレンを用いた。

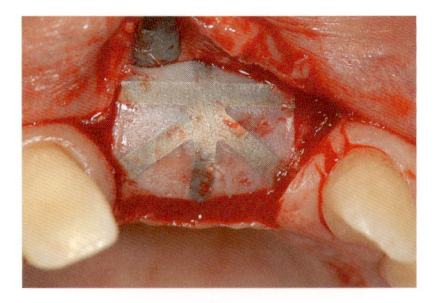

図2-3-3-d　6ヵ月後、フラップを開いた状態。感染していない非吸収性のメンブレンの状態。

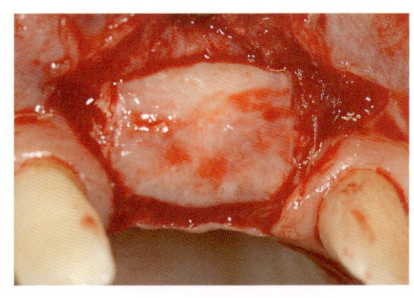

図2-3-3-e　メンブレン除去時。唇舌的な骨造成がなされている。

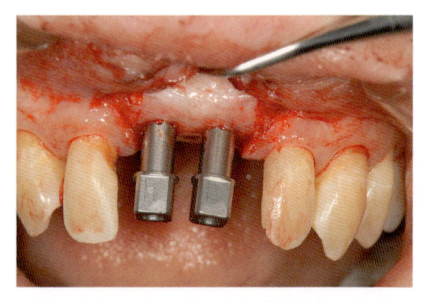

図2-3-3-f　インプラント植立時の状態。十分な骨幅があることで、安心してインプラント植立を行うことができる。

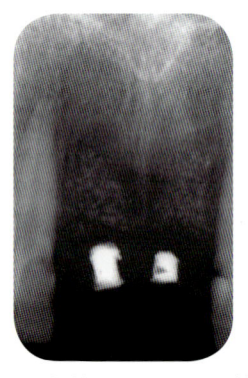

図2-3-3-g　術前のデンタルX線写真。ソケットプリザベーション後の状態である。

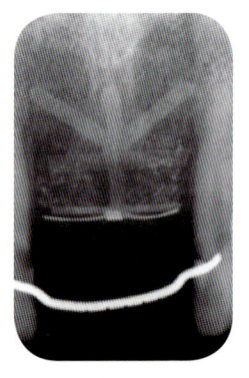

図2-3-3-h　GBR後のデンタルX線写真。

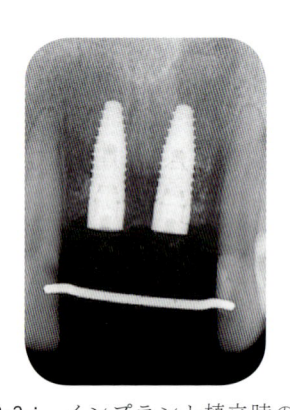

図2-3-3-i　インプラント植立時のデンタルX線写真。

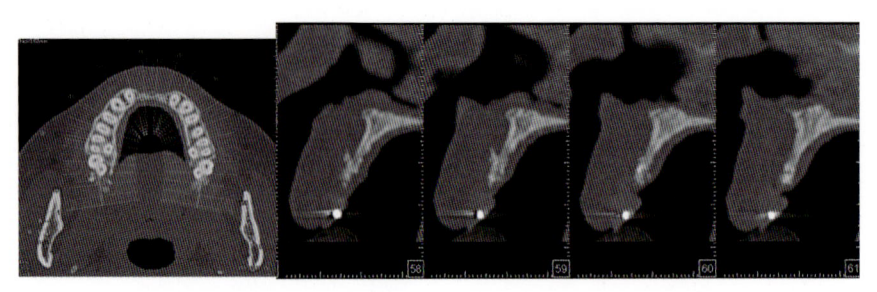

図2-3-3-j　術前のCT画像。1|1欠損部には唇舌骨幅がないことがわかる。

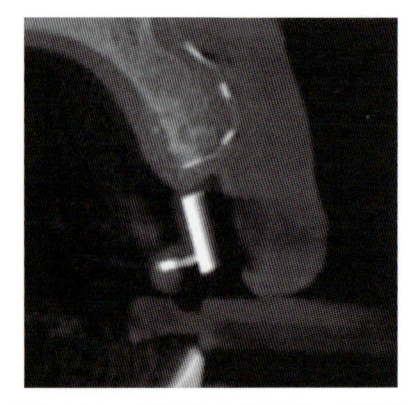

図2-3-3-k　GBR後のCT画像。唇側骨の増大がなされている。

4）上顎洞底挙上（サイナスフロアエレベーション）

インプラントを植立する際には、植立を行えるだけの垂直的骨量が必要である（表2-3-1）。垂直的骨量が不足していると、フィクスチャー対修復物の比率が悪くなりフィクスチャーに負担がかかり、予知性に不安が生じてくるからである。しかし、解剖学的形態や骨吸収の程度によっては十分な骨量を確保することが困難なことがある。このような場合には、上顎洞底の挙上（サイナスフロアエレベーション）をインプラント植立前に行い、垂直的骨量の改善を図ることが必要である（図2-3-4）。

サイナスフロアエレベーションを行う際の検討事項
- 残存する歯槽骨の高さ、骨幅、骨質
- 上顎洞の形態（隔壁の有無と位置）
- 上顎洞内の炎症の有無（粘膜の肥厚程度など）
- 欠損歯数
- 歯冠／インプラント比
- フィクスチャーの本数とサイズ
- 上顎洞炎および上顎洞根治術の既往歴の有無
- 鼻アレルギーの有無
- 歯槽動脈の走行状態の確認

ここではサイナスフロアエレベーションによる垂直的骨量の改善を行った症例を提示する（図2-3-5～7）。

表2-3-1 サイナスフロアエレベーションの術式の選択基準

糸瀬・山道分類法	垂直的骨量による分類	術式
Class 1	12mm 以上	通常のインプラント植立
Class 2	9mm 以上12mm 未満	オステオトームによるサイナスフロアエレベーション
Class 3	5mm 以上9mm 未満	同時法によるサイナスフロアエレベーション
Class 4	5mm 未満	段階法によるサイナスフロアエレベーション

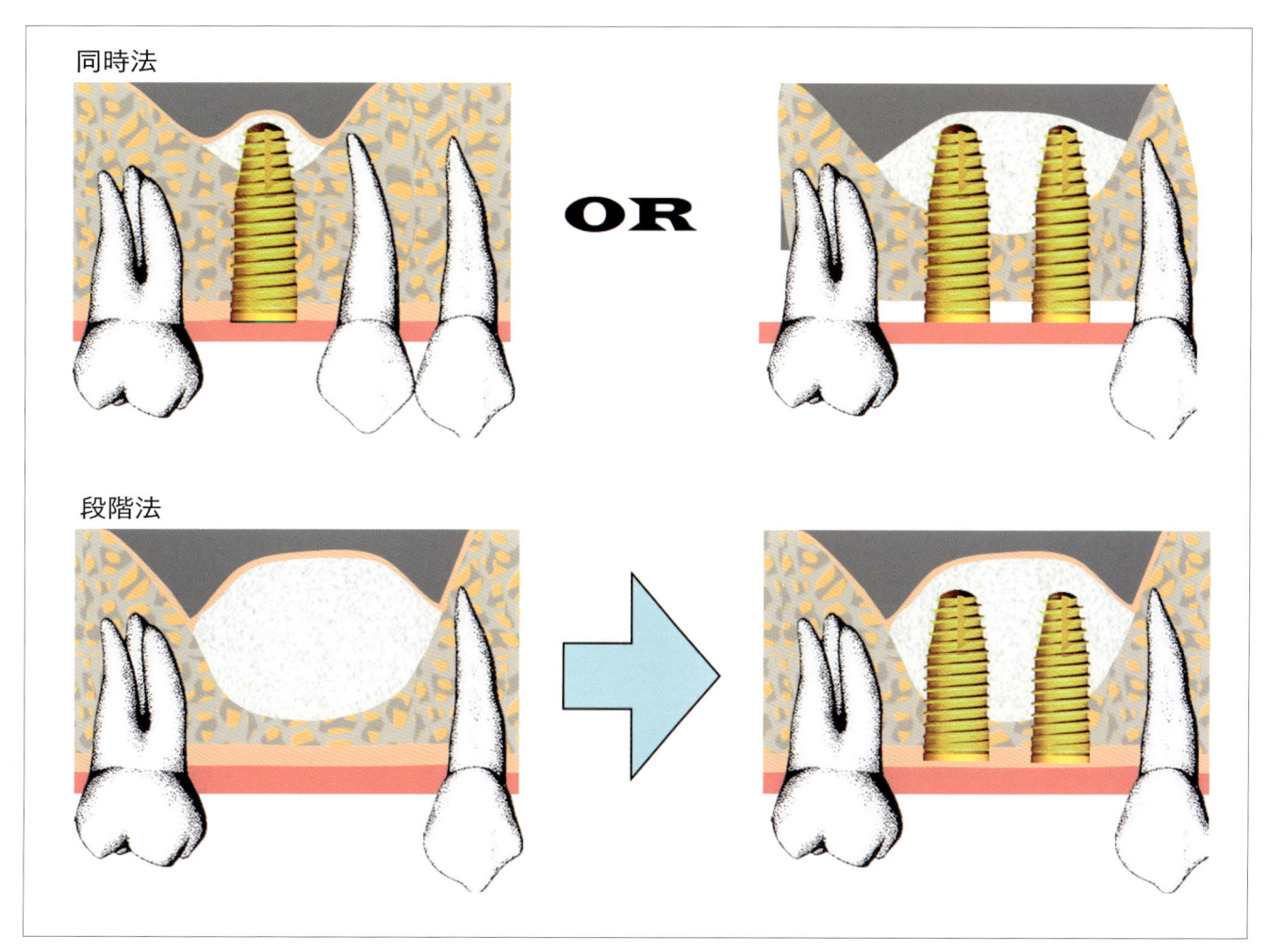

図2-3-4 上顎洞底挙上術の種類。

オステオトームテクニックによるサイナスフロアエレベーション症例

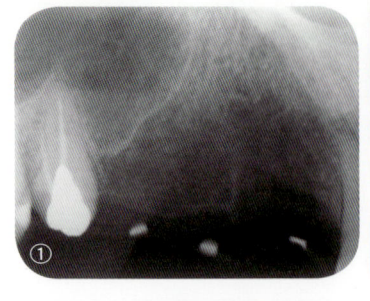

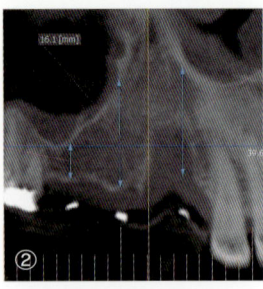

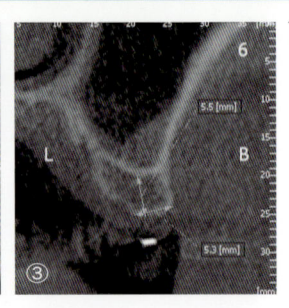

図2-3-5-a ①|図2-3-5-a ②|図2-3-5-a ③

図2-3-5-a ①〜③ ポジションステントによる術前のX線像。①デンタルX線像、②CT平面図、③第二小臼歯部位断面図。

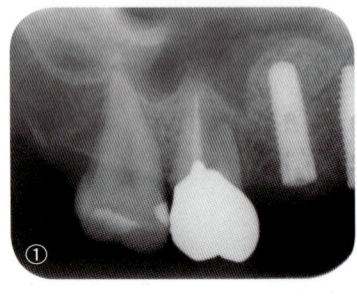

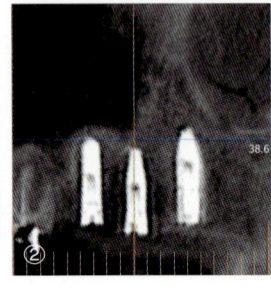

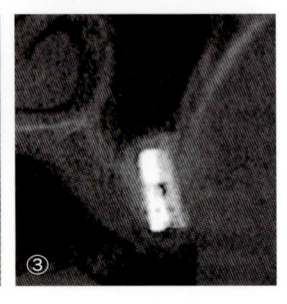

図2-3-5-b ①|図2-3-5-b ②|図2-3-5-b ③

図2-3-5-b ①〜③ オステオトームテクニックを用いてサイナスフロアエレベーション同時法により植立された第二小臼歯部位のX線像。①デンタルX線像、②CT平面図、③第二小臼歯部位断面図。

同時法によるサイナスフロアエレベーション・ラテラルアプローチ症例

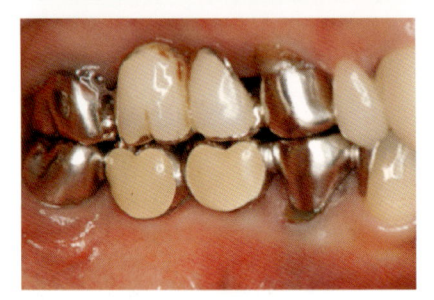

図2-3-6-a 術前の口腔内写真。

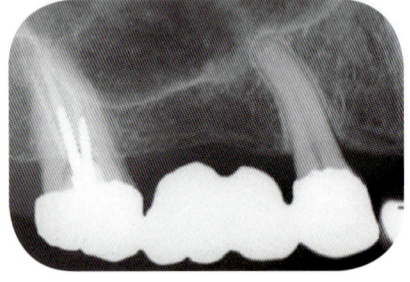

図2-3-6-b 術前のデンタルX線写真。

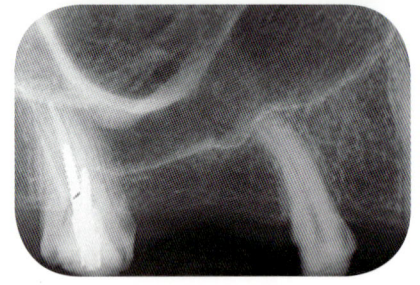

図2-3-6-c ラテラルアプローチ前のX線写真。

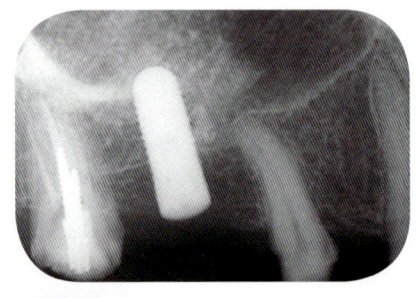

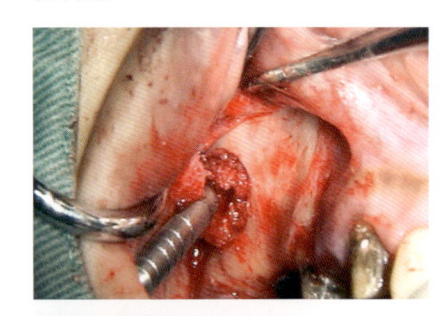

図2-3-6-d|図2-3-6-e

図2-3-6-d、e ラテラルアプローチにより開窓を行い、上顎洞粘膜を挙上し骨補填材料を填入後、同時にインプラント植立を行った。

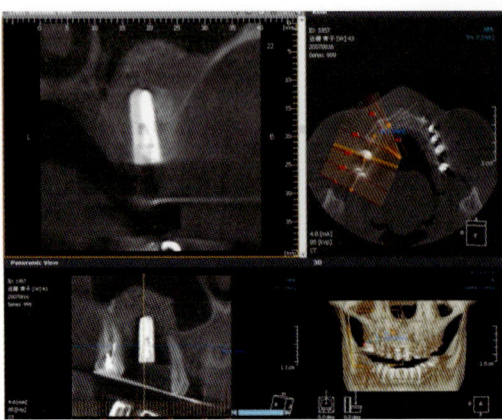

図2-3-6-f 術後のCBCT画像。

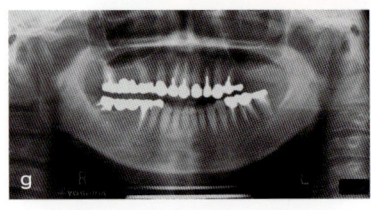

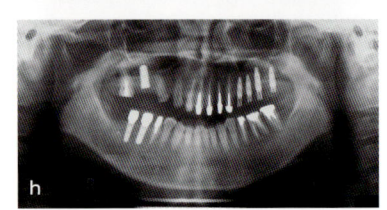

図2-3-6-g、h パノラマX線写真による術前・術後の比較。

段階法によるサイナスフロアエレベーション症例

　段階法とは、既存の骨の高さが4mm以下の難症例や5～8mmの高さでなおかつ頬舌幅がない、あるいは複数の改善項目がある場合などに側方アプローチまたは垂直アプローチによるサイナスフロアエレベーションを行い、骨造成を行った後に、インプラント植立を行う術式である。段階法のメリットとしては、①確実な初期固定ができること、②植立方向に自由度があること、③付加的な骨造成が行える（垂直的あるいは頬舌的）こと、などが挙げられる。

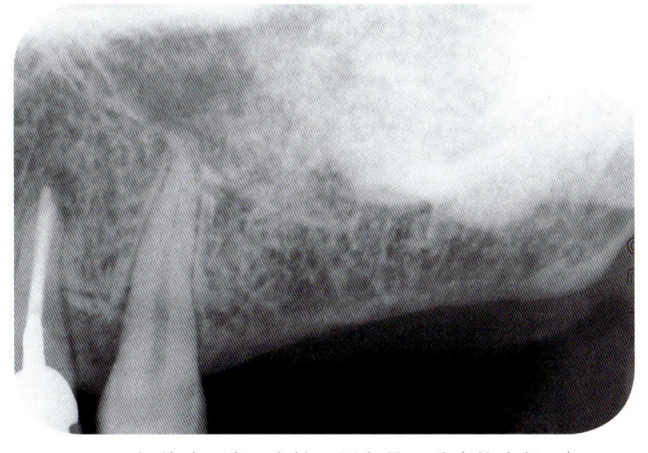

図2-3-7-a　初診時23歳の女性。既存骨の垂直的高径が|7で5mm。骨幅も狭いため段階法によるアプローチが適応と判断された。

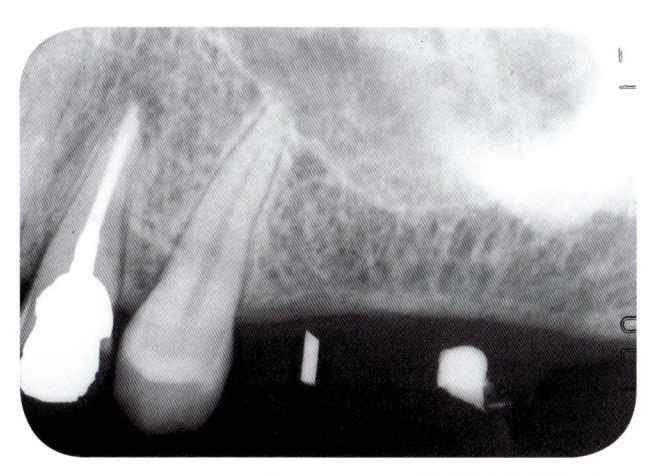

図2-3-7-b　ラテラルアプローチによる上顎洞底挙上術を行った。垂直的に十分な骨の増大が得られた。

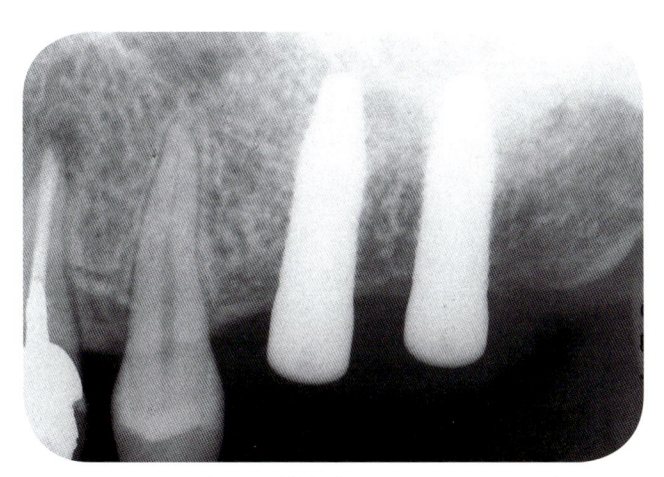

図2-3-7-c　インプラント植立時。バーティカルアプローチによる付加的な挙上によりインプラントフィクスチャー先端部に十分な骨量が確保された。

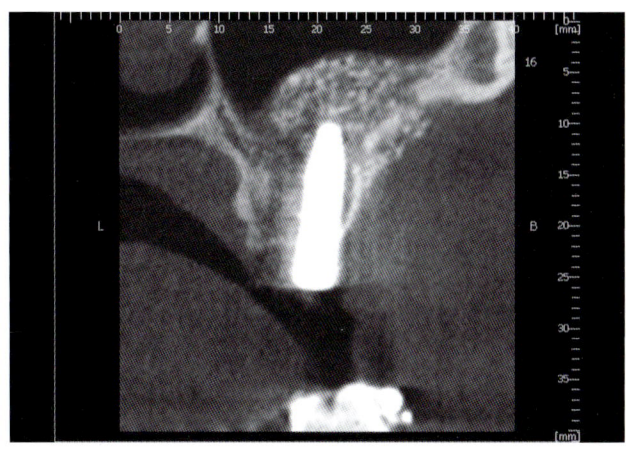

図2-3-7-d　CT画像による評価。

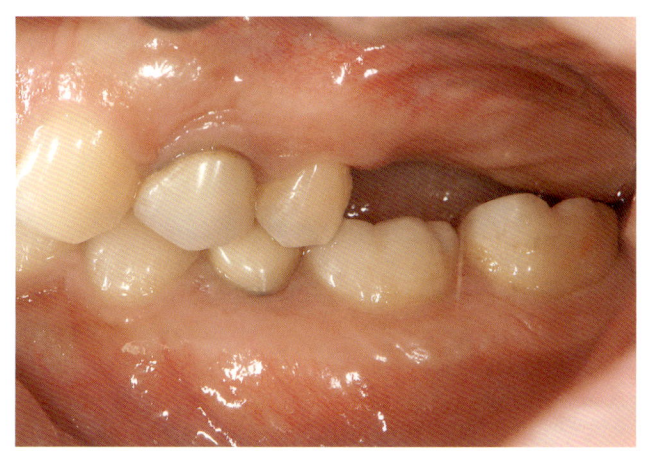

図2-3-7-e　術前の側方面観の口腔内写真。|6 7の挺出が顕著である。

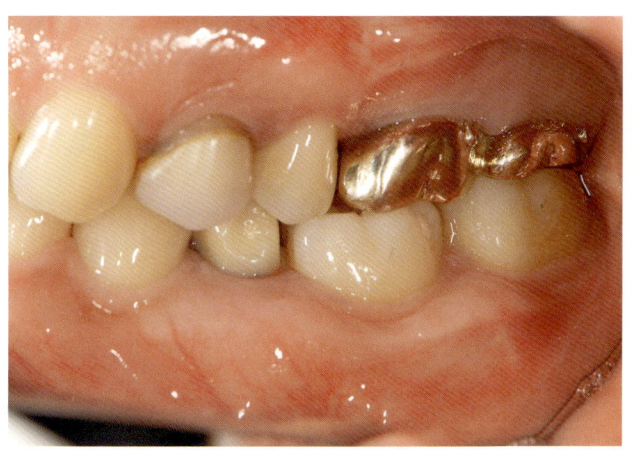

図2-3-7-f　術後の側方面観の口腔内写真。|6 7はMTMにより圧下された。適切な歯冠高径が得られた。

II. 術前歯内療法処置

通常の歯内療法(特に抜髄処置を含む非感染根管処置)はインプラント植立後の免荷治癒期間中に行っても問題はないが、インプラント植立部位の前後隣在歯の感染根管歯や根尖病変のある歯が存在する場合は、植立手術前に治療をしておく必要がある。理由としては、隣在歯の病変からフィクスチャー植立時の外科的侵襲により慢性疾患が急性化する可能性があるからである。

また、隣在歯の歯内療法が適切に行えず抜歯となった場合には、インプラントを含めた補綴の設計の変更を余儀なくされることから、感染根管における歯内療法は術前に行っておくほうがよい。感染根管の治療可否は術者や症例によって異なるが、昨今インプラント治療の普及により安易に抜歯となる傾向にあるが、歯内療法に対する技術向上を図りながら可及的に保存できる努力も必要である(図2-3-8)。

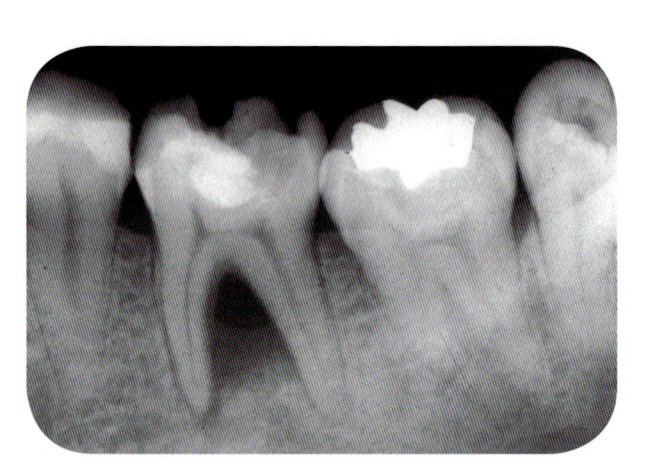

図2-3-8-a① エンド由来の分岐部病変。

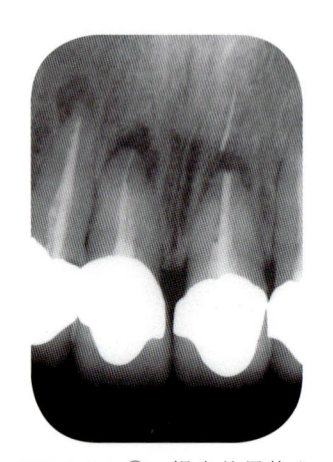

図2-3-8-b① 根尖外異物を伴う感染根管。

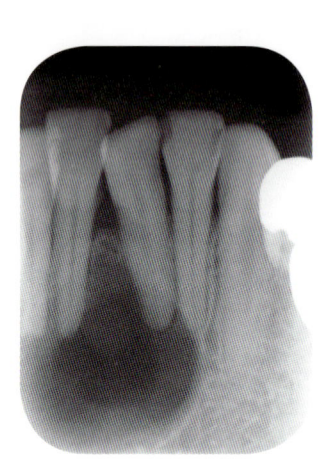

図2-3-8-c① 歯根嚢胞。

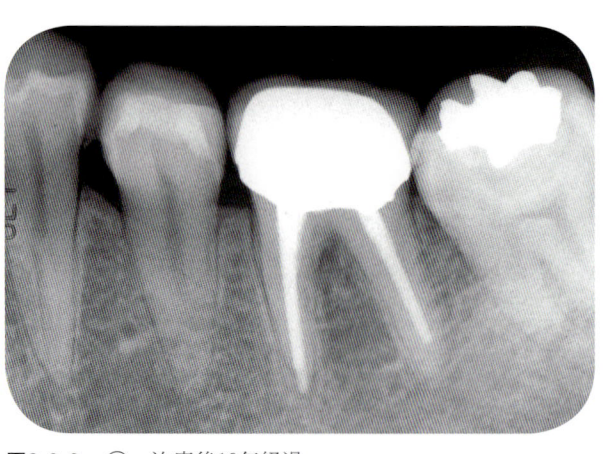

図2-3-8-a② 治療後10年経過。

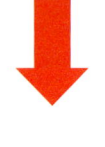

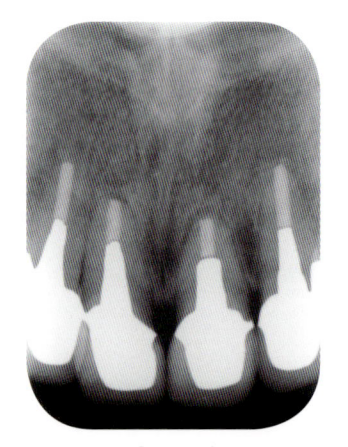

図2-3-8-b② 治療後15年経過。

図2-3-8-c② 治療後5年経過。

第 2 部　インプラント治療に入る前に

植立前後の感染根管処置症例

インプラント植立に先立ち、インプラント植立予定部位に隣接する残存歯の根尖病変は可及的に改善する必要がある。

隣存歯の根尖病変をそのまま放置することにより、インプラント部への炎症の波及、病変を有する歯の悪化や抜歯に至ることによる補綴設計の変更は、患者と医療機関の間の信頼関係を損なう原因となる。

患者の理解と同意を得られたならば、当該部の補綴物を除去し根管内の腐敗状態や根充充填の良否などを確認する。

根管内の原因因子を可及的に除去し、病変の改善傾向を認め後にインプラント治療を行う（図2-3-9）。

図2-3-9-a｜図2-3-9-b

図2-3-9-a　2010年2月10日。左下に植立されていたブレードタイプインプラントが沈下し連結された補綴物全体が動揺していた。

図2-3-9-b　2011年3月10日。2̄ 3̄間にフィステルが認められたため、ガッタパーチャポイントを挿入してデンタルX線写真を撮影した。3̄の根尖病変が原因であることがわかる。

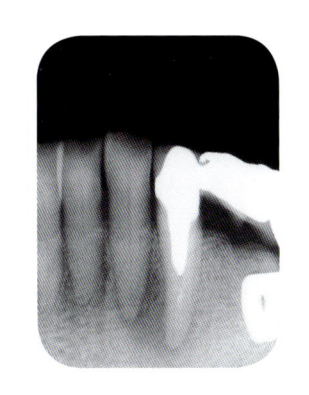

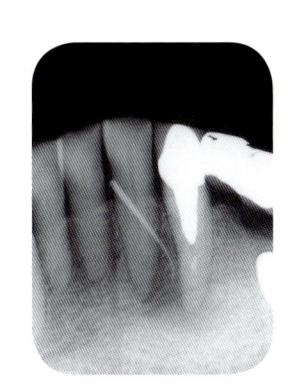

図2-3-9-c｜図2-3-9-d

図2-3-9-c、d　CBCTでの3̄根尖部の診断。デンタルX線写真のイメージよりも病変は大きく2̄ 3̄に及んでいることが観察される。

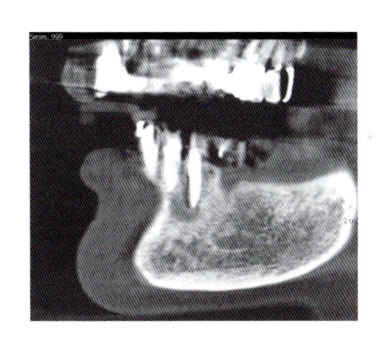

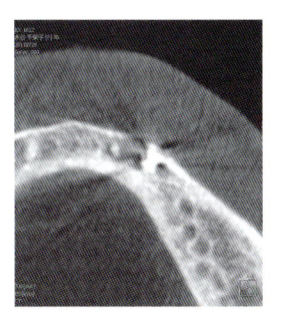

図2-3-9-e｜図2-3-9-f

図2-3-9-e　2011年7月11日。根管内を清掃し水酸化カルシウム製剤を貼薬、填入。病変の改善傾向を認めた。この結果、3̄は抜歯せずに保存することを決定した。

図2-3-9-f　2011年8月23日。インプラント植立時。3̄根尖部病変からの炎症の波及を防ぐことができた。

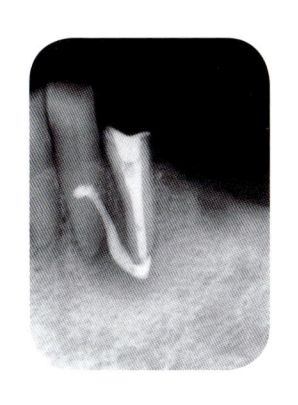

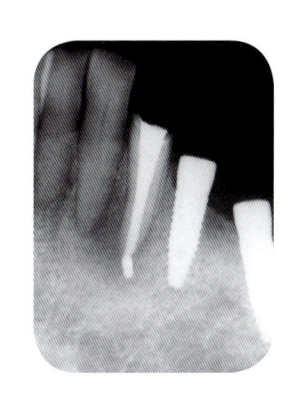

III．術前の歯周治療

中等度、重度歯周炎が存在する口腔内でのインプラント適応は慎重に行わなければならない。歯周炎が存在する口腔内でのインプラントは初期成功率には大きな影響を与えないものの、長期的な予後においてその成功率、生存率に影響を与えることがわかっている。したがってインプラントを長期的に健康な状態で保つためには術前に歯周組織の炎症のコントロールが適切に行われていることが大切である（表2-3-2）。

基本的にはインプラント治療に先立ち、最低でも歯周基本治療が終了している必要があり、プラークコントロールの改善や歯根面の沈着物の除去が適切に行われ、炎症の改善を得るとともにプロービングデプスの減少が得られている必要がある（図2-3-10、11）。

表2-3-2　インプラント治療前に行っておきたい歯周基本治療

1．感染因子の除去と炎症のコントロール	・プラークコントロール ・スケーリングルートプレーニング ・保存不可能な歯の抜歯
2．咬合性因子の改善	・咬合調整 ・歯冠形態の修正 ・暫間補綴の装着 ・パラファンクションへの対応
3．プラークリテンションファクターの改善	・適合不良の補綴物の除去や歯列不正の改善
4．患者の性格、生活背景の把握と治療に対する理解	・歯周基本治療のコミュニケーションにより把握

歯周治療症例1

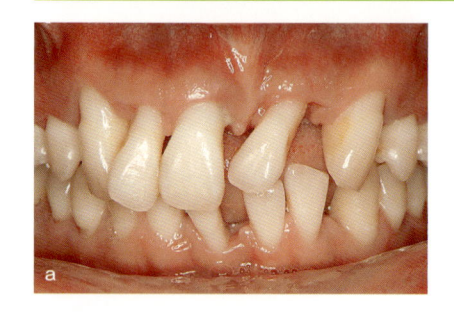

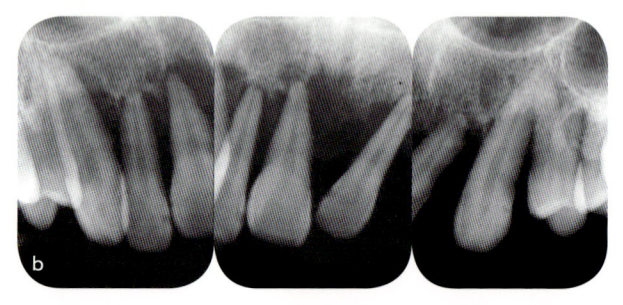

図2-3-10-a　初診時の口腔内写真。歯肉の炎症、歯列の乱れが認められる。侵襲性歯周炎からの移行と思われた。

図2-3-10-b　デンタルX線写真でも重度の骨吸収が認められた。

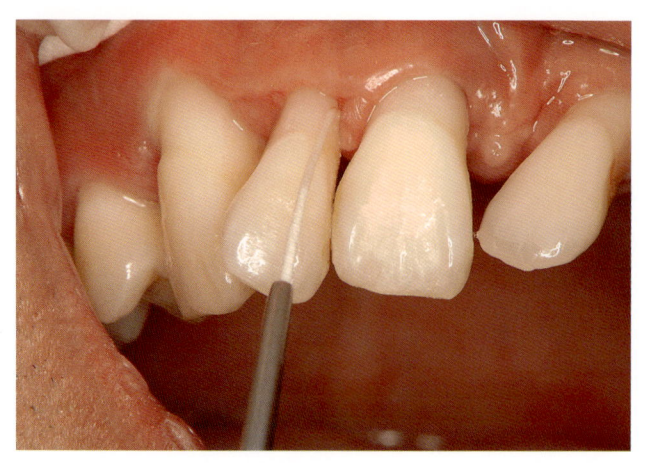

図2-3-10-c　細菌検査を行う。

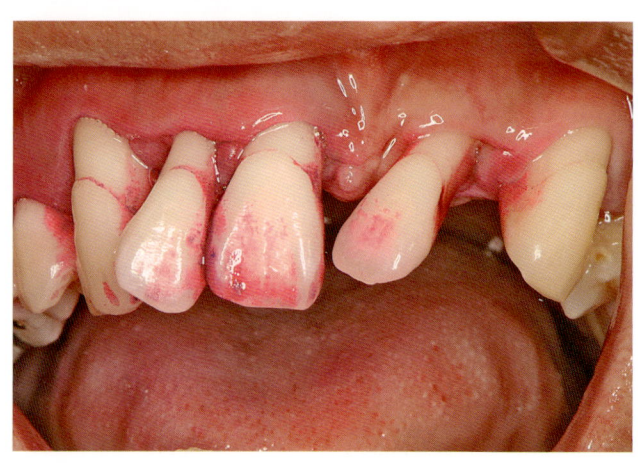

図2-3-10-d　染め出しにより清掃指導を行う。

第2部 インプラント治療に入る前に

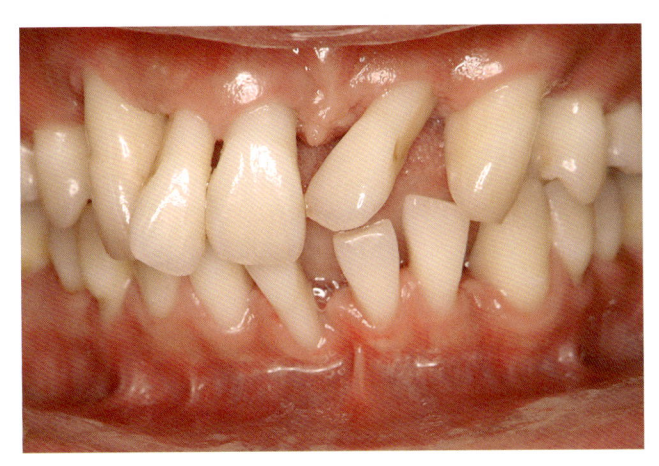

図2-3-10-e 歯周基本治療終了時。炎症はかなり改善された。

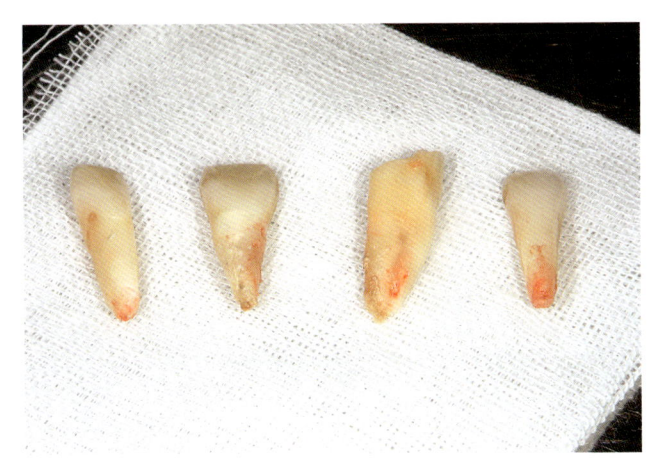

図2-3-10-f 歯周基本治療後、治療計画の決定に伴い、前歯部の抜歯を行った。

図2-3-10-g｜図2-3-10-h
図2-3-10-i｜図2-3-10-j

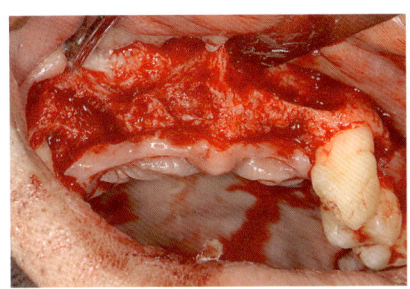

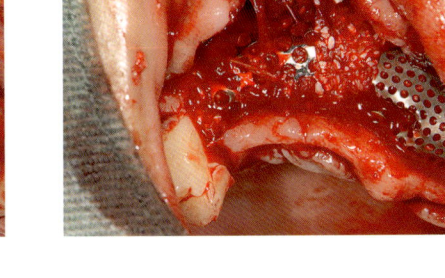

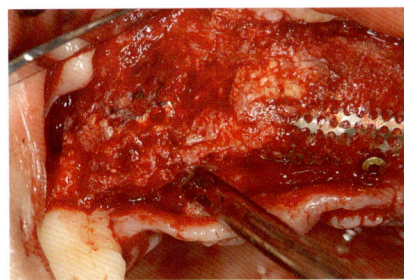

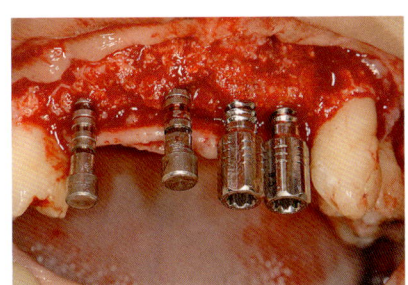

図2-3-10-g～j 前歯部にはチタンメッシュによる骨造成を行ってからインプラントを植立した。

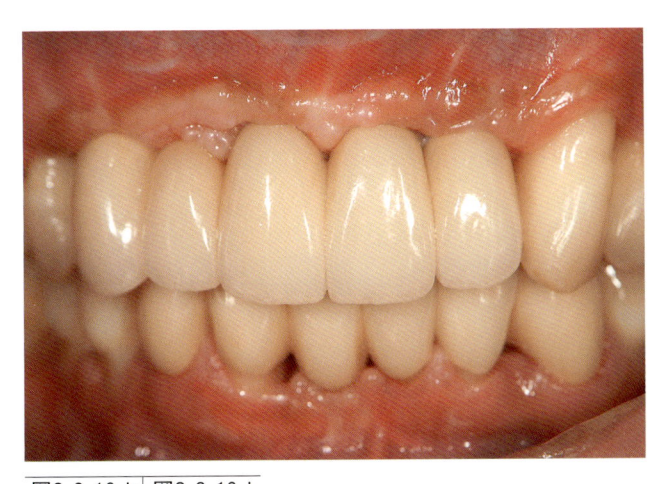

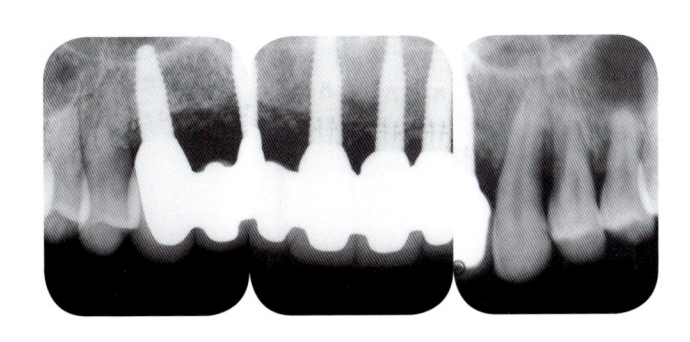

図2-3-10-k｜図2-3-10-l
図2-3-10-k、l 術後の口腔内およびデンタルX線写真。歯周炎は改善されたと同時にインプラント適応により審美的な回復も行うことができた。

57

歯周治療症例2

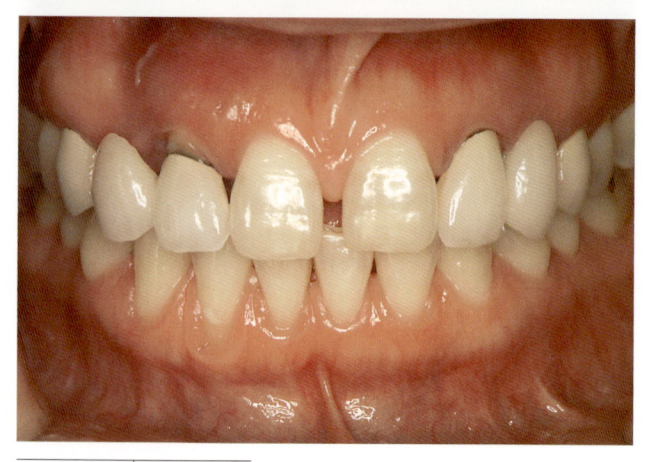

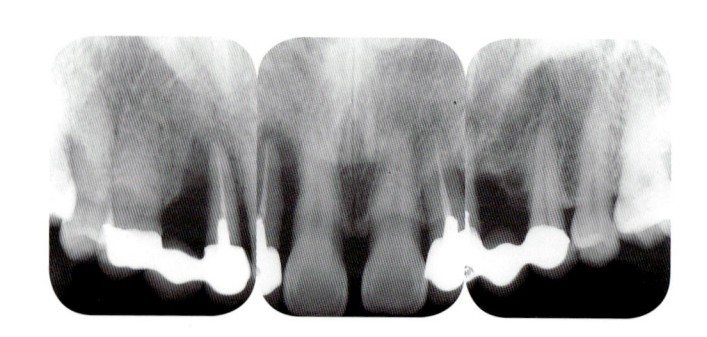

図2-3-11-a｜図2-3-11-b
図2-3-11-a、b　術前の口腔内およびデンタルX線写真。術前の状態。進行した骨吸収と歯肉に発赤などの炎症所見が認められる。2|は抜歯適応と判断されるが、患者は審美的改善も同時に希望された。最終的な治療計画は歯周基本治療終了後、再評価を行い炎症の改善度を見てから行う。

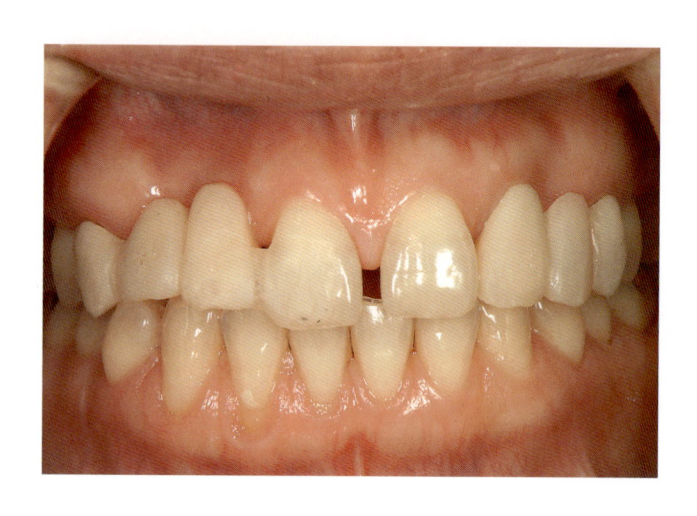

図2-3-11-c　歯周基本治療終了時。2|は抜歯を行った。治療に対して協力的なこともあり改善度は良好。1|1を削りたくないとの希望で、インプラントが適応されることとなった。

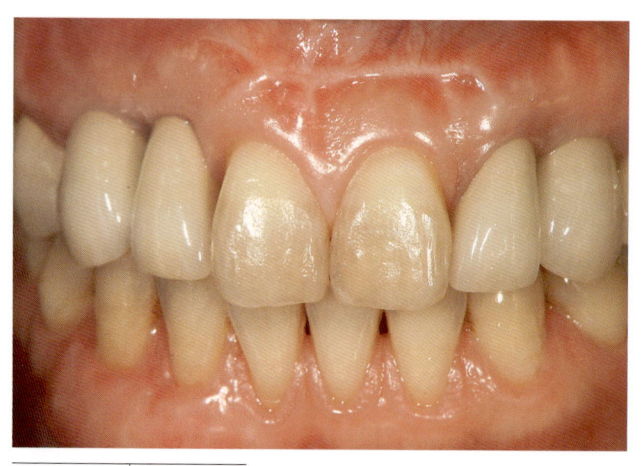

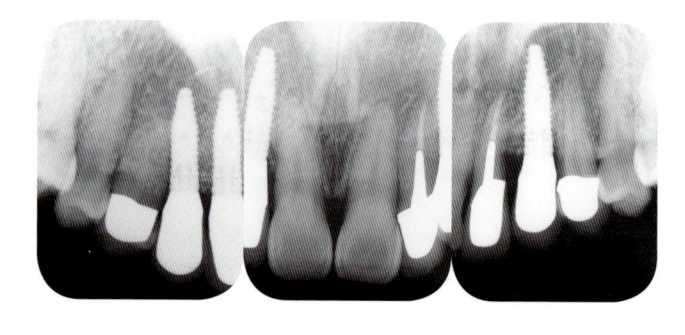

図2-3-11-d｜図2-3-11-e
図2-3-11-d、e　最終補綴装着後口腔内およびデンタルX線写真。審美的な改善も得られると同時に隣在歯の骨欠損も改善された。

IV．術前咬合処置

　複数歯欠損で、なおかつ咬合支持の主要な部分が失われている欠損では、多くの場合、歯の喪失過程や放置期間中に顎位の変化（顎位の乱れ、咬合高径の低下）をきたしている。このようなケースでは、インプラント治療により咬合機能の回復を行うと同時に咬合高径の回復や顎位の改善を行うことが必要である（図2-3-12）。

　顎位の改善を行う時期として、

　①インプラント治療前に暫間義歯やスプリントを用いて顎位の回復を行うケース

　②あらかじめインプラント植立を行いプロビジョナルレストレーションを用いて顎位の改善を行うケース

の2通りが考えられる。

　理想的には①のように予め顎位の改善を図っておいてからインプラントに踏み切ることが望ましいが、患者が暫間義歯の装着を受け入れない場合など、②の手法をとらないと行えない場合もある。

咬合治療症例

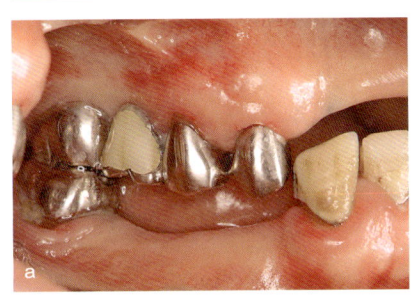

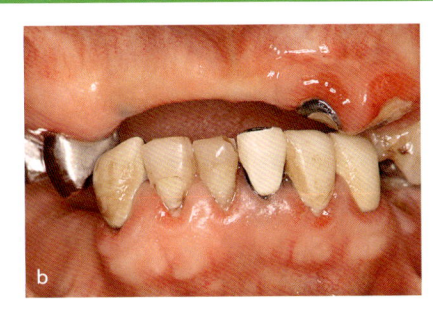

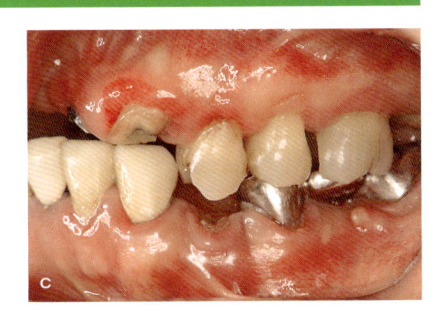

図2-3-12-a〜c　術前の状態。欠損部の放置により下顎前歯が挺出。歯列や咬合平面の乱れ、顎位の変化など多くの問題点を抱えていた。

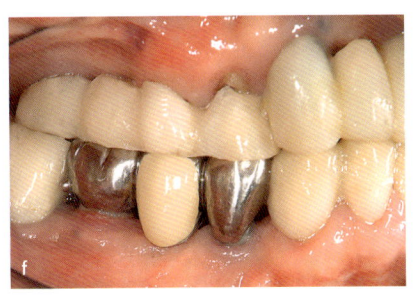

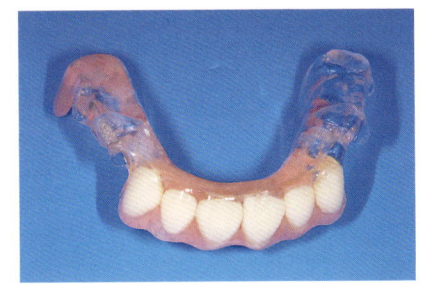

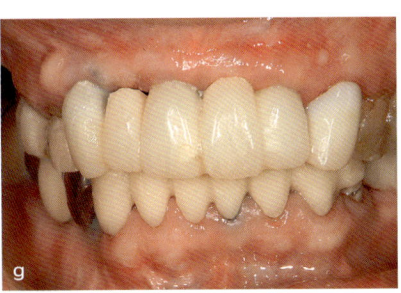

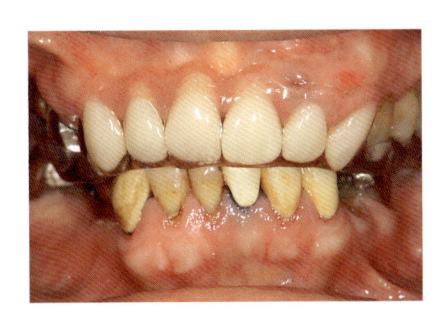

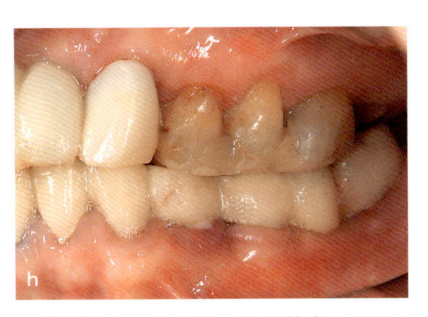

図2-3-12-d、e　スプリントを兼ねた暫間義歯を製作し、顎位の改善、咬合高径の挙上を図った。

図2-3-12-f〜h　オッセオインテグレーションが獲得され、プロビジョナルレストレーションへ移行した。この後、下顎前歯のMTMを行った。

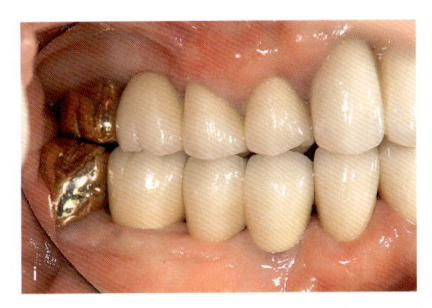

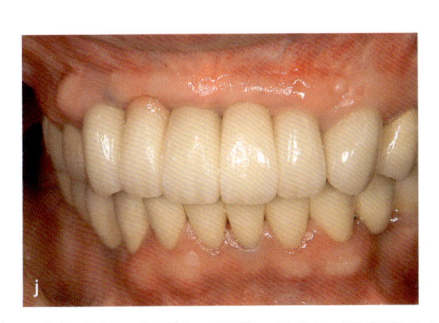

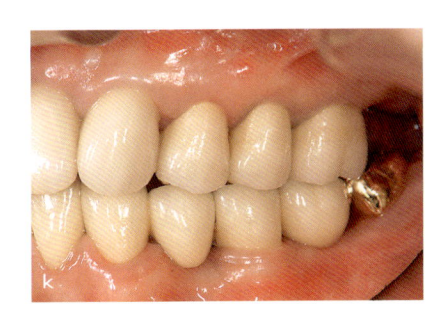

図2-3-12-i〜k　最終補綴物が装着された状態。咬合高径の回復、顎堤の改善、審美性の回復がなされた。

Ⅴ. 術前の矯正治療

インプラントは天然歯と異なり、植立後の位置移動は不可能である。そのため、歯列不正など歯列に問題があるときには、あらかじめ矯正治療を行い、歯列を改善してからインプラントを植立する。このほか、植立のための適切な近・遠心的幅を確保するために矯正治療が必要となる場合もある（図2-3-13）。

インプラントを植立するにあたり、歯列不正などがある場合には術前に矯正治療を行い、適正な咬合関係に改善した後に理想的な位置にインプラントを植立することが望ましい。長期に歯の欠損が存在すると隣在歯などが欠損部へ向かって傾斜することが多く、インプラント植立に必要なスペースを確保する上でも術前の矯正治療は重要である。このような場合、歯が適正な位置に移動する前提でのインプラントポジションの決定は非常に難しく、適切な診査・診断のもとトップダウントリートメントに基づいた植立位置の決定が必要である。

矯正治療症例

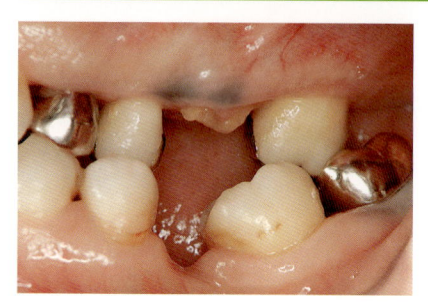

図2-3-13-a　術前左側方面観。6̲が欠損しており、7̲8̲が近心傾斜している。

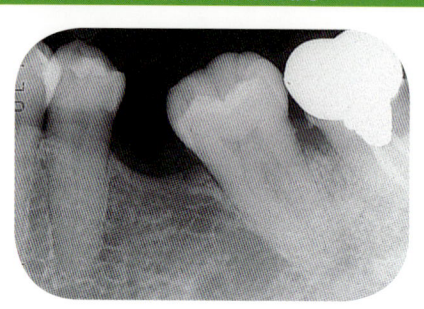

図2-3-13-b　術前のデンタルX線写真。

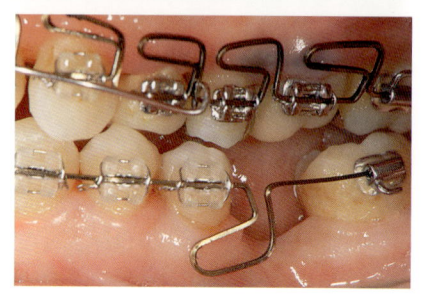

図2-3-13-c　8̲を抜歯し、矯正治療により近心傾斜している7̲を直立（アップライト）させる。

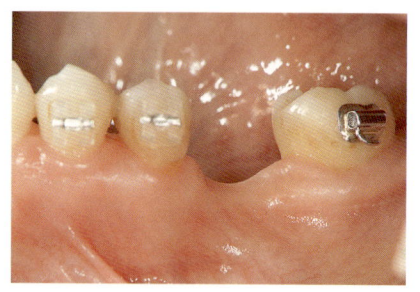

図2-3-13-d　矯正治療中の口腔内写真。

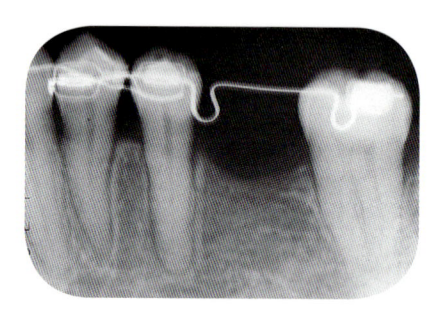

図2-3-13-e　矯正治療中のデンタルX線写真。7̲がアップライトしている。

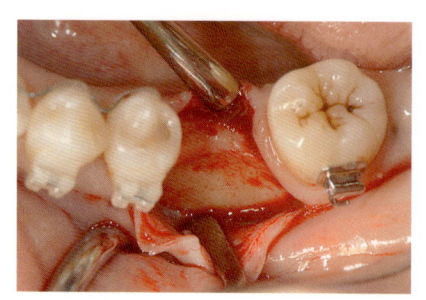

図2-3-13-f　インプラント一次手術時、フラップ剥離の状態。頬側骨が吸収している。

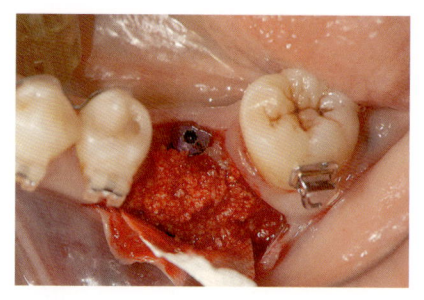

図2-3-13-g　インプラント植立時、頬側にGBRを行う。

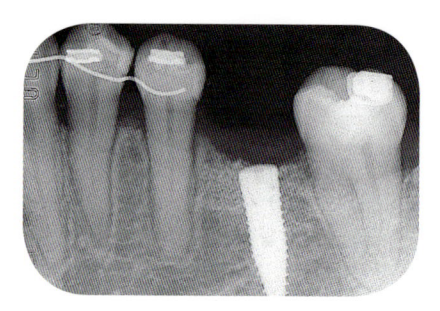

図2-3-13-h　インプラント一次手術後のデンタルX線写真（HAC37-10TP-S）。

第 3 部

POI®-EX システムにおける外科手術

chapter 1

インプラント治療のための手術準備

インプラント手術を成功させるためには、以下のような準備が必要となる。
1．インプラントを正確かつ安全に植立するためのガイドとなるサージカルステントの準備
2．用途に応じた手術用器具類の準備
3．感染を起こさないための確実な滅菌、消毒、環境整備
4．患者の口腔内の術前処置を初めとする全身疾患のコントロールや精神的なケア

これら準備の出来不出来が、手術成功可否の重要要素であることを強調したい。

I．サージカルステントの概念と準備

1）今日のインプラント治療のコンセプト

インプラント治療は、Brånemarkによるオッセオインテグレーテッドインプラント概念の確立から今日に至るまでの間に、インプラント体の材質や形状、そして表面性状処理においてさまざまな議論が行われ変遷を遂げてきた。これと同時に、インプラント補綴の臨床の発展に伴う外科、補綴的ニーズに応じたインプラントシステムの改良を経て発展もしてきており、臨床でのインプラント治療のとらえ方も当初の外科主導型から補綴主導型へと変化した。さらに、機能面のみならず審美面へのニーズに応えていくための上部構造のコンポーネントの開発や、歯周外科的要素を取り入れた術式が発展してきた。また、当初さまざまな議論が紛糾していたインプラント体に関しても、現在の素材はチタン、チタン合金を母材としたもの[1,2]、形状は歯根形状（スクリュー、シリンダー）[3〜7]、表面処理は骨内粗造面で[8,9]、粘膜貫通部は滑沢[10,11]というところに落ちきつつある。このような変遷を経て、今日インプラント治療は、通常の補綴術式と遜色のない治療結果を出すことのできる段階まで各種インプラントシステム自体も改善され、臨床的ノウハウも蓄積されてきたといえる。このような流れを受けて、インプラント治療は「インプラント補綴」という観点から、総合歯科治療の一環として選択される時代を迎えているといえよう。

また、インプラントが歯科医療における口腔機能回復の一手段として用いられている以上、歯科医療に関するすべての分野、すなわち放射線学、診断学、予防歯科学、保存学、歯周病学、口腔外科学、補綴学などにおける知識と技術の総合力が要求される。加えて、円滑に治療を進めていく上で歯科衛生士、歯科技工士を含むデンタルスタッフとの連携プレーも必要となってくる。

（1）サージカルステントの重要性

サージカルステントは、インプラントを用いて天然歯に対する補綴と遜色のない治療結果を達成するために必要不可欠なものである。その重要性は、今日の治療コンセプトを知ることでおのずと理解できると思われる。そこで、著者らなりにインプラント治療のコンセプトの流れを振り返り、サージカルステントの意義について述べてみたい。それによってサージカルステントの重要性とその具備条件も明らかになると思われる。

①外科主導型から補綴主導型へ

　システムの発展に伴って多くの臨床応用が始まったが、インプラントを植立するためには解剖学的知識をはじめとし、消毒、麻酔、切開、骨切削、縫合そして投薬に至るまで十分な口腔外科的知識と技術が不可欠であった。そのため、当初インプラント治療は口腔外科医主導型で行われていたが、修復物の形態が考慮されていなかったために、上部構造の製作が非常に難しく、場合によってはスリーピングインプラントになる症例も見受けられた。

　上部構造がオーバーデンチャータイプのような義歯の場合には、義歯の維持や支持に必要な本数が植立されていれば、外科主導型のアプローチでもさほど問題はなかったといえる。しかしながら、今日インプラント治療の適応症の大半が部分欠損症例であることを考えると、補綴的観点から修復物一歯一歯の位置や形態を前提として植立が行われなければならない。

　そのため、最終修復物の情報がインプットされたサージカルステントの製作は必要不可欠である。

②理想的な上部構造製作のための骨、軟組織のマネージメントの必要性

　理想的な修復物を製作するためにはサージカルステントのガイドに沿ってフィクスチャーを植立する必要があるが、骨の吸収状態によってはサージカルステントで決められた位置に植立できない場合もある。また、インプラント周囲の骨や粘膜が健康を保つために十分な角化粘膜の幅も必要となる。さらに審美的な修復を行うためには、角化粘膜の量だけでなく形態までもが適切でなければならない。

　このような観点から、環境改善のための歯周外科手術や失われた組織を補う歯周組織再生法が必要となってきた。

2) 今日のインプラント上部構造に求められる具備条件

　図3-1-1には、治療コンセプトに基づく上部構造製作までの流れを示す。

　上部構造の製作にあたっては、
- 安定した咬合：咬合平面、咬合高径、咬合位、咬頭嵌合位、咬合様式
- 機能性：発音、咀嚼、快適性
- 清掃性：歯冠形態、歯肉形態、付着歯肉の幅
- 審美性：歯冠形態、歯肉形態、マージンの位置

を考慮する必要がある。このような条件を兼ね備えた上部構造を製作するためには外科主導型ではなく、最終修復物の形態が設定されたあとにインプラント植立を行う補綴主導型のインプラント植立が必要である。それには植立前に最終修復物を想定したサージカルステントの製作が不可欠であり、これを基準に植立を行えば理想的な上部構造の製作が可能となる。

適切な診査・診断
　デンタルX線写真
　規格的口腔内写真
　研究用模型
↓
インプラント植立を行うための術前処置
　残存歯牙と歯周組織の改善
　不正咬合の改善
　歯列の改善
　インプラント植立部位の顎堤と骨環境の改善
↓
サージカルステント製作
　最終修復物形態に基づく
　植立部位における解剖学的制約の確認
↓
確実な植立術式
　サージカルステントに沿った植立術式
　免荷治癒期間の確実なコントロール

プロビジョナルレストレーションによるチェック
　機能性（咬合、咀嚼、発音、違和感）の確認
　清掃性の確認
　審美性の確認

精密な上部構造製作と装着
　確実な適合性
　機能性、清掃性、審美性そして予知性の高い修復物
　メインテナンスが容易な形態と装着法

メインテナンス
　確実なリコールシステム
　清掃性のチェック
　咬合のチェック
　上部構造の問題点のチェック

図3-1-1　診査・診断から上部構造製作までの流れ。

3）サージカルステントの具備条件

補綴主導型のインプラント治療が主流となって以来、サージカルステントの重要性は数多く力説されてきたが、まだ十分に活用されていないのが現実である。そこで、ここでは正確な診査・診断、確実な植立、そして理想的な上部構造の製作を行えるサージカルステントの考え方について述べてみたい。

図3-1-2-a～d に示すように、今日まで著者らもいくつかの形態や製作法によるサージカルステントを臨床に活用してきた。しかしながら、サージカルステントの重要性はその形態や製作法ではなく、どのような概念の基に製作され、かつ必要とする具備条件を満たしているかにある。現在、著者らが考えているサージカルステントの具備条件を以下に示す。

- 欠損歯列における最終修復物の咬合状態と歯冠形態を基準として製作されたもの
- フィクスチャーの径、長さ、植立本数、位置、方向を決定できるもの
- 植立するフィクスチャーの長さや位置、方向に関して正確なX線写真による診断が行えるもの
- インプラント植立手術時のガイドとして使用できるもの

4）サージカルステントの製作手順

（1）サージカルステントの製作手順

ここでは臼歯部にインプラントを植立する症例を挙げ、サージカルステントの製作手順の概略と各ステップで留意すべき点について解説する。

研究用模型を咬合器に付着し、対合歯と隣在歯を参考に補綴設計を行い、審美性やエマージェンスプロファイルを考慮しながら、理想的な修復物形態をワックスアップし植立本数を決定する（基本的には1歯欠損に対して1本植立）。

フィクスチャーの植立位置はワックスアップされた修復物の中央であることがもっとも望ましい。ただし、近・遠心的にはこの位置で問題ないが、頬舌的に骨吸収が存在する場合には、修復物形態の中央への植立は歯槽堤増大を行わないかぎり難しい。

フィクスチャーの径の決定は、CT像などの三次元的な診断法によって決定することがもっとも望ましいが、通常は模型上や口腔内で顎堤の頬舌的な幅を計測して決定する。口腔内での決定はマッピングを用いて行う。模型上においては欠損部の頬舌的断面の幅を測定する。

隣在歯の歯軸に対して平行に10mmのスプルー線を、舌側（上顎では口蓋）の歯頸部相当部位にスティッキーワックスで固定する。スプルー線は残存歯に維持源を持つアーチ状のワイヤーに即時重合レジンで固定する。

完成したサージカルステントを口腔内に試適し、問題がなければデンタルX線写真を撮影する。デンタルX線写真は縦と横の2枚を撮影し、歯槽骨頂から下顎では下歯槽管とオトガイ孔の上縁、上顎では上顎洞底（もしくは鼻腔底）までの距離を確認し、植立するフィクスチャーの長さを決定する。

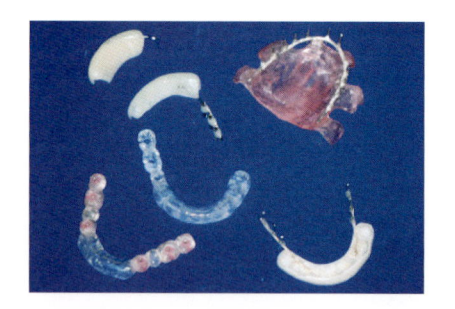

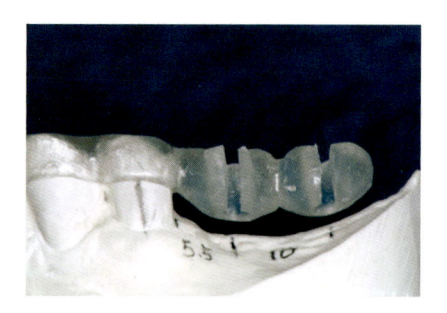

図3-1-2-a｜図3-1-2-b

図3-1-2-a 各種サージカルステント。部位や症例に応じて色々な形態のサージカルステントを製作する。

図3-1-2-b 著者が最初に考案したもので、植立位置と方向をインプットしたステントであったが、術野が見えにくくアプローチが難しいため、現在は使用していない。

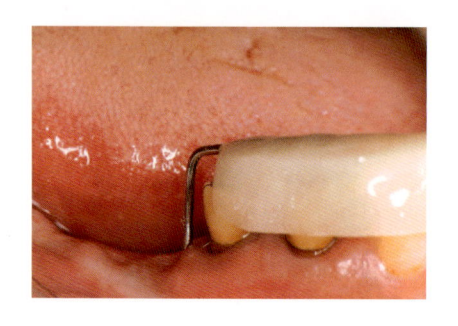

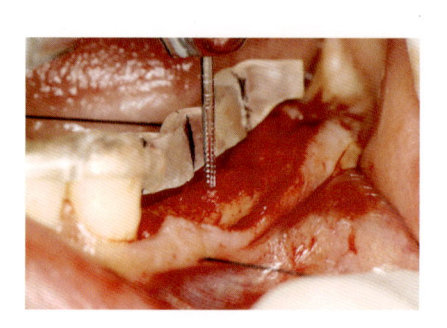

図3-1-2-c｜図3-1-2-d

図3-1-2-c 手術時にも邪魔になりにくいので簡便ではあるが、術者の熟練度を要する。

図3-1-2-d この3つの中ではもっとも使いやすいが、これもある程度、術者の熟練が必要である。

第3部 POI®-EX システムにおける外科手術

（2）サージカルステント製作時におけるフィクスチャーの選択、植立本数、位置、方向の最終決定にあたって

次のステップとして、修復物を基準に製作されたサージカルステントどおりフィクスチャーを植立できるか否かを確認するため、口腔内とデンタルX線写真を参考に最終決定を行う。デンタルX線写真上の診断によってステントどおりに植立できない場合は、修復物の設計を変更することがある。ここでの診断事項は以下のとおりである。

①フィクスチャー間の距離
　a．残存骨量：フィクスチャーの径、長さ、骨質、部位などにより多少違いはあるが、フィクスチャー間の距離や残存歯との距離は、基本的には2mm以上確保する
　b．コンタクトポイント：フィクスチャーと上部構造の連結部、もしくは歯頚線から近遠心的に修復物のコンタクトポイントが回復できる量の距離が必要

②下顎管からの距離
　最低3mm以上は確保する（図3-1-3-a）。

③上顎洞底からの距離
　最低3mm以上は確保する（図3-1-3-b）。

④歯槽骨頂の形態
　フィクスチャー植立部位の近・遠心的高低差に注意する。

⑤残存歯の歯軸方向
　歯冠、歯根における歯軸の確認をする。

⑥残存歯の状態
　捻転歯、位置異常、歯周組織の病変の有無を確認する。

変更の基準や対処法を図3-1-3-cに示す。

図3-1-3-a　残存歯とフィクスチャー、フィクスチャー間、下顎管、オトガイ孔との距離。

図3-1-3-b　フィクスチャーと上顎洞、鼻腔底との距離。

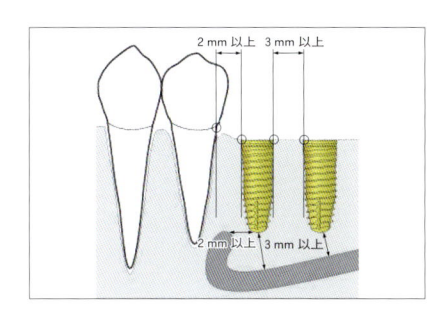

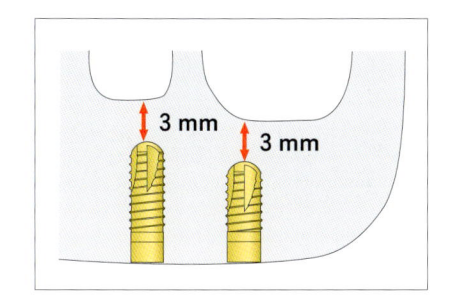

1．植立位置：歯冠の中央
　①頬舌側の不足時：歯槽堤増大術（水平）、歯槽頂の頬舌的中央
　②遠心幅の不足時：修復物形態変更、ポンティック形態、MTM

2．植立方向：残存臨在歯の歯軸方向に平行、フィクスチャー間の平行
　①歯軸方向に問題がある場合：歯科矯正、植立後ポスト部で調整
　②歯槽骨の急傾斜：歯槽骨頂に直交する方向に植立後ポスト部で調整
　③上顎前歯部：残存歯より若干舌側傾斜

3．フィクスチャーの径：頬舌的に1.5mm以上の残存骨、近・遠心的に2mm以上の残存骨量
　①頬舌的の骨幅が不足している場合：
　　a. 水平的歯槽堤増大術
　　　・スプリットクレスト
　　　・GBR法
　　b. 径の小さいサイズのフィクスチャー選択
　②近・遠心的骨幅が不足している場合：
　　a. 埋入位置の変更
　　b. 径の小さいサイズのフィクスチャー選択

4．フィクスチャーの長さ：修復物≧1が理想的
　①オトガイ孔や下顎管との距離が短い場合：
　　フィクスチャー底部から3mm以上離すことが望ましい
　　a. 径の大きいサイズのフィクスチャー選択
　　b. 植立本数の増加
　　c. 下歯槽神経移動術
　　d. 歯槽堤増大術（垂直）
　②上顎洞底や鼻腔底との距離が短い場合：
　　フィクスチャー底部から3mm以上離すことが望ましい
　　a. 径の大きいサイズのフィクスチャー選択
　　b. 植立本数の増加
　　c. 上顎洞底の挙上（サイナスフロアエレベーション）
　　d. 歯槽堤増大術（垂直）

図3-1-3-c　サージカルステント製作時の変更の基準とその対処法。

フィクスチャーの植立位置と植立方向をめぐって

①植立位置

　フィクスチャーの植立位置は、一般的に対合歯の機能咬頭の真下が望ましいといわれている。これは、歯列の状態が1歯対1歯咬合、いわゆる cusp to fossa の咬合関係にあるときには、多少なりともあてはまる理論かも知れない。しかし、歯列の状態が1歯対2歯咬合、すなわち cusp to ridge の咬合関係にあるときには、ridge 下である歯間乳頭部の位置に植立することになり、修復物製作が困難となる。

　成人歯列の約90％[12]が1歯対2歯咬合（cusp to ridge）であることを考えると、この理論に該当する適応症は非常に少ないと思う。

　そこで著者らはどのような咬合関係にあっても、理想的な上部構造を製作するためのフィクスチャーの植立位置を、「修復物の中央部」であると考えている。

②植立方向

　植立方向に関しては、インプラント体自体になるべく垂直方向の咬合圧が加わるよう咬合平面に対して垂直に植立することが望ましいといわれている。

　しかし、天然歯列においてすべての歯軸が咬合平面に対して垂直方向にあることはほぼありえない。そのような残存歯列の状態で、インプラントを咬合平面に対し垂直に植立しようとすれば、おのずと隣在歯根との近接や穿孔を引き起こし、修復物の形態まで不自然になりやすい。

　そこで、著者らはフィクスチャーの植立方向を「隣在歯根軸に平行」に植立することが望ましいと考えている。

II. サージカルステントの製作

1) サージカルステントの製作手順 （図3-1-4〜9）

ここからは実際にサージカルステントの製作について説明していく。まず、図3-1-4に理想的な歯冠形態について示す。以下にサージカルステントの製作手順を記す。

① 植立本数の決定
② 植立位置の決定
③ 植立方向の決定
④ フィクスチャー径（サイズ）の決定

最終修復物の中央であるという考え方を基本とするならば、まず理想的な修復物に対する正確なサイズ把握が必要となる。そこで、図3-1-4に示した平均値を参考にし、隣在歯と対合歯との関係の中で理想的な植立位置を探し出す。

ただ、臨床的にはすべての歯牙が平均値で存在するわけではないので、図3-1-5に示したように残存歯牙との案分比を割り出すことによって、その患者固有の理想的な修復物のサイズを割り出すことができる。

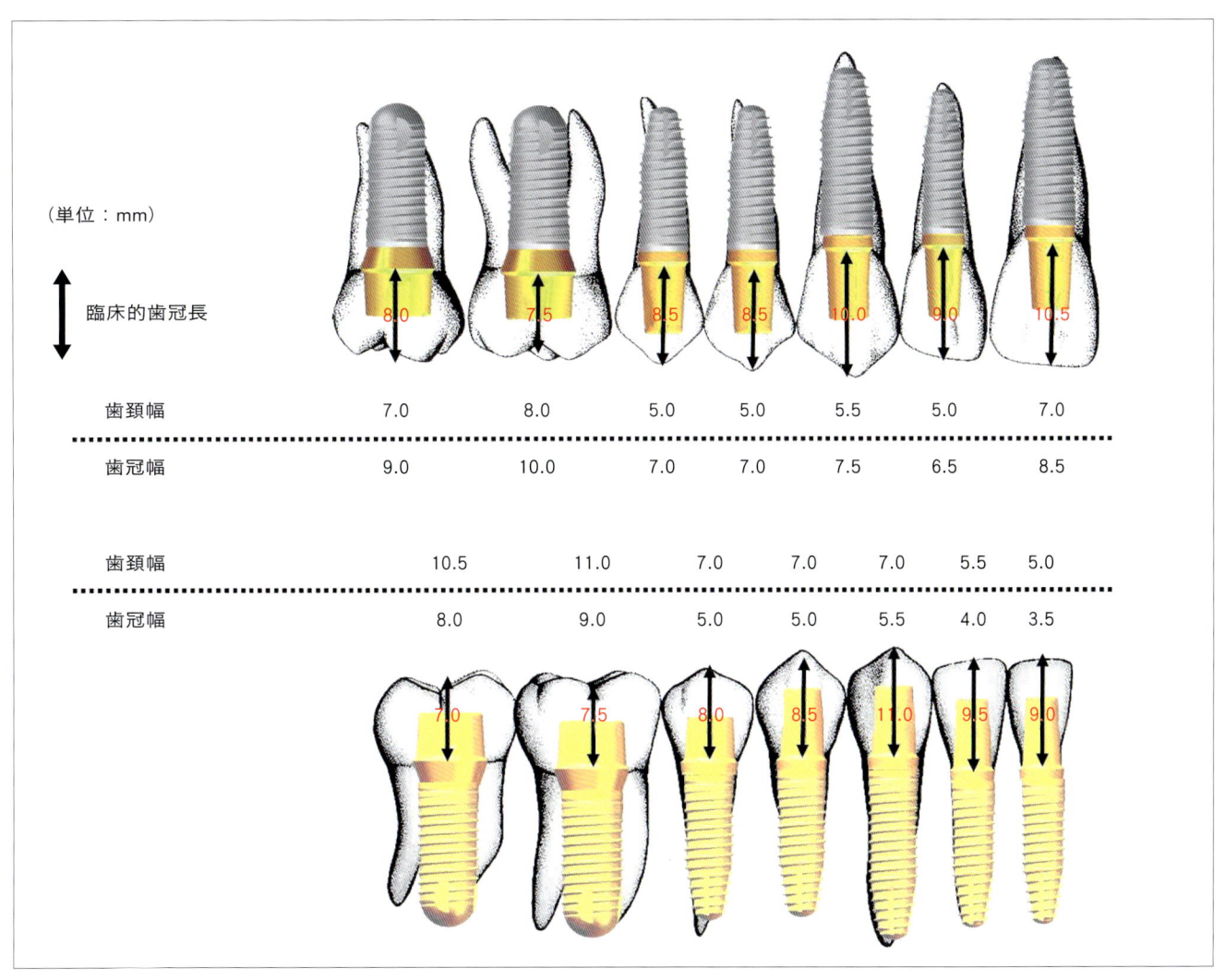

（単位：mm）							
臨床的歯冠長	8.0	7.5	8.5	8.5	10.0	9.0	10.5
歯頸幅	7.0	8.0	5.0	5.0	5.5	5.0	7.0
歯冠幅	9.0	10.0	7.0	7.0	7.5	6.5	8.5
歯頸幅	10.5	11.0	7.0	7.0	7.0	5.5	5.0
歯冠幅	8.0	9.0	5.0	5.0	5.5	4.0	3.5
	7.0	7.5	8.0	8.5	11.0	9.5	9.0

図3-1-4 　診査・診断から上部構造製作までの流れ。

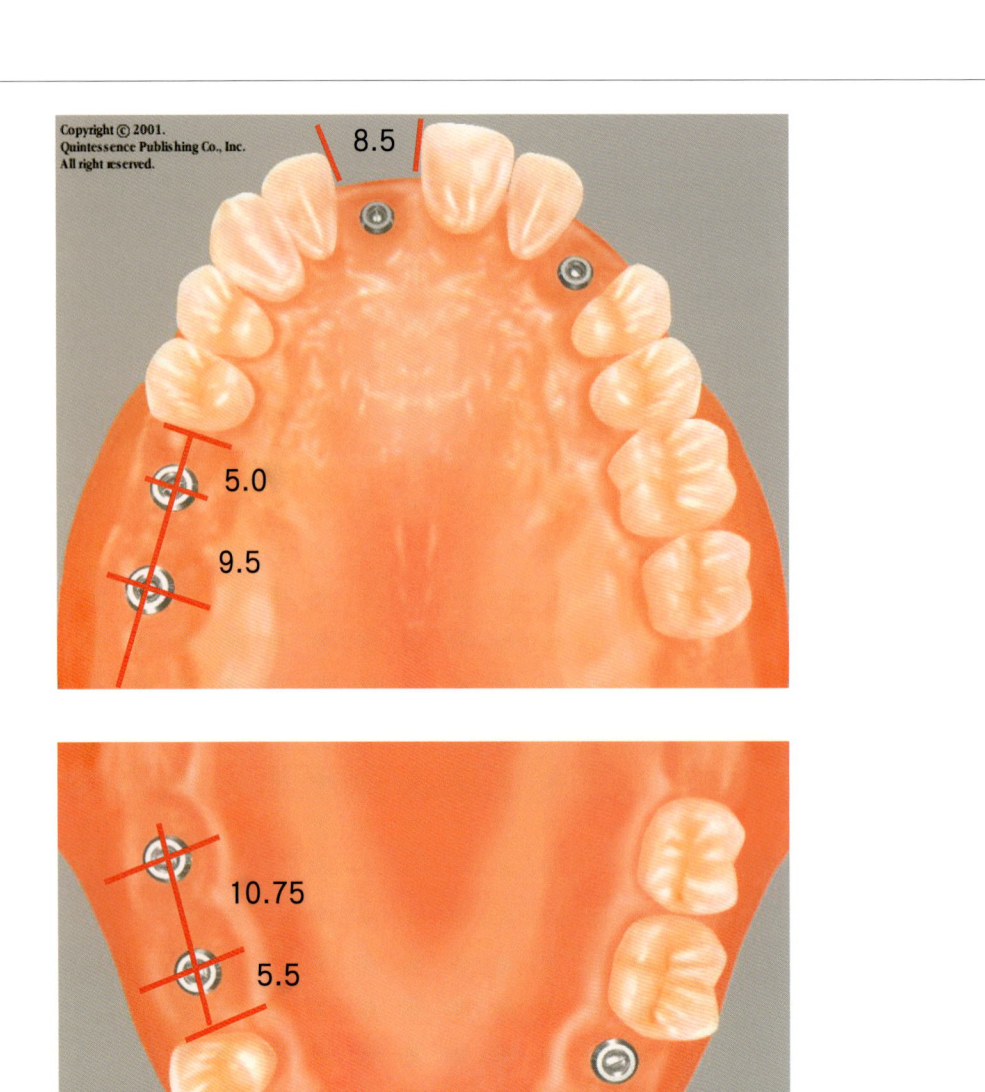

図3-1-5 理想的な修復物のための植立位置の考え方。実測値＝平均値×(参考実測値÷参考平均値)、近・遠心的中央・舌側(口蓋)歯頸部相当部の2点に注意すべきである。

①植立本数の決定

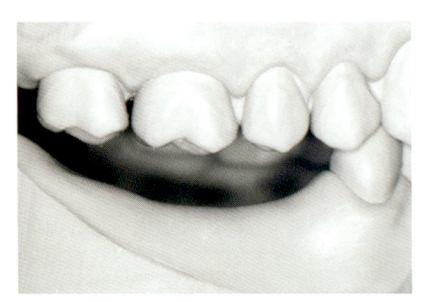

図3-1-6-a 咬合器に付着した状態。右側下顎の第二小臼歯、第一、第二大臼歯欠損。

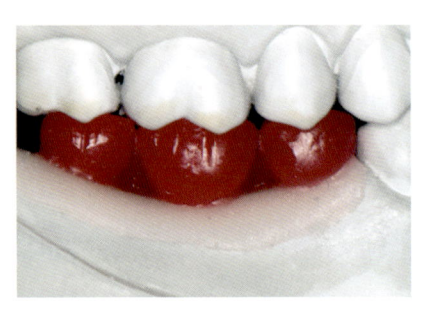

図3-1-6-b 欠損部の歯冠修復のためのワックスアップを行う。隣在歯、対合歯を参考に理想的な歯冠形態と咬合関係を考慮しながら行う。

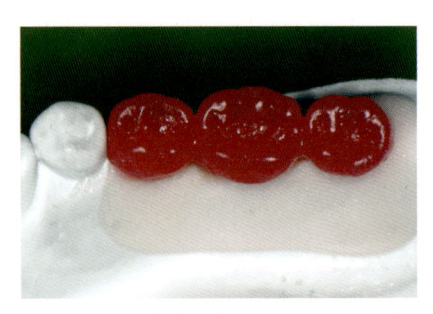

図3-1-6-c 完成したワックスアップの咬合面観。

第3部 POI®-EXシステムにおける外科手術

②植立位置の決定

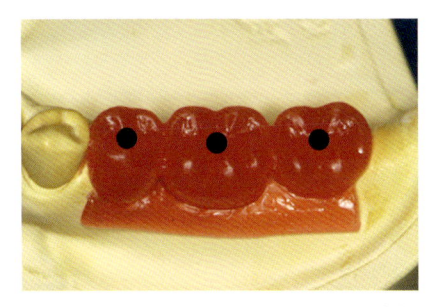

図3-1-7-a　ワックスアップされた歯冠中央が植立位置となる。

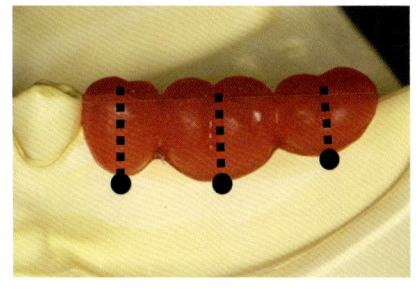

図3-1-7-b　歯頸部における中央部も記録しておく。

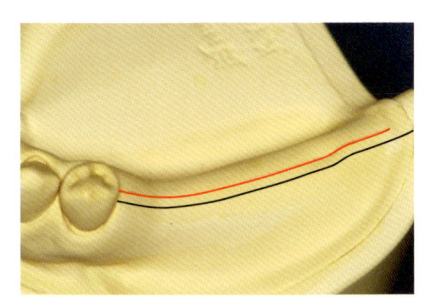

図3-1-7-c　歯頸部における中央部も記録しておく。黒線は歯冠の頬舌的中央。赤線は残存歯槽粘膜の中央。

③植立方向の決定

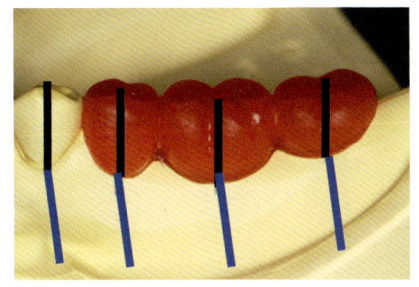

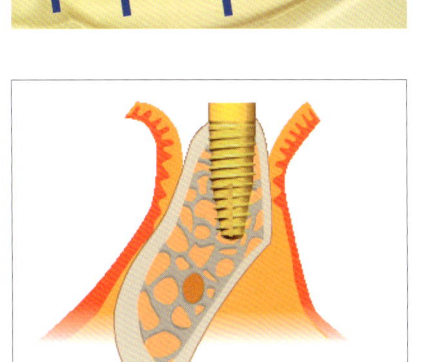

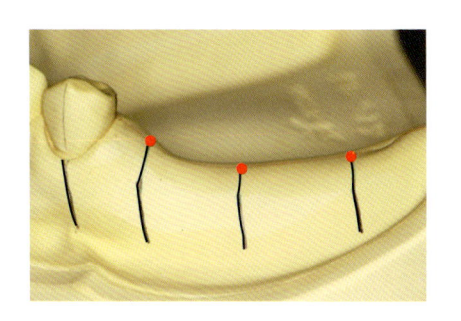

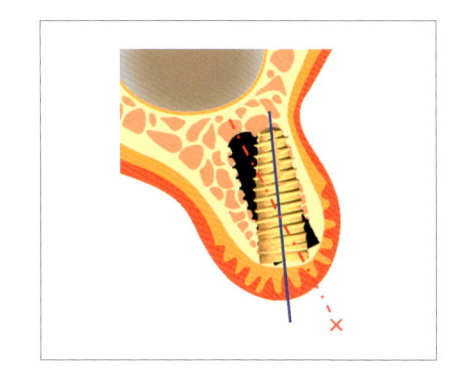

図3-1-8-a｜図3-1-8-b

図3-1-8-a　黒は歯冠軸、青は歯根軸。ここでは第一小臼歯の歯根軸（青線）に平行にワックスアップされた歯冠部の近・遠心的歯頸部中央から線を描く。

図3-1-8-b　ワックスアップされた歯冠形態を除去し模型上に記録する。

図3-1-8-c｜図3-1-8-d

図3-1-8-c　臼歯部は顎舌骨筋線を越えてから頬舌的に舌側傾斜していることがあるが、できる限り残存歯の方向に平行に植立する。

図3-1-8-d　前歯部は歯根軸が唇舌的に切端より舌側にあることが審美的修復の面から望ましい。

④フィクスチャー径（サイズ）の決定

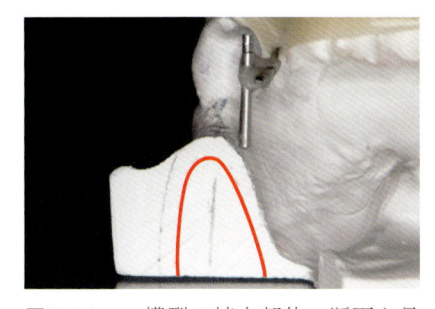

図3-1-9-a　模型で植立部位の断面を見ることによって頬舌方向の粘膜の厚み（赤線）から残存骨頬舌幅をイメージすることができる。

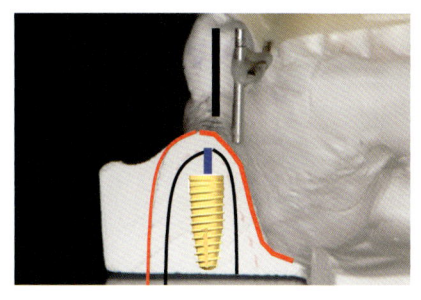

図3-1-9-b　フィクスチャー植立後の頬舌方向と残存骨幅のイメージができる。

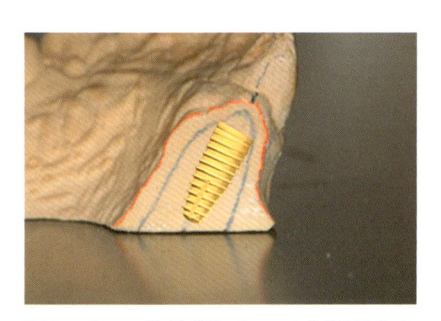

図3-1-9-c　前歯部においても断面から植立方向や残存骨幅の推測からフィクスチャー径を決定することができる。

69

2）舌側ワイヤーステントの製作手順（図3-1-10-a〜d）

　ワックスアップによって診断された植立位置より3mm舌側側に、そして歯根軸に平行にスプルー線を固定しワイヤーに固定して製作する。

　舌側ワイヤーステントのメリットは右のとおりである。

・植立位置と近・遠心的方向、そして深さのX線診断が行える
・手術時、舌側粘膜の保持ができるので術野が見やすい
・手術時、邪魔にならない
・頬舌的な位置に関して残存骨を見ながら調整できる

製作手順：舌側ワイヤーステント

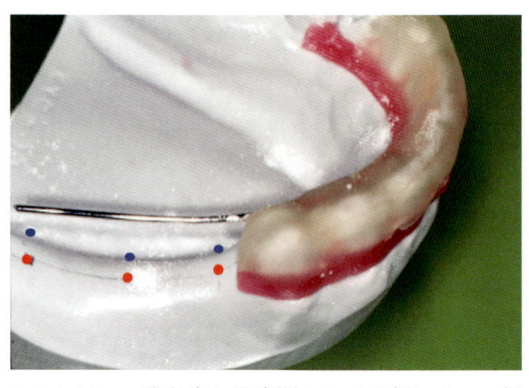

図3-1-10-a　残存歯を固定源として舌側に1mm径のワイヤーを歯槽弓の形態に合わせる。赤はワックスアップによって決定した植立位置。青は舌側に3mm平行移動した位置。

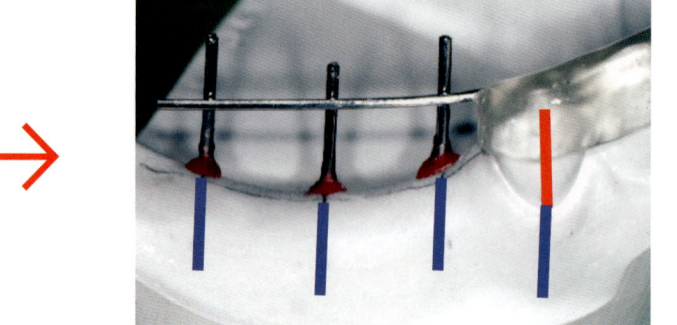

図3-1-10-b　舌側3mmの位置にユーティリティワックスで10mmのスプルー線を歯根軸に合わせて固定する。

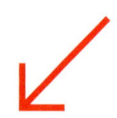

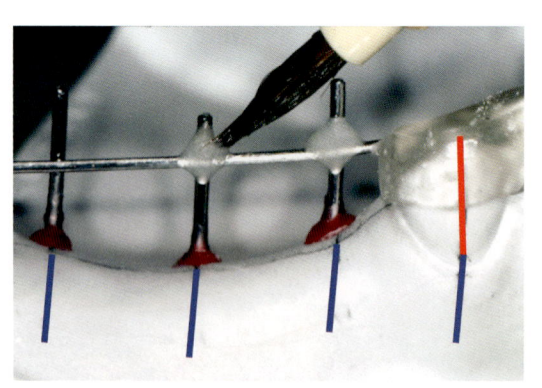

図3-1-10-c　スプルー線を舌側アーチワイヤーステントに即時重合レジンで固定する。スプルー線には回転防止用の溝（接合部をつぶす）をつけるとよい。

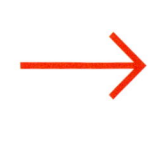

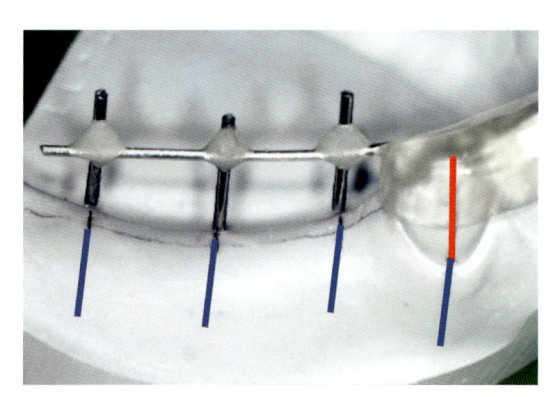

図3-1-10-d　完成された舌側ワイヤーステント。

3）サージカルステント（舌側ワイヤータイプ）によるX線診断①　（図3-1-11-a〜c）

　模型上で製作されたステントを口腔内に試適し植立の位置方向の確認を行う。問題がなければ植立深度（歯槽骨長からオトガイ孔や下顎管までの距離、上顎では鼻腔底や上顎洞底までの距離）を等長法で測定する。
　下顎臼歯部は、横方向の撮影ではオトガイ孔や下顎管が映り込まない場合があるので、その時は縦の撮影を行う。下顎管やオトガイ孔からは3mm以上、上顎洞底や鼻腔底からは2mm以上残存骨の厚みを確保することが望ましい。
　フィクスチャー間や残存歯との残存骨は2mm以上が望ましい。

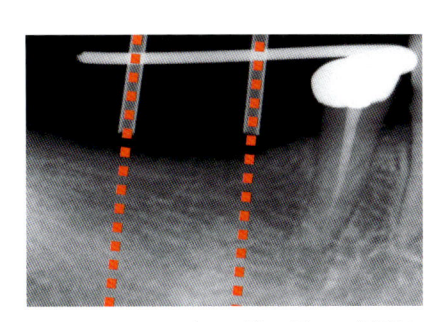

図3-1-11-a　スプルー線を用いて撮影することによって植立の位置と方向をデンタルX線写真で確認することができる。

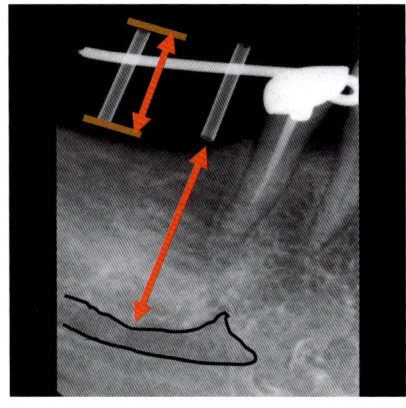

図3-1-11-b　下顎管までの距離を確認したい時、縦方向で撮影することによって骨内長の深さを確認する。

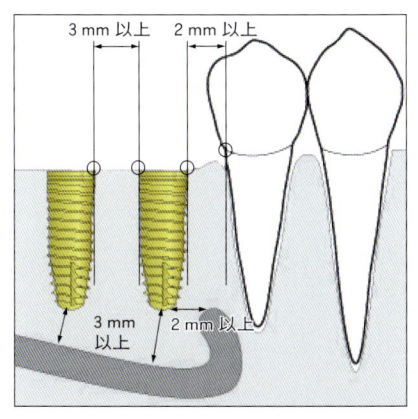

図3-1-11-c　残存歯牙とフィクスチャー、フィクスチャーとフィクスチャー、フィクスチャーと下顎管との関係を示す。

4）サージカルステント（舌側ワイヤータイプ）によるX線診断②　（図3-1-12-a〜d）

　口腔内に試適した状態で維持歯との適合状態を確認し、粘膜に対しての位置に問題がないかを確認して撮影を行う。
　デンタルX線像によって前述した植立位置、近・遠心方向、そして骨内長の診断が行える。さらにCT画像によりデンタルX線像で得られた情報の確認に加え頬舌幅、頬舌方向など三次元的診断が可能となり、このステントにより方向の確認が容易に行える。

図3-1-12-a　口腔内に試適され調整された状態。この状態でデンタルX線撮影とCT撮影を行う。

図3-1-12-b　同デンタルX線像。

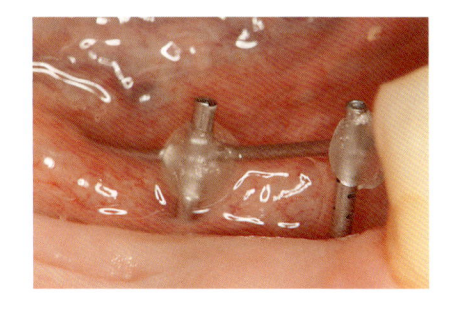

図3-1-12-c　同CT画像下顎左側第一大臼歯部位。

図3-1-12-d　同CT画像下顎左側第二大臼歯部位。

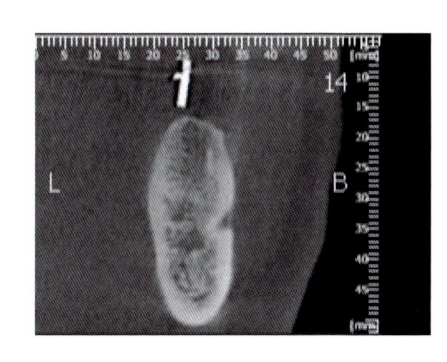

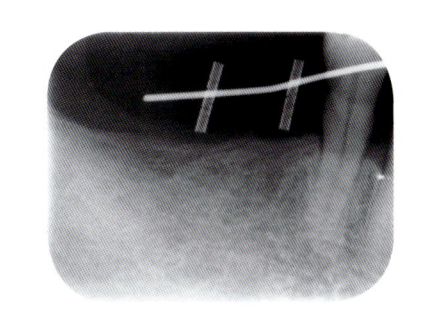

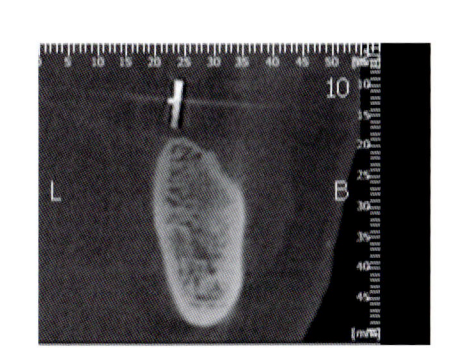

5）舌側ワイヤーステント Lingual wire stent の問題点（図3-1-13、14）

インプラント補綴のためのステントを製作し、X線撮影を行い診断された情報に基づいてインプラント手術を行うが、いくらステントが正しく製作されていても手術時に活用されなければ診断どおりの植立ができない場合がある。実際、著者らもステントを用いて植立した症例でも診断どおりに植立できていない場合がある。この舌側ワイヤー型ステントの問題点を挙げると、次のようなことになる。

①植立位置に関して、模型上では真横から見ることができるために近・遠心的な位置はステントによって確認することができるが、口腔内においては斜め前方からのアプローチと視界に限界があるため、臼歯部ではワイヤーが示した位置より近心に、小臼歯部位は遠心にズレやすい（図3-1-13-a）。また頬舌的な位置に関しては、残存歯槽骨の頬舌的中央を粘膜剥離後に肉眼で確認しにくい場合がある。

②植立方向に関して、模型上では真横から見ることができるので、歯根軸に平行なワイヤー方向に合わせて形成することができるが、口腔内では斜め前方から見ながらアプローチするので、後方（大臼歯部）は前方傾斜・前方（小臼歯部）は後方傾斜しやすい（図3-1-13-b）。また頬舌的な方向に関しては模型の断面図と二次元的X線資料だけでは信頼性に乏しい（図3-1-13-c）。

舌側ワイヤー型ステントのみの手術時の活用で、ある程度までインプラント補綴のための植立は行えるが、前述した問題点によりステントどおりに植立できない場合もある。理由は、診断製作の段階で舌側ワイヤー型ステントが正しいインプラント補綴を製作するためのものであっても、植立時に参考にしながら位置や方向を決めているので、術者のスキルや症例によって結果にバラツキがあるためである。そこで、この問題点を解決するために誰でもどのような症例でも、同じ位置・方向に植立できるステントを考案したので、ここに紹介する。

「ポジションステント」・・・植立位置に関して、模型上に記録された植立の位置（ワックスアップされた修復物の近・遠心的中央と頬舌的に歯槽頂上中央）をステントに記録するステント（図3-1-14-a）。

「Gステント」・・・植立方向に関して、模型上に記録された近・遠心的方向（隣在歯根軸）と頬舌的方向に形成バーが沿って行くことができるステント（図3-1-14-b）。

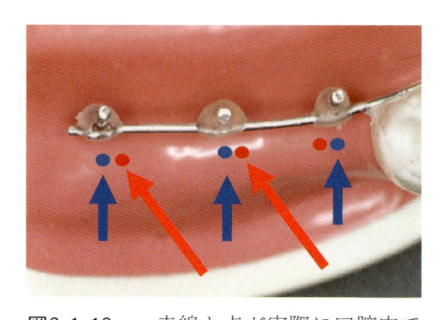

図3-1-13-a 赤線と点が実際に口腔内で見える位置。

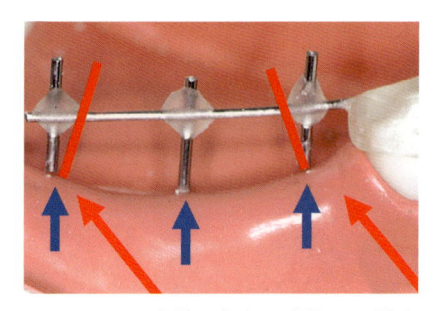

図3-1-13-b 赤線と矢印が実際の口腔内で見える方向。

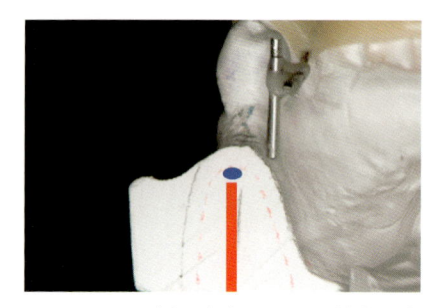

図3-1-13-c 頬舌方向は残存天然歯の歯冠軸に合わせる。

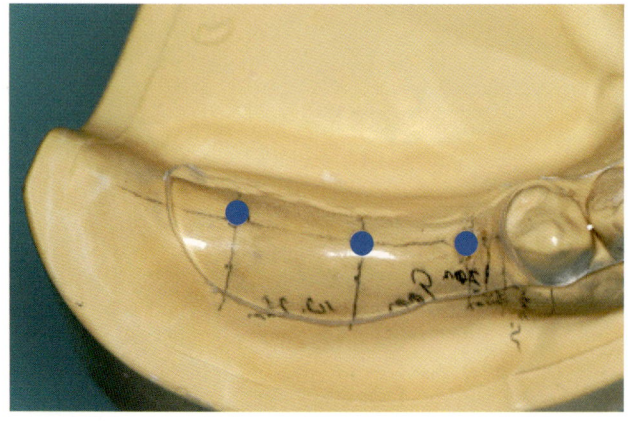

図3-1-14-a ポジションステント。図3-1-13-aのような植立位置のズレの問題を解決するためのステント。

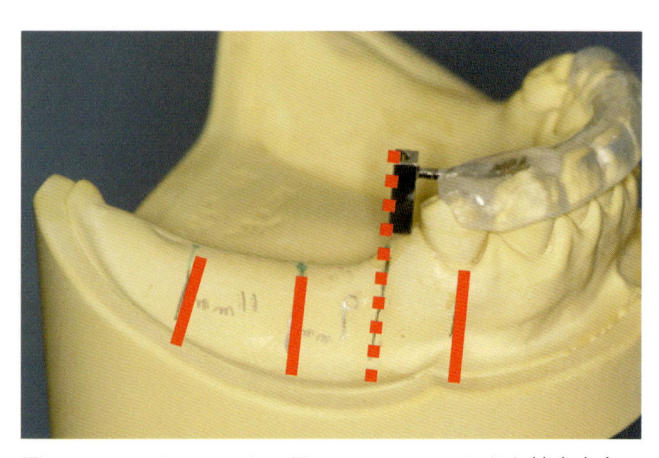

図3-1-14-b Gステント。図3-1-13-b、cのような植立方向の狂いを解決するためのステント。

6）ポジションステントの製作法 （図3-1-15-a〜i）

　ナイトガード製作に用いる厚さ1mmのハードタイプを使い、成型器で模型に圧接し不要な部分を切り落として製作する。

　残存歯牙の維持部分は2、3歯程度で、欠損部も頬舌的・最後方部で10mm程度残せば十分である。

　製作されたシートを模型に試適し、模型に記録された植立部位の部分に直径2mm穴を開けストッピングで封鎖すれば、ポジションステントのできあがりである。

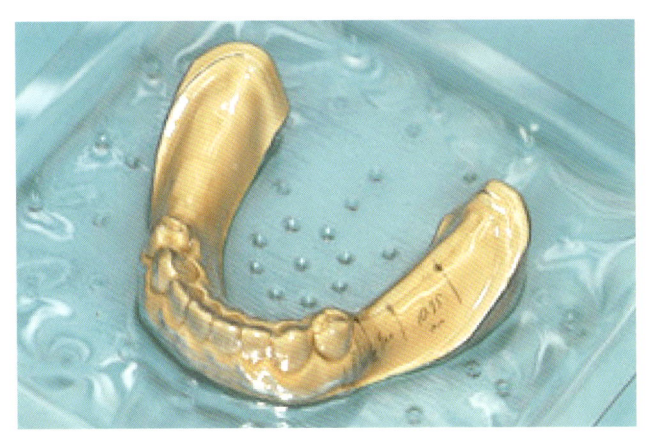

図3-1-15-a　厚さ1mmのハードタイプを成型。模型に密着するように数ヵ所穴を開けておくとよい。

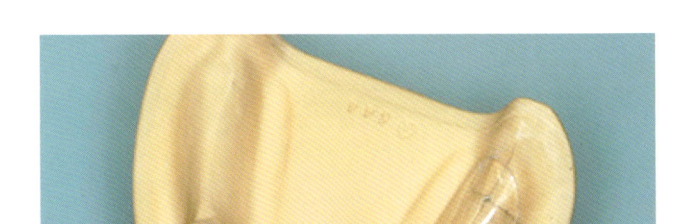

図3-1-15-b　不要な部分をカットし模型での適合を確認する。残存歯の維持は2、3歯で十分である。

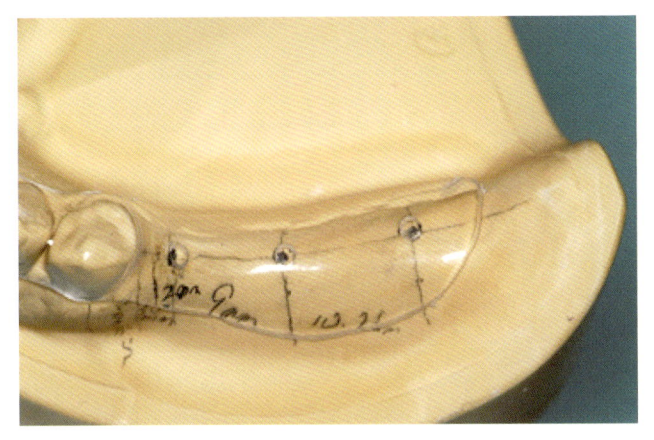

図3-1-15-c　植立部位をシートにラウンドバーでφ2mmの穴を開ける。

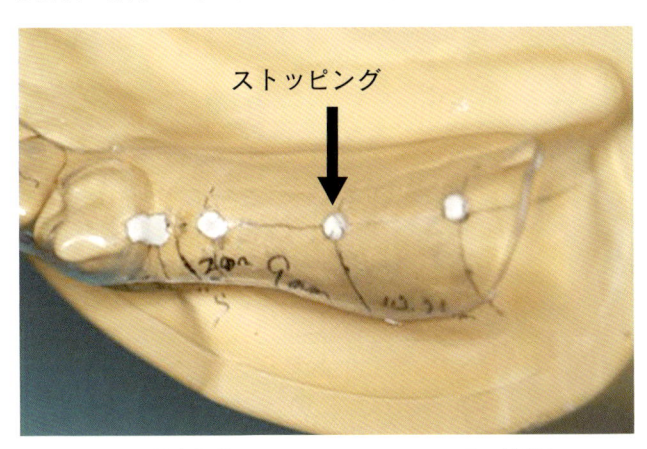

図3-1-15-d　植立部位のホールをストッピングで封鎖する。

図3-1-15-e　ポジションステント試適時のデンタルX線像。植立位置と歯槽粘膜の厚みが診断できる。

図3-1-15-f　ポジションステント試適時のCT画像。

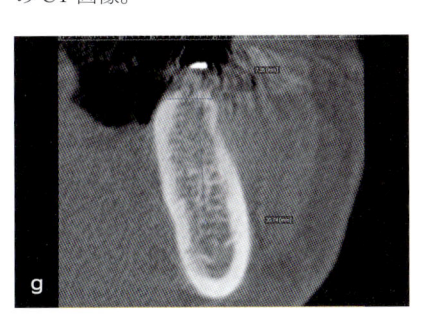

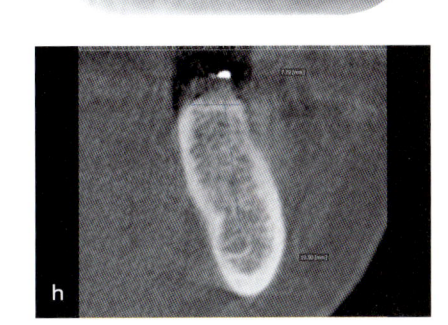

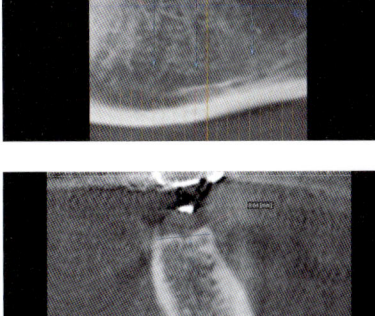

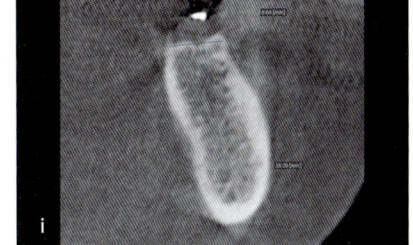

図3-1-15-g〜i　同CT画像断面図。頬舌的植立位置が診断できる。g：下顎左側第二小臼歯部位、h：同第一大臼歯部位、i：同第二大臼歯部位。

7）Ｇステントの製作法 （図3-1-16-a～t)

　Ｇステントの意味は、植立の位置と方向をガイド（Guide）できるステントということで命名した。頬舌あるいは近・遠心的に限られたスペースで、限られた方向に確実に形成できるためのガイドステントである。POI®-EXシステムにおいて最初のドリルに直径３mmのストッパーリングを装着して形成していくが、そのストッパーリングがズレないで一定の方向に進めるように製作されている。

　植立位置と方向が記録された模型上で、もっとも隣在歯に近い位置の場所に直径３mmのプラスチック棒をワックスで固定し、植立位置と近・遠心または頬舌方向を確認した後、Ｇステントの溝の部分を模型に接触させた状態で維持部をレジン内に固定する。維持部は自在に曲げることができるようにしてあるので、必ず粘膜面に接するように固定する。もし、スペースがなければ溝の方向を頬側（唇側）方向に向けることも可能である（図3-1-16）。

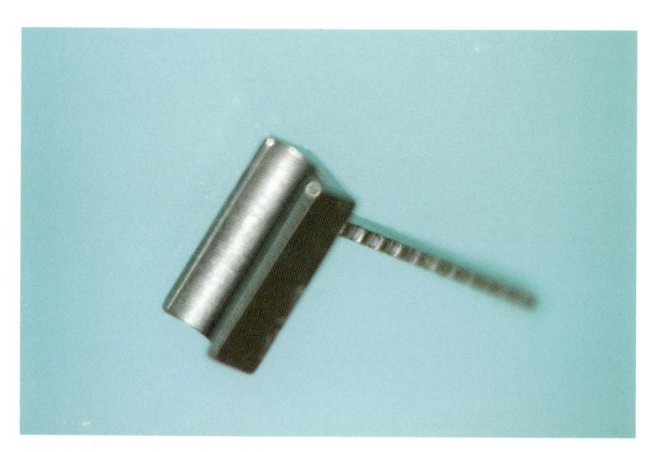

図3-1-16-a　Ｇステント実物。

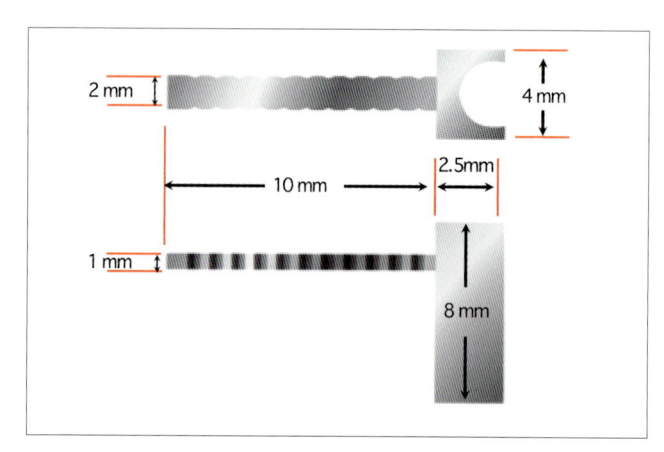

図3-1-16-b　Ｇステントのサイズ図。

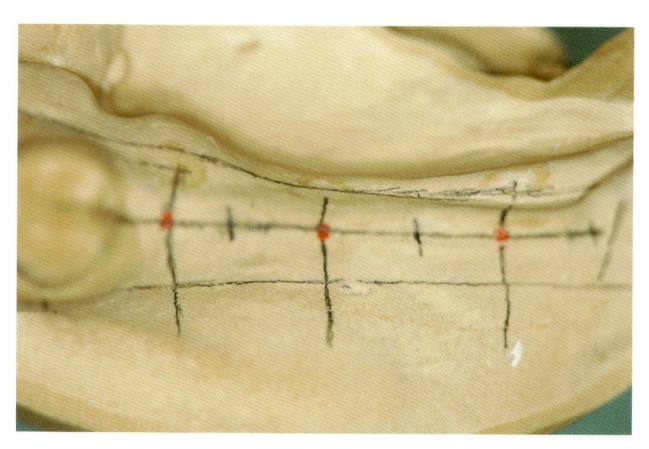

図3-1-16-c　植立位置が記録された咬合面観。

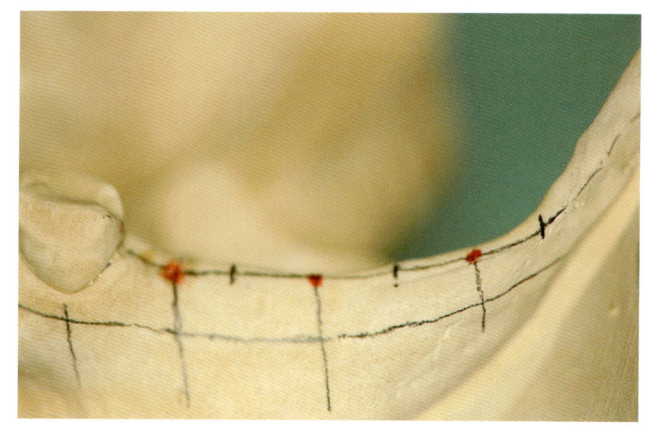

図3-1-16-d　植立位置と方向が記録された側方面観。

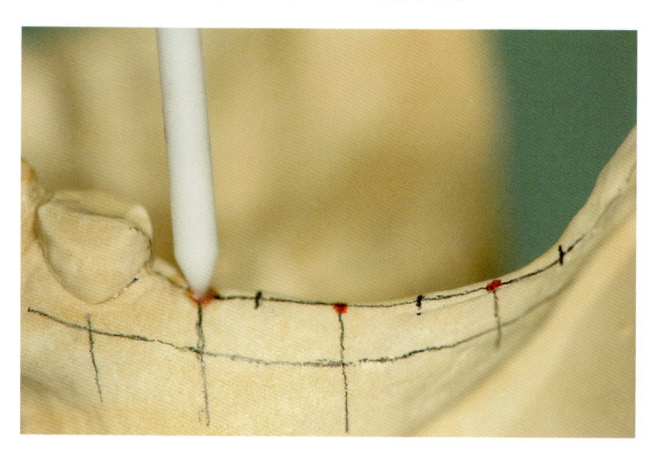

図3-1-16-e　もっとも前方植立位置に直径３mmのプラスチック棒を近・遠心、頬舌方向に合わせてスティッキーワックスで固定する。

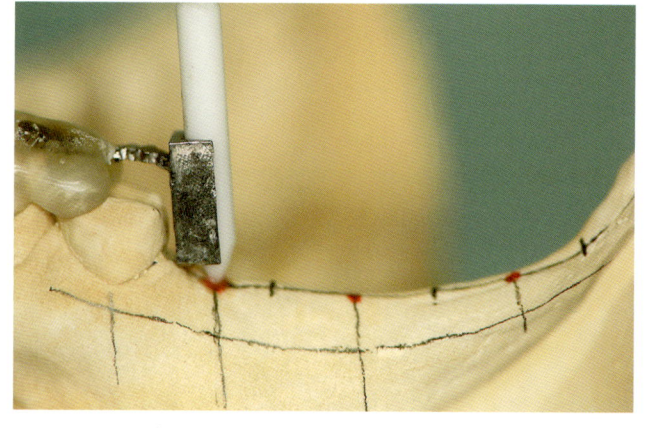

図3-1-16-f　プラスチック棒にＧステントの溝の部分を合わせて固定する。この時、底面の一部が粘膜に接するように10mmの把持部を曲げる。

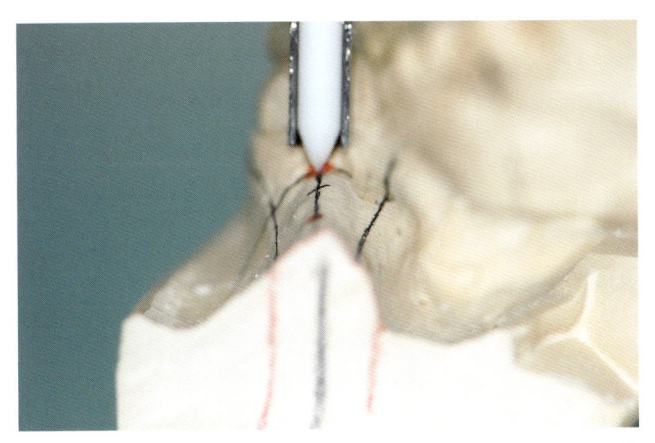

第3部 POI®-EX システムにおける外科手術

図3-1-16-g　第一大臼歯相当部位の断面図。頬舌方向を前歯冠軸に合わせる。模型の断面形態も方向やフィクスチャーのサイズ(径)を決めるのに参考となる。

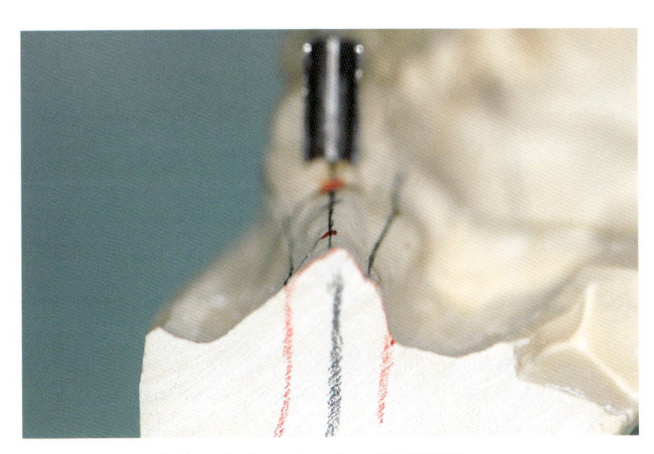

図3-1-16-h　完成したGステントの後方面観。

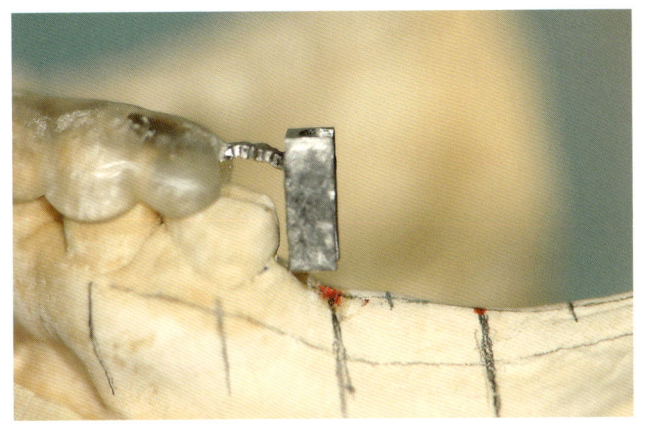

図3-1-16-i　完成したGステントの側方面観。

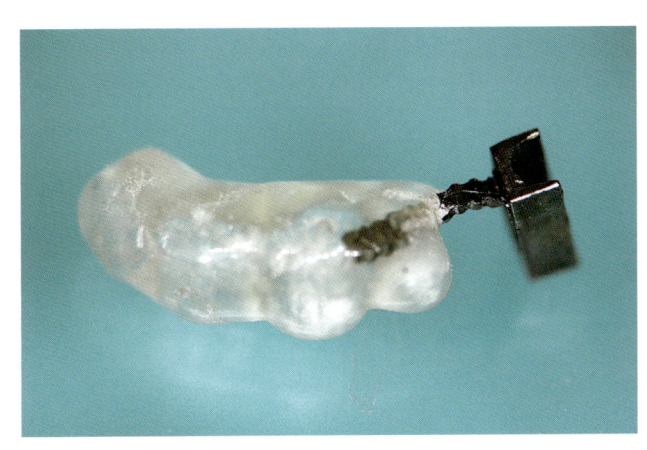

図3-1-16-j　完成したGステントの側方面観。

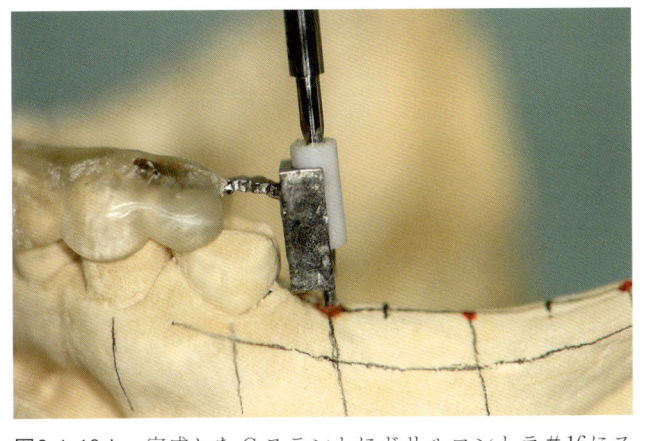

図3-1-16-k　完成したGステントにドリルコントラ#16にストッパーリングを装着して位置と方向の確認を行う。

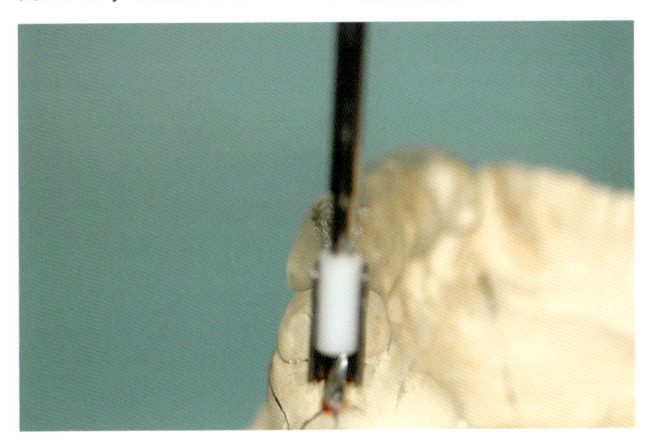

図3-1-16-l　同後方面観。

前歯部用の形態

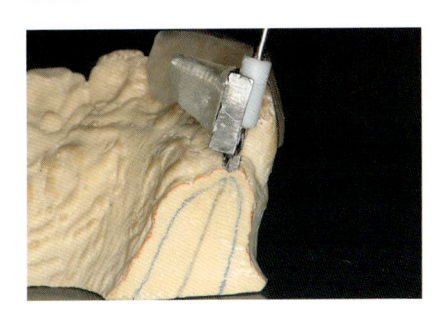

図3-1-16-m　前歯部のGステントの断面図。

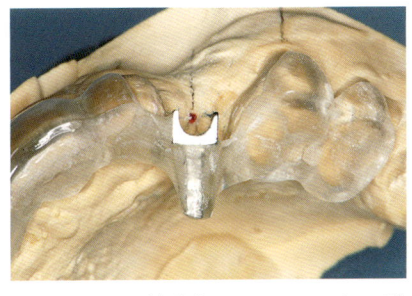

図3-1-16-n　前歯部のGステントの咬合面観。

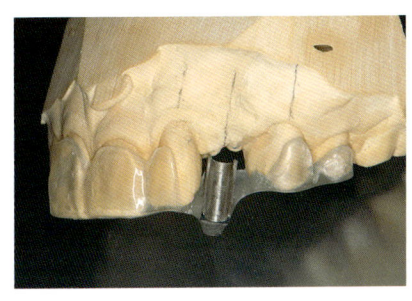

図3-1-16-o　前歯部のGステントの側方面観。

図3-1-16-p　Gステント試適時のデンタルX線像。近・遠心方向と位置で骨内長が確認できる。

図3-1-16-q　Gステント試適時のCT画像。

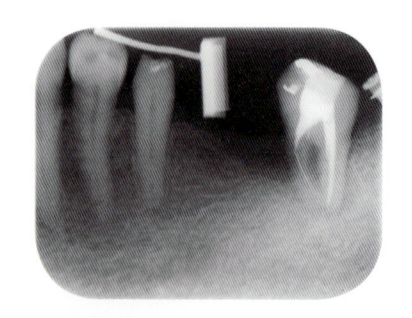

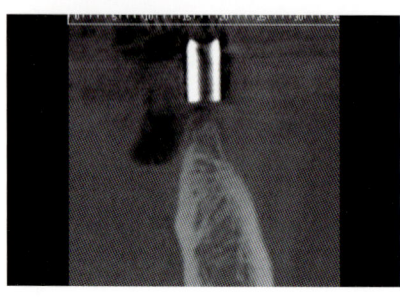

図3-1-16-r　Gステント試適時のCT画像断面図。頬舌方向と位置で骨内長が確認できる。

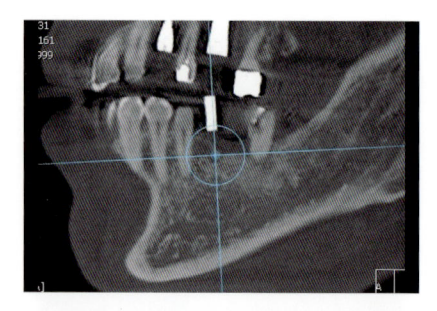

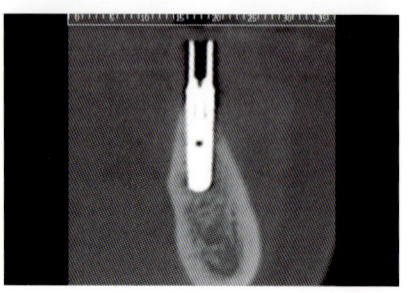

図3-1-16-s　植立後のCT画像断面図。

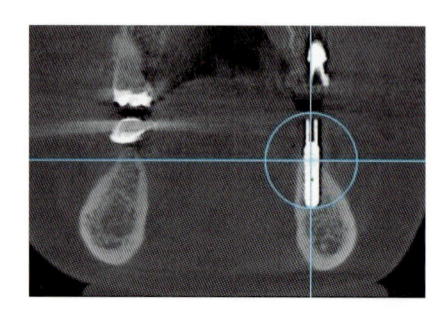

図3-1-16-t　頬舌方向がきわどい場合は、Gステントを装着したCT診断が有効である。

ステント製作時の検討事項

1）フィクスチャーの長さ；フィクスチャー対修復物≧1mmが理想
　①オトガイ孔や下顎管との距離が短い場合はフィクスチャー底部から3mm以上離す
　　　a．径の太いサイズのフィクスチャー選択
　　　b．植立本数の増加
　　　c．下歯槽神経移動術
　　　d．垂直的歯槽堤増大術；GBR法
　②上顎洞底や鼻腔底との距離が短い場合はフィクスチャー底部から2mm以上離す
　　　a．径の太いサイズのフィクスチャー選択
　　　b．植立本数の増加
　　　c．上顎洞底の挙上（サイナスフロアエレベーション）
　　　d．歯槽堤増大術（垂直）；GBR法

2）植立位置；歯冠の中央
　①頬舌幅の不足時；歯槽頂の頬舌的中央、歯槽堤増大術（水平）
　②近・遠心の不足時；修復物形態変更、ポンティック形態、MTM

3）植立方向；残存隣在歯の歯根軸方向に平行、フィクスチャー間の平行
　①歯軸方向に問題がある場合；歯軸矯正植立後ポスト部で調整
　②歯槽骨の舌側傾斜；歯槽骨頂に直交する方向に植立後ポスト部で調整
　③上顎前歯部；唇舌方向を切縁より若干舌側方向に植立

4）フィクスチャーの径；頬舌的に1.5mm以上、近・遠心的に2mm以上の骨量確保
　①頬舌的骨幅が不足している場合
　　　a．水平的歯槽堤増大術；リッジエクスパンジョン、スプリットクレスト、GBR法
　　　b．径の小さいサイズのフィクスチャー選択
　②近・遠心的骨幅が不足している場合
　　　a．植立位置の変更、修復物形態の変更、補綴設計の変更
　　　b．径の小さいサイズのフィクスチャー選択

III. 器具の準備

手術時には、一般的な外科用器具や基本セットに専用器具を加えてチェアサイドやキャビネットなどに揃えておく（図3-1-17、18）。

基本セット（a〜c）

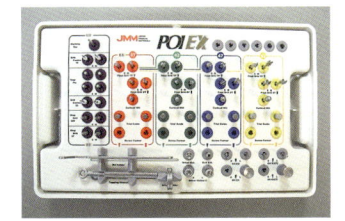

図 3-1-17-a　POI-EXツールケース（京セラメディカル）。適度な強度を持ち、このまま滅菌が可能。各器材の整理にも役立つ。

図 3-1-17-b　チークリトラクターコロンビア型（Hu-Friedy）。口角を拡げ術野を確保する。特に臼歯部の外科手術では不可欠。

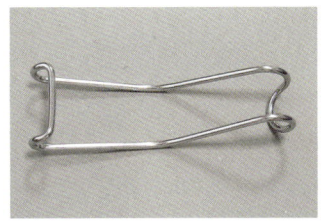

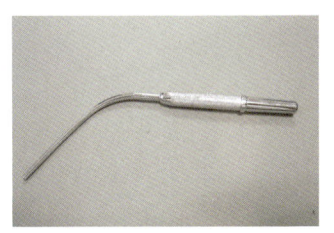

図 3-1-17-c　外科用バキュームチップ（ゾンネ医科工業）。細く長い先端で血液や唾液などを吸引する。

切開（d〜g）

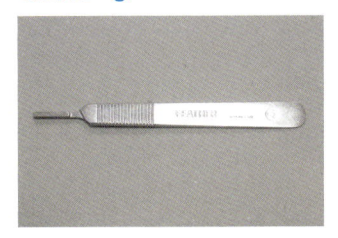

図 3-1-17-d　メスハンドル（FEATHER）。もっともポピュラーなメスホルダー。メスの着脱には十分気をつけなければならない。

図 3-1-17-e　替え刃メス。上から、No.15（FEATHER）、No.15c（Hu-Friedy）、No.12d（Hu-Friedy）。切れなくなったらすぐ新しいものに交換する。

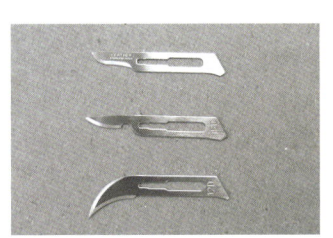

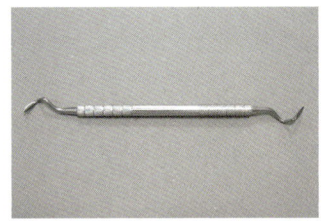

図 3-1-17-f　オルバンメス曲（NORDENT）。本来、歯肉切除用のナイフ。切開後のディープニングに使用する。

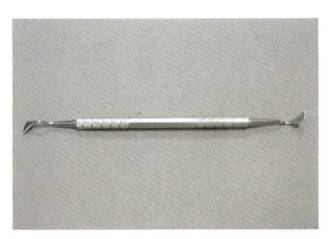

図 3-1-17-g　カークランドナイフ（NORDENT）。本来、歯肉切除用のナイフ。部分層弁形成時や骨膜減張切開時の鈍的剥離に用いる。

剥離と骨面の清掃（h〜n）

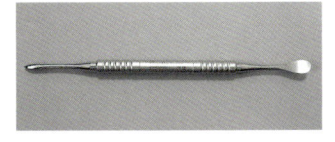

図 3-1-17-h　モルト（Martin）。骨膜を鋭利に剥離するため先端部は鋭くなっている。

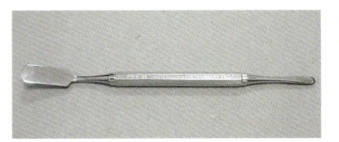

図 3-1-17-i　プリチャード剥離子（Hu-Friedy）。先端は大きく平たいため弁の剥離のみならず、粘膜骨膜弁の排除に役立つ。

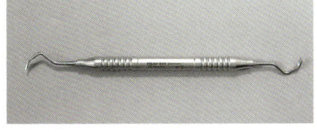

図 3-1-17-j　フェディーバックアクション（Martin）。骨の凹凸を平坦化するのに有用。

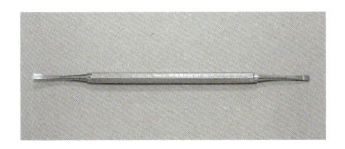

図 3-1-17-k　ペリオドンタルチゼル（Hu-Friedy）。小さな骨の突起部の削除などに用いる。また、先端が鋭いため細かな部位の剥離にも使用。

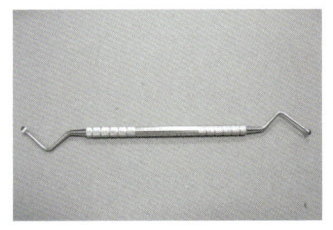

図 3-1-17-l　ボーンキュレット（NORDENT）。先端の鋭い部分を使い不良肉芽を骨から剥がし、骨面から肉芽を除去する。新鮮骨面を出すのに有効。

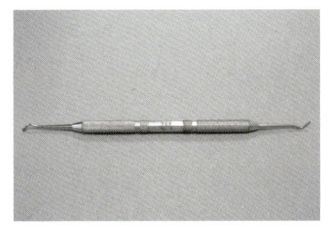

図 3-1-17-m　エキスカベーター#4（YDM）。う蝕歯質の削除に用いられるが、細かな骨欠損部に入り込んだ肉芽を除去するのにも有効。

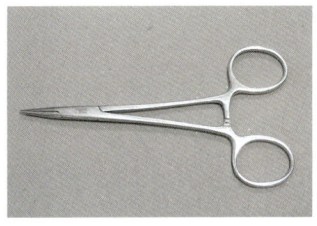

図 3-1-17-n　ホルステッド・モスキート（YDM）。止血鉗子。先端がつかみやすいため、肉芽をひとかたまりにつかんで除去する。

その他の外科操作（a～d）

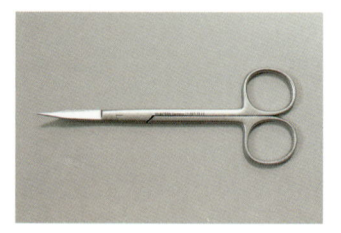

図3-1-18-a 歯肉ハサミ（Martin）。糸切りハサミとは切れる位置が異なるため使い分ける。

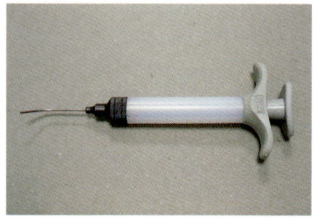

図3-1-18-b 洗浄用シリンジ（YDM）。インプラント窩の洗浄に用いる。

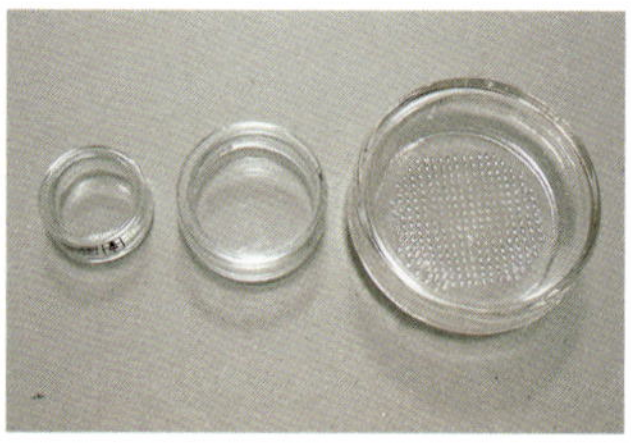

図3-1-18-c ガラスシャーレ小、中（日本パラメディック）。移植片や骨補填材料などを入れる。大（堀内製作所）。消毒液を入れバーを入れておく。

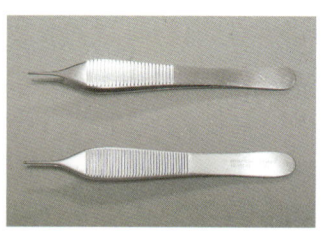

図3-1-18-d ティッシュプライヤーアドソンタイプ（Hu-Friedy）。先端が細くなっており細かな組織を挫滅させずに掴むことができる。

縫合（e、f）

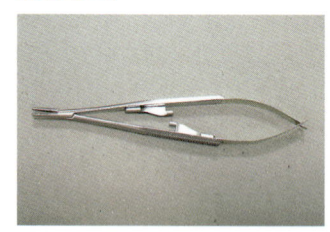

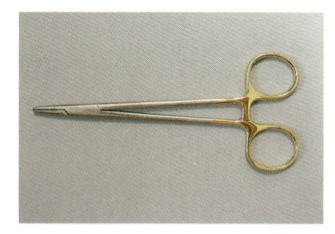

| 図3-1-18-e | 図3-1-18-f |

図3-1-18-e カストロビジョー直持針器（Hu-Friedy）。細かな部位の縫合や5-0以下の細く小さな針の操作に用いる。

図3-1-18-f クライルウッド（Hu-Friedy）。回転操作が容易。4-0以上の太い縫合糸の結紮時に使用。

縫合糸（g～j）

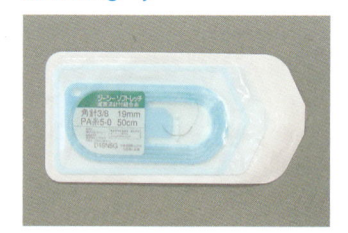

図3-1-18-g ジーシーソフトレッチ、角針1/2 16mm PA糸5-0 50cm、角針3/8 19mm PA糸5-0 50cm。（GC）。ソフトナイロンの縫合糸。汚れがつきにくく、軟らかいのが特徴。通常のインプラント外科に用いる。

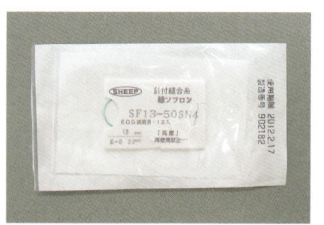

図3-1-18-h 緑ソフロン5-0弱弯角針13mm。（50cm）（日本腸線株式会社）ソフトレッチと同様。汚れがつきにくく安価。針のバリエーションが豊富。通常のインプラント外科などに用いる。

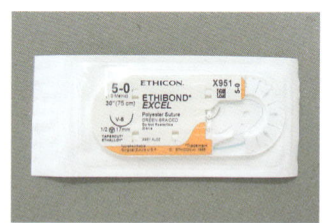

図3-1-18-i ETHIBOND 合成非吸収性縫合糸ポリエステル5-0（75cm）（J&J）。1/2テーパーカット針。マルチフィラメントで切れにくい。緩みやすいが力のかかる部位の縫合に適する。GBR時のマットレス縫合などしっかりと結紮するときに用いる。

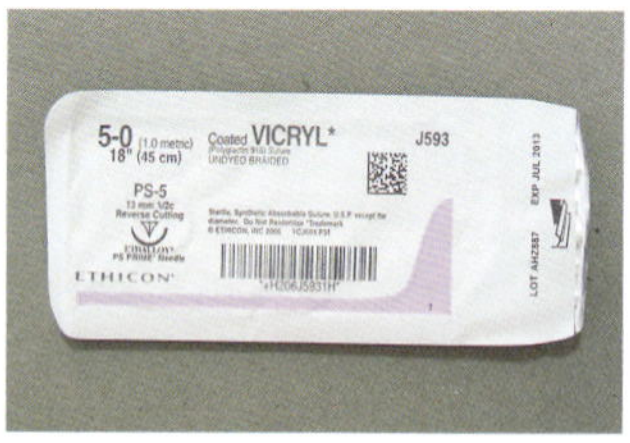

図3-1-18-j バイクリル5-0 VICRYL 合成吸収性縫合糸 逆三角形13mm ポリグラクチン5-0（45cm）（J&J）。合成の吸収性糸。すべりにくいのが特徴。骨膜縫合など粘膜骨膜弁の下に埋没する縫合に適している。

抗生物質（k）

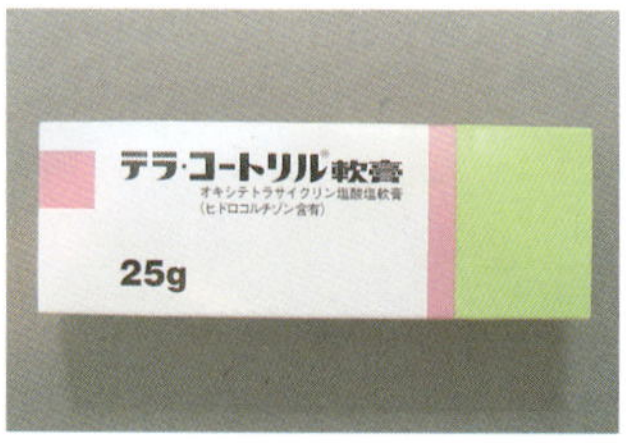

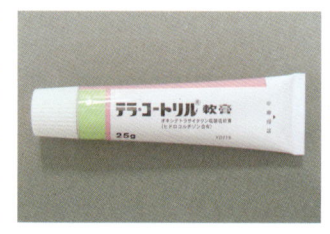

図3-1-18-k テラコートリル軟膏（陽進堂）。キャップが外れるようにヒーリングキャップ、カバーキャップを締めるときにこの軟膏を適量つける。

IV. 滅菌・消毒

1）清潔域と不潔域

インプラント手術において清潔域、不潔域また滅菌可能な部分に対しての簡易消毒などを行う「準不潔域」の区別を明確にすることは感染予防上重要である。術者、スタッフともにこれを理解し手術に望まなければならない。大学病院のように手術室を確保することがもっとも望ましいが、一般の歯科医院ではなかなか難しいことも確かである。しかし、清潔域、不潔域を理解し、器具、器材、手指などの滅菌と消毒を行うことにより、より手術室に近い環境整備が可能となる。

a．清潔域（術者、第一、第二アシスタントの領域）
　手術衣、滅菌グローブ着用下にて触れることのできる部分・器具・器材を指す。
b．準清潔域（第三アシスタントの領域）
　薬液による拭掃にて十分消毒された部分、薬液に浸漬された器具、器材を指す。
c．不潔域（その他のスタッフの領域）
　上記以外の部分を示す。

これらの区域を理解し明確に分けることで、より感染の危険性を少なくすることができる（表3-1-1、図3-1-19）。

診療スタッフ	領域区分、手技操作
術者	清潔域、執刀
第一アシスタント	清潔域、介助
第二アシスタント	清潔域、滅菌器具取り扱い
第三アシスタント	準清潔域、予備器具の受け渡し
その他のスタッフ	不潔域、外周りの介助

表3-1-1　手術時の清潔域、不潔域[13]

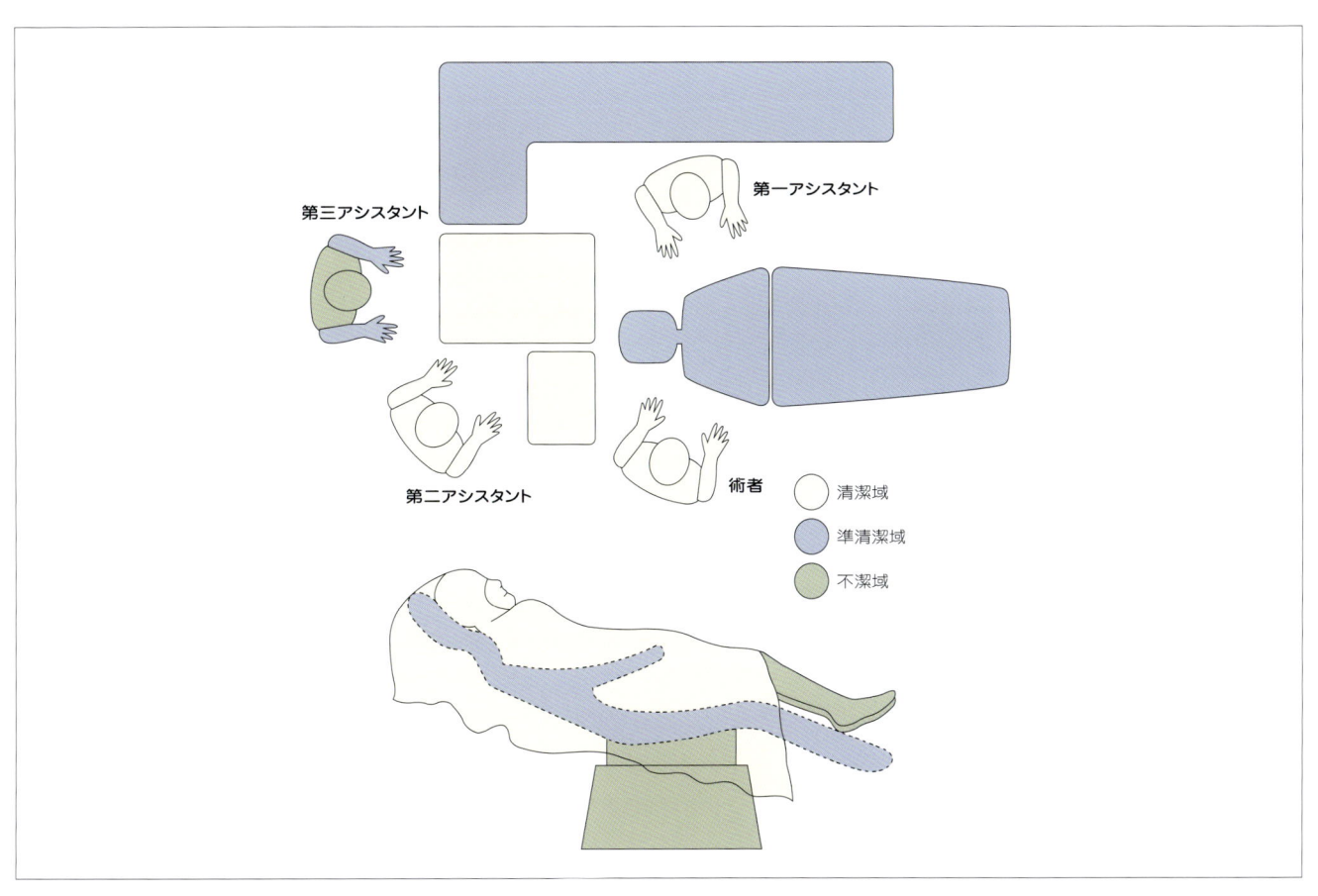

図3-1-19　ユニットおよびスタッフのポジショニングと清潔域、不潔域。

2）滅菌・消毒

殺菌、滅菌、消毒という言葉は日常臨床のなかで、なにげなく使われていることが多く混同されがちであるが、インプラントなどの外科手術を行うためにも、正しい知識と区別、配慮が必要である。

滅菌・消毒法については日本薬局方で示されており、加熱法(図3-1-20)、濾過法、照射法(図3-1-21)、ガス法、薬液法の5つに分類される。それぞれの使用法、長所、短所などを理解し、正しく滅菌、消毒を行う必要がある。現在、滅菌用の紙パックなどが市販されているが、滅菌後にも滅菌物の有効期限があることを知っておくことも重要である。滅菌物の有効期限を表3-1-2に示す。

（1）滅菌法
①高圧蒸気滅菌法

加熱された飽和水蒸気により、微生物のタンパク質変性を起こさせ殺菌する方法である。高圧にするのは蒸気の温度を100℃以上に上げるのが目的で、加圧自体に殺菌効果があるわけではない。湿熱であることにより水分がタンパク質変性を促すため、乾熱滅菌に比べて低温、短時間で滅菌ができるもっとも一般的な滅菌法である(オートクレーブ)。

 a．適応：湿熱に耐えられるもの。金属製品、ガラス製品、磁器製品、ゴム製品、紙・繊維製品(図3-1-22)。
 b．オートクレーブによる温度別滅菌時間(表3-1-3)。

②エチレンオキサイドガス滅菌(EOG滅菌)

強い殺菌作用をもち、タンパク質のアルキル化により真菌、細菌、ウィルス、そのほかすべての微生物に作用し死滅させる。

 a．適応：熱によって変性劣化したり、加湿、加圧が好ましくないもの。
 b．ガス滅菌によるガス滅菌の方法、温度、作用時間(表3-1-4)。

③グルタルアルデヒドによる滅菌

グルタルアルデヒド(グルタラール製剤)を使用の際には、健康障害防止対策をとる必要がある。グルタルアルデヒドは、皮膚、気道などに対する刺激性を有する物質であり、実際に医療機関でこれを取り扱う労働者に皮膚炎のような健康障害が発生する事例がみられたため、医療機関においてグルタルアルデヒドを使用して医療器具の消毒作業を行う場合には換気をし、しっかりとした防護具を身につけて細心の注意を払いながら取り扱いをする必要がある。

近年、グルタルアルデヒドの代替となる殺菌消毒剤が開発されており、主な代替品の名称、特徴、使用上の留意点は次のとおりである。

＜フタラール製剤＞

フタラール製剤(図3-1-23)は、オルトーフタルアルデヒドを0.55％含有する製剤である。オルトーフタルアルデヒドはグルタルアルデヒドよりも揮発性が低く、粘膜刺激性も弱く、また、皮膚刺激性、皮膚感作性は陰性である。しかし、皮膚に接触すると黒色に変色することがあり、医科ではアナフィラキシーショックなどの報告もあるため、フタラール製剤を使用する場合には、換気を行うとともに、グルタルアルデヒドを使用する場合に準じて労働者に保護具を使用させる必要がある。

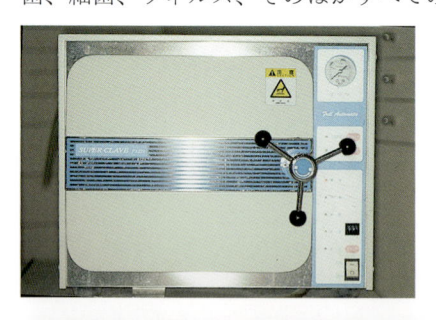

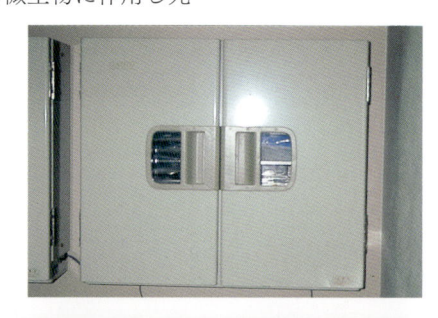

図3-1-20　一般的なオートクレーブ。

図3-1-21　紫外線殺菌灯。

滅菌物	有効期限	注意
オートクレーブ(カスト)	1週間	未開封のまま
オートクレーブ(紙パック)	1ヵ月	
エチレンオキサイドガス	3ヵ月	
ディスポーザブル・ソフトパッキン (ポリエチレン・ビニールパック包装)	1年	各メーカーの有効期限に従う
ディスポーザブル・ハードパッキン (プラスチック包装)	3年	各メーカーの有効期限に従う

表3-1-2　滅菌物の有効期限[14]

第3部 POI®-EXシステムにおける外科手術

<過酢酸製剤>

過酢酸製剤(図3-1-23)は、6％過酢酸の入った第1剤と緩衝液の入った第2剤で構成され、濃縮液として販売され、水で希釈して使用される。使用時の過酢酸濃度は0.3％である。過酢酸は、酢酸に酸素原子が1つ付加した物質で、強い酸化作用があり、劣化または腐食のおそれがあるため、天然ゴム・生ゴム、鉄、銅などの材質には使用できない。過酢酸は強い酢酸臭を有し、ヒトの皮膚、粘膜に激しい刺激作用があるので、過酢酸製剤を使用する場合には、労働者に有効な呼吸用保護具、保護眼鏡、保護手袋などの保護具を使用させる必要がある。

（2）手術時の消毒

手術時の消毒は大きく分けて、①手指の消毒、②口腔内の消毒、③皮膚（口周り）の消毒、④周辺機器（ユニット）の消毒、に分けることができる。

①手指の消毒（表3-1-6、7）

手指の消毒として、まず手指表面の付着物や細菌を物理的に除去する。次に消毒液などを用いて化学的に消毒することが基本である。インプラント手術を行う場合には、術者、第一アシスタント、第二アシスタント、第三アシスタントのすべてにおいて、本格的な手術時の手洗いと手指の消毒が必要になる。しかし、患者の口腔や術者の手指を完全に消毒、滅菌することは不可能である。そこで、滅菌手袋を着用することが望ましい（図3-1-24）。

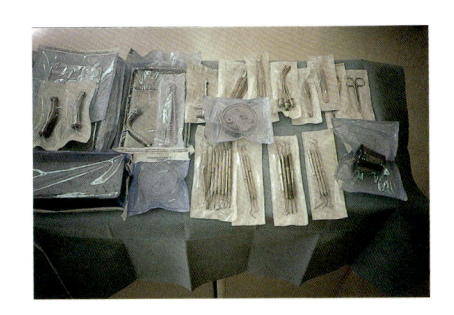

図3-1-22　滅菌パックされた状態。

表3-1-3　オートクレーブによる温度別滅菌時間

作用温度	作用時間
115℃	30分間
121℃	20分間
126℃	15分間
132℃	15分間
132～135℃	5～10分間

表3-1-4　ガス滅菌法。20〜60℃程度の温度で滅菌が可能であるため、ガラス、プラスチック製品に対して有効である。オートクレーブと比べて作用時間が長くかかる

滅菌方法	温度	作用時間
平圧常温下ガス封入式	室温、常温	16時間以上
加圧加温加湿式	55℃	・滅菌 4時間 ・エアレーション12時間
	20℃	・滅菌 4時間 ・エアレーション12時間

表3-1-5　手洗い前の注意

- 頭髪、着衣は清潔にする
- 爪は短く切り、爪垢は完全に除去する
- 手指に傷を作らない
- 消毒液は、有効な濃度で決められた時間、作用させる
- 2種類以上の消毒液を使用するときは、その都度十分に水洗する
- 消毒剤の過敏症に注意する

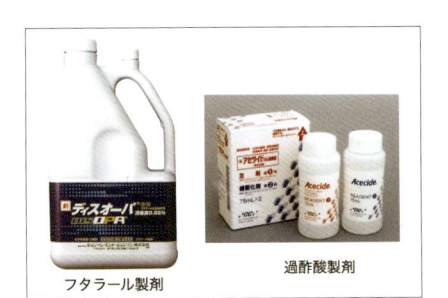

図3-1-23　フタラール製剤（左）と過酢酸製剤（右）。

表3-1-6　手指消毒法[13]

手指消毒法	消毒技法	使用薬剤例
ベースン法（浸漬法）	手指ベースン中に浸漬し、もみ洗い	0.1％グルコン酸クロルヘキシジン液（ヒビテン®） 0.1％塩化ベンザルコニウム（オスバン®） 0.1％塩化ベニゼドニウム（ハイアミン®）
スワブ法（清拭法）	薬剤を浸したガーゼ綿花による拭き取り	70％消毒用エタノール
スクラブ法（洗浄法）	洗浄剤入り消毒剤にて、手指用ブラシを併用し、洗浄	クロルヘキシジン（ヒビスクラブ®） ポビドンヨード（手術用イソジン液®）
ラビング法（擦式法）	速乾性の消毒剤を直接手掌に取り、皮膚に擦り込む	エタノール塩化ベンザルコニウム（ウェルパス®液状） イルガサンDP300、エセト酸プロビレングリコール（タイサリート®泡状）

②口腔内の消毒

口腔内の消毒はとかく軽視されがちであるが、大部分の感染が口腔内の常在菌によるものといっても過言ではない。口腔内には多数の細菌が存在し、消毒薬に抵抗力が強いものも多く、化学的消毒よりも機械的洗浄が重要である。術前に必ず初期治療を行い、口腔内環境を整えておく必要がある。

手術当日はブラッシングを行ったあと、口腔内消毒を行う。クロルヘキシジン（日本では洗口用として諸外国に比し、100倍程度薄い濃度で用いることのできる医薬部外品）、10％ポピドンヨード、0.01〜0.025％塩化ベンザルコニウム液による含嗽、綿球での清拭、塗布を行う。

③皮膚（口周り）の消毒

口腔内同様、化学的消毒と機械的洗浄を行う。以下に「グロシッヒ法」と「プライス法」を示す。

患者によってはヨードチンキにアレルギーを起こすことがあるため、事前にヨードチンキの反応を調べておくとよい。また、その場合はプライス法を行うことが望ましい。

a．グロシッヒ法
- 術前に剃毛し、エーテルで脱脂、清拭を行う。
- 10％ヨードチンキを手術野の中央部から外方へ円を描くように皮膚面に塗布し、乾燥後再び10％ヨードチンキを同部位に塗布する。
- 乾燥後、ハイポアルコールでヨードチンキを脱脂し、滅菌布をかける。

b．プライス法
- 70％エチルアルコールまたは30〜50％イソプロピルアルコールで手術野を清拭する。
- ついで、塩化ベンザルコニウム液の1,000倍アルコール溶液で清拭する。

表3-1-7　手指消毒剤の使用目的に対する適合性

区分	消毒剤	皮膚	粘膜
高度	グルタラール	×	×
中等度	ホルムアルデヒド	×	×
	次亜塩素酸ナトリウム	△	△
	エタノール	○	×
	ヨウ素化合物	○	○
低度	陽イオン界面活性剤	○	○
	グルコン酸クロルヘキシジン	○	×
	両性界面活性剤	○	○

○：使用可　△：注意して使用　×：使用不可

表3-1-8　微生物に対する消毒剤の効力と選択基準

区分	消毒剤	一般菌	緑膿菌	結核菌	真菌	HIV	HBV
高度	グルタラール	○	○	○	○	○	○
中等度	次亜塩素酸ナトリウム	○	○		○	○	○
	エタノール	○	○	○	○	○	×
	ヨウ素化合物	○×		○	○	○	×
低度	陽イオン界面活性剤	○×	×	△	×	×	
	グルコン酸クロルヘキシジン	○×	×	△	×	×	
	両性界面活性剤	○×	△	△	×	×	

○：使用可　△：効果が得られにくい　×：無効

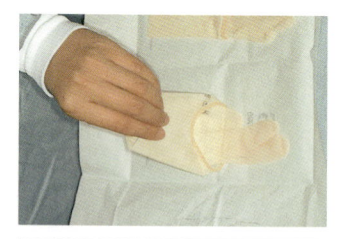

図3-1-24-a　滅菌グローブの内装を開き、手首の折り返した部分を把持し、袖口まで装着する。

図3-1-24-b　返し部分は完全にのばさずそのままにしておく。

図3-1-24-c　外反対側の折り返し部分の内側に装着したほうの手指を入れる。

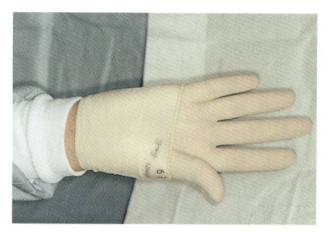

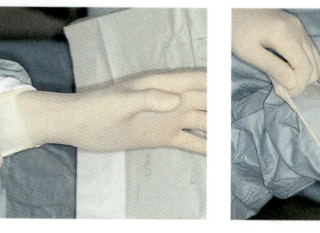

図3-1-24-d　返反対側（未装着）の手をグローブに入れ、返しの部分を袖口まで引き上げてガウンの袖口をグローブ内に入れ込む。

図3-1-24-e　最初に装着したほうの返し部分の内側に手を入れ、返し部分を引き上げ、ガウンの袖口をグローブ内に入れ込む。

- さらにクロルヘキシジンチンキ(70%エチルアルコール0.5%溶液)で清拭し、滅菌布をかける。

④周辺機器(ユニット)の消毒

歯科用ユニットは大きく分けて、a．チェア部、b．ユニット部、c．スピットン部、d．ライト部からなる。感染を防ぐためには、ユニット部への配慮も忘れてはならない。

a．チェア部
70%アルコールで拭掃する。チェアはすべてフットスイッチで操作可能なタイプが望ましい。

b．ユニット部
70%アルコールで拭掃する。

c．スピットン部
スピットンクリーナーで洗浄。バキュームホース部分は70%アルコールで拭掃後、滅菌ビニールカバー、または滅菌ホイルで覆うほうが望ましい。

d．ライト部
70%アルコールで拭掃後、滅菌ラップまたは滅菌ホイルを巻きつけるとよい。

V．患者の術前ケア

患者へ術前の注意事項を伝えておくことは手術をする上で非常に重要である。手術を受ける者の心理を理解した上で、患者にわかりやすく術前の注意を伝達する必要がある。以下に術前の伝達注意事項を記す。

①患者への伝達事項
a．手術前日は十分な睡眠をとること
b．食事は必ず済ませて来院すること
c．当日は身体を締めつけない服装で来院すること
d．当日、化粧、マニュキアはしないこと
e．当日、術者、アシスタントは手術衣を着用すること(不安の軽減)
f．当日、術前に手洗いを済ませておくこと
g．術後症状(腫れ、痛み)を伴うことがあること
h．手術当日は安静にすること(当日の飲酒、運動、入浴は避けること)
i．薬は指示どおりに服用すること
j．おおよその手術所要時間を知らせておくこと

②術前に服用する薬
a．抗生物質
b．精神安定剤(不安感が強く睡眠がとれない患者)
c．内科的疾患による常用の薬(例：高血圧、糖尿病など)

参考文献

1. Johansson CB, Han CH, Wennerberg A, Albrektsson T. A quantitative comparison of machined commercially pure titanium and titanium-aluminum-vanadium implants in rabbit bone. Int J Oral Maxillofac Implants 1998；13(3)：315-321.
2. 坪井陽一，村上賢一郎．インプラントデザインと表面性状の変遷，現在の到達点と今後の方向性について．Quintessence DENT Implantol 1998；6：601-613.
3. Siegele D, Soltesz U. Numerical investigations of the influence of implant shape on stress distribution in the jaw bone. Int J Oral Maxillofac Implants 1989；4(4)：333-340.
4. Haraldson T. A photoelastic study of some biomechanical factors affecting the anchorage of osseointegrated implants in the jaw. Scand J Plast Reconstr Surg 1980；14(3)：209-214.
5. Carlsson L, Rostlund T, Albrektsson B, Albrektsson T. Removal torques for polished and rough titanium implants. Int J Oral Maxillofac Implants 1988；3(1)：21-24.
6. Carlsson L, Rostlund T, Albrektsson B, Albrektsson T, Branemark PI. Osseointegration of titanium implants. Acta Orthop Scand 1986；57(4)：285-289.
7. Kinni ME, Hokama SN, Caputo AA. Force transfer by osseointegration implant devices. Int J Oral Maxillofac Implants 1987；2(1)：11-14.
8. Wennerberg A, Albrektsson T, Andersson B, Krol JJ. A histomorphometric and removal torque study of screw-shaped titanium implants with three different surface topographies. Clin Oral Implants Res 1995；6(1)：24-30.
9. Carlsson L, Rostlund T, Albrektsson B, Albrektsson T. Removal torques for polished and rough titanium implants. Int J Oral Maxillofac Implants 1998；3：21-24.
10. Quirynen M, Bollen CM, Willems G, van Steenberghe D. Comparison of surface characteristics of six commercially pure titanium abutments. Int J Oral Maxillofac Implants 1994；9(1)：71-76.
11. Sawase T, Wennerberg A, Hallgren C, Albrektsson T, Baba K. Chemical and topographical surface analysis of five different implant abutments. Clin Oral Implants Res 2000；11(1)：44-50.
12. 保母須弥也編．新編咬合学辞典．東京：クインテッセンス出版，1998.
13. 渡邉文彦，大和田康之，阿部田暁子，島田かおり，松岡恵理子．インプラント治療のためのアシスタントワークとメインテナンス，オッセオインテグレイテッド・インプラント治療のために．東京：クインテッセンス出版，1995.
14. Clinical Surgery のための滅菌消毒．the Quintessence 1999；18(1-6).
15. 清野 尚．アドバンス臨床写真コース．クインテッセンス出版，1994.

chapter 2

POI®-EX システムの植立術式

I. 1回法と2回法の位置づけをめぐって

1) 植立術式の変遷

　現在のオッセオインテグレーテッドインプラントが登場する以前、骨内インプラントの術式はいわゆる1回法が主流であった。しかしながら、この時点までのインプラントの多くは基礎研究に欠けていたことは否めない。そのあと、1952年に Dr. Per Ingvar Brånemark らが「オッセオインテグレーション」の概念を発見し、以来長い間の動物実験と15年間にわたる臨床応用による2回法の確立をみた。その後、1980年代初頭に15年間の臨床成績を基にした「Brånemark インプラントシステム」が登場する。それによってインプラントの植立術式の主流は2回法となっていった。これは骨結合を確実に得るための免荷治癒期間を想定してのものである。また、Brånemark インプラントシステムは無歯顎患者への応用に端を発していることからも、2回法という術式は必須であったと思われる。

　このような中、Brånemark インプラントシステムと並び、1回法の ITI インプラントシステムも登場した。同じくオッセオインテグレーテッドインプラントとして良好な臨床成績を収めていたことや、粘膜貫通型の1回法インプラントのほうが、完全植立型の2回法インプラントより粘膜上皮のダウングロースがはるかに小さいという Weber らの報告などもあり、一時期、1回法と2回法の優劣が議論されたこともあった。しかしながら、今日では、両術式とも植立の手段として位置づけられるようになっている。

2) 適応症例に応じた植立術式の選択にあたって

　そのようなことから、ここでの著者らの主張は、ただ単に1回法と2回法のどちらか一方ですべての症例に対応するのではなく、欠損状態や部位に応じて使い分けることでお互いの長所を生かすことが重要であるという点にある。

　このことが可能になったのは、1回法の術式のみで行われていた ITI インプラントシステム(現在は Straumann Detal Implant)が2回法の術式をシステムに導入し、2回法の術式のみで行われていた Brånemark インプラントシステム(現在のノーベル・バイオケア・ジャパン㈱)や3i インプラントシステム、IMZ インプラントシステムなどが1回法の術式を導入してきたからである。その結果、現在用いられているほとんどのインプラントシステムがどちらの術式も兼ね備えているので、適応症による使い分けが可能となった。すなわちメーカー主導型のインプラントから術者主導型のインプラントになってきたといえる。

II. 1回法と2回法の適応症

1) 1回法と2回法の長所、短所

1回法と2回法の長所および短所をそれぞれ表3-2-1、2に示す。

2) 1回法、2回法の適応症

(1) 1回法の適応症
① 免荷治癒期間中の負荷のコントロールが容易な場合：少数歯欠損症例、中間歯欠損症例、咀嚼可能な部位が存在する部分欠損症例
② 口腔衛生が良い
③ 2回法の適応症以外の症例

(2) 2回法の適応症
① 免荷治癒期間中、負荷のコントロールが難しい症例：多数歯欠損症例（免荷治癒期間中、残存歯による咀嚼の回復が難しく、義歯に頼らなければならない症例）、完全無歯顎症例（免荷治癒期間中、治療用義歯なしでは、咀嚼の回復が難しい症例）、悪習癖のある症例（舌圧を受けやすい、食菜による咬合性外傷を生じやすい症例）
② タイプIVに近い大変軟らかく初期固定が難しい骨質
③ 歯槽堤増大が必要な症例：植立部位に十分な骨が存在しない場合、および骨に裂開や穿孔が認められる
④ 極度に口腔衛生が悪い
⑤ 術者の手術の経験が浅い
⑥ 全身疾患などによる創傷治癒の遅滞、感染症を起こしやすい（例：糖尿病など）

表3-2-1　1回法の長所および短所

1回法の長所	1回法の短所
a．1回の手術で、上部構造の製作が行える	a．一次手術後、インプラント体の一部が歯肉縁上に露出しているため、免荷治癒期間中の完璧な負荷のコントロールが難しい
b．フィクスチャーとの連結部が骨縁上で行えるため、確実な連結が可能	b．一次手術後、インプラント体の一部が歯肉縁上に露出しているため、プラークコントロールが悪いと感染を起こすこともある
c．使用パーツと使用器具が少なくて済む	c．2回法に比べ、審美性の回復に限界がある
d．ネジの緩みや破折が起こりにくい	d．フィクスチャー植立後、歯肉粘膜貫通部が存在するため、GBR法との併用が難しい
e．使用パーツが少なく、手術も1回で済むため費用が安い	

表3-2-2　2回法の長所および短所

2回法の長所	2回法の短所
a．免荷治癒期間中の感染のリスクを低く抑えることができる	a．免荷治癒期間後に2回目の手術が必要となるので、1回法に比べて手術回数が多い
b．治療用義歯の使用が可能である	b．連結部が歯肉縁下もしくは骨縁下に位置するために、適合の確認に注意を要し甘ければネジの緩みの原因となりやすい
c．免荷治癒期間中の安静を確保しやすい	c．手術や補綴パーツが増加することで、操作がより煩雑になりやすい
d．GBR法と併用できる	
e．植立後の術後管理がしやすい	
f．審美修復物の製作がしやすい	

III. 植立術式による分類

インプラントの植立術式は、1回法（non-submerged タイプ）と2回法（submerged タイプ）に大別することができる（図3-2-1）。どちらの術式にも利点、欠点があり、現在では、適応症を考慮して適切に用いれば、それぞれ臨床的に問題のない結果が得られている。POI®-EX システムでは、以下に示す1回法2ピースと、2回法2ピースの術式のすべてを同一の器具、ドリル類を用いて行うことができるため、多種多様な症例に対応しやすいことが特徴である（図3-2-2）。

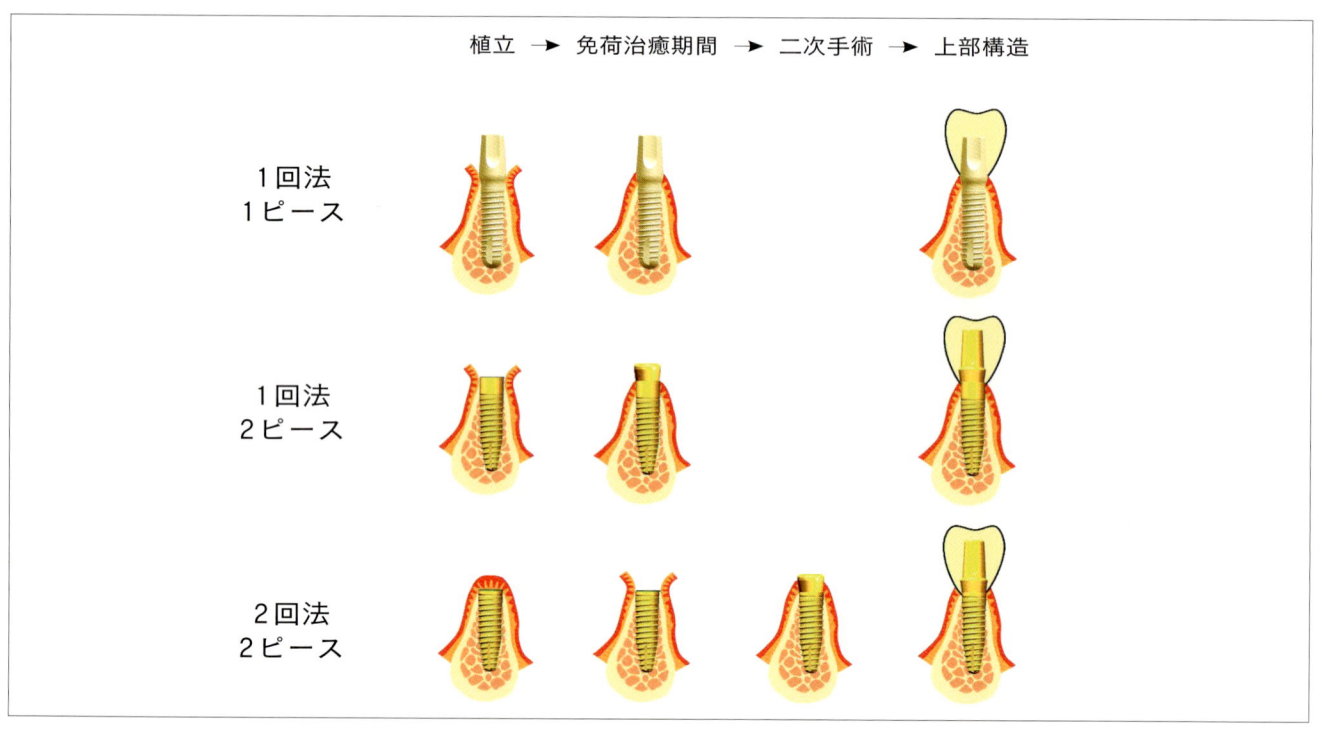

図3-2-1　フィクスチャー形態と術式による分類。

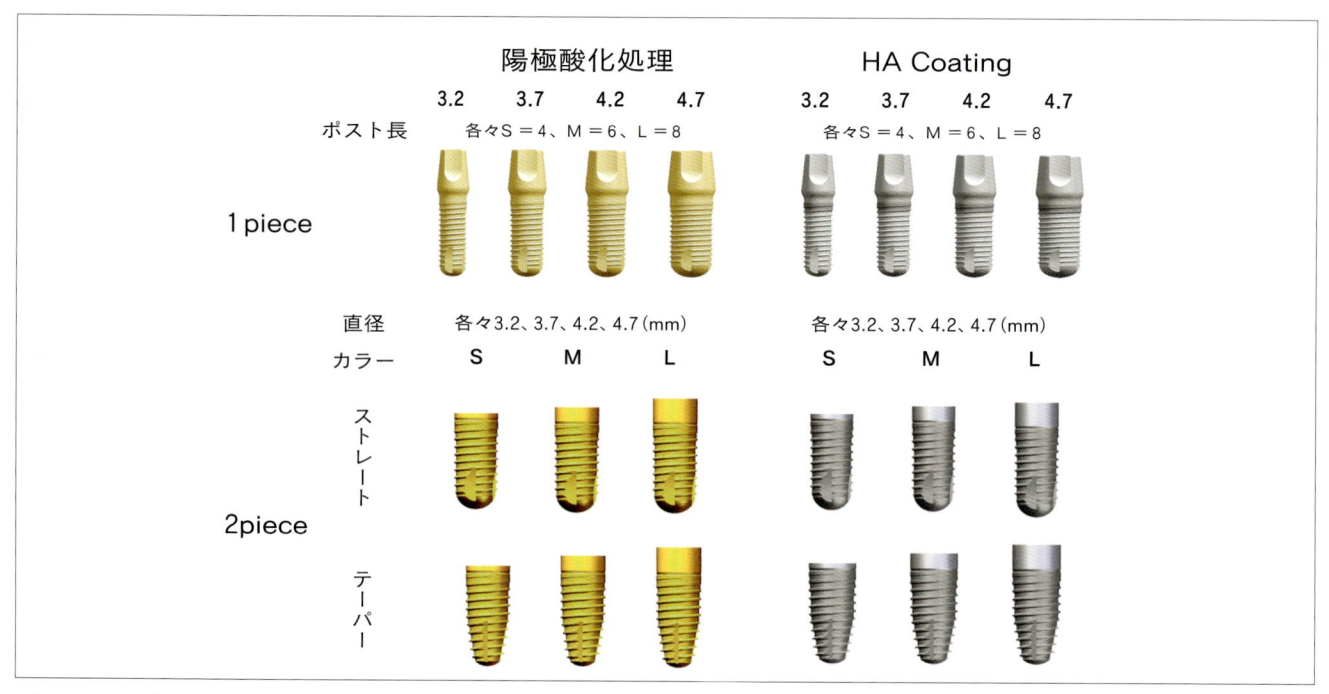

図3-2-2　POI®-EX システムのフィクスチャーの種類とサイズ。

IV. 一次手術の実際

1）一次手術のための準備

POI®-EX の基本的な術式と使用器具およびドリル類は1回法2ピース、2回法2ピースのフィクスチャーいずれにおいても共通している。図3-2-3、4に一次手術に必要なPOI®-EX システムのドリル類を示す。

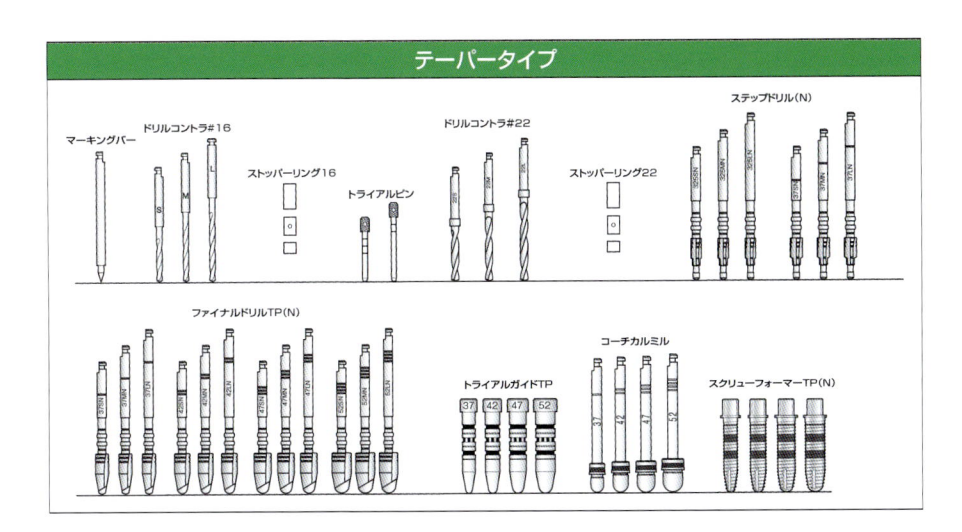

図3-2-3-a　POI®-EX システムのドリル類①。

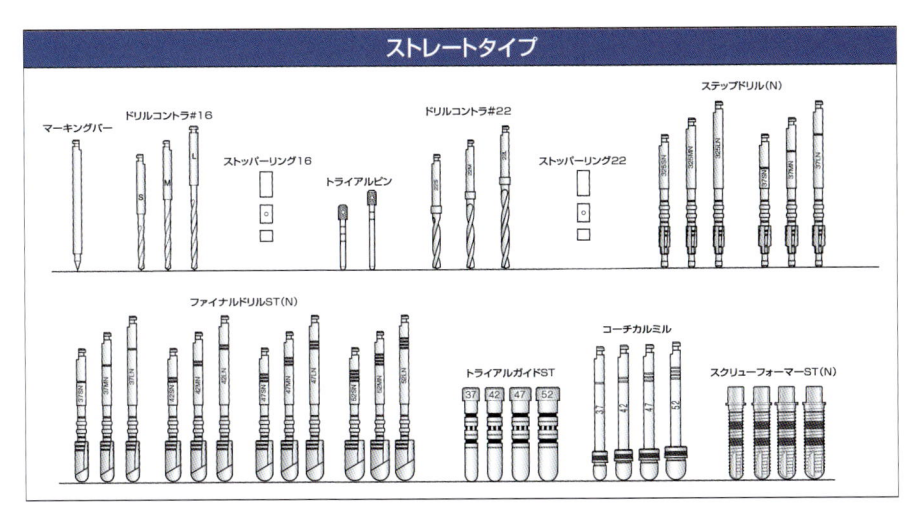

図3-2-3-b　POI®-EX システムのドリル類②。

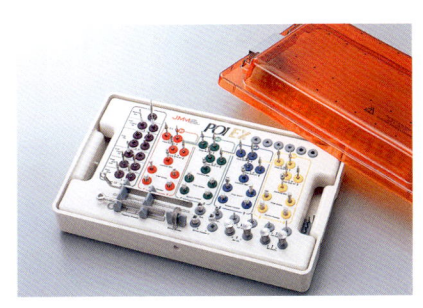

図3-2-4-a　POI EX ツールケース。

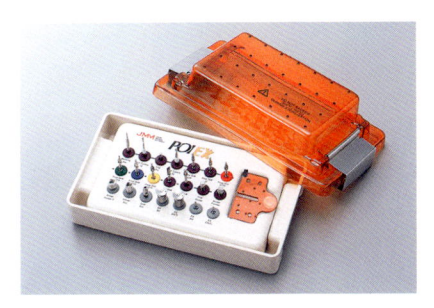

図3-2-4-b　POI EX ピックアップケース。

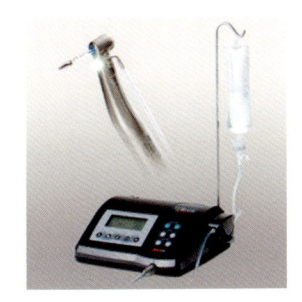

図3-2-4-c　インプランターNEO Black LED。

2）一次手術の植立術式の流れと実際

一次手術の植立術式の流れを、右に示す（図3-2-5-a）。

A. 口腔内外の消毒
B. 麻酔
C. マーキングと切開
D. 粘膜骨膜弁の剥離、歯槽骨頂の整形
E. ドリリング
F. フィクスチャー植立
G. 縫合・抜糸

A. 口腔内外の消毒

術後感染を起こさないためにも、手術野はできるだけ清潔でなくてはならない。しかし、口腔内外を滅菌することは不可能であるため、適切な消毒処置が必要である。図3-2-5-b〜g に手術野の消毒のポイントを示す。

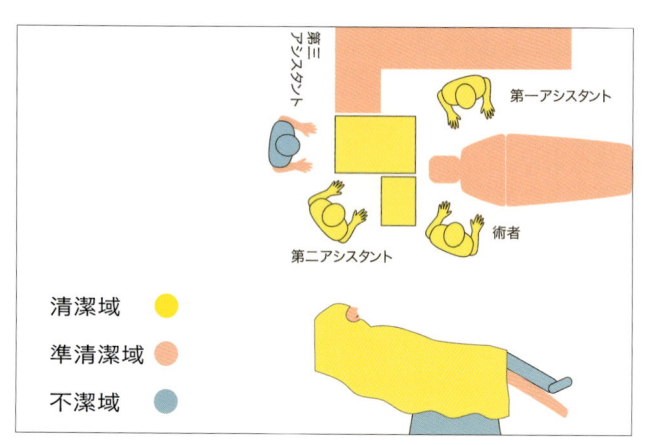

図3-2-5-a　ユニットおよびスタッフポジショニングと、清潔域、不潔域（渡邉文彦他：インプラント治療のためのアシスタントワークとメインテナンス．1995，クインテッセンス出版より改変）。

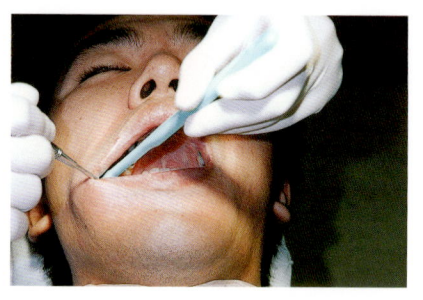

図3-2-5-b　術前にプラーク、歯石の除去を行う。

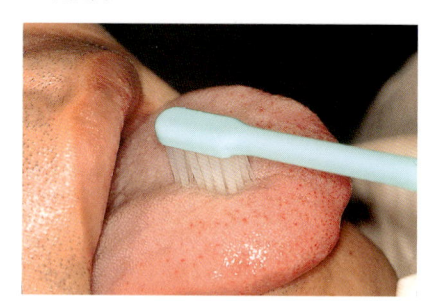

図3-2-5-c　舌や頬粘膜にも細菌が付着しているため、舌苔の除去も行う必要がある。

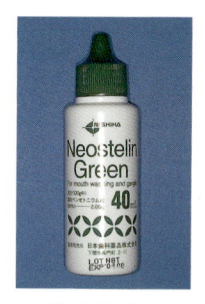

図3-2-5-d　口腔内含嗽。ネオステリングリーン（10％塩化ベンゼトニウム溶液）を希釈し、1分間含嗽する。

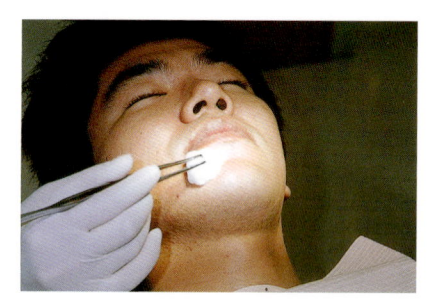

図3-2-5-e　口腔外の消毒。0.025％塩化ベンザルコニウム溶液を浸した滅菌綿花で拭く。

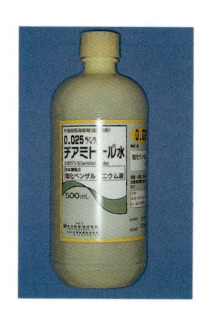

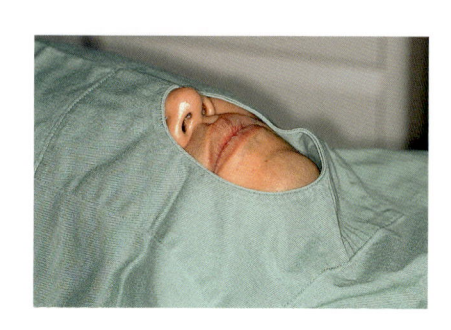

図3-2-5-f｜図3-2-5-g

図3-2-5-f　口腔内の消毒。インプラント植立部の粘膜、隣在歯はオキシドールで清拭し、0.025％塩化ベンザルコニウム溶液にて清拭する。

図3-2-5-g　滅菌布をかぶせる。

B. 麻酔

インプラント患者のほとんどは、手術に対する恐怖心を持っている。そのため、患者に対するペインコントロールはきわめて重要である。通常の治療においても、無痛治療は非常に大切であるが、特にインプラント手術時は極力無痛治療を行う。

①使用する麻酔の種類

麻酔は基本的にすべて浸潤麻酔（図3-2-6-a）とし、伝達麻酔は行わない。下顎において下歯槽神経やオトガイ孔などを傷つけてしまった場合の鑑別ができなくなるからである。主に使われている歯科用局所麻酔剤、カートリッジの成分、含有量を表3-2-3に示す。

②麻酔の手順

麻酔は歯肉頬（唇）移行部から行うが、事前にスプレーやゼリー状の表面麻酔を用いて刺入部位を麻痺させておくと、浸潤麻酔時の患者の痛みをより軽減することができる（図3-2-6-b）。

麻酔時の痛みとトラブルを可及的にコントロールするには、できるかぎりゆっくりと患者の反応をみながら行うことが大切である。

4、5分後に頬粘膜が麻痺したあとに歯槽骨頂および舌側へと徐々に部位を移行させて麻酔を行う。それによって患者に痛みを与えずに麻酔を施すことができる。片側2、3本のインプラント植立であれば、麻酔量は、通常は1カートリッジ程度で十分であるが、手術時間がかかる場合などは少し多めに使用する。

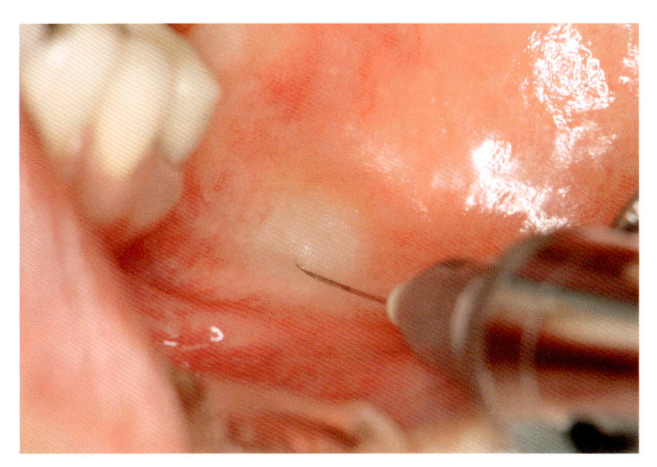

図3-2-6-a　浸潤麻酔。

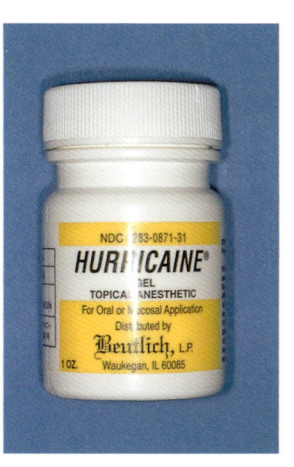

図3-2-6-b　表面麻酔剤。

表3-2-3　歯科用局所麻酔剤の成分・含量（歯科用キシロカインカートリッジ）

成分	カートリッジの種類	1 ml 用	1.8 ml 用
（有効成分）	塩酸リドカイン	20mg	36mg
	エピネフリン	0.0125mg	0.0225mg
（添加物）	ピロ亜硫酸ナトリウム	0.6mg	1.08mg
	パラオキシ安息香酸メチル	1 mg	1.8mg

C. マーキングと切開

　植立位置を印記するためのポジションステントは、歯槽粘膜剥離前もしくは後に用いる。粘膜上からマーキングしたほうが少ない誤差で行えるので、剥離前に行っている。また、最後方植立位置がみえるので切開線のスタート位置がわかりやすい。

　切開は1回法、2回法とも基本的には同じ切開を行う。まず最初にマーキングにより印記された最後方植立位置より10mm以上後方（後方はかなり離れても問題ない）より近心に向かって、角化粘膜が存在する歯槽骨頂（歯槽頂中央）に全層弁にて、骨に達しているのを感じながら切開を行う。

　次に粘膜弁を開くために縦切開を行う。後方は歯槽頂より舌側は必要最小限度（できれば切開をしないほうが望ましい）で頬側側に10mm程度行うが、縦切開は縫合が難しいので斜切開を推奨する。近心側は歯間乳頭保存術など軟組織に対する特別な術式（たとえばGBRなど）が必要でない限り歯肉溝切開を1歯分行う。歯間乳頭部を保存する症例においては、歯間乳頭部を約2mm残した位置で水平切開を終え、その部位に縦切開を入れる。使用メスは図3-2-7-aに示してあるが、基本的に＃15もしくは＃12dを用いる。

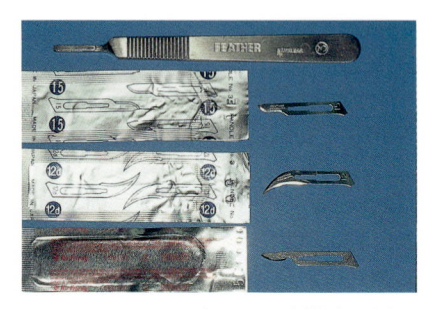

図3-2-7-a　インプラント手術時に用いるブレードを示す。上よりブレードホルダー、替刃メス＃15、12d、15c。

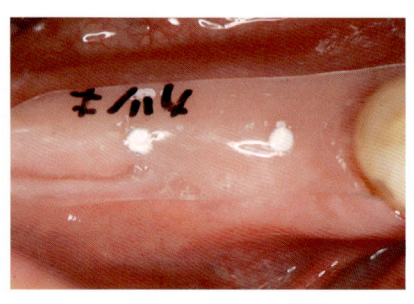

図3-2-7-b　ストッピングを除去しポジションステントを口腔内に装着する。

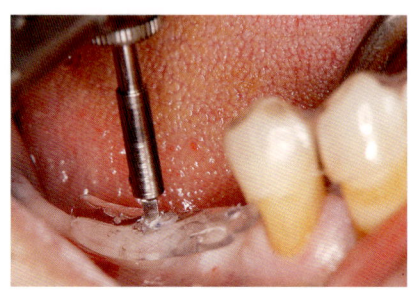

図3-2-7-c　ポジションステントの植立位置孔にマーキングバー（長さ5mm）で骨に達するまで形成する。

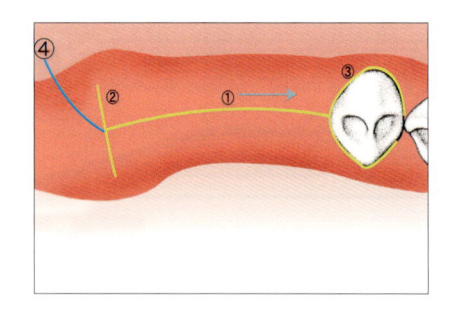

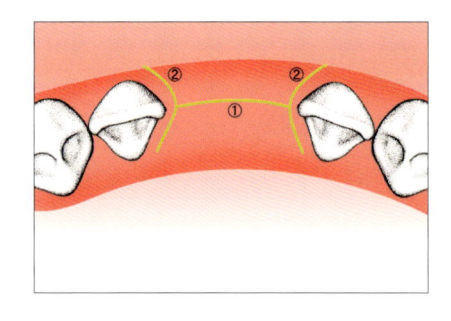

図3-2-7-d｜図3-2-7-e

図3-2-7-d、e　臼歯部（d）前歯部（e）の切開線を示す。切開線は、
①水平切開
②縦切開
③歯肉溝切開
④斜切開

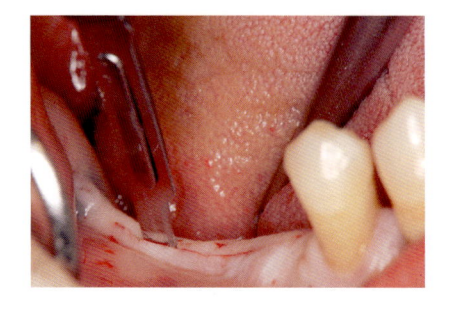

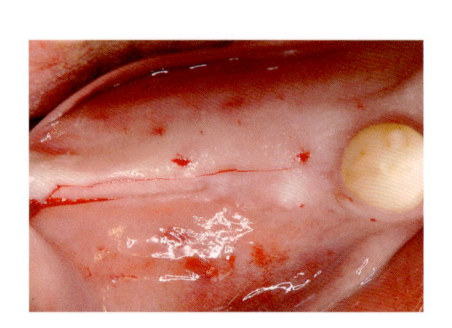

図3-2-7-f｜図3-2-7-g

図3-2-7-f　＃15メスで歯槽頂切開を遠心から近心方向に行う。

図3-2-7-g　切開を終えた咬合面観。

第 3 部　POI®-EX システムにおける外科手術

D. 粘膜骨膜弁の剥離、歯槽骨頂の整形

　剥離は剥離鉗子を用いて行う（図3-2-8-a、b）。歯槽骨頂部位は、皮質骨が十分にある場合は非常に剥離しやすいが、抜歯窩治癒不全の場合には、肉芽や結合組織が骨に強固に付着しているため、剥離しにくい場合がある。その際には、若干切開を加えて、粘膜骨膜弁を傷つけないよう丁寧に全層弁剥離を行うことが大切である。

　歯槽骨頂剥離後に頬舌側の剥離を行うが、下顎頬側においてはオトガイ部の剥離に注意する。この部位では粘膜が容易に剥離してしまうため、剥離子でオトガイ神経を傷つける可能性があるからである。また、下顎舌側も同様に、口腔底を穿孔する可能性があるため、剥離には注意が必要である。

　剥離後、歯槽骨面(特に骨頂)が平坦であれば、すぐにドリリングを開始することができるが、骨の形状が不規則であったり、結合組織や肉芽などの軟組織が存在している場合には、ドリリング前にフィクスチャー植立部周囲の肉芽などの軟組織などは確実に除去しておく必要がある。また、骨面がラフ(粗造)な場合には少しスムースにする(図3-2-8-c、d)。この時、フィクスチャー植立部位の骨の高さが違うときには、フィクスチャーの表面処理された部分が(粗造な部分)歯槽骨縁上に出ないよう、高さが低いところを基準に骨内長を設定する。もし高いところに設定するときには、一部が骨縁上に露出するのでGBRが必要となる。

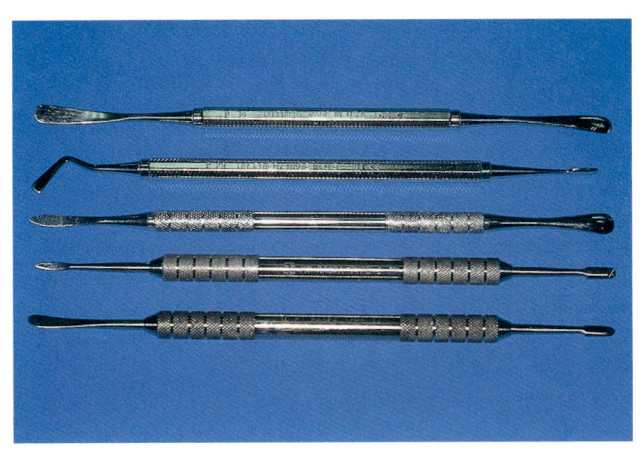

図3-2-8-a　剥離鉗子を示す。上よりヒューフレディP-14、P-20、NORDENT No.9、MT ラスパ(下2本)。

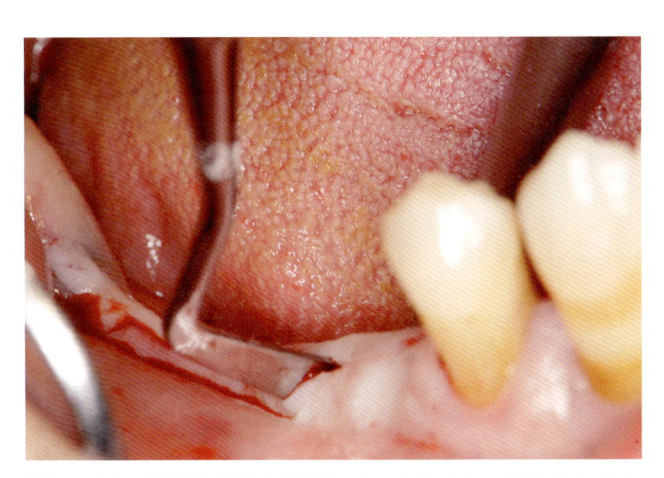

図3-2-8-b　粘膜骨膜弁を剥離しているところ。滑らないようにフィンガーレストを確保して行う。粘膜骨膜弁が被らないよう注意深く剥離する。

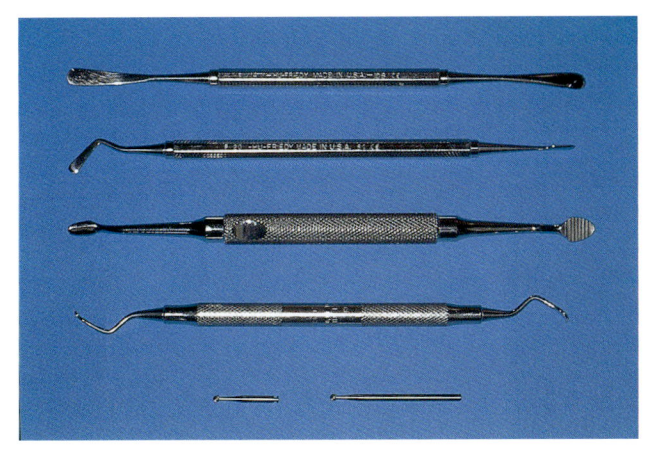

図3-2-8-c　歯槽骨頂整形に用いる器具を示す。上から剥離鉗子2本、バックアクションチゼル、骨ヤスリ、ラウンドバー。

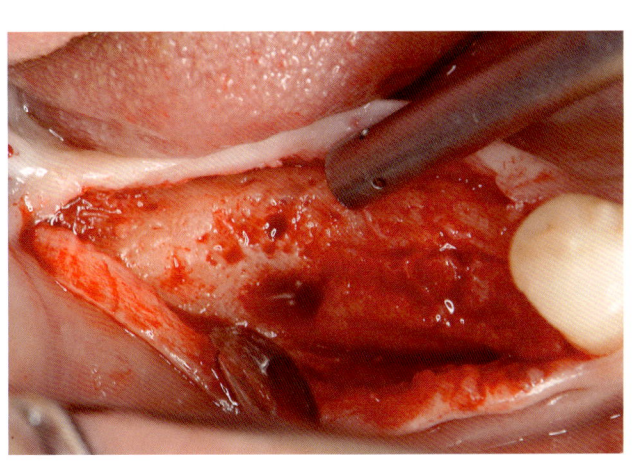

図3-2-8-d　剥離された歯槽骨頂の状態。

E. ドリリング

ドリリングシステムは、一般的に内部注水と外部注水がある。従来Erikssonら[2]によると内部注水による冷却効果が外部注水より高いと報告されていることから、内部注水型のドリルが多く開発され評価されていた。しかし、外部注水でも十分な冷却効果が得られることや、内部注水型ドリル内部の血液やタンパク清掃の難易性やドリリング中の目詰まりなどの問題から、現在は外部注水型が多く用いられるようになった。POI®-EXシステムにおいては現在外部注水のみ(過去には内部注水型もあった)を使用している(図3-2-9)。

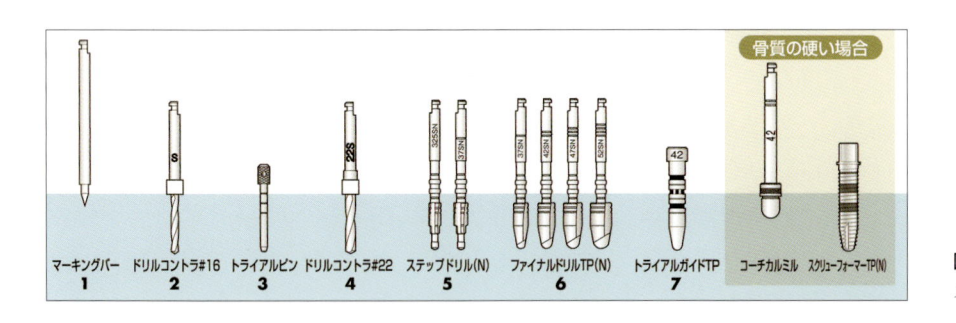

図3-2-9-a　POI®-EXシステムのドリルステップ、テーパータイプ。

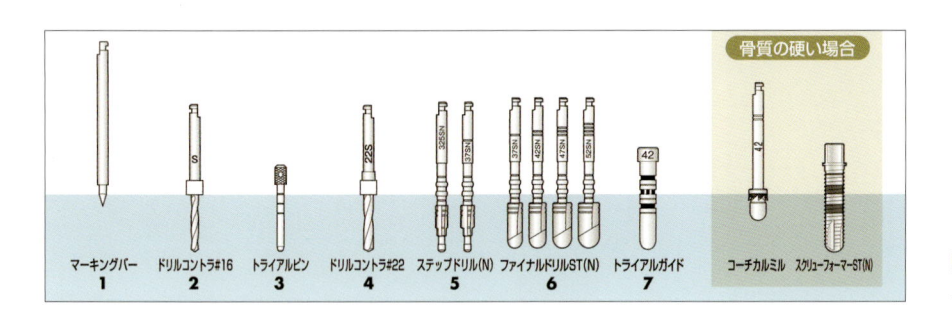

図3-2-9-b　POI®-EXシステムのドリルステップ、ストレートタイプ。

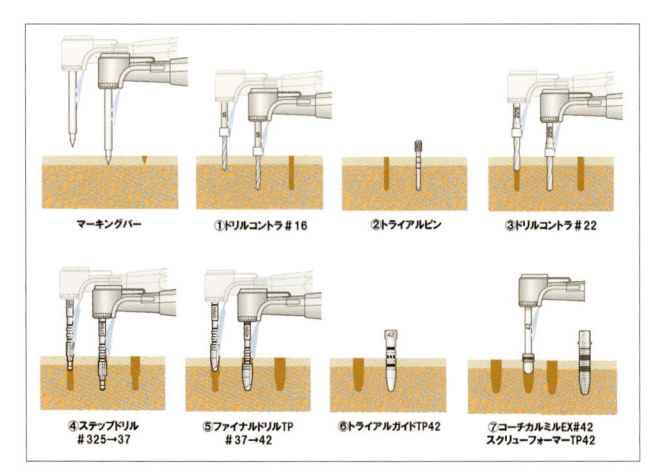

図3-2-9-c　POI®-EXシステムのドリルステップテーパータイプ模式図。

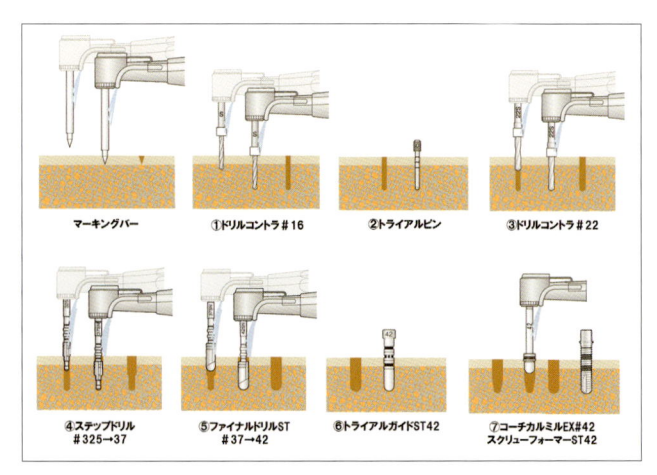

図3-2-9-d　POI®-EXシステムのドリルステップストレートタイプ模式図。

第3部 POI®-EXシステムにおける外科手術

STEP 1　ドリリング　ドリルコントラ＃16

　ドリルコントラは＃16は直径が1.6mmで作業長が15mmのS、19mmのM、23mmのLの3種類がある。これにストッパーリング（直径3mm）長さ3mm、5mm、7mmを組み合わせて診断によって決定された骨内長を形成する。ストッパーリングの特徴は1mmずつ深さを調整することができ、所定の深さ以上に進まない安全性にある。
　まず口腔内にGステントを装着し安定性を確認した後にポジションステントを用いて歯槽骨に印記された部位にドリルの先端を合わせてからストッパーリングをGステントに合わせる。ストッパーリングとGステントの適合を確認したら、ストッパーリングが骨面に当たるまでGステントに沿わせて一気に形成する（図3-2-10）。
　ドリリング時の回転速度は800〜1200rpmを推奨している。

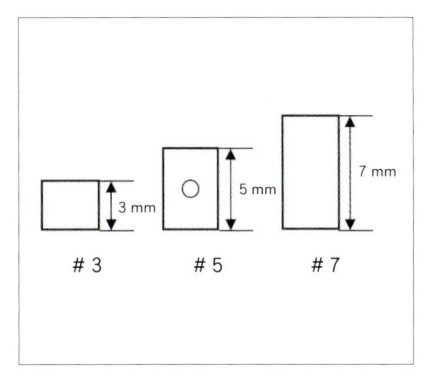

図3-2-10-a　3mmのストッパーリング。長さが3mm、5mm、7mmの3種類がある。長さを区別するために5mmのみホールがある。

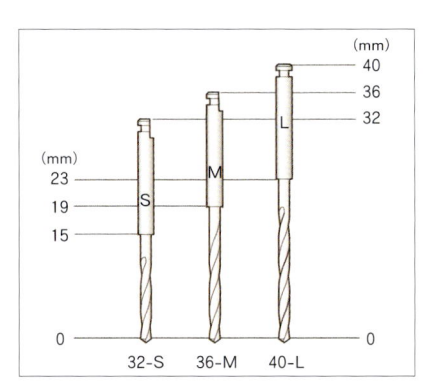

図3-2-10-b　直径1.6mmのドリルコントラ。作業長がS；15mm、M；19mm、L；23mmの3種類がある。

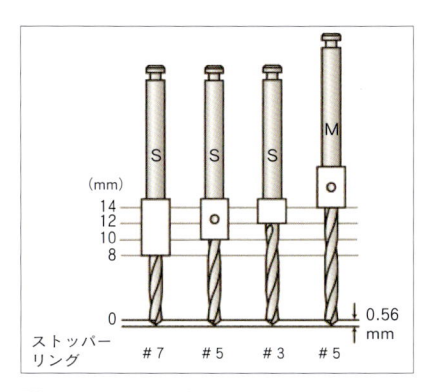

図3-2-10-c　ドリルコントラにストッパーリングを組み合わせることにより骨内長の測定ができる。また、ストッパーリング効果により作業長以上に進まないので安心して形成することができる。

図3-2-10-d　Gステントを口腔内に装着。

図3-2-10-e　マーキングバーにて形成された歯槽頂上の穴にドリルコントラ＃16の先端を合わせてストッパーリングをGステントの溝に合わせる。確認できたらストッパーリングが歯槽骨頂に当たるまでGステントに沿わせて削合する。

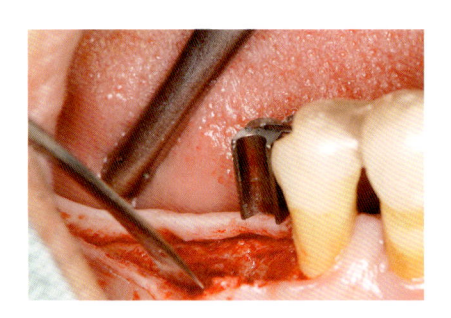

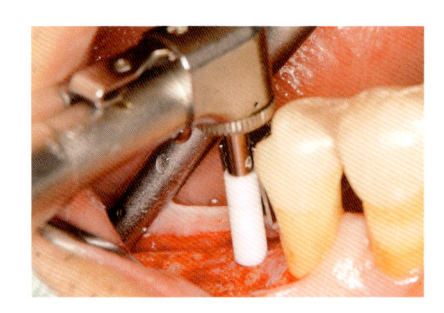

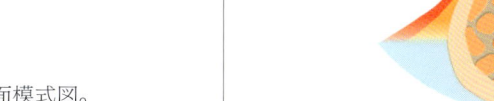

図3-2-10-f　歯槽骨頂に到達している状態の断面模式図。しっかりと骨面に押し当てるまで削合する。

STEP 2　ドリリング　トライアルピン

　トライアルピンは植立位置と方向、そして深さの確認のために用いる器具である。ドリルコントラ#16で形成された形成窩に挿入し、ステントとの位置や方向を確認し所定の深さまで削合されたかを目盛りで確認する。もし不安がある場合やより確実にしたいときにはX線撮影を行う。ステントどおりに形成されれば問題はないが、もし修正が必要な場合にはこの段階で行わないと変更が難しくなる。複数本植立時はすべて同時に立てた状態で確認するとわかりやすい（図3-2-11）。

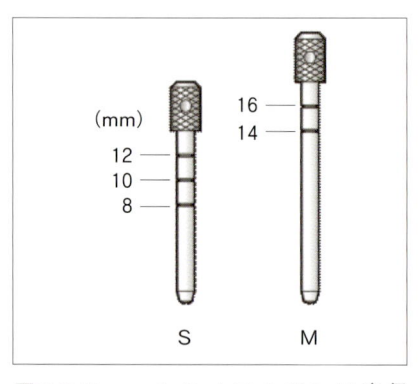

図3-2-11-a　トライアルピンは直径1.6mmでS（8、10、12mm）とM（14、16mm）がある。

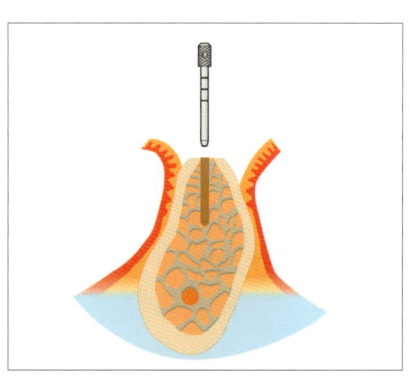

図3-2-11-b　ドリルコントラ#16で形成された窩洞にトライアルピン試適を行っている模式図。

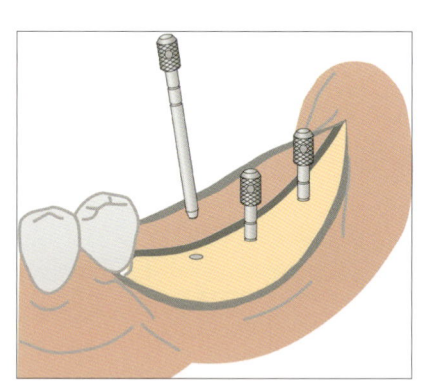

図3-2-11-c　複数本植立時、すべてにトライアルピンを挿入する。

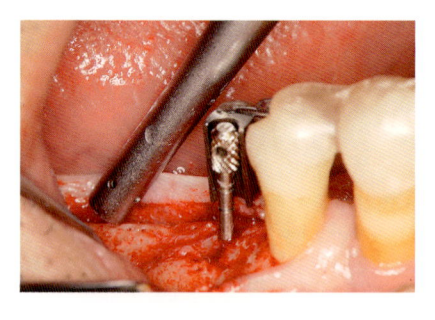

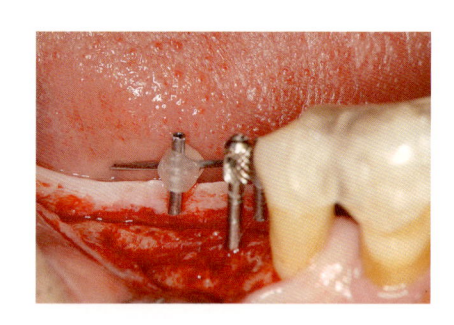

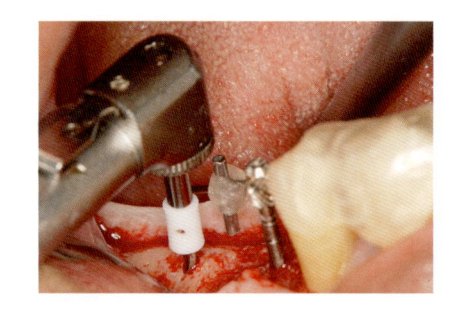

図3-2-11-d｜図3-2-11-e

図3-2-11-d　Gステントに合わせてトライアルピンを形成窩に試適挿入。

図3-2-11-e　舌側ワイヤーステント試適。

図3-2-11-f｜図3-2-11-g

図3-2-11-f　トライアルピンに合わせて後方のマーキング跡にドリリングする。

図3-2-11-g　ストッパーリングが歯槽骨頂に当たるまで形成する。

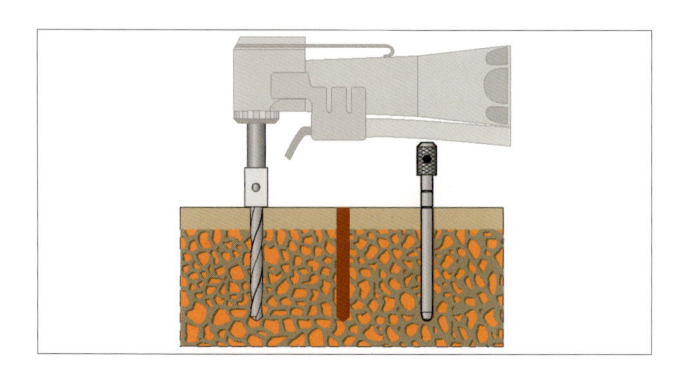

図3-2-11-h　複数本植立時はドリリング方向の参考になる。

第3部 POI®-EXシステムにおける外科手術

| STEP 3 | ドリリング ドリルコントラ♯22 |

トライアルピンで位置・方向・深さが確認されたら、直径1.6mmの窩洞を2.2mmに拡大する。このドリルもストッパーリングが使用できるので、安心して所定の深さまでドリリングすることができる（図3-2-12）。

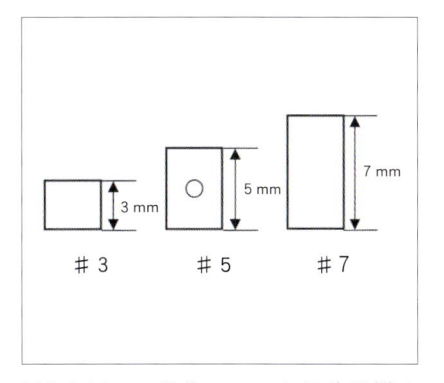

図3-2-12-a　ドリルコントラ♯22用のストッパーリング。長さが3mm、5mm、7mmの3種類がある。長さを区別するために♯5のみホールがある。

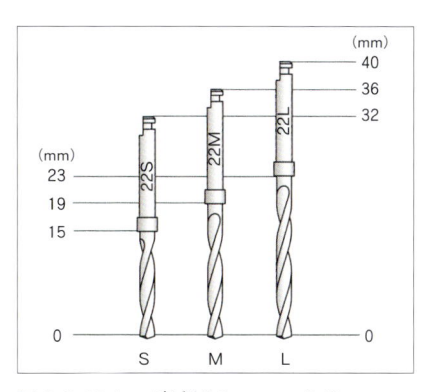

図3-2-12-b　直径2.2mmのドリルコントラ。作業長がS；15mm、M；19mm、L；23mmの3種類がある。

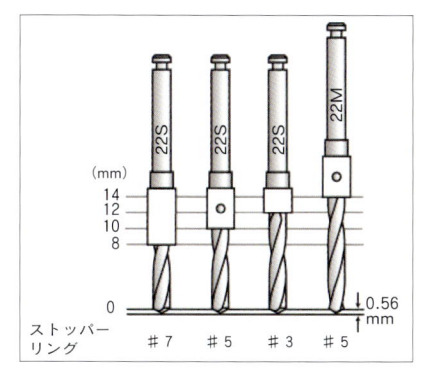

図3-2-12-c　ドリルコントラ♯16と同様に、ストッパーリングを組み合わせることにより骨内長の測定ができる。また、ストッパーリング効果により作業長以上に進まないので安心して形成することができる。

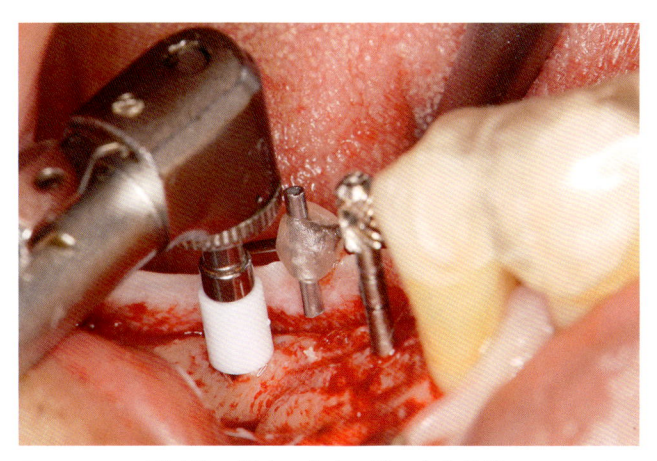

図3-2-12-d　形成窩の拡大は後方の第一大臼歯部から、ドリルコントラ♯22でストッパーリングつきの所定の深さまで形成する。

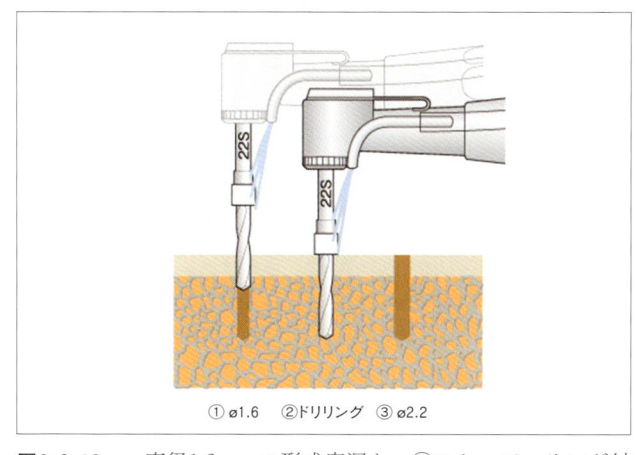

図3-2-12-e　直径1.6mmの形成窩洞を、②ストッパーリング付きドリルコントラ♯22で③直径2.2mmに拡大した模式図。

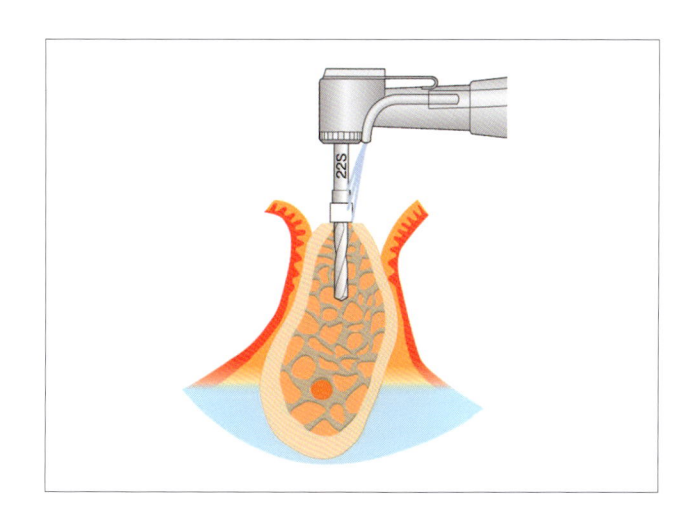

図3-2-12-f　ストッパーリング付きドリルコントラ♯22でドリリングし、しっかりと歯槽骨頂に当てた状態の断面模式図。

STEP 4　ドリリング　ステップドリル

　ステップドリルは直径3.25mmの「♯325」と直径3.7mmの「♯37」がある。ドリルコントラ♯22で形成された形成窩洞を先端の3mmを除いて径を拡大する。ドリルコントラ♯22で形成された深さ以上には進まないように、先端に刃のない安全設計されたドリルである。ここまでのステップはどのタイプ、どのサイズのフィクスチャーを植立する場合でも共通に行う作業である。

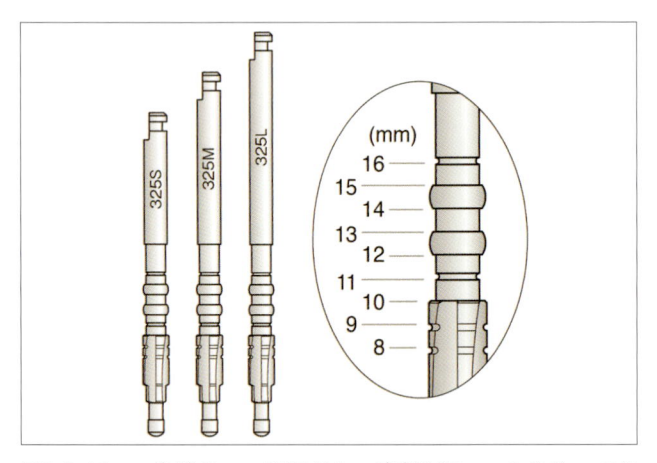

図3-2-13-a　先端3mmは刃がない直径3.25mmのドリルである。S、M、Lの3種類ある。8mmから16mmまで1mm刻みでマーキングされてある。

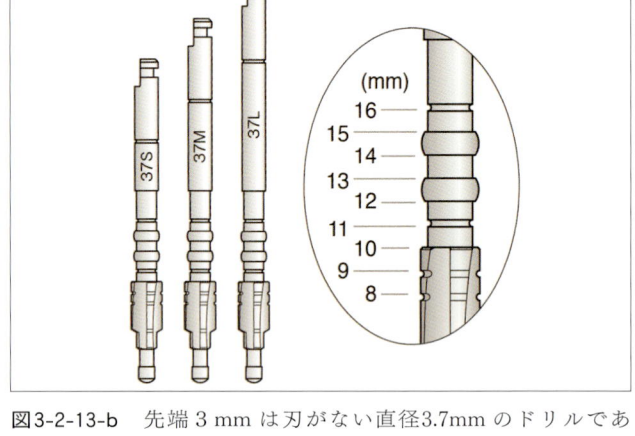

図3-2-13-b　先端3mmは刃がない直径3.7mmのドリルである。S、M、Lの3種類ある。8mmから16mmまで1mm刻みでマーキングされてある。

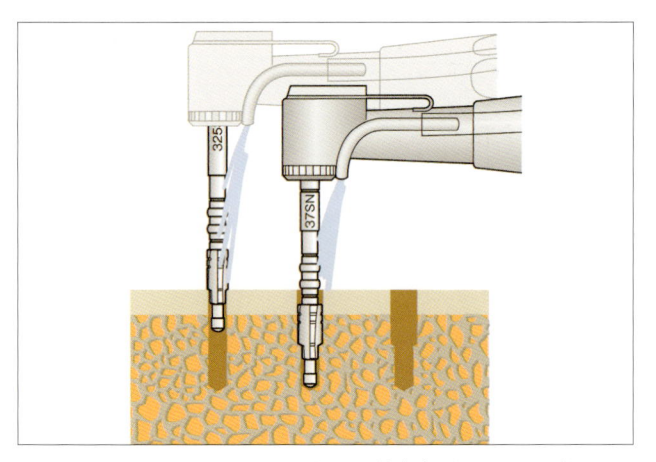

図3-2-13-c　ドリルコントラ♯22の形成窩洞をステップドリル♯325あるいは♯37で先端の3mm以外は直径3.25mmに拡大される。

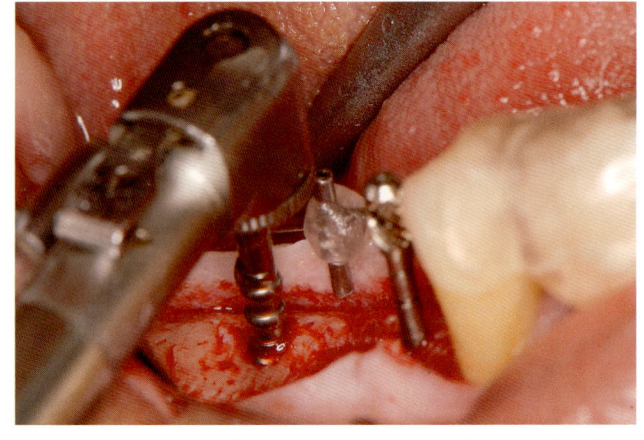

図3-2-13-d　ステップドリル♯325あるいは♯37で所定の深さまで形成している状態。

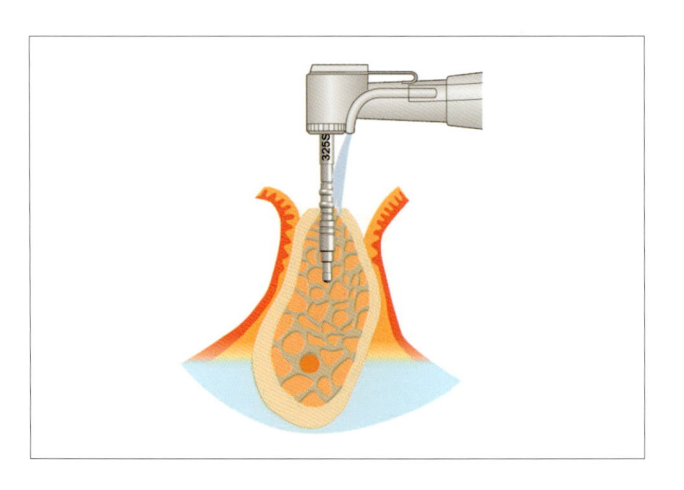

図3-2-13-e　ステップドリル♯325あるいは♯37で所定の深さまで形成している状態の断面模式図。

第3部 POI®-EXシステムにおける外科手術

STEP 5　ドリリング　ファイナルドリル

　ファイナルドリルは、ステップドリル♯37で形成された窩洞に植立されるフィクスチャーの直径と先端形状に合わせて、最終ドリリングを行うためのバーである。基本的にはどの径のサイズを植立するにしても、いきなり植立サイズの径のドリリングは用いず、37→42→47→52と順次拡大を行うほうがブレや骨への負荷が少なくなる（骨が軟らかい場合にはこの限りではない）。

　それぞれ先端形状のテーパータイプとストレートタイプの形状があるので、形状に合ったドリルを選択して形成していく。

　ファイナルドリルはストッパーリングやステップドリルのようなストッパー機能は付与されていないので、目盛りを確認しながら慎重に掘り進んでいくことが必要である（図3-2-14）。

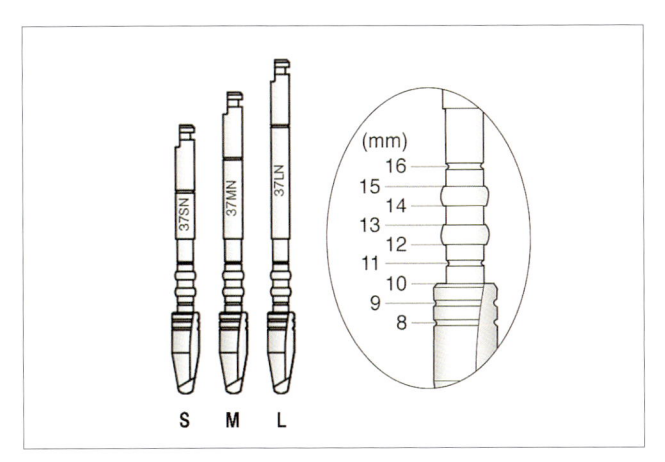

図3-2-14-a　テーパータイプのフィクスチャーを植立するときに用いるバー。植立されるフィクスチャーの径に合わせて4種類の径（3.7、4.2、4.7、5.2）があり、8mmから16mmまで1mm刻みで目盛りがある。

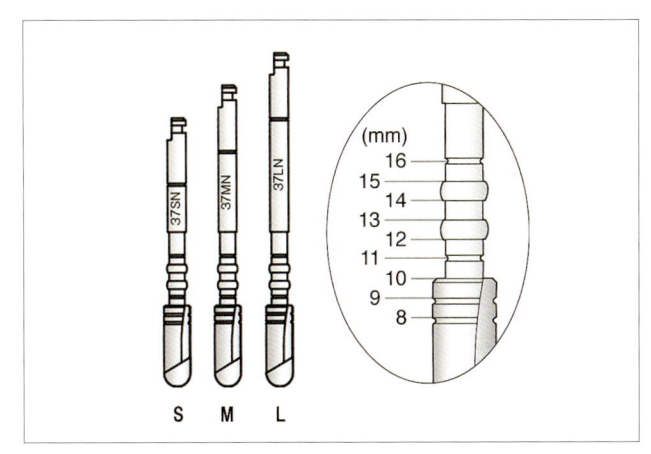

図3-2-14-b　ストレートタイプのフィクスチャーを植立するときに用いるバー。植立されるフィクスチャーの径に合わせて4種類の径（3.7、4.2、4.7、5.2）があり、8mmから16mmまで1mm刻みで目盛りがある。

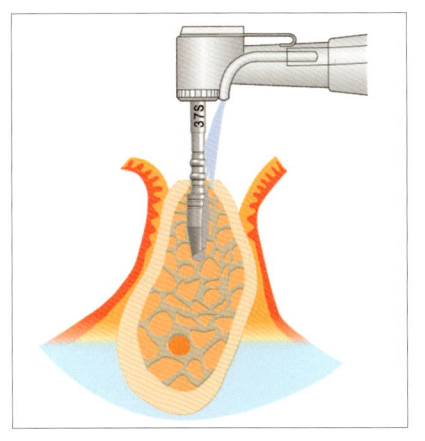

図3-2-14-c　ファイナルドリルTP♯37で形成した後の状態の断面模式図。

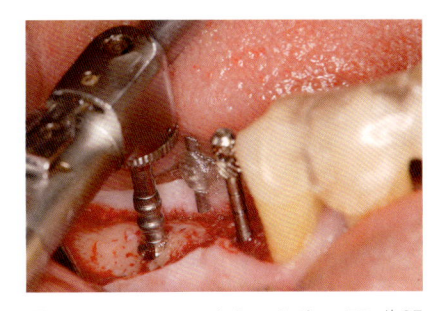

図3-2-14-d　ファイナルドリルTP♯37で形成している状態の口腔内写真。

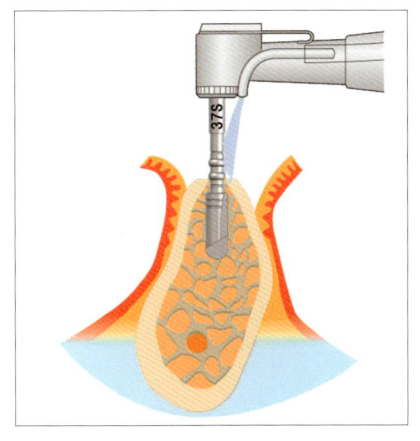

図3-2-14-e　ファイナルドリルST♯37で形成した状態の断面模式図。

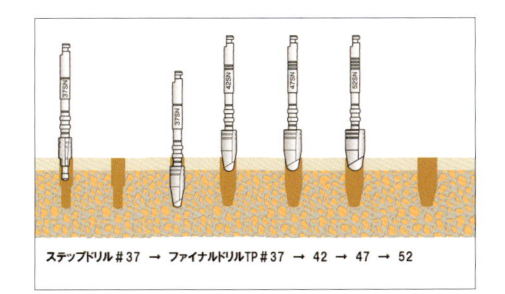

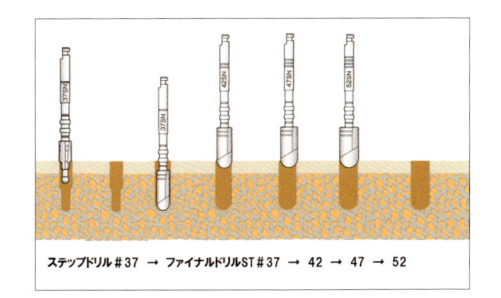

図3-2-14-f　ステップドリル♯37で形成された窩洞の先端の部分をファイナルドリル♯37で削合する。植立するフィクスチャーサイズに合わせて順次42→47→52と拡大していく。左はテーパータイプ、右はストレートタイプ。

STEP 6　ドリリング トライアルガイド

トライアルガイドはフィクスチャー植立前に用いる。これは形成の深さと幅の確認を行うために使用される。深さが少しでも浅いとネジ山が骨縁上に出るので、形成窩洞全周囲の高さのチェックが重要である。もし浅い場合には、所定の深さに達するまで再ドリリングする必要がある。また形成窩洞が広くなるとフィクスチャーの初期固定が甘くなるので、適合の確認もチェックする。フィクスチャー植立後に初期固定の甘さに気がつくと、フィクスチャーを無駄にしてしまうので確実に行う必要がある。もし適合が甘い場合には、径が1サイズ大きいフィクスチャーの植立を行う。

テーパータイプとストレートタイプ各々4種類ずつ（37、42、47、52）が8mmから16mmまで確認できる目盛りがある（図3-2-15）。

複数本植立する場合にはトライアルガイドを立てたまま次の形成を行うとガイドとなりやすいが、サイズが大きいので必ず遠心に位置するような順番で形成する。

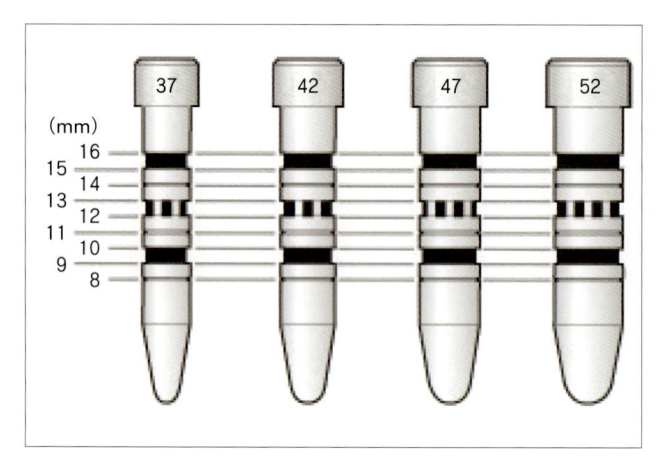

図3-2-15-a　テーパータイプのフィクスチャーを植立するときに用いるトライアルガイド。植立されるフィクスチャーの径に合わせて4種類の径（37、42、47、52）があり、8mmから16mmまで1mm刻みで目盛りがある。

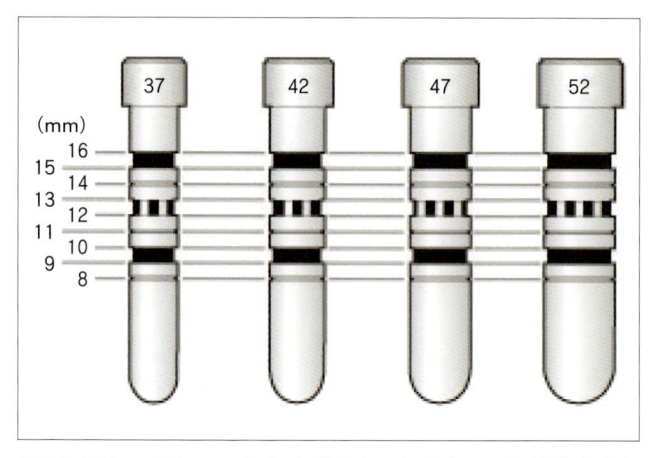

図3-2-15-b　ストレートタイプのフィクスチャーを植立するときに用いるトライアルガイド。植立されるフィクスチャーの径に合わせて4種類の径（37、42、47、52）があり、8mmから16mmまで1mm刻みで目盛りがある。

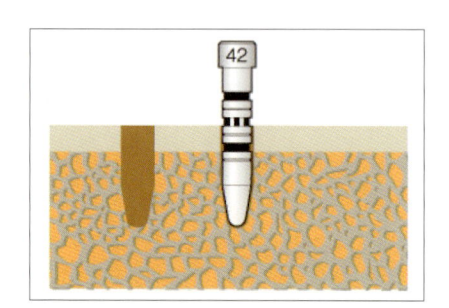

図3-2-15-c　最終テーパータイプのファイナルドリルで形成された窩洞にトライアルガイドを挿入する。植立の深さと形成窩洞との適合を確認する。

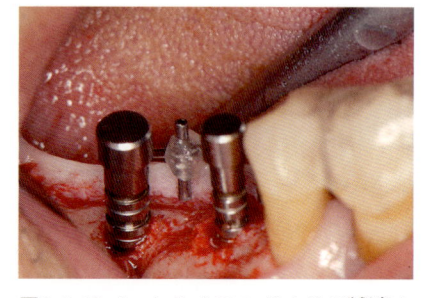

図3-2-15-d　トライアルガイドが試適された状態の口腔内写真。

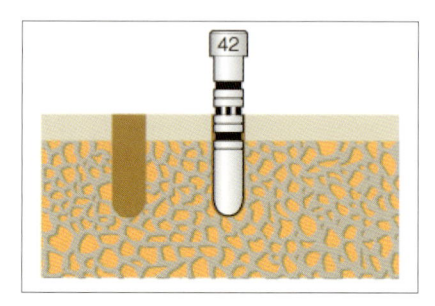

図3-2-15-e　最終ストレートタイプのファイナルドリルで形成された窩洞にトライアルガイドを挿入する。植立の深さと形成窩洞との適合を確認する。

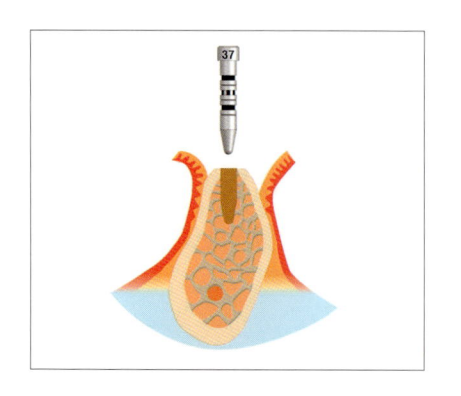

図3-2-15-f　最終テーパータイプあるいはストレートタイプのファイナルドリルで形成された窩洞にトライアルガイドを挿入する断面模式図。

第3部 POI®-EXシステムにおける外科手術

STEP 7　ドリリング　コーチカルミル

皮質骨が厚く硬い場合、フィクスチャー植立時過度のトルクがかかったり植立しにくい場合に用いる。この時0.5～2.5mmの範囲で皮質骨を削合すると植立しやすくなる。これはテーパータイプやストレートタイプに関係なく用いられ、フィクスチャー径に合わせて4種類(37、42、47、52)がある。現在、一般的にはあまり用いられていない(図3-2-16)。

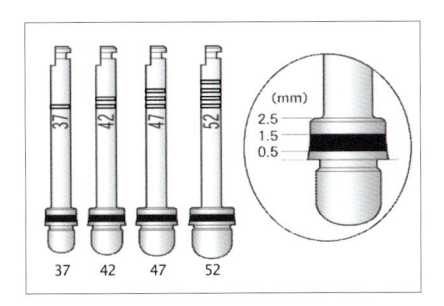

図3-2-16-a　窩洞入り口の皮質骨が硬いときに植立抵抗を軽減するために歯槽骨頂から0.5～2.5mm内で皮質骨を削合するバー。植立されるフィクスチャーの径に合わせて4種類の径(37、42、47、52)があり、0.5～2.5mmまで0.5mm刻みで目盛りがある。

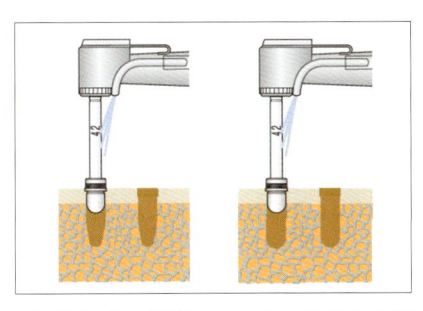

図3-2-16-b　最終ファイナルドリルで形成された窩洞の入り口を皮質骨のみ削合する。テーパータイプ(左)とストレートタイプ(右)どちらも共有して使用できる。

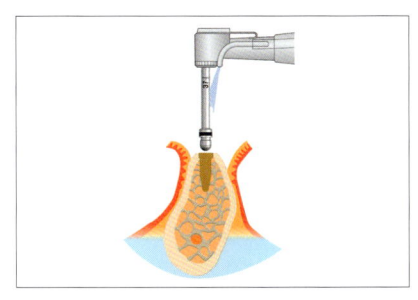

図3-2-16-c　最終テーパー／ストレートタイプのファイナルドリルで形成された窩洞の入り口をコーチカルミルで削合した状態の断面模式図。

STEP 8　ドリリング　スクリューフォーマー

スクリューフォーマーはプレタップによる植立時に用いられる器具である。

スクリュータイプのフィクスチャーを植立する際に、植立窩壁にネジ部の形状を形成することをタッピングという。タッピングには、①植立前にまずネジ溝を形成し、その溝に沿ってフィクスチャーを植立するプレタッピング、②フィクスチャーのネジ部を直接骨にねじ込んでいくセルフタッピング、の2種類がある。

POI®-EXシステムは基本的にセルフタッピングを採用しているため、通常スクリューフォーマーは必要ないが、骨質がタイプD1、D2などの非常に硬い場合やセルフタッピングのみでは硬すぎて植立できない場合に用いる。過度の固定圧は、骨破壊(吸収)につながると言われている。現在、もっとも適切な植立トルクは25Ncm程度だといわれているので、これ以上の植立圧を加えないようにスクリューフォーマーでプレタッピングを行い、植立時の抵抗を減ずる必要がある。特にHAコーティングされたフィクスチャーにおいては、表面のHAコーティングを過剰な擦過から守るためにプレタッピングして挿入することが望ましい(図3-2-17)。

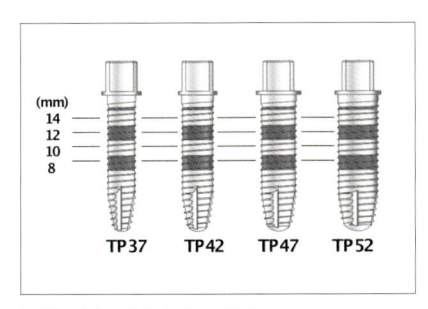

図3-2-17-a｜図3-2-17-b
図3-2-17-a、b　テーパータイプ(a)とストレートタイプ(b)のフィクスチャーを植立するときに用いるスクリューフィーマー。植立されるフィクスチャーの径に合わせて4種類の径(37、42、47、52)があり、8～16mmまで2mm刻みで目盛りがある。

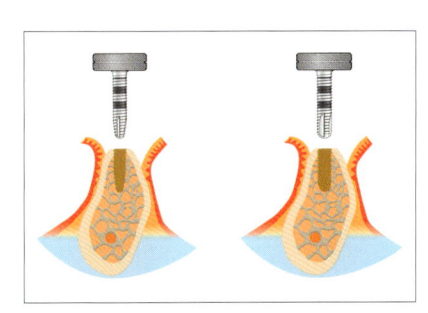

図3-2-17-c　テーパータイプもストレートタイプもドライバーホルダーもしくはインプラントモーターでゆっくりと(インプランターNEO Blackは植立モード)骨内をタッピングしていく。

F. フィクスチャー植立

POI®-EX システムのフィクスチャーはすべて二重包装の上、γ線滅菌されている。パッケージにはフィクスチャーの品名と形状のアイコン、滅菌ロットなどが記載されており、直径の違いをラベルの色表示で区別している（図3-2-18-a）。パッケージがすべて同じサイズなので、フィクスチャーの種類を間違わないように十分チェックする必要がある。

植立するフィクスチャーは事前に適正サイズを選択し準備しておくが、ドリリング時の状況（適正な骨質や骨幅が得られない場合）によってサイズや形状の変更が必要になることもあるので、できれば径と長さの1サイズ前後のフィクスチャーも事前に準備しておくと安心である。

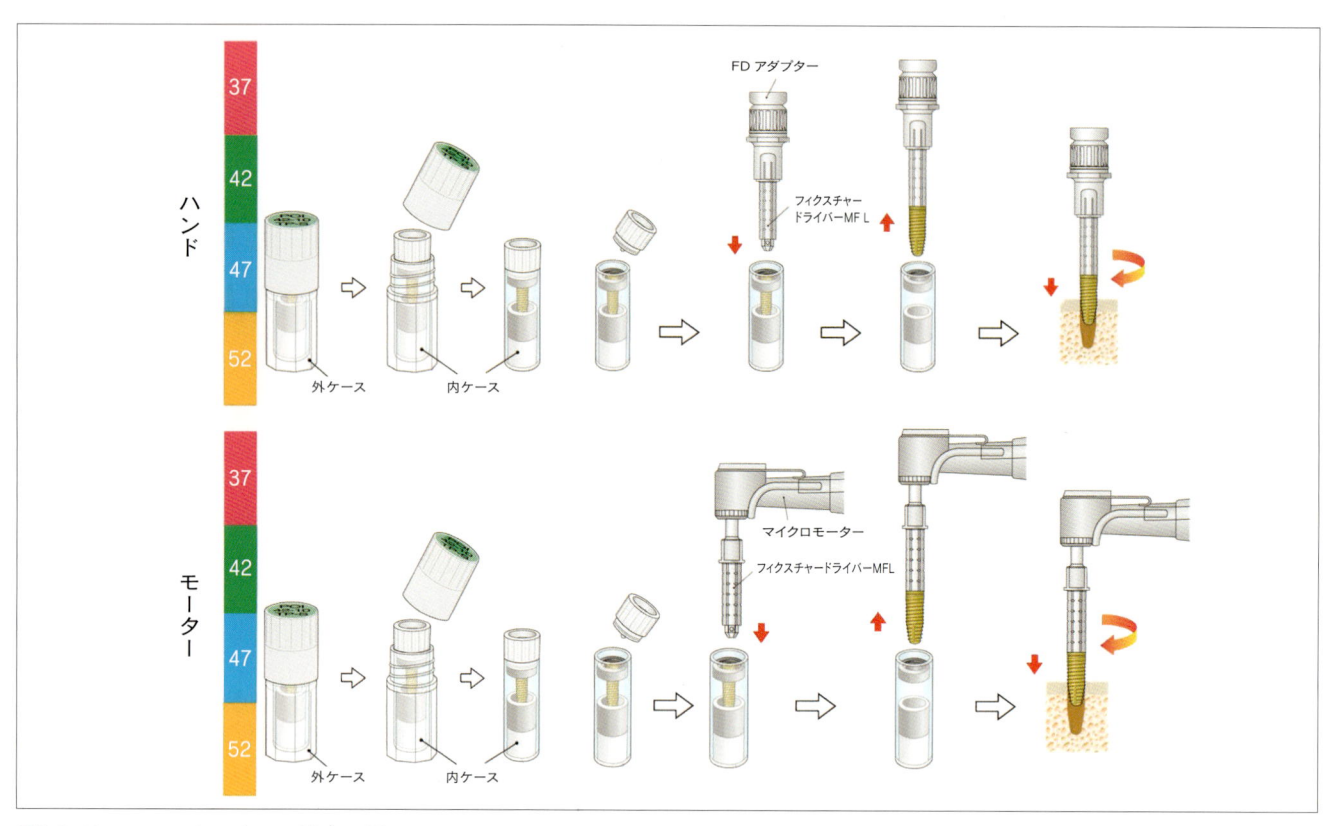

図3-2-18-a　フィクスチャー植立の図。

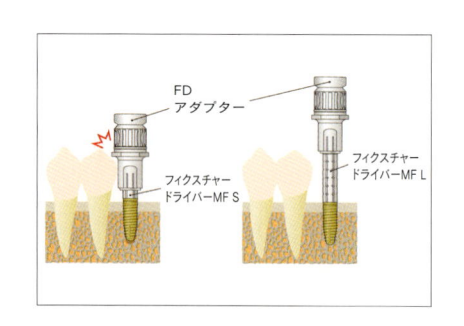

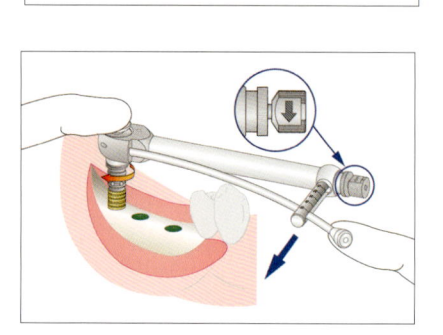

図3-2-18-b｜図3-2-18-c

図3-2-18-b　隣在歯に干渉する場合。フィクスチャードライバーMF L を使用する。

図3-2-18-c　ドライバーホルダーでは植立困難な場合は EX トルクレンチで植立する。

図3-2-18-d｜図3-2-18-e

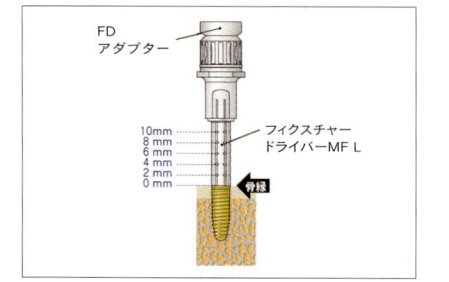

図3-2-18-d　骨縁の位置を確認しながら植立していく。

図3-2-18-e　EX トルクレンチ。

第 3 部　POI®-EX システムにおける外科手術

STEP 1　フィクスチャー植立　植立窩の確認と洗浄

　ドリリング終了後は形成窩洞内に唾液が入らないように注意する。下顎は舌側にロールコットンを置き、排唾管などで唾液のコントロールを行うと良い。この時にバキュームを過剰に使用して歯槽骨面をカラカラに乾燥させたり、形成窩洞内の血液を吸い込みすぎたりしないように注意する。

　形成窩洞内(壁)に不良肉芽(ときには残留嚢胞や異物)などが残存していないか鋭匙で確認する。もし存在していれば、徹底的に搔爬しておかなくてはならない(図3-2-19)。

　植立前の形成窩内には骨再生を促進するために適度な出血が必要であるため、血餅で満たされていることが重要である。時折、出血がほとんどない場合には、形成窩内の骨を擦過するか歯槽粘膜弁からの出血を促すことが必要である。

図3-2-19-a｜図3-2-19-b

図3-2-19-a　最終形成された形成窩洞の咬合面観。骨質や骨内の状況に対応が必要となる。形成窩内に軟組織が存在する場合は、基底面から側面に至るまですべての面を鋭匙で徹底搔把する。出血がなければ出血を促す。若干骨をスクラッチして出血すれば問題ないが、まったく出血しなければ骨内のデコルチケーションをしてでも必ず出血させる。

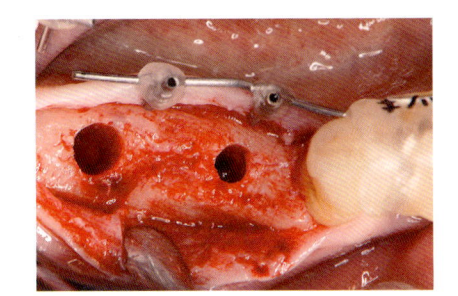

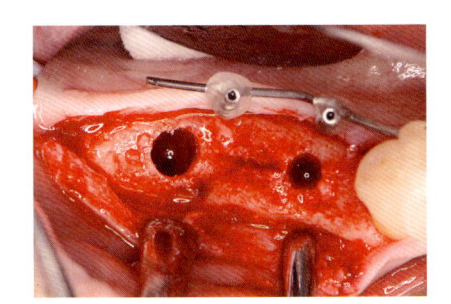

図3-2-19-b　形成窩洞内を鋭匙で徹底的に搔爬する。形成窩内にある肉芽などの軟組織はすべて除去する。

STEP 2　フィクスチャー植立　フィクスチャー植立

　POI®-EX システムのフィクスチャーはキャップを開けてから MF フィクスチャードライバーで直接取り出し、セルフタッピングで植立できるため接触汚染のリスクを回避できる。MF フィクスチャードライバーは各サイズ別に37、42、47、52があるので間違えないように注意する。

　エンジンもしくはハンドで所定の深さまで植立していくが、抵抗が強い場合には EX トルクレンチを用いて植立する。30Ncm 以上の強いトルク値が必要なときは、一度外して(フィクスチャーが触れないように)再度形成、もしくはスクリューフォーマーでプレタッピングを行ってから植立する。過度の圧迫・ストレスは骨吸収の原因となることがある(図3-2-20、23)。

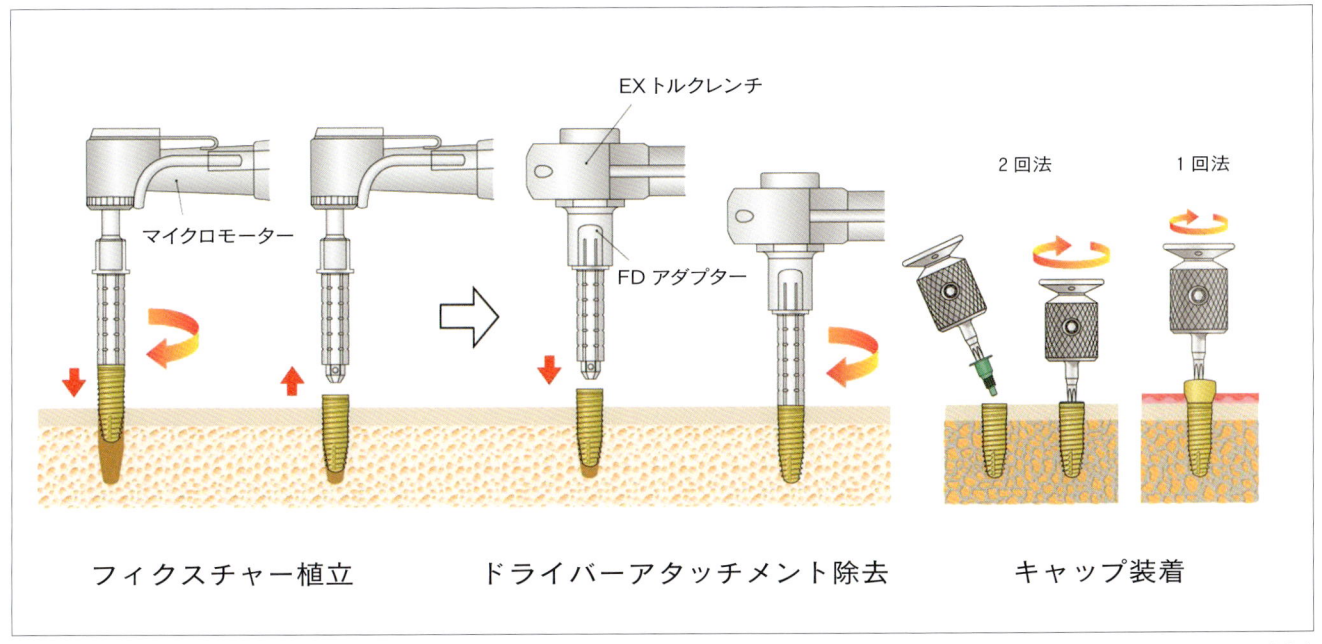

図3-2-20　フィクスチャー植立の図式。

STEP 3 フィクスチャー植立 キャップ類の装着

フィクスチャー植立後、内部に唾液や血液などができるかぎり入らない状態にし、素早くキャップ類を装着する。キャップはフィクスチャーキャップとして0.2、1.0、2.0mmの3種類、ヒーリングキャップとして3.0、4.0、5.0、6.0、7.0、8.0mmの6種類が準備されている。2回法として行う場合には完全閉鎖ができるようにフィクスチャーキャップの0.2mmを推奨する。1回法として行う場合には、歯槽粘膜の厚みを考慮してヒーリングキャップの6種類の中から選択する(図3-2-21)。

キャップ類を装着する前に、ネジの部分に潤滑剤としてワセリンやテラ・コートリル軟膏などを塗布しておくと、免荷治癒期間後にキャップを除去しやすい。

キャップ類は、フレックスドライバーSH(CH)に装着して挿入する。免荷治癒期間中に外れないように10Ncmで締めておくことが肝心である。

2回法

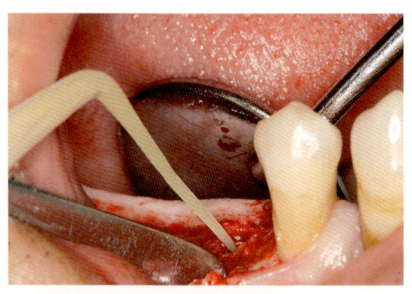

図3-2-21-a 2回法フィクスチャー内に潤滑剤としてテラ・コートリル軟膏を注入する。

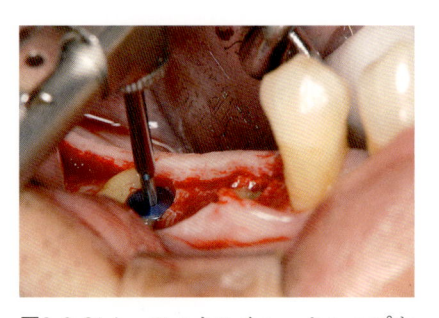

図3-2-21-b フィクスチャーキャップを10Ncmで締める。

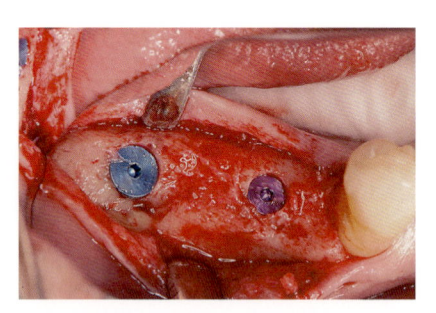

図3-2-21-c 0.2mmのフィクスチャーキャップが締結された状態の咬合面観。

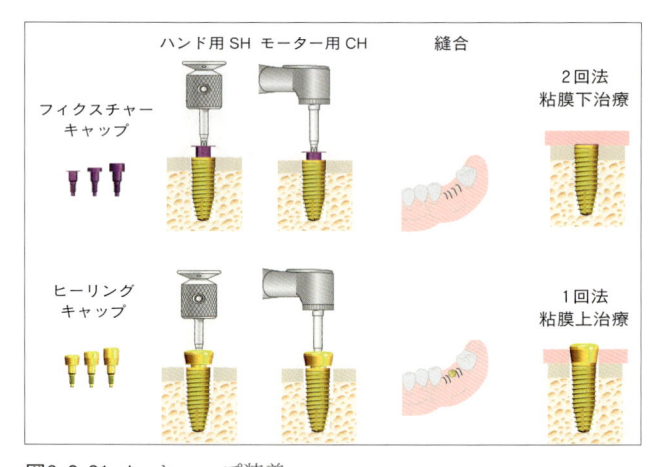

図3-2-21-d キャップ装着。

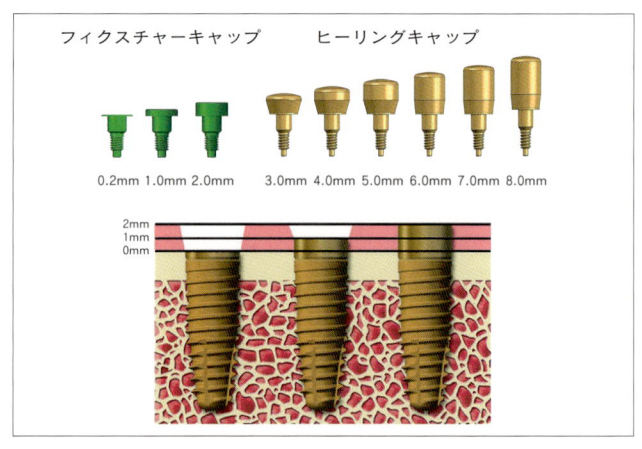

図3-2-21-e キャップと粘膜の関係。

1回法

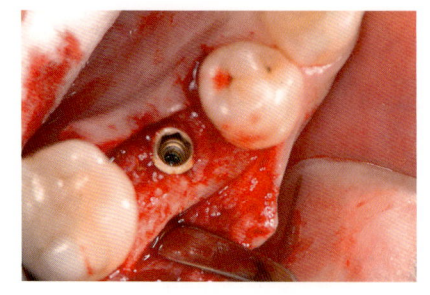

図3-2-21-f 1回法。フィクスチャーが植立された状態の咬合面観。

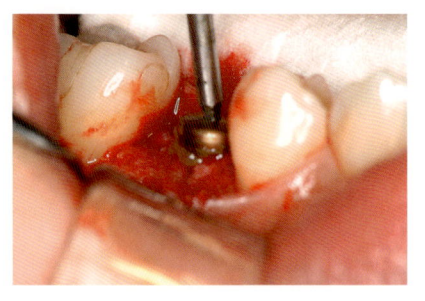

図3-2-21-g ヒーリングキャップを10Ncmで締める。

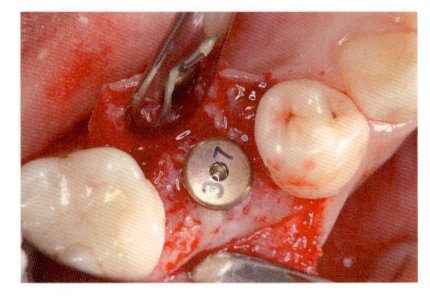

図3-2-21-h 3mmのヒーリングキャップが締結された状態の咬合面観。

第3部 POI®-EXシステムにおける外科手術

G. 縫合・抜糸

　一次手術の縫合は基本的に単純縫合で行う。1回法の場合は、剥離した歯槽粘膜の両側とヒーリングキャップの両側を軽く単純縫合する。キャップ周辺の歯槽粘膜の過不足はあまり気にしない。

　2回法の場合は、剥離した歯槽粘膜の両側と単純縫合し4、5mm間隔で軽く縫合する（図3-2-22）。

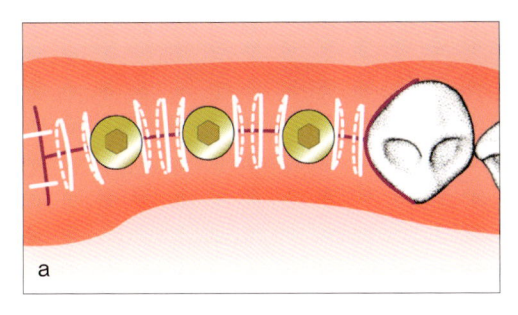

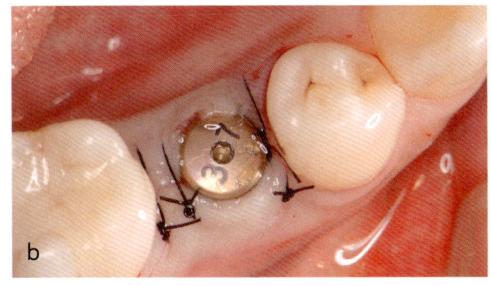

図3-2-22-a　1回法粘膜上治癒。ヒーリングキャップの両サイドと歯槽粘膜弁を単純縫合で縫合した模式図。

図3-2-22-b　ヒーリングキャップの両サイドと歯槽粘膜弁を単純縫合で縫合した状態の咬合面観。

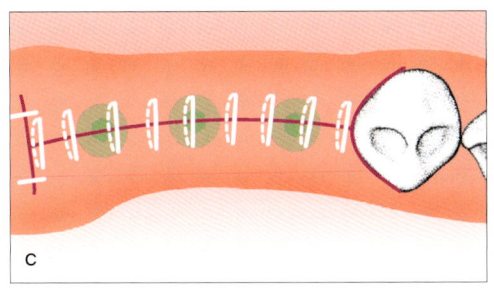

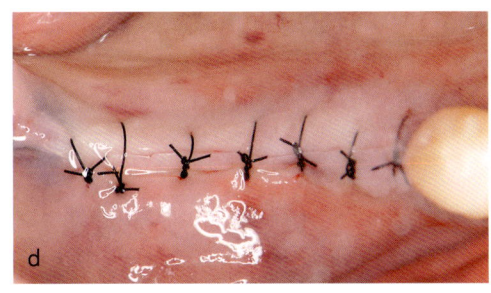

図3-2-22-c　2回法粘膜下治癒。歯槽粘膜弁を単純縫合で縫合した模式図。

図3-2-22-d　歯槽粘膜弁を単純縫合で縫合した状態の咬合面観。縫合間隔は4、5mm程度。

植立術式の臨床症例

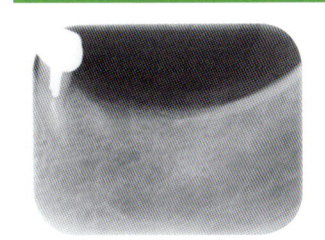

図3-2-23-a ①　術前の診断用デンタルX線像。欠損部位。

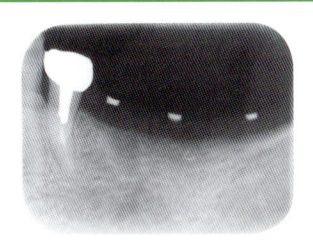

図3-2-23-a ②　ポジションステント。

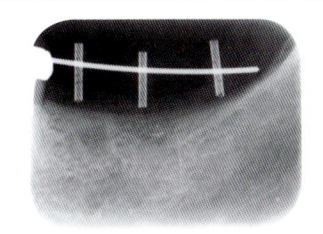

図3-2-23-a ③　舌側ワイヤーステント。

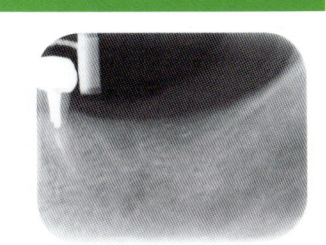

図3-2-23-a ④　Gステント。

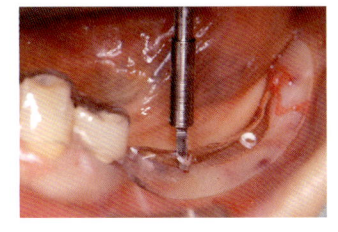

図3-2-23-b　ポジションステントによるマーキング。

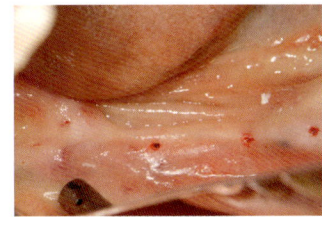

図3-2-23-c　マーキングされた状態の歯槽粘膜。

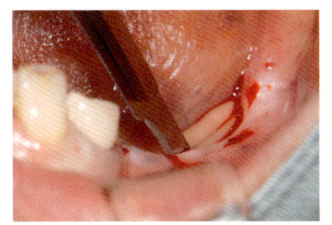

図3-2-23-d　#15メスで歯槽頂上切開。

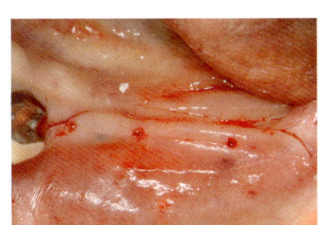

図3-2-23-e　切開後の咬合面観。

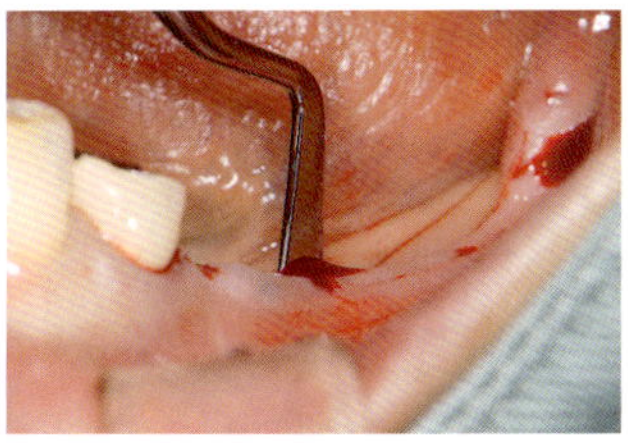

図3-2-23-f　歯槽粘膜剥離。

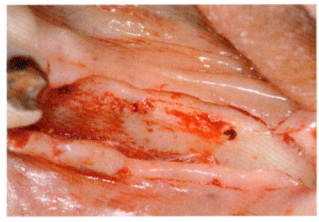

図3-2-23-g　剥離された状態の咬合面観。

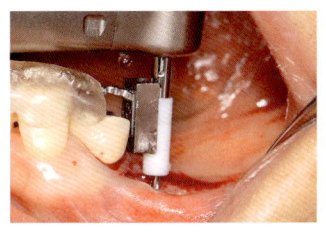

図3-2-23-h ①　Gステントとマーキング孔に合わせて#16でドリリング。

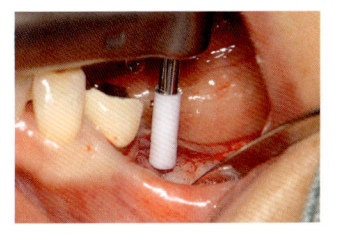

図3-2-23-h ②　ストッパーリングが骨面に接するまで確実に形成する。

103

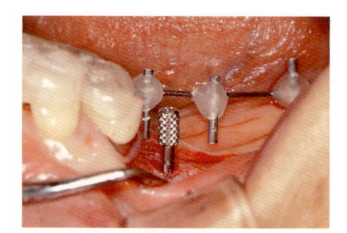

図3-2-23-i① トライアルピントと舌側ワイヤーステントを試適し確認する。

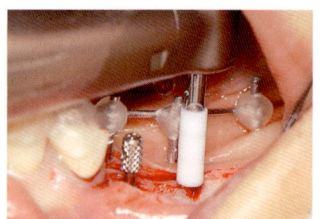

図3-2-23-i② 2番目のマーキング孔に方向を合わせながら形成。

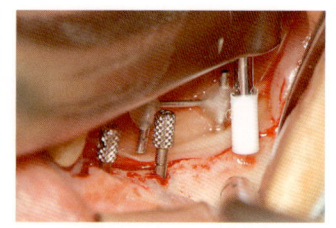

図3-2-23-i③ トライアルピンを立て3番目のマーキング孔も同様に形成する。

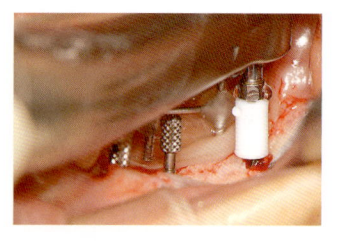

図3-2-23-i④ 後方から拡大していく。ドリルコントラ#22で拡大。

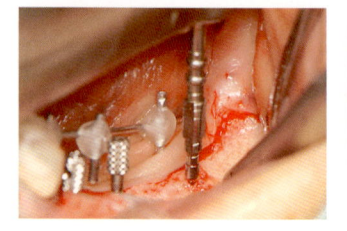

図3-2-23-j① ステップドリル#325、#37で径を拡大する（すべて共通）。

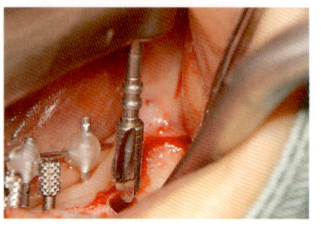

図3-2-23-j② #37→#42→#47ストレートタイプを順次拡大していく。

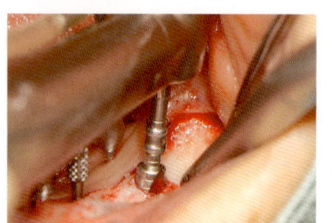

図3-2-23-j③ 第二大臼歯部位の最終形成を終えた状態。

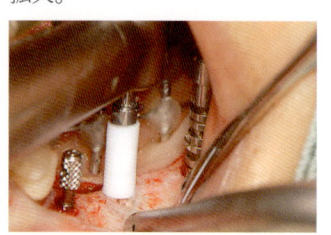

図3-2-23-j④ トライアルガイド試適後、第一大臼歯部位の形成開始。

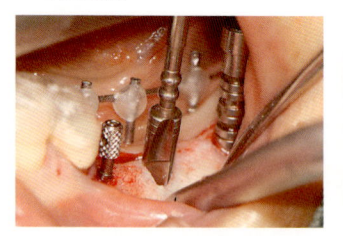

図3-2-23-k① #42ストレートタイプを使って第一大臼歯部位の最終形成をしている。

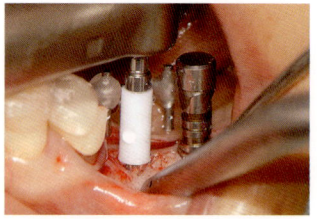

図3-2-23-k② トライアルガイド試適後、第二小臼歯部位形成開始。

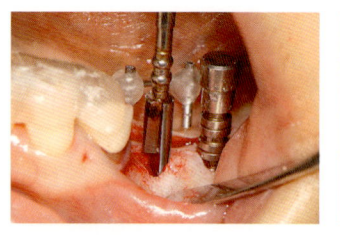

図3-2-23-k③ #37ストレートタイプを使って第二小臼歯部位の最終形成をしている。

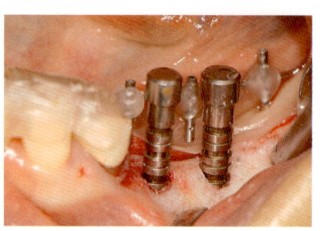

図3-2-23-k④ トライアルガイドを試適。深さと太さの確認を行う。

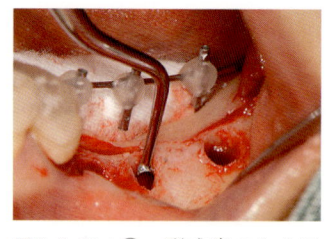

図3-2-23-l① 形成窩の入り口から側面・底面まで鋭匙で確実に掻爬する。

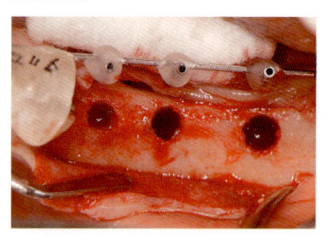

図3-2-23-l② 必ず形成窩が血餅で覆われていることを確認する。

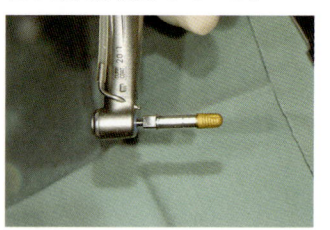

図3-2-23-m① MFタイプのフィクスチャーをコントラに装着する。

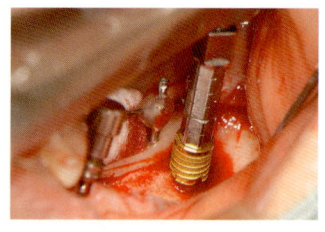

図3-2-23-m② フィクスチャーが形成窩以外に触れないように後方から植立する。

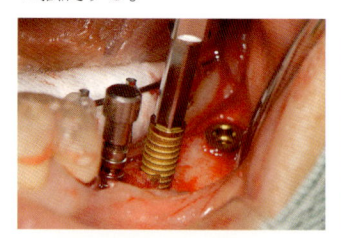

図3-2-23-n① 第一大臼歯部位の植立。

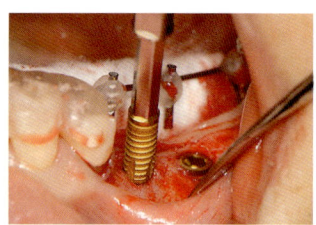

図3-2-23-n② 第二小臼歯部位の植立。

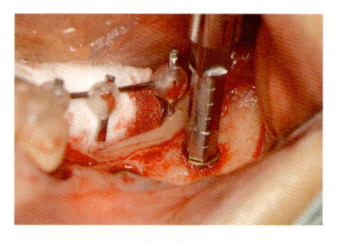

図3-2-23-o 植立後、必要に応じてトルクドライバーにて増し締めする。

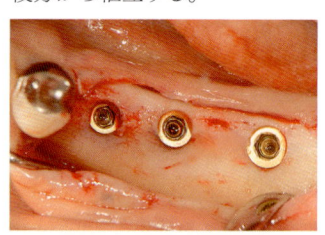

図3-2-23-p 植立されたフィクスチャーの咬合面観。

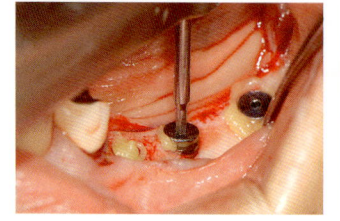

図3-2-23-q① フィクスチャーキャップ0.5mmを10Ncmで締結する。

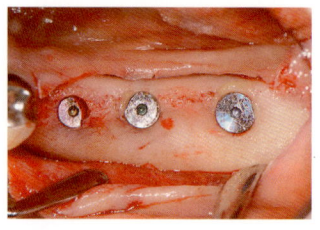

図3-2-23-q② フィクスチャーキャップが締結された咬合面観。

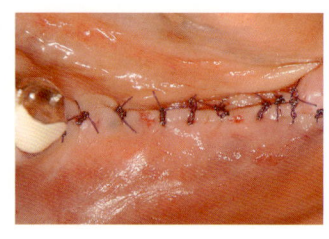

図3-2-23-r 縫合直後の状態。

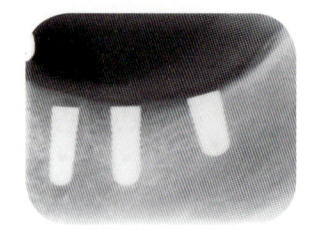

図3-2-23-s 植立直後のデンタルX線像。

3）術後のケア

（1）術直後のケア

術直後、止血の確認とX線写真のチェックを行う。患者への指示、植立部位への負荷のコントロールのため、植立側で噛まない、歯ブラシを当てない、舌などで触れないなどの指示を与え、通常3日分の抗生物質と消炎鎮痛剤の処方をして患者を帰宅させる。

術後の注意点は以下のとおりである。

①当日は出血があるため、うがいは避けること
②手術部位を触ったり、圧をかけたりしないこと
③手術部位での食事は避けること
④指示があるまで、手術部位にブラッシングしないこと
⑤帰宅後、異常を感じた場合はすぐ連絡してもらうこと

（2）術翌日のケア

術後の痛みや腫脹*は通常伴わないが、インプラント治療の症例数が少ないうちは、安全のため翌日必ず患者を来院させ、消毒をかねたチェックをすることが必要である。

症例数が増え、手術の経験が増えてきたなら、7～10日後の抜糸まで期間をおく。

（3）抜糸後のケア

1回法においては抜糸後から、フィクスチャーキャップ周辺のプラークコントロールを開始する。シルク縫合糸を用いた場合は抜糸までの期間をあまり長くおくと、プラークが溜まって感染しやすくなる（図3-2-24-a）。そのため、できれば縫合から7～10日以内に抜糸することが望ましい。抜糸後最初の1、2週はできるかぎり軟らかい歯ブラシ（超軟毛）の使用が望ましい（図3-2-24-b）。硬い歯ブラシは、歯肉の治癒の妨げやフィクスチャーに対する不必要な負荷となることがあるためである。

患者のプラークコントロールが良好であれば、以降は通常下顎では3ヵ月、上顎では6ヵ月（術者の技量や骨質の状況によって変わる）の治癒期間中、月1回のプロフェッショナルケアを行う。

ただし、プラークコントロールに問題がある場合は、週1回程度のプロフェッショナルケアが必要となる。

2回法においては、粘膜により完全封鎖されているため、抜糸後のプラークコントロールに関しては特にプロフェッショナルケアの必要はなく、負荷がかからないように配慮すればよい。

*術後の痛みや腫脹が起きた場合
　術者の熟練度、粘膜の状態（角化粘膜の欠如）や手術時間などによって若干腫れることがあるが、痛みがなければ問題はない。痛みがある場合は、原因として感染や火傷、もしくは神経損傷、圧迫などが考えられるため、これらの問題が起きたときには、インプラントをすぐに除去することが望ましい。

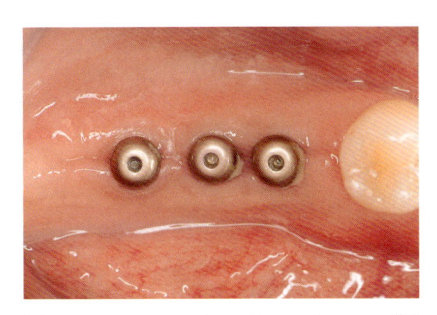

図3-2-24-a　フィクスチャーキャップ周囲にプラークが付着した状態。

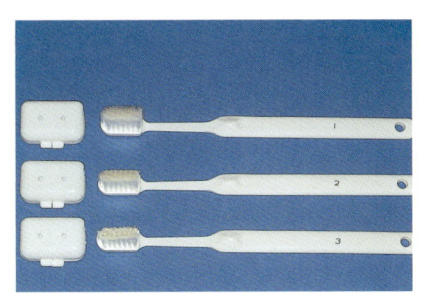

図3-2-24-b　創傷治癒期間には粘膜の治癒を妨げぬよう、できる限り軟らかい歯ブラシを使用させる。

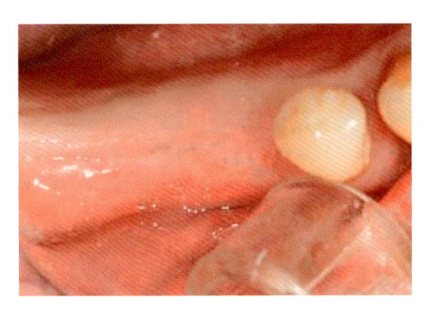

図3-2-24-c　2回法では抜糸後の術後ケアを必要としない。

V．一次手術の応用編

1）リッジエクスパンション

ほとんどのケースにおいて、インプラント植立部に理想的な歯槽骨幅を確保することは難しいといえる。そのような場合、ドリリングによる骨の削除を極力抑え、リッジエキスパンダーなどを用いて歯槽骨幅を徐々に拡大していくことにより、自家骨の削合を最小限にとどめることができインプラント周囲を既存の歯槽骨で覆うことができる。また、インプラント植立後、頬側骨幅が2mm以下の場合は、拡大した頬側皮質骨の外側にGBRを行うこともある（図3-2-25）。

リッジエクスパンション症例

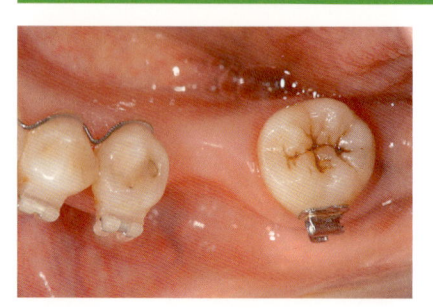

図3-2-25-a 術前の状態。

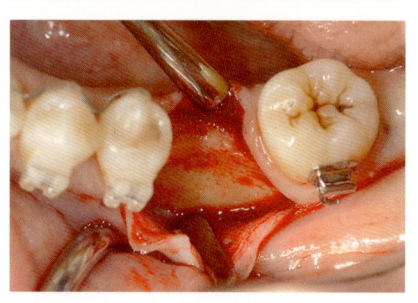

図3-2-25-b フラップを剥離翻転。頬側骨が吸収している。

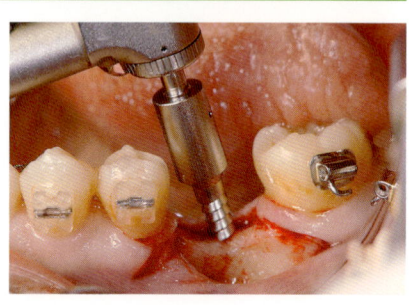

図3-2-25-c BOSボーンスプレッダー（京セラメディカル社製）を使用。

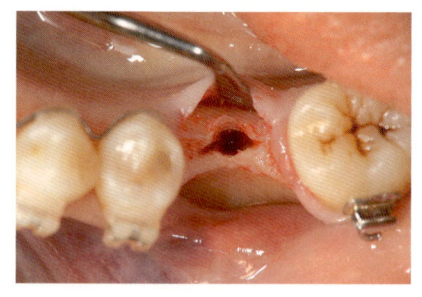

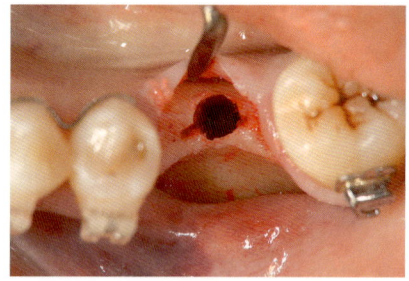

図3-2-25-d｜図3-2-25-e 図3-2-25-d、e BOSボーンスプレッダーを用いて順次拡大していく。骨幅が徐々に拡大している。

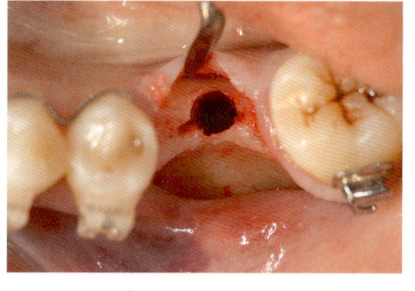

図3-2-25-f インプラント植立。

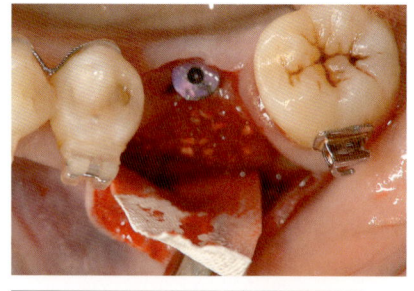

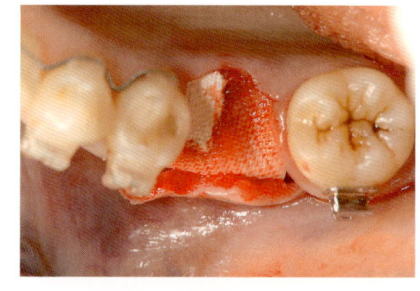

図3-2-25-g｜図3-2-25-h｜図3-2-25-i 図3-2-25-g〜i 頬側部の骨幅が不足している部分にはGBRを行う。

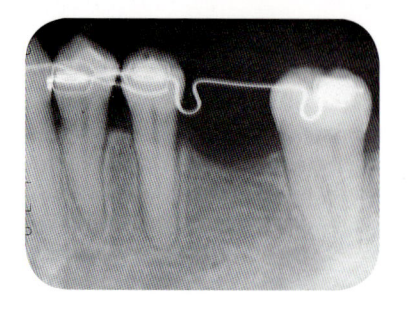

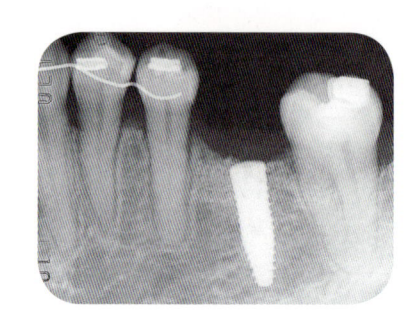

図3-2-25-j｜図3-2-25-k

図3-2-25-j インプラント植立前のデンタルX線写真。

図3-2-25-k インプラント植立後のデンタルX線写真（HAC37-10TP-S）。

第3部 POI®-EX システムにおける外科手術

（1）スプリットクレスト

インプラント植立時、フィクスチャー体周囲は自家骨によって囲まれていることが望ましい。しかし、歯槽骨頂部の頬側骨が極度に吸収している場合、インプラント植立が行えないか、もしくは通常の植立方法ではフィクスチャーが歯槽骨から露出してしまうことがある。そのような場合、バーやピエゾなどを用いてあらかじめ頬側の皮質骨に切れ込みを入れ、若木骨折させ、エクスパンダーなどの器具を用いて徐々に骨幅を拡大し、インプラント植立を行うことがある。この場合、歯槽骨内のインプラント周囲には空隙が生じるが、血液で満たされている場合は後に骨に置換されると考えてよい。表面の皮質骨部にはボーングラフトなどを行い、骨の切断部を封鎖するほうが軟組織の侵入を防ぐことができる。また、インプラント周囲における既存の頬側骨が2mm以下の厚みではGBRを併用し骨幅を増大するほうが望ましい（図3-2-26）。

スプリットクレスト症例

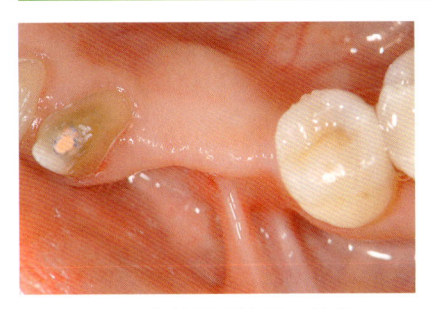

図3-2-26-a　術前|3 4 欠損の状態。

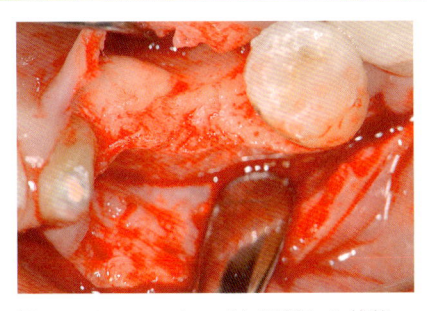

図3-2-26-b　フラップを剥離した状態。頬側骨が吸収している。

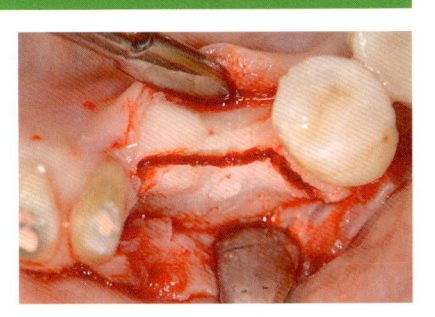

図3-2-26-c　皮質骨を切開し、若木骨折させる。

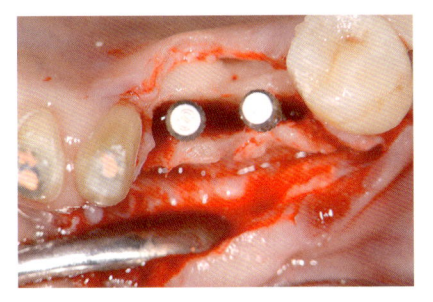

図3-2-26-d　トライアルピンを挿入した状態。

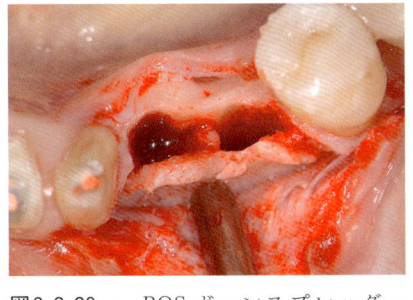

図3-2-26-e　BOS ボーンスプレッダーで植立窩を拡大し、頬舌の歯槽骨幅を拡大。

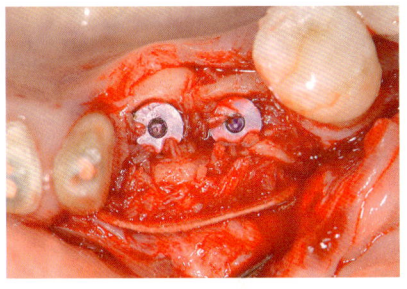

図3-2-26-f　インプラントを植立し、歯槽頂部と頬側骨幅の不足している部分には骨補填材料を用いてGBRを行う。

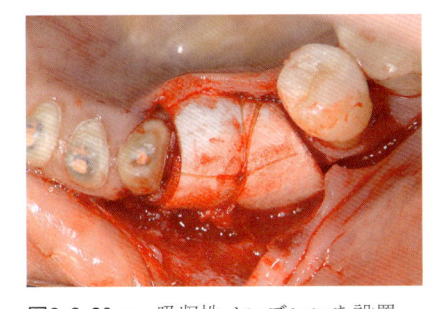

図3-2-26-g　吸収性メンブレンを設置。

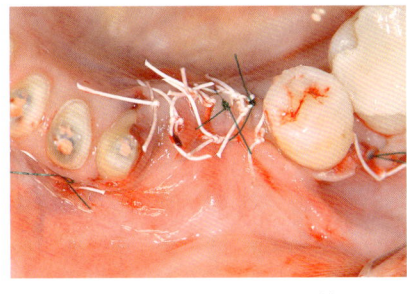

図3-2-26-h　減張切開を加え、縫合。

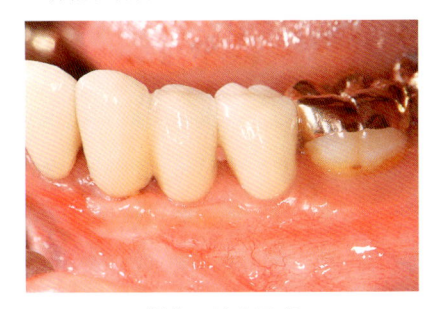

図3-2-26-i　術後口腔内写真。

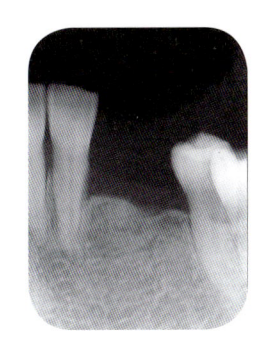

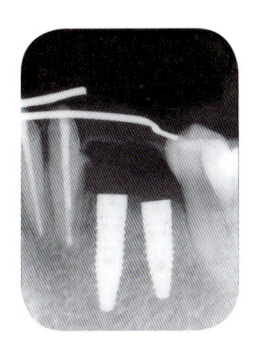

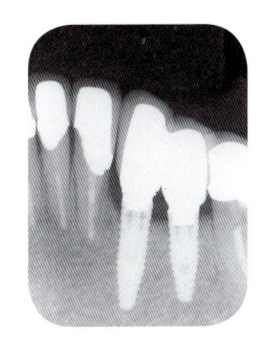

図3-2-26-j　デンタルX線写真・術前。

図3-2-26-k　同スプリットクレスト・GBR／インプラント。

図3-2-26-l　同術後。

2）GBR

インプラント手術を行う上で、ほとんどのケースで欠損部の骨吸収が生じている。インプラント周囲に適正な骨幅が確保されない場合や骨高径が不足している場合などは、GBRを行って歯槽骨の状態を改善する必要がある。

骨吸収状態などによりGBRの方法は異なってくる。初期固定が得られ、インプラントとGBRを同時に行うことができる（Simultaneous approach）場合もあるが、重度の骨吸収が生じている場合などはGBRとインプラント植立手術を段階的に分けて行う必要がある（Staged approach）。

以下に同時法で行った前歯部のインプラントケースを提示する（図3-2-27）。

GBR 症例2

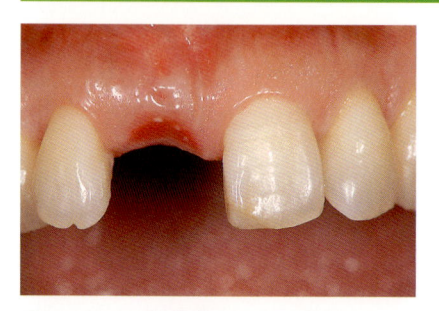

図3-2-27-a　抜歯後3ヵ月の状態。

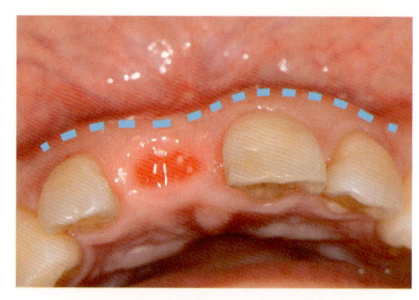

図3-2-27-b　唇側骨の吸収を認める。

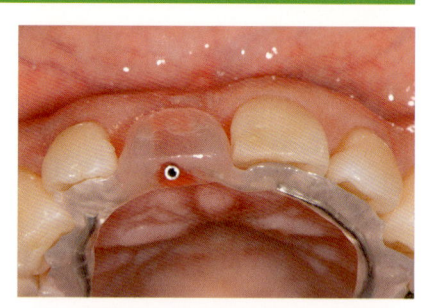

図3-2-27-c　サージカルステント試適。

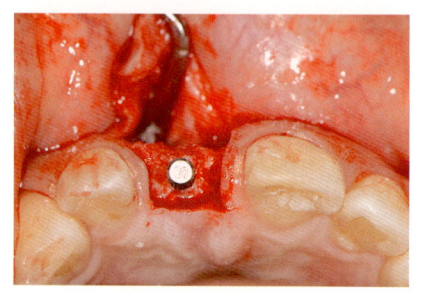

図3-2-27-d　フラップを剥離し、トライアルピンを指摘した状態。

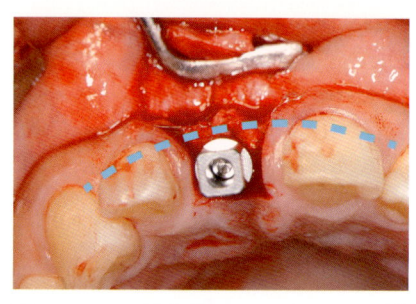

図3-2-27-e　植立後、インプラントが隣在歯の唇側面を結ぶラインより舌側に植立されていることが重要。

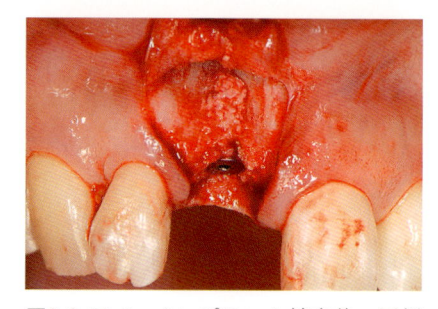

図3-2-27-f　インプラント植立後。唇側骨の裂開が生じている。

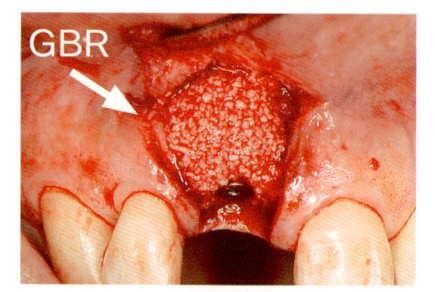

図3-2-27-g　裂開部にGBRを行う。GBR外側には非吸収性HAを添加する。

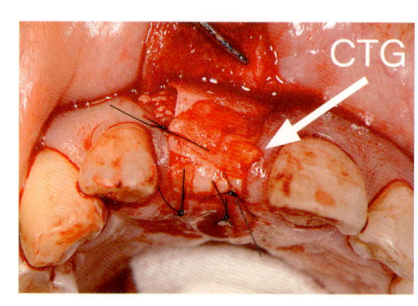

図3-2-27-h　骨補填材料の上に吸収性メンブレンを設置し、その上にCGFメンブレンを設置。

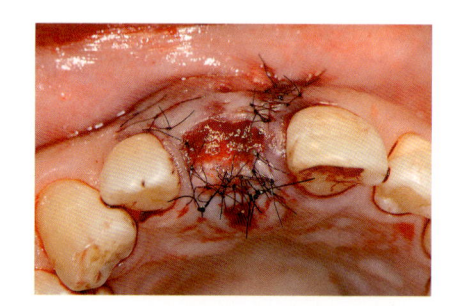

図3-2-27-i　口蓋より約2mm上皮付きの結合組織を採取し、GBRを行った上に設置（CTG）。減張切開し、縫合する。

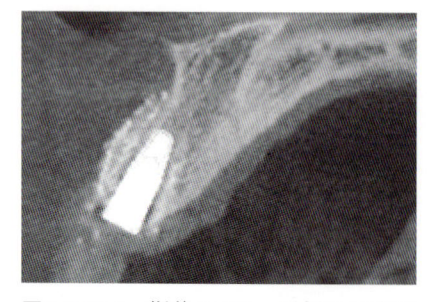

図3-2-27-j　術後のCT。唇側には安定した骨幅が確保されている。

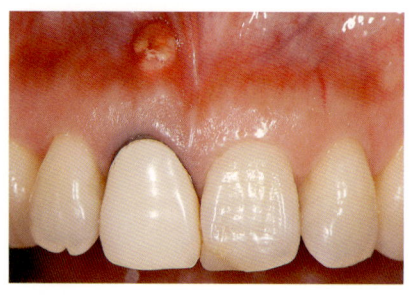

図3-2-27-k　前歯部・術前。

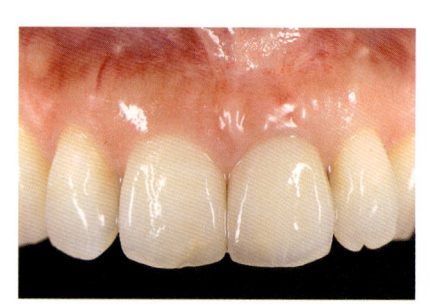

図3-2-27-l　同術後。

第3部 POI®-EXシステムにおける外科手術

3）サイナスフロアエレベーション

上顎洞底挙上術の一つとしてオステオトームを用いた歯槽頂からのアプローチを1994年にSummersが紹介して以来、概念の変遷を初め、器具の改良や多種多様な術式、システムが紹介されてきた。

以下にサイナスフロアエレベーションの術式と症例を提示する（図3-2-28）。

サイナスフロアエレベーション症例

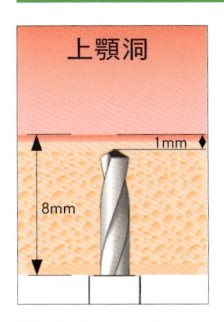

図3-2-28-a　ストッパー付きのドリルコントラ♯16、♯22で上顎洞底－1mmまで確実に形成する。

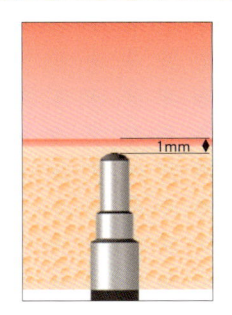

図3-2-28-b　歯槽骨が堅い場合は使用するが通常もしくは軟らかい場合は省略する。

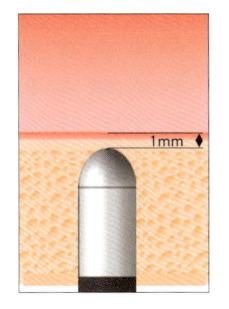

図3-2-28-c　歯槽骨が堅い場合は順次拡大として最終ドリル前に使用するが、問題なければ省略する。

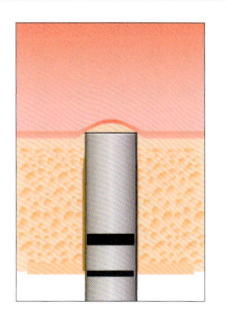

図3-2-28-d　上顎洞底骨をオステオトームで若木骨折させる。

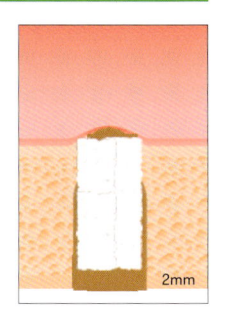

図3-2-28-e　生理食塩水や確認器具などで穿孔がないのを確認後、アマルガムキャリアーで補填材料を填入する。

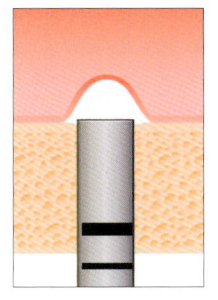

図3-2-28-f　オステオトームで植立方向を確認しながら補填材料を洞底方向に押し上げる。

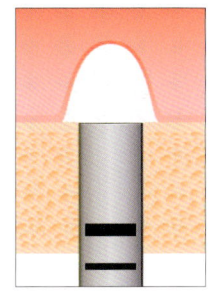

図3-2-28-g　補填材料をフィクスチャー長より2mm以上挙上。器具は洞内に入れない。

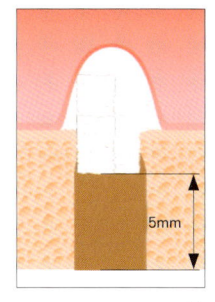

図3-2-28-h　X線でドーム上に所定の高さまで挙上し、骨質に合わせて最終形成を行う。

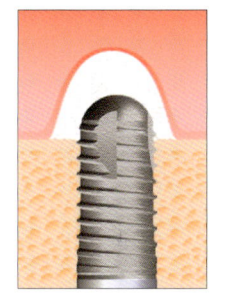

図3-2-28-i　フィクスチャーをセルフタップにより方向と深さを確認しながら植立。

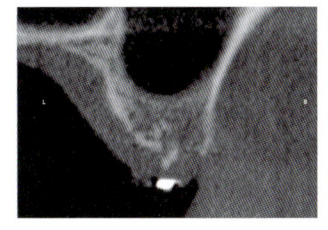

図3-2-28-j　第一大臼歯部位の断面図。

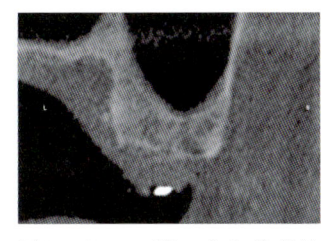

図3-2-28-k　第二大臼歯部位の断面図。

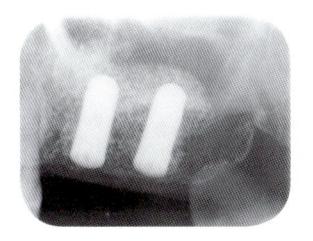

図3-2-28-l　一次手術終了時の状態。

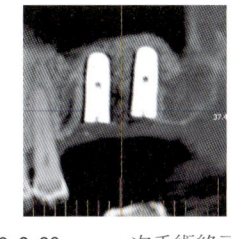

図3-2-28-m　一次手術終了時。

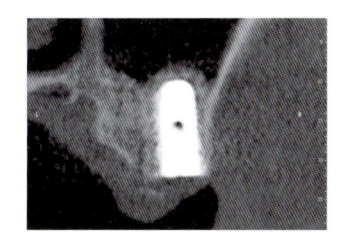

図3-2-28-n　第一大臼歯部位植立時の断面図。

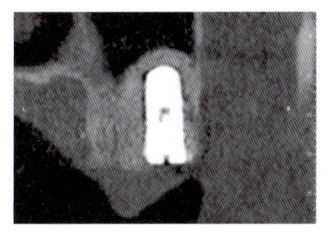

図3-2-28-o　第二大臼歯部位植立時の断面図。

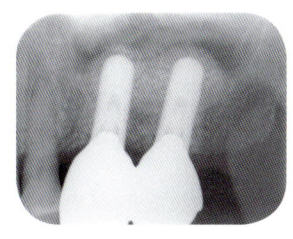

図3-2-28-p　上部構造装着。

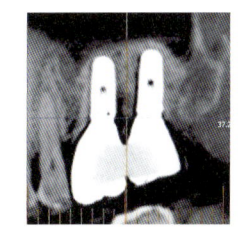

図3-2-28-q　上部構造装着時。

chapter 3

二次手術

1. 二次手術の流れと使用パーツ

POI®-EX の特徴で説明したようにフィクスチャーは歯槽骨縁上のカラー部（滑沢面）の厚みが S、M、L の 3 種類あり、粘膜の厚みに合わせて選択され、一次手術が行われている。

フィクスチャーキャップ上の歯槽粘膜が剥離もしくは除去されたら、歯槽粘膜上に突出する高さのヒーリングキャップを選択し、フィクスチャーサイズに合わせてフィクスチャーに締結する（図3-3-1）。

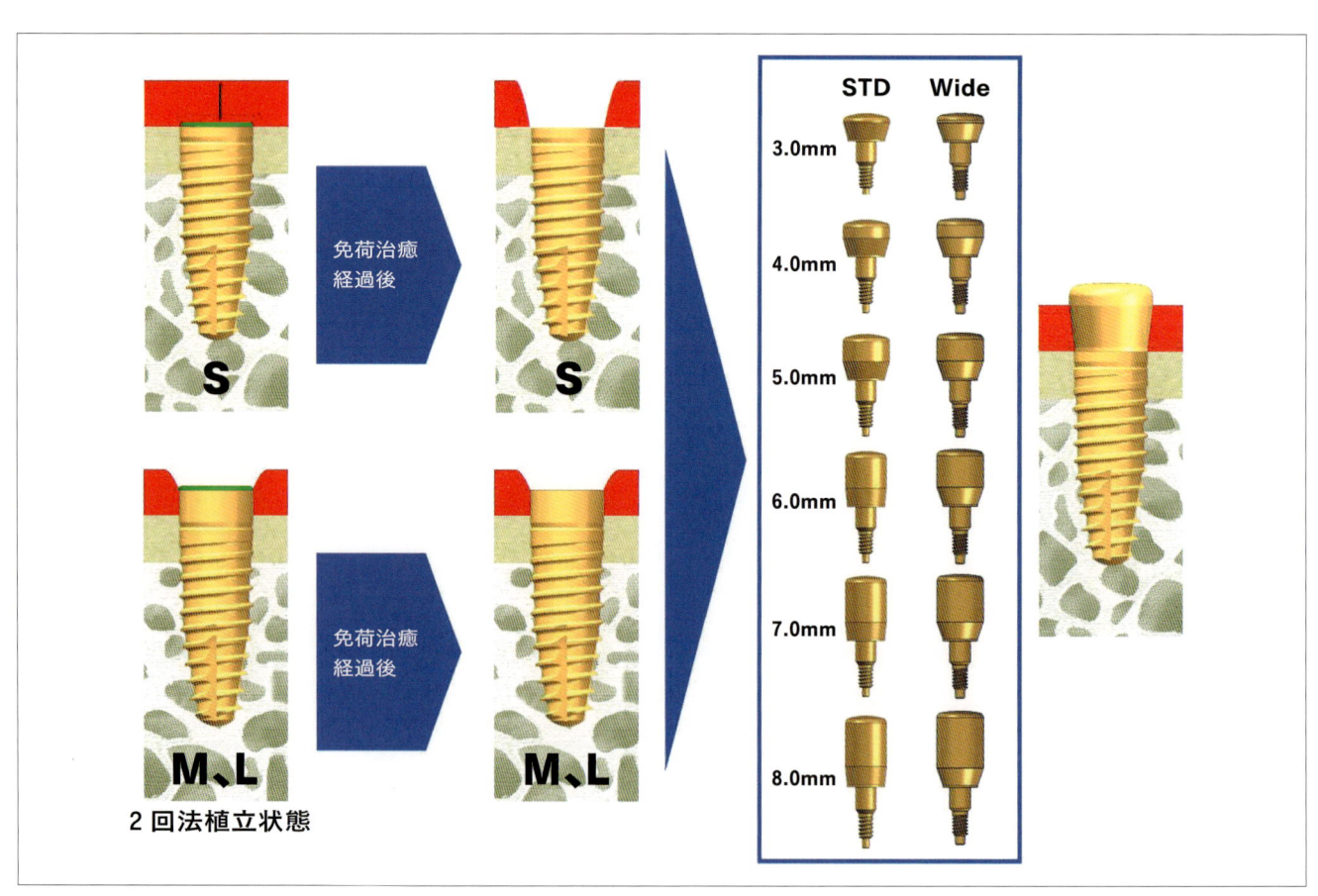

図3-3-1　二次手術のイラスト図。

II. 二次手術の実際

　粘膜下治癒（2回法）で一次手術を終えた症例においては、粘膜を貫通させるための二次手術が必要となる。二次手術は、一次手術後に一定の免荷治癒期間を経過した後に行う。従来下顎では3ヵ月以上、上顎では6ヵ月以上と言われていたが、現在では従来の免荷治癒期間より早期に二次手術を行って荷重する傾向がある。二次手術や荷重の時期に関しては、従来の期間を遵守することが望ましいが、一次手術時の骨質の状態、初期固定の量、GBRの併用の有無、X線写真におけるフィクスチャー周囲骨の状態、また術者の経験などを加味して時間の短縮を図ることは可能である。

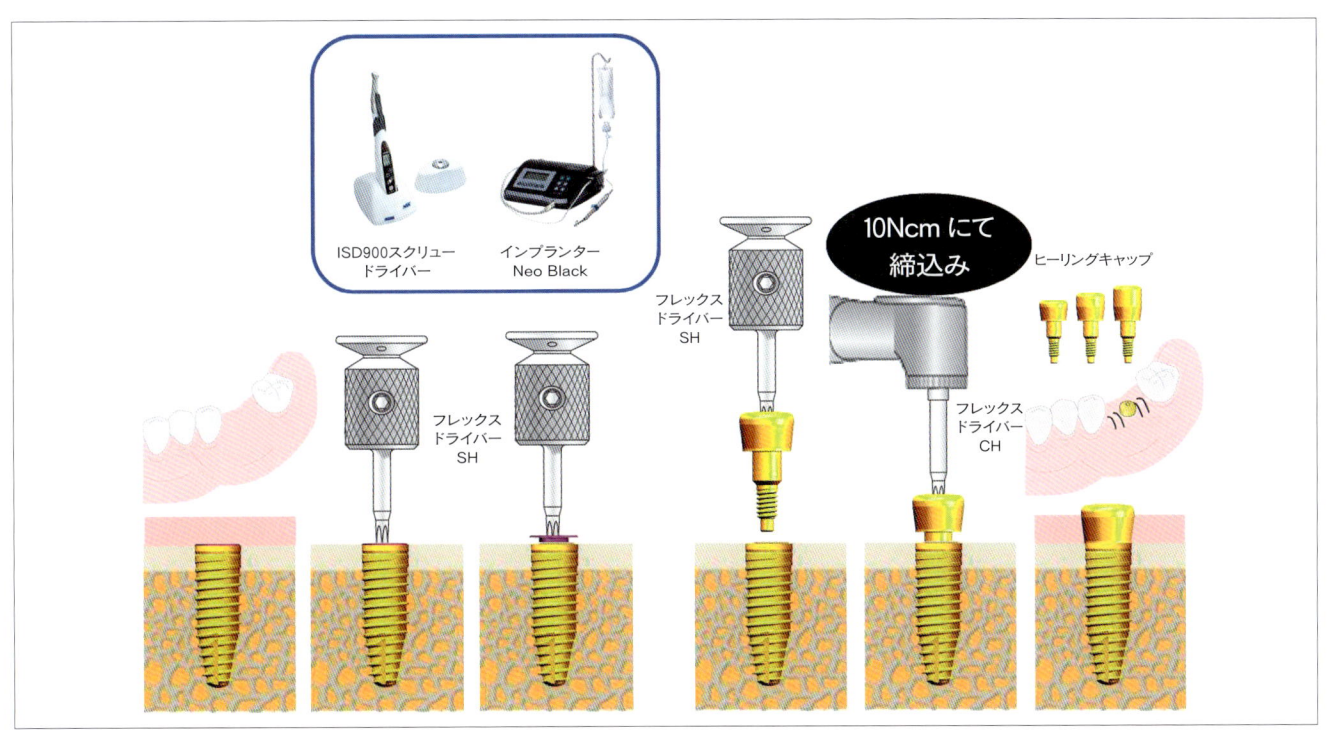

図3-3-2-a　二次手術のイラスト図。

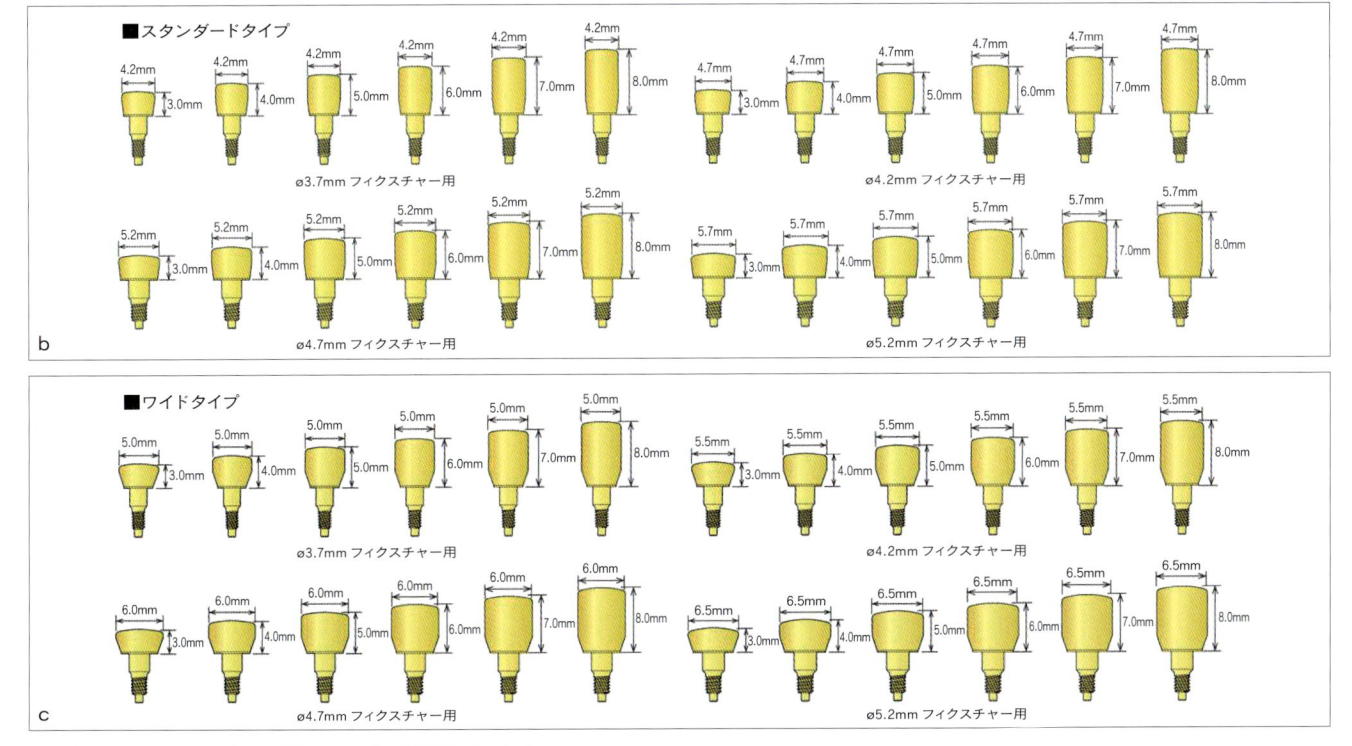

図3-3-2-b、c　ヒーリングキャップの種類とサイズ。

STEP 1　デンタルX線チェック

　二次手術前にデンタルX線写真によるフィクスチャー周囲骨に対する評価が必要となる。術直後の歯槽骨頂とフィクスチャー周囲の骨の変化を確認し、透過像が存在する場合は注意が必要である。このとき一次手術で用いたポジションステントを用いると植立された位置が粘膜上で把握できる（図3-3-3-a〜c）。

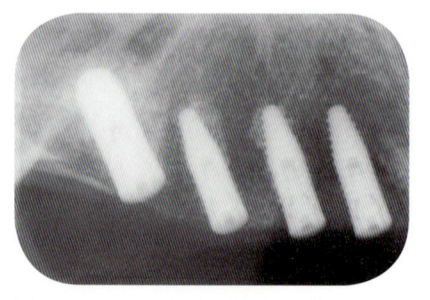

図3-3-3-a　二次手術直前のデンタルX線写真。

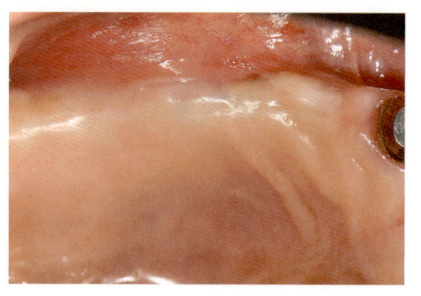

図3-3-3-b　二次手術直前の粘膜状態。

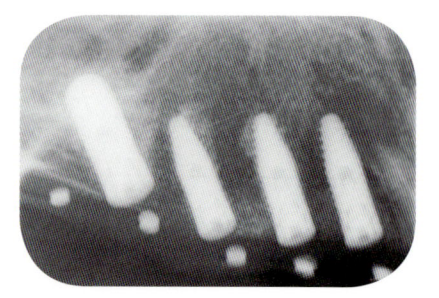

図3-3-3-c　ポジションステント試適時のデンタルX線写真。

STEP 2　消毒・麻酔・切開

　消毒を通報どおり行い、麻酔は浸潤麻酔で行う。麻酔の範囲は歯槽頂周囲の粘膜が麻痺している状態で十分である。基本的には水平切開として歯槽頂上の角化粘膜に切開を行う。メスは♯15もしくは♯12を用いる。最遠心部のフィクスチャー植立位置から後方約10mmの近心方向に骨を感じながら全層弁切開を行う（図3-3-4-a〜c）。

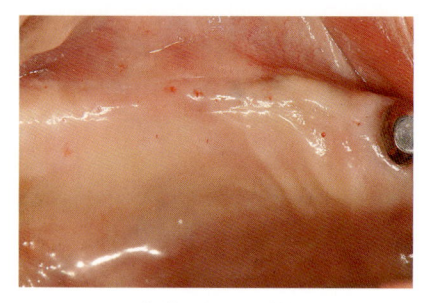

図3-3-4-a　麻酔を終えた状態。白くなっている部分が角化粘膜部位である。

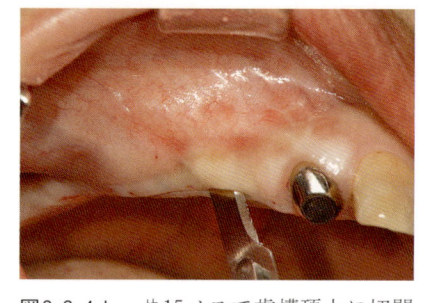

図3-3-4-b　♯15メスで歯槽頂上に切開を加えている状態。

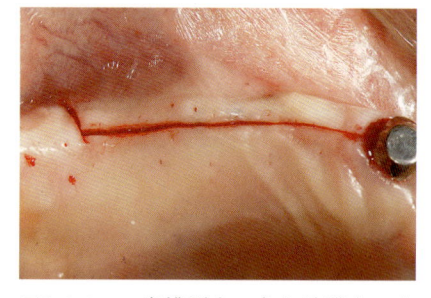

図3-3-4-c　歯槽頂上の角化粘膜内に全層弁で切開した状態。

STEP 3　剥離

　歯槽粘膜弁剥離は全層弁でフィクスチャーキャップが見える範囲で行う。剥離後、フィクスチャーキャップ上に被覆している硬・軟組織を丁寧に除去する。軟組織は鋭匙やスケーラーなどで簡単に除去できるが、硬組織（骨など）はチゼルやラウンドバーなどで除去する必要がある。キャップ上の骨はキャップが多少傷ついても問題がないので神経を使わないが、骨との境目は丁寧に除去しないと少量ではあるが支持骨を失うことになる。

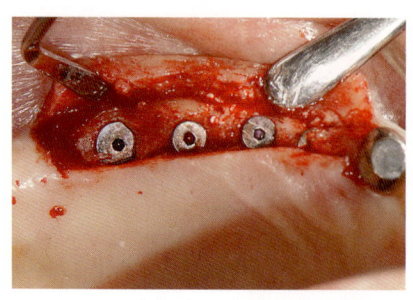

図3-3-5-a　全層弁で歯槽粘膜を剥離した状態。

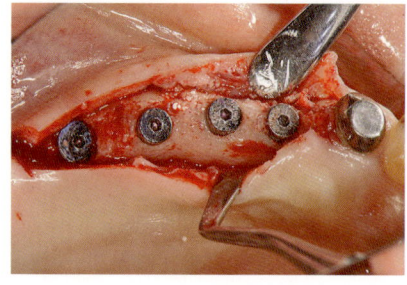

図3-3-5-b　フィクスチャーキャップを覆っている硬・軟組織を除去した状態。

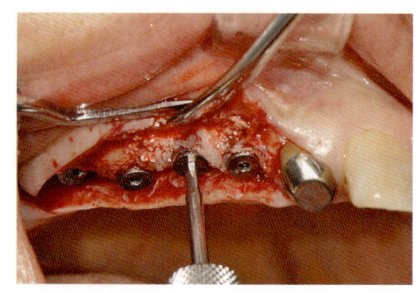

図3-3-5-c　フィクスチャーキャップをドライバーSHで除去している状態。

第3部 POI®-EXシステムにおける外科手術

STEP 4　フィクスチャーキャップ除去とヒーリングキャップ締結

フィクスチャーキャップをドライバーSH（もしくはSC）で除去した後にワセリン（テラコートリル）などを内面に塗布し、ヒーリングキャップを10Ncmでフィクスチャーに締結する。ヒーリングキャップは各々3、4、5、6、7、8mmの高さが準備されており歯槽粘膜の厚みに合わせて選択すればよいが、締結後必ず粘膜より出ていることが肝要であるため、対合歯や隣在歯に問題がなければ高さのあるほうを選択することをお勧めする。同じサイズでもスタンダードとワイドの2種類の径が準備されているが、つねにスタンダードを使用することを推奨する。締結後は接合部位の確認のために必ずデンタルX線写真によるチェックを行う。適合に問題があれば、再度締結し直すかアバットメントリーマー（図3-3-13-d、e）を用いてフィクスチャー接合部上方のはみ出した骨を削除する（図3-3-6-a〜c）。

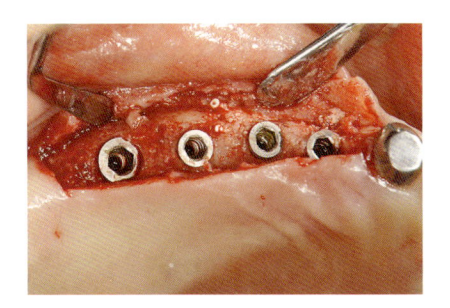

図3-3-6-a　フィクスチャーキャップが除去された状態。

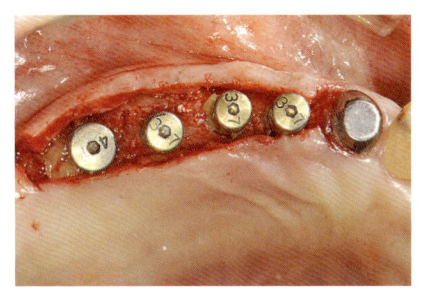

図3-3-6-b　ヒーリングキャップが締結された状態。

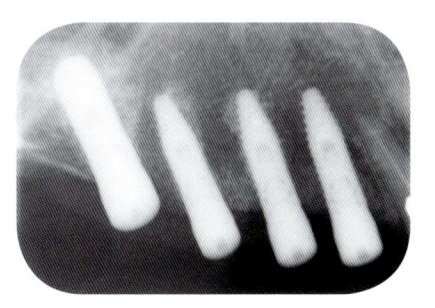

図3-3-6-c　デンタルX線写真。

STEP 5　縫合

デンタルX線写真による適合の確認ができたら、単純縫合を歯槽粘膜弁の両端からフィクスチャーの前後に単純縫合で縫合する。この時、フィクスチャー間の骨開放創を封鎖しようと糸を強く引き締めないことが肝要である。縫合間のすき間は3〜4mm程度になるように縫合を行えばよい。歯槽粘膜が完全に閉鎖されなくても、疼痛なく自然閉鎖されるので心配はいらない。縫合糸は4-0でナイロン系やmono-filament系は歯垢付着が少なく、炎症が起こりにくいので望ましいが、舌や粘膜を傷つける可能性があるのでカットする長さや位置に気をつけることが肝要である（図3-3-7-a、b）。

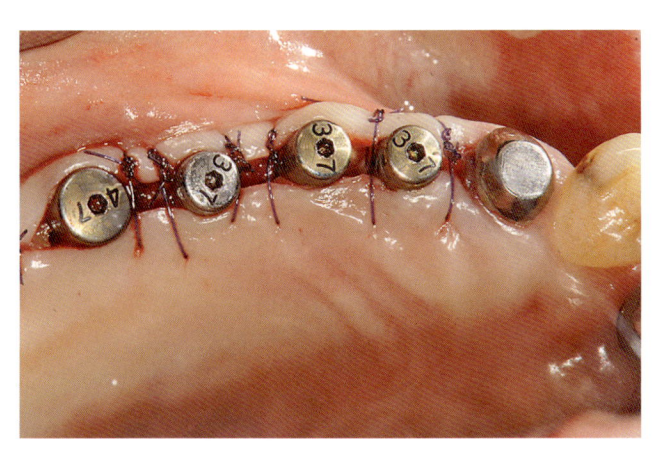

図3-3-7-a　開放創での縫合。咬合面観。

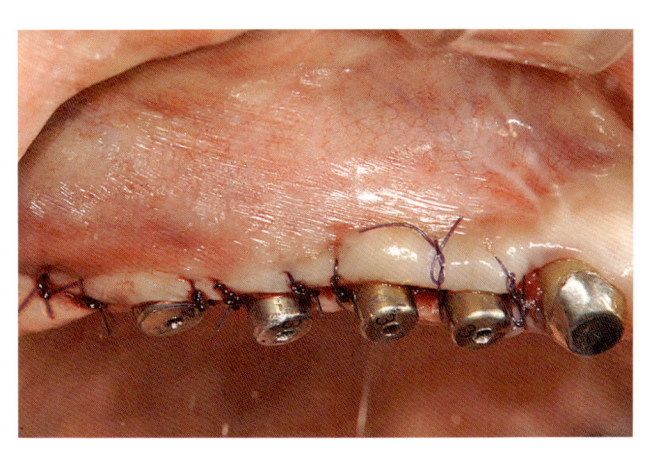

図3-3-7-b　同頰側側方面観。

113

STEP 6　術後ケア

二次手術後、抜糸までは術野のブラッシングを控えて洗口のみを行う。糸は7〜10日を目安に除去し、そこから柔らかい歯ブラシで清掃を開始する（図3-3-8-a、b）。

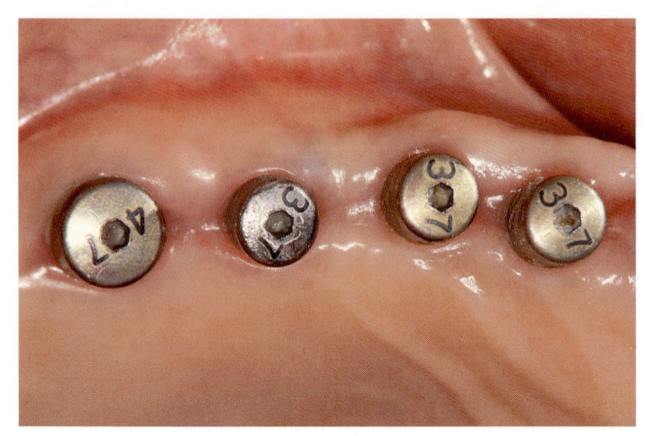

図3-3-8-a　術後3週経過時の粘膜の状態。

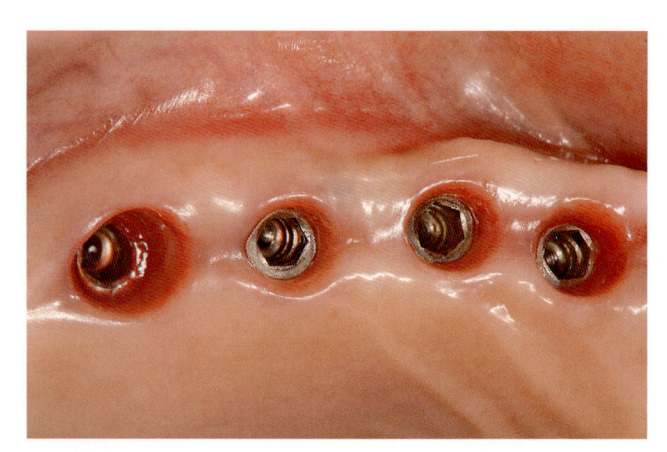

図3-3-8-b　同ヒーリングキャップを除去した状態。

Technical Advice：フィクスチャー周囲の角化歯肉

フィクスチャー周囲の角化歯肉は2mm以上存在することが望ましいとされている。頬側に角化歯肉の量が少ない場合には、歯槽頂上の切開線の位置を頬側に2mm以上確保される量を想定して舌側（口蓋）にずらして切開を行う。もし、舌側（口蓋）側にずらせる量の角化歯肉が存在しない場合には、結合組織移植もしくは遊離歯肉移植が必要となる（図3-3-15-j）。

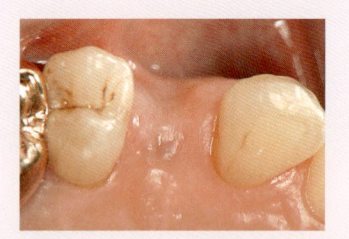

図3-3-9-a　二次手術直前の咬合面観。

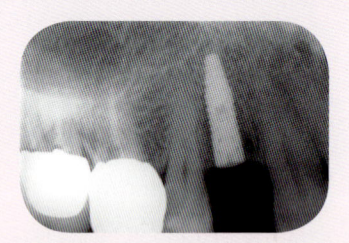

図3-3-9-b　二次手術直前のデンタルX線写真。

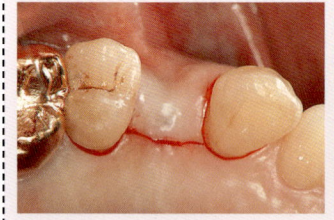

図3-3-9-c　切開線。

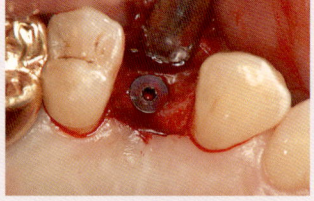

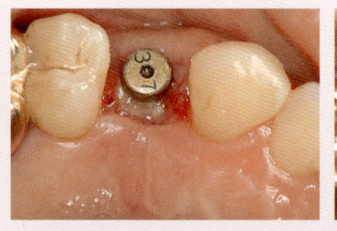

図3-3-9-d　歯槽粘膜弁剥離時。

図3-3-9-e　術後1週の状態（抜糸直後）。

図3-3-9-f　術後4週。

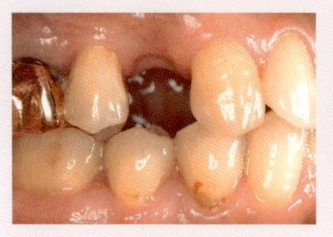

図3-3-9-g　術前の右側側方面観。

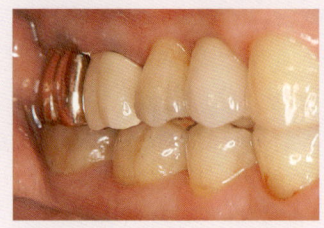

図3-3-9-h　術後の右側側方面観。

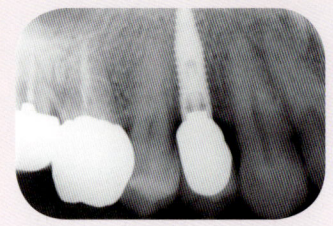

図3-3-9-i　術後のデンタルX線写真。

III. その他の二次手術法

二次手術はメスによる歯槽頂上切開法が基本であるが、フィクスチャーキャップの覆われている状態や残存角化歯槽粘膜の量、また審美性を考慮した歯槽粘膜の調整などによって切開線の位置や方法が変わることがある。また二次手術時に用いる器具・器材についても以下に述べることにする。

STEP 1　キャップ交換（＋麻酔）

フィクスチャーキャップ上に完全に粘膜が覆わないで一部露出している場合、特にドライバーSH（CH）を挿入できる六角孔が見えている場合は、切開を行わないで麻酔のみでフィクスチャーキャップを緩め探針などで引っかけて除去し、ヒーリングキャップを粘膜の除去なしで締結することができる（図3-3-10-a〜d）。締結後は必ずデンタルX線写真で適合の確認を行う。

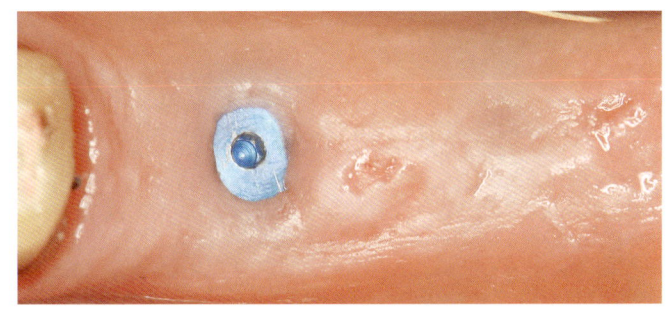

図3-3-10-a　免荷治癒経過後の状態（術後3ヵ月）で浸潤麻酔した状態。

図3-3-10-b　ドライバーSH（CH）をカバーキャップの六角にあてて除去する。

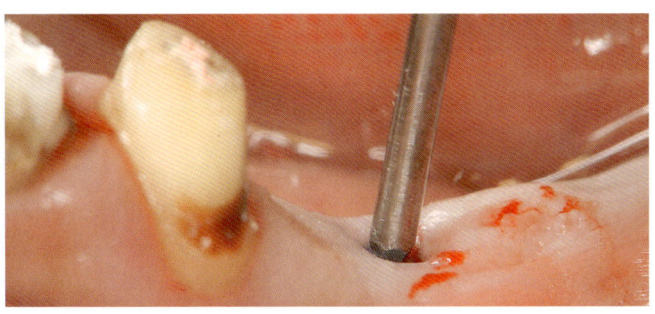

図3-3-10-c　カバーキャップが除去された状態の粘膜面観。

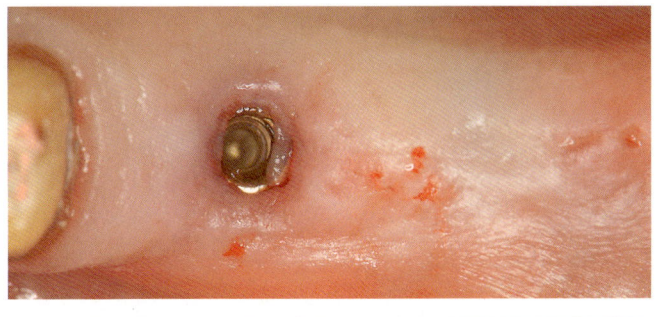

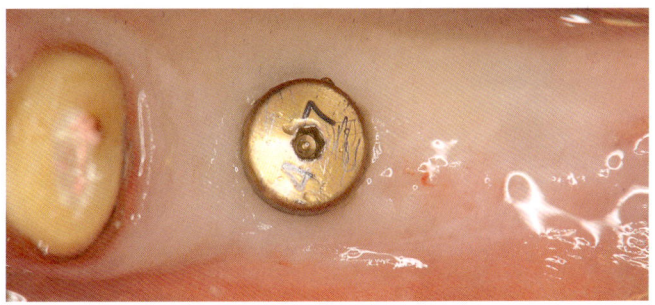

図3-3-10-d　ヒーリングキャップに置き換えた状態の粘膜面観。

STEP 2 レーザーによる穿孔

　角化歯肉が十分でフィクスチャーの植立部位を確実に把握することができるならば、切開をせずにフィクスチャーキャップの上の部分をレーザーなどにより除去し、キャップの一部を露出させ、ヒーリングキャップに変える方法がある。このときには、必ず一次手術で用いたポジションステントで植立位置を確認した後に行う必要がある。これは、縫合がないので簡便で非常に治りの良い方法である（図3-3-11）。

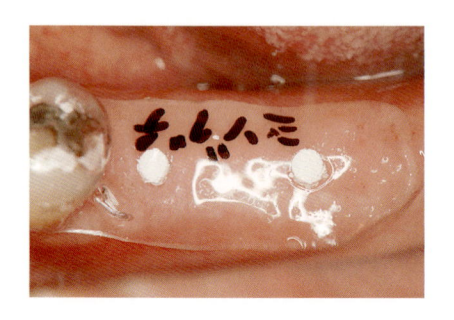

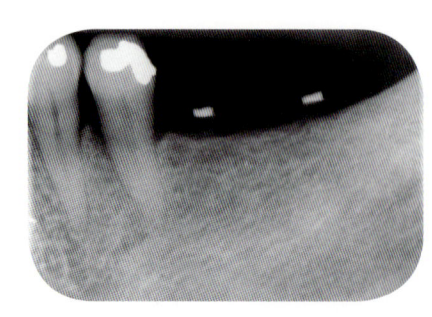

図3-3-11-a｜図3-3-11-b

図3-3-11-a　一次手術時のポジションステント試適時の口腔内写真。

図3-3-11-b　一次手術時のポジションステント試適時のデンタルX線写真。

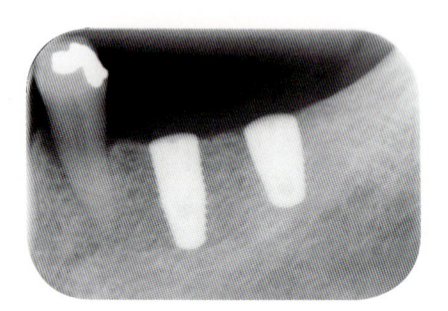

図3-3-11-c　ステントに沿って植立された状態のデンタルX線写真。

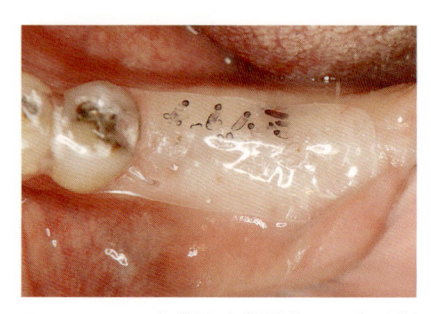

図3-3-11-d　免荷治癒期間後、二次手術のために一次手術で用いたポジションステントを再度試適。

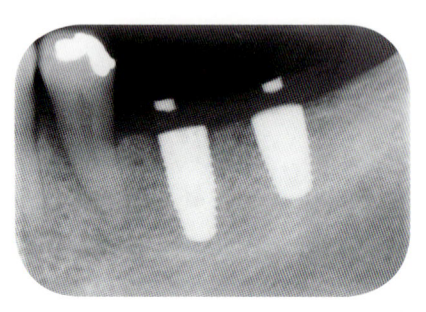

図3-3-11-e　ポジションステント再試適時のデンタルX線写真。

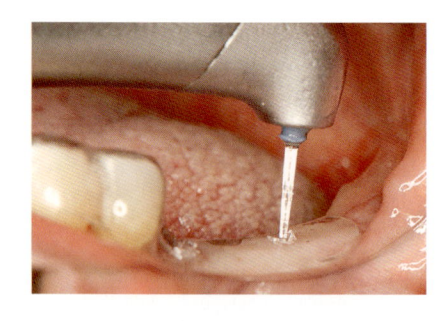

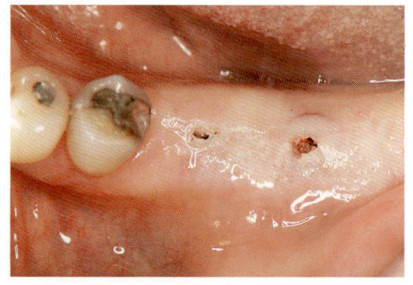

図3-3-11-f｜図3-3-11-g

図3-3-11-f　ポジションステントに合わせてWaterLaseを用いてフィクスチャーキャップ上の一部（六角孔付近）を除去。

図3-3-11-g　フィクスチャーキャップが一部露出している。

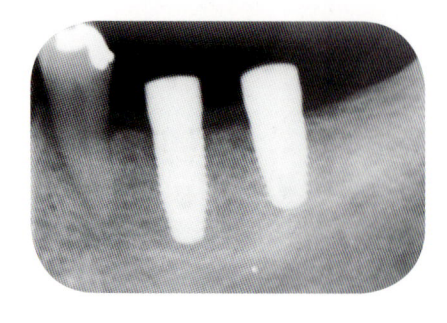

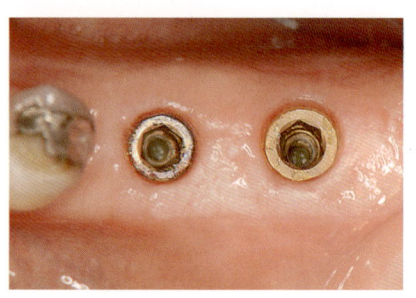

図3-3-11-h｜図3-3-11-i

図3-3-11-h　フィクスチャーキャップを除去しヒーリングキャップを締結。デンタルX線写真でチェックを行った。

図3-3-11-i　ヒーリングキャップを締結1週後に除去した状態の粘膜面観。

第3部 POI®-EX システムにおける外科手術

STEP 3　ティッシュパンチング

　ティッシュパンチングでは十分な角化歯肉が存在する場合、キャップ上の粘膜をくりぬいてキャップを交換する方法である。

　ポジションステントなどで正確なキャップの六角孔を見つけ、探針で確認する。場所が見つかったら、キャップより若干小さいサイズのパンチャー（通常直径3、4mmを使用）を用いてしっかりとキャップ上の粘膜をくりぬく。キャップの六角孔が見えたら前述と同様にフィクスチャーキャップを除去、適切なサイズのヒーリングアバットメントを締結しデンタルX線チェックを行う。パンチャーにはハンドタイプとエンジンタイプがある（図3-3-12-a〜h）。

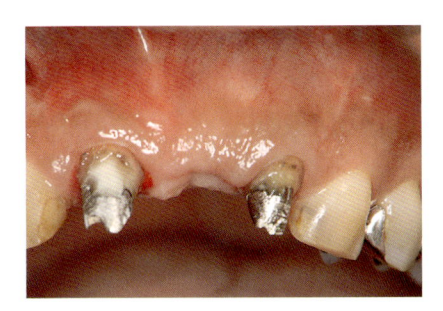

図3-3-12-a　二次手術直前の唇側面観。

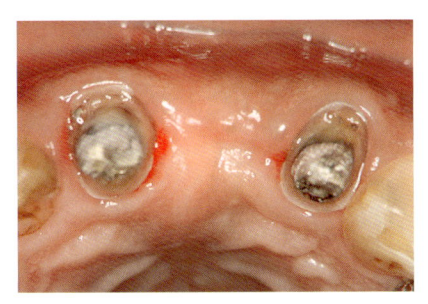

図3-3-12-b　二次手術直前の咬合面観。

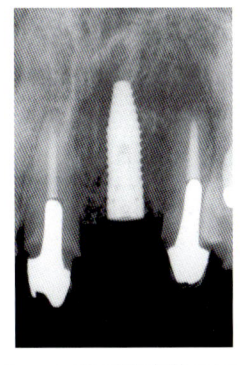

図3-3-12-c　二次手術直前のデンタルX線写真。

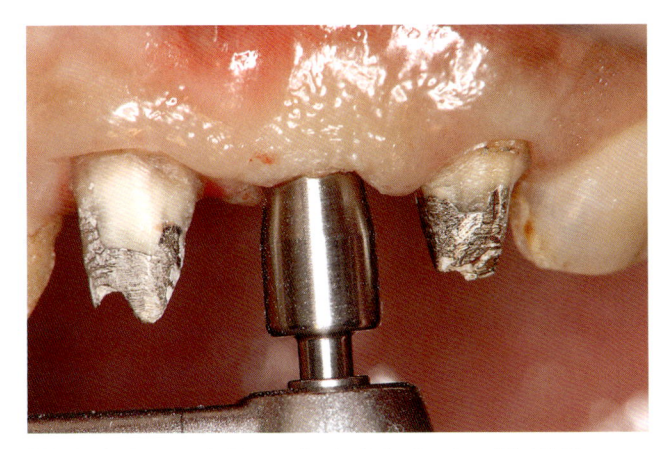

図3-3-12-d　コントラエンジンによるパンチング（φ3.0）。

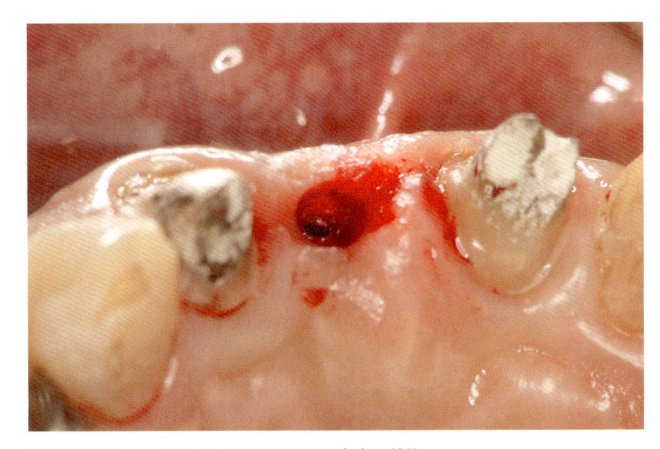

図3-3-12-e　パンチングされた咬合面観。

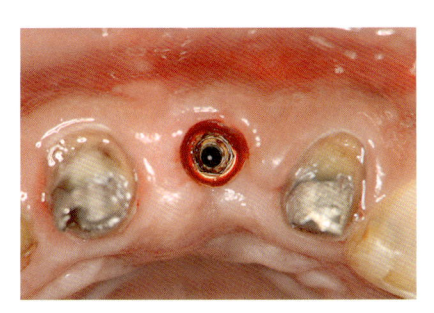

図3-3-12-f　ヒーリングキャップをフィクスチャーに締結した状態の咬合面観。

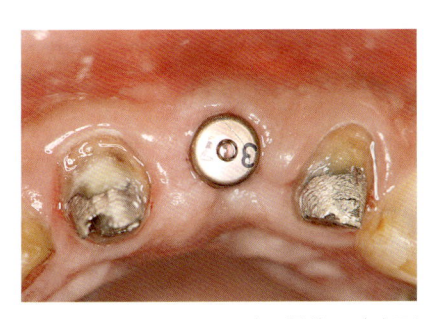

図3-3-12-g　パンチング1週後の咬合面観。

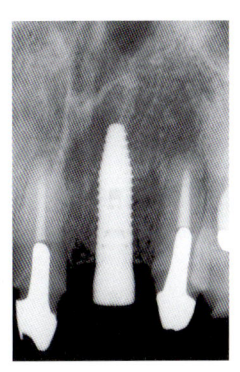

図3-3-12-h　ヒーリングキャップをフィクスチャーに締結した状態のデンタルX線写真。

STEP 4　アバットメントリーマー使用

　骨がフィクスチャーキャップ上に増殖した場合、キャップ上の硬組織をチゼルやラウンドバーで取り除く方法は前述したが、ヒーリングキャップが締結できない場合がある。これはヒーリングキャップがストレートでないため、フィクスチャー接合部上方に存在する歯槽骨がキャップに当たり、締結することができなくなっている状態である。その場合にはアバットメントリーマーを用いると接合部上方に存在する骨が削合され、ヒーリングキャップ締結を確実に行うことができるようになる（図3-3-13-a〜i）。

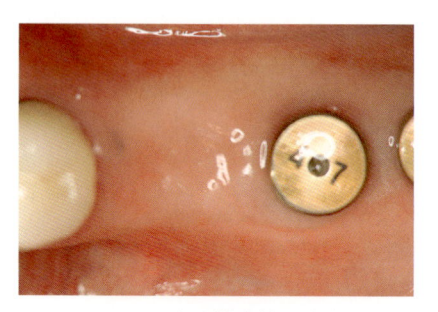

図3-3-13-a　二次手術直前の咬合面観。

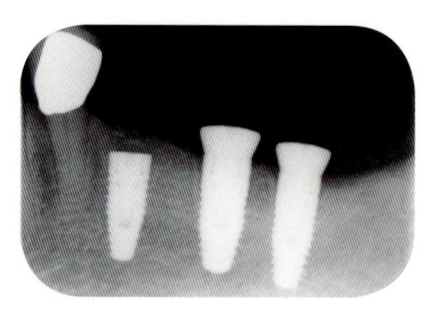

図3-3-13-b　二次手術直前のデンタルX線写真。

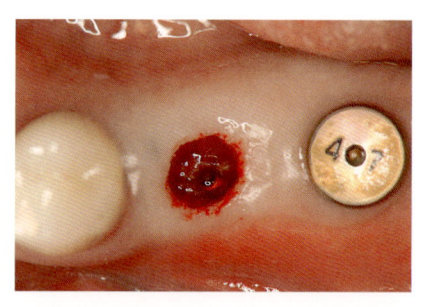

図3-3-13-c　パンチングによるキャップ上の歯槽粘膜除去。

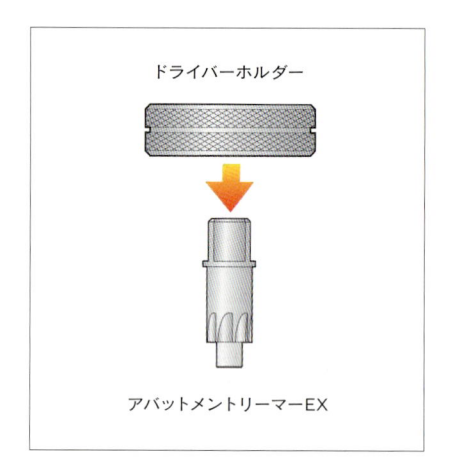

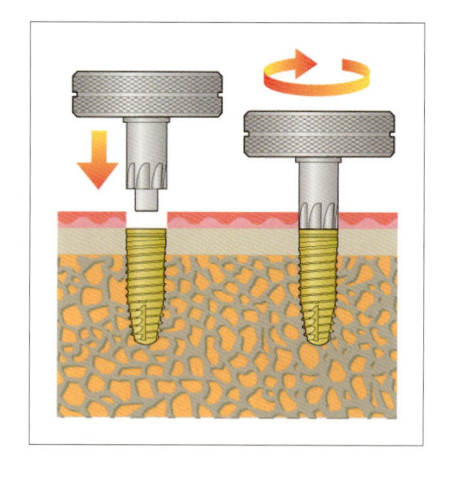

図3-3-13-d｜図3-3-13-e

図3-3-13-d　アバットメントリーマーの模式図。アバットメントリーマーはフィクスチャーの各サイズ別φ3.7、4.2、4.7、5.2がある。

図3-3-13-e　アバットメントリーマーEX使用模式図。

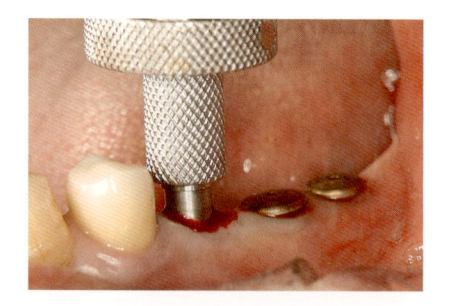

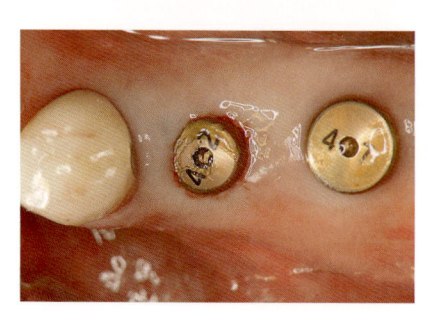

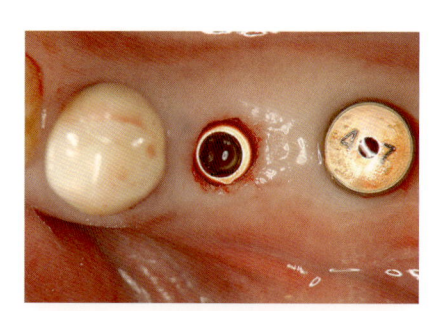

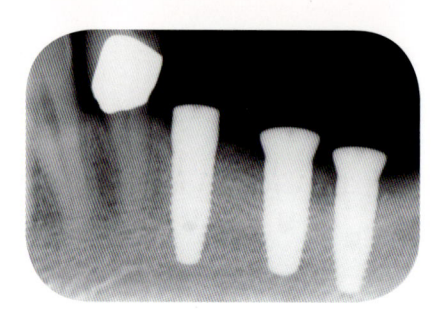

図3-3-13-f｜図3-3-13-g

図3-3-13-f　ドライバーホルダーにエクステンダーを付けてフィクスチャー接合面に押しつけた状態で骨の抵抗を感じなくなるまで正回転（時計回り）で廻す。

図3-3-13-g　アバットメントリーマー終了時の咬合面観。

図3-3-13-h｜図3-3-13-i

図3-3-13-h　ヒーリングアバットメントを締結した状態の咬合面観。

図3-3-13-i　ヒーリングアバットメントを締結した状態のデンタルX線写真。

第3部 POI®-EXシステムにおける外科手術

STEP 5　切開と開窓による複合法

　同部位に複数本植立された場合でも、角化粘膜の量や審美的改善の必要性などに合わせて前述の二次手術の方法を複合的に行うことがある。基本的には角化粘膜が十分存在する部分は、レーザーやパンチングのような切除する方法でも問題はないが、角化歯肉が不十分な部位は切開による二次手術が必要となる。この時もポジションステントを用いることにより1本1本単位で適切な二次手術法を選択することができる（図3-3-14-a〜g）。

図3-3-14-a｜図3-3-14-b

図3-3-14-a　二次手術直前の口腔内咬合面観。第二大臼歯部位の角化歯槽粘膜は十分であるが第一大臼歯部部位は不足している。

図3-3-14-b　二次手術直前のデンタルX線写真。

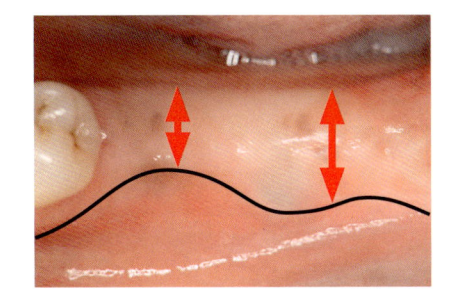

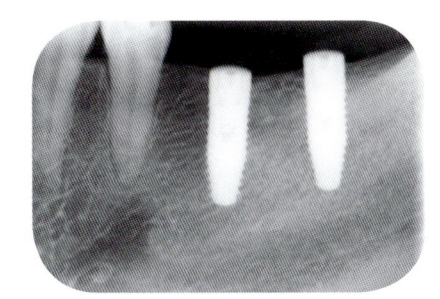

図3-3-14-c｜図3-3-14-d

図3-3-14-c　ポジションステント試適。

図3-3-14-d　ポジションステントによるマーキング。

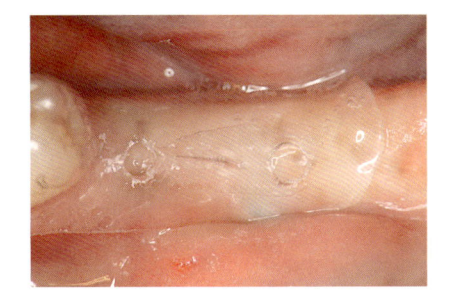

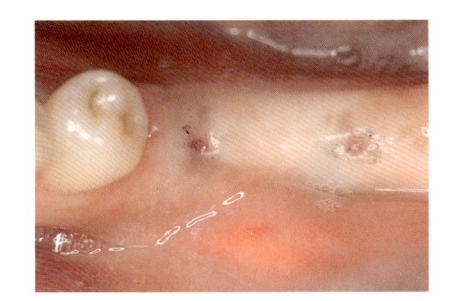

図3-3-14-e　第二大臼歯部位はレーザーにより開窓しヒーリングキャップをフィクスチャーに締結。第一大臼歯部位は頬側に角化歯肉を確保するために歯槽頂より舌側に2mmずらした状態で切開し、ヒーリングキャップをフィクスチャーに締結。キャップの両サイドを単純縫合で縫合した。

図3-3-14-f　ヒーリングキャップを締結した状態のデンタルX線写真。

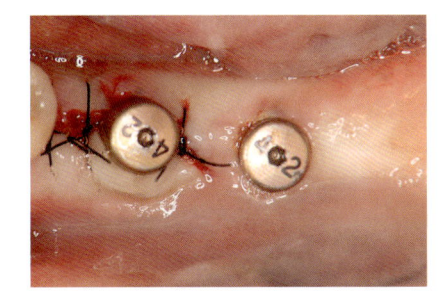

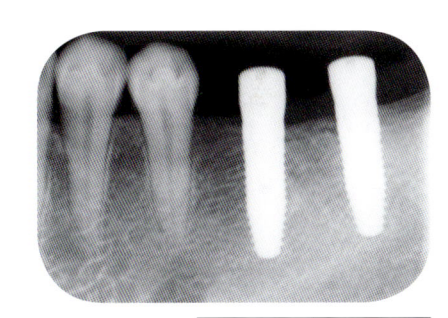

図3-3-14-e｜図3-3-14-f

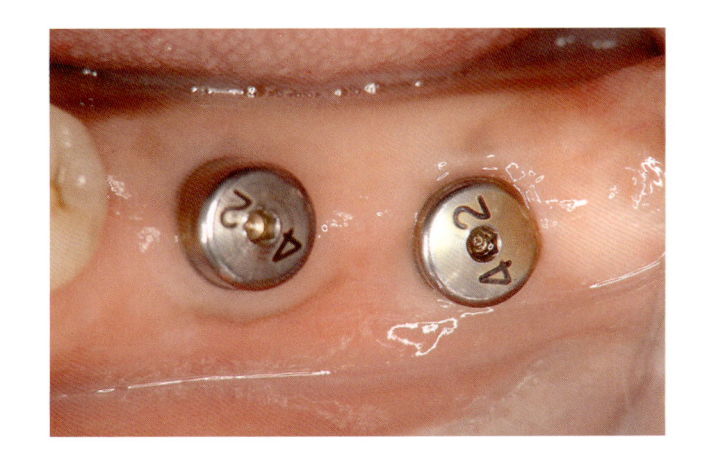

図3-3-14-g　二次手術3週後の粘膜状態。

119

> **STEP 6** 遊離歯肉移植術（FGG）・結合組織移植術（CTG）

インプラントを行わなければならないケースでは、角化歯肉が少ないケースが多く存在する。また、GBRを行った場合には減張切開を行うため、角化歯肉の幅はより少なくなる。インプラント周囲の清掃性を考えた場合、角化肉の存在は無視することができない。角化歯肉の存在に関しては賛否両論あるが、メインテナンスのしやすさから考えても、インプラント周囲に角化歯肉が存在しているほうが望ましいと考える。よって、筆者らは角化歯肉がインプラント周囲に不足しているケースにおいて、FGGやCTGを同時に行うことがある（図3-3-15）。

図3-3-15-a	図3-3-15-b	図3-3-15-c
図3-3-15-d	図3-3-15-e	図3-3-15-f
図3-3-15-g	図3-3-15-h

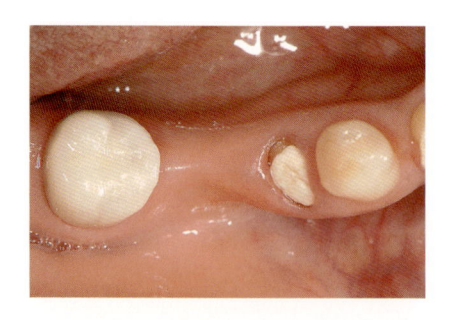

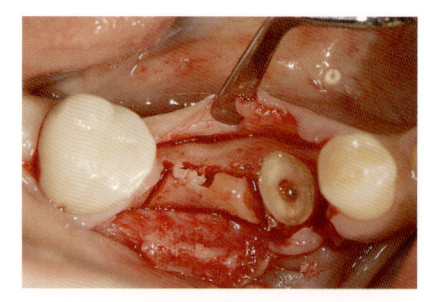

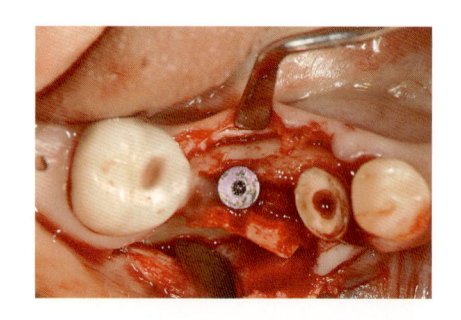

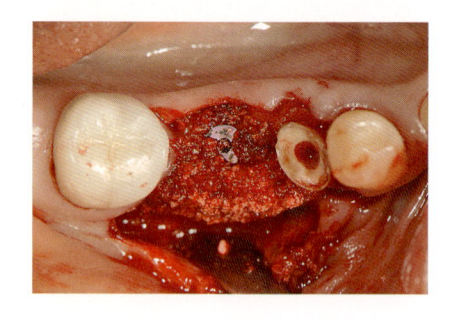

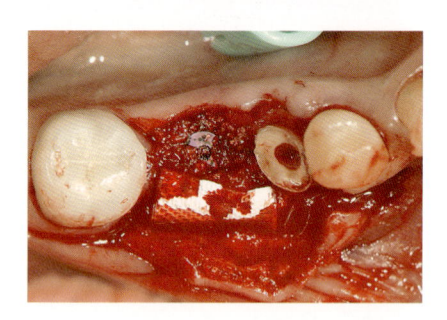

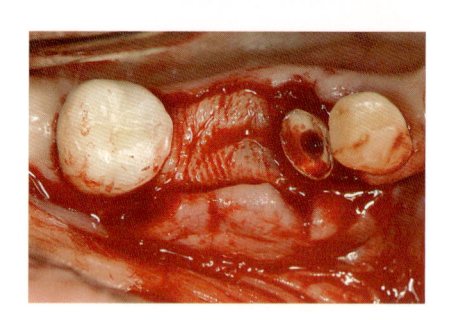

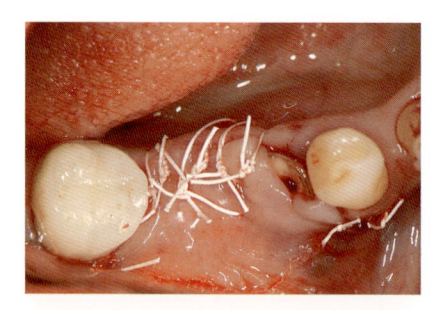

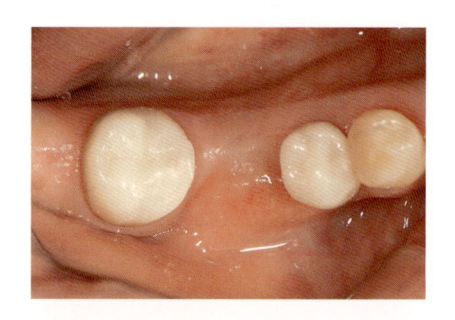

図3-3-15-a～h　リッジエクスパンジョン、GBRを併用してインプラント植立を行った。その際に減張切開を行っているため、角化歯肉が減少している。

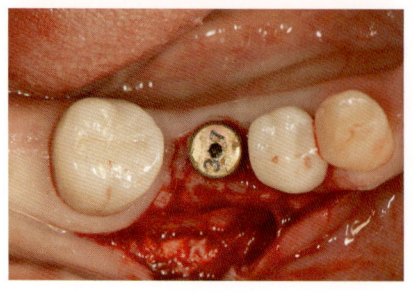

図3-3-15-i　二次手術時。ヒーリングキャップ装着。

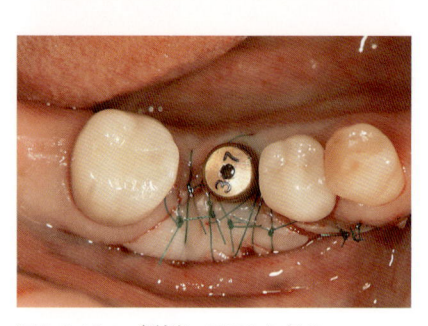

図3-3-15-j　頬側にFGGを行う。

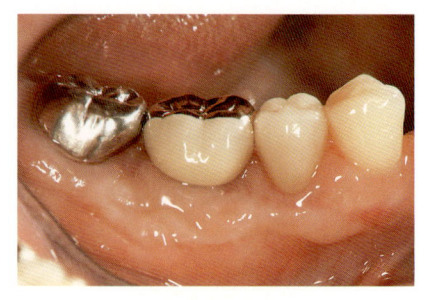

図3-3-15-k　最終修復物装着時。安定した角化歯肉が存在している。

第4部
POI®-EX システムを用いた各種上部構造

chapter 1

POI®-EX システムの上部構造の分類と特徴

インプラント補綴の上部構造は、
- クラウンブリッジタイプ（ボーンアンカードブリッジ）
  1）セメント固定
  2）ネジ固定
- ボーンアンカードデンチャー
- オーバーデンチャー；アタッチメント

に分けることができる。

I. クラウンブリッジの連結様式の選択

　インプラントの上部構造を大別すると、術者可撤式であるクラウンブリッジタイプのセメント固定法とネジ固定法、そして患者可撤式であるアタッチメントで維持されるデンチャータイプのオーバーデンチャーに分けられる。

　オッセオインテグレーテッド・インプラントの元祖といえる Brånemark システムが、当初ボーンアンカードデンチャーを基本としたネジ固定法による上部構造を採用していたために、以前はクラウンブリッジにおいてもネジ固定法が主流であった。しかし、近年ではインプラントを必要とする欠損症例の9割以上がクラウンブリッジ対応の部分欠損症例であり、多種多様な欠損様式や審美的回復などに対応できる上部構造の製作が必要となってきた。それだけにネジ固定法のみですべての症例に対処することは非常に困難といえる。また、ネジ固定法による上部構造が内包する諸問題、たとえば複雑な技工ステップやアクセスホールの定期的な補修、審美性の欠如、ネジの緩み、そして術者の熟練度により結果が左右されることなども考慮しなければならない。そのような理由で、最近ではセメント固定法が選択されるケースが増えていることも事実である。

　上部構造のシステムを選択するときに画一的（概念的）にセメント固定法、ネジ固定法のどちらか一方に偏ることなく、それぞれの利点、欠点を十分に理解し、適応症を考えながら使い分けることが重要である。幸い現在ではほとんどのインプラントシステムが術者の裁量によって選択できる状態になっているので、適応症に合わせた上部構造選択が可能である。POI®-EX システムは、従来からのセメント固定とネジ固定どちらも選択できるシステムに加え、さらにパーツを改良・補充して機能的上部構造のみならず審美的上部構造の製作まで可能となった。

　従来の POI® システムにおいては機能の回復を主眼とし、できる限り簡便・簡素化するためにどのサイズのフィクスチャーを植立しても、すべて共通の上部構造のパーツで対応できるように準備されていた。しかし、インプラント補綴に対するニーズが機能性だけでなく、審美性や天然歯と同様の形態回復にまである今日においては、ティッシュマネージメントによるインプラント補綴周囲組織の改善とフィクスチャーとの接合部からのパーツ形態が重要な要素となる。そこで POI®-EX システムにおいては従来よりパーツの数は多くなるが、多種多様なニーズに応えるために各フィクスチャー径に合わせたサイズが準備されている。直径3.7mm（表4-1-1）と4.2mm（表4-1-2）には、前歯部の審美回復を考慮したジルコニアアバットメントとオーバーデンチャー用のアタッチメントとして O-リングタイプのアタッチメントメールが準備されている。

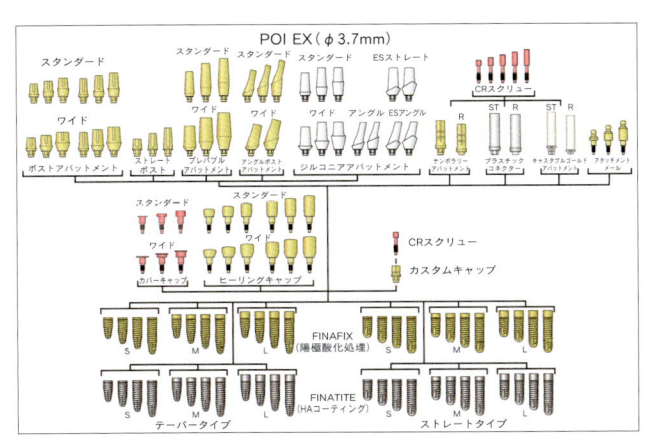

表4-1-1　POI®-EX　φ3.7mm。本表にはそれぞれ使用するインプラント（フィクスチャー、アバットメントなど）、印象用パーツ、上部構造用パーツ、技工パーツを示した。

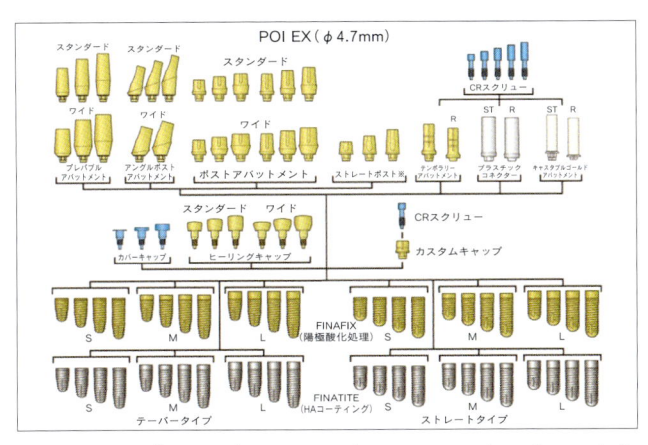

表4-1-2　POI®-EX　φ4.2mm。

表4-1-3　POI®-EX　φ4.7mm。ジルコニアアタッチメントとアタッチメントメールはなし。

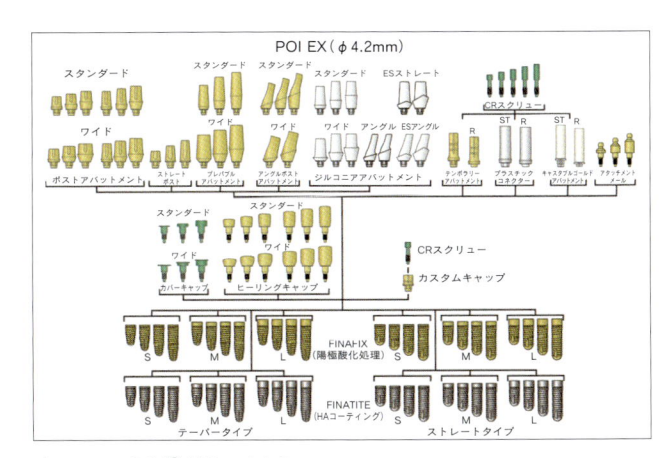

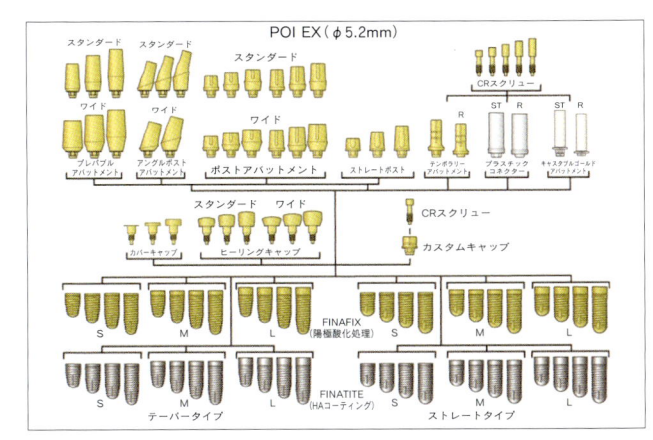

表4-1-4　POI®-EX　φ5.2mm。ジルコニアアタッチメントとアタッチメントメールはなし。

1）セメント合着法の長所、短所

以下にそれぞれの長所、短所を挙げる。

長所

①製造手順が簡便

セメント合着法を用いた上部構造の製作においては、各フィクスチャーに既成のポストか、カスタムメイドにより製作されたポスト、もしくはポストアバットメントを装着後、印象、咬合採得、装着という簡便な手順で補綴処置ができる。

②インターナルヘックス（六角構造）による回転防止機構が100％効果的に使える

各フィクスチャーに1本ずつポストを連結するため、回転防止機構のインターナルヘックスを有効に利用でき、維持力を向上させることができる。

③適合性

フィクスチャーとアバットメント連結部の適合度を正確に把握でき、ネジ構造に比較し、連結部の鋳造変形の影響を受けにくい。

④審美性

咬合面にアクセスホールがないため、上部構造体咬合面側の修復は通常のクラウンブリッジと同様に行え、患者の審美性に関する不満が生じにくい。

⑤少ないトラブル

フィクスチャーとの確実な天然歯と同じような適合性や維持力が得られることから、ネジ固定に比し、トラブルを回避しやすい。

⑥コスト

技工操作が簡便になり、パーツの数や単価においてもコスト的にネジ固定法の上部構造に比し、低く抑えることができる。

短所

①合着してしまうと術者可撤式がとりにくいため、トラブ

ル時の対処が難しい。

②フィクスチャーの方向が悪い場合はカスタムポストアバットメントなどで対応できるが、修正できる角度には限界があり、極端に悪いと製作できないこともある。

③フィクスチャー連結面と対合歯との適切なクリアランス（4mm以上）が存在しないと修復物製作が困難となる。必要量として4.5mm以上確保されなければならない。

2）ネジ固定法の長所、短所

長所
①術者可撤式であるため、必要に応じて上部構造を着脱できる
　　たとえば、
　　a．上部構造の破損が生じた場合
　　b．アバットメントスクリューにネジの緩みが生じた場合
　　c．隣在歯の欠損などにより、インプラントの追加や上部構造の延長が必要になる場合
　　d．連結部や歯肉縁下のプロフェッショナルケアが必要な場合
などである。

短所
①回転防止用のインターナルヘックス効果の減少
　インプラント（もしくはアバットメント）と上部構造を一体化し、それによってネジの緩みを防止するために、連結部はインターナルヘックスとなっている。しかし、インプラントを複数本植立しネジ固定法を採用する場合に、各フィクスチャーが平行に植立されていないと回転防止効果の少ない25°のテーパーが付与された上部構造用パーツや適合が甘いラウンドタイプを用いることになり、適合が甘く、緩みが生じやすくなる。これは、患者が定期的なリコールに応じず、緩んでいることがわからない状態で経過した場合には、ネジの破折や骨吸収の原因となりうる。

②複雑な印象システム
　ネジ固定法においては個々のフィクスチャーに対する精密な印象はもとより、口腔内に植立されたフィクスチャー間の正確な位置関係をアナログ印象模型上に再現しなければならない。そのため印象回数の増加と精密印象採得が煩雑となり、誤差が生じやすくなる。

③上部構造製作の難しさ
　アクセスホールの適切な付与や咬合面形態製作に高度な技術が要求される。特に、咬合面をセラミックスで修復する場合はより高度な技術を要する。

④上部構造装着における浮き上がり
　複数本のフィクスチャーをネジ固定法を用いて上部構造と連結する場合、すべてを同じ状態で均等にネジを締結することは難しく、すべての浮き上がり、また上部構造のひずみ、あるいはインプラントへの力学的な影響なしにネジ固定することは困難といえる。

⑤アクセスホールに対する継続的なメインテナンスが必要
　レジンで封鎖されたアクセスホールに対して、継続的に補修や再充填を行わなければならない。

⑥コスト高となる
　セメント合着法の場合には、天然歯の修復物製作と同等のコストだけで済むが、ネジ固定の場合は印象、製作、装着において専用の上部構造用パーツが加算されるため、コスト高となる。

⑦咬合面にアクセスホールが必要となるため、咬合面の審美性が悪い
　近年、この問題を解決すべくサイドスクリューの設定などを行って咬合面の審美性向上に努めているが、精度、技工技術、メインテナンス面で今後の長期的な臨床評価が必要となる。

II. POI®-EX 上部構造の特徴

1）内側性の六角構造

POI®-EX の上部構造は Screw in post タイプで内側性の六角構造である。下部構造（フィクスチャー）と上部構造（ポストアバットメントやクラウン）が連結されるためにネジを用いて締結するが、ネジへの負荷軽減と回転防止のために連結部が多角構造で製作されている。メーカーごとの若干の違いはあるが、大別すると外側性と内側性に分けることができる。それぞれ一長一短はあるが POI®-EX システムでは内側性の六角構造を採用している（図4-1-1-a～d）。

2）症例に応じた多様なポスト類

すべての上部構造製作に対応できるような各種パーツがラインアップされている。上部構造に必要な適合性と強度を最優先し、機能性・形態性・審美性の回復を適応症や術者／患者のニーズに合わせて選択することができる（図4-1-2）。

＜種類＞
①テンポラリーアバットメント
②カスタムキャップ
③既成ポスト
　a．ストレートポスト；スタンダード
　b．ポストアバットメント；スタンダード、ワイド
　c．プレパブルアバットメント；ストレート、アングル
　d．ジルコニアアバットメント；スタンダード、ワイド、アングル、ES ストレート、ES アングル（ES：エステティックタイプ）
④鋳造ポスト
　a．キャスタブルゴールドアバットメント；ST、R
　b．プラスチックコネクター；ST、R（ST：ヘックスタイプ、R：ノンヘックスタイプ）
⑤アタッチメントメール

3）すべての上部構造が製作可能

上記の多種多様なポスト類を用いてインプラント補綴に使用されるすべての上部構造が製作可能である（図4-1-3）。

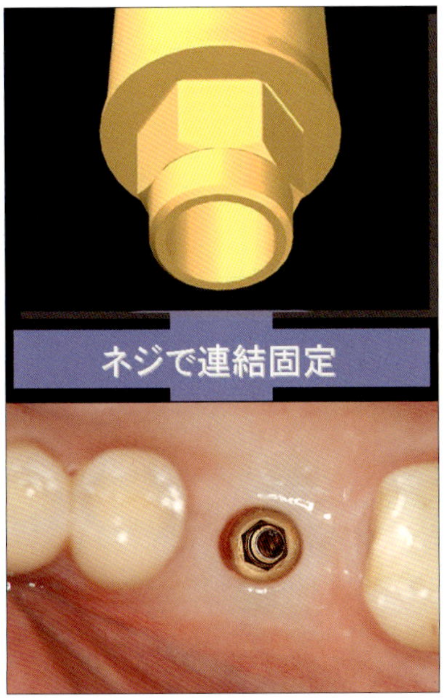

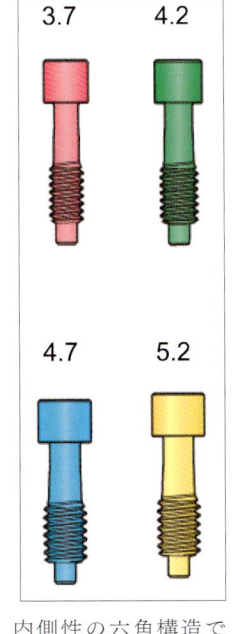

図4-1-1-a、b　内側性の六角構造でフィクスチャー（下部構造）とポスト類／修復物（上部構造）回転防止とネジへの負荷を軽減する。

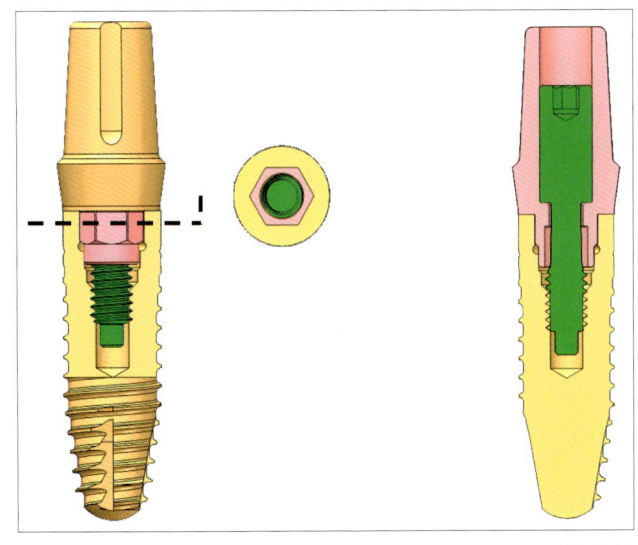

図4-1-1-c　フィクスチャーとポストアバットメントの連結状態図と断面図。

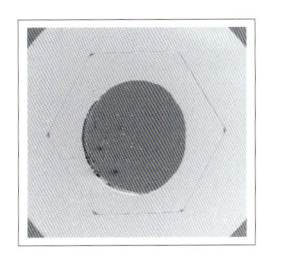

図4-1-1-d　適合の顕微鏡図。

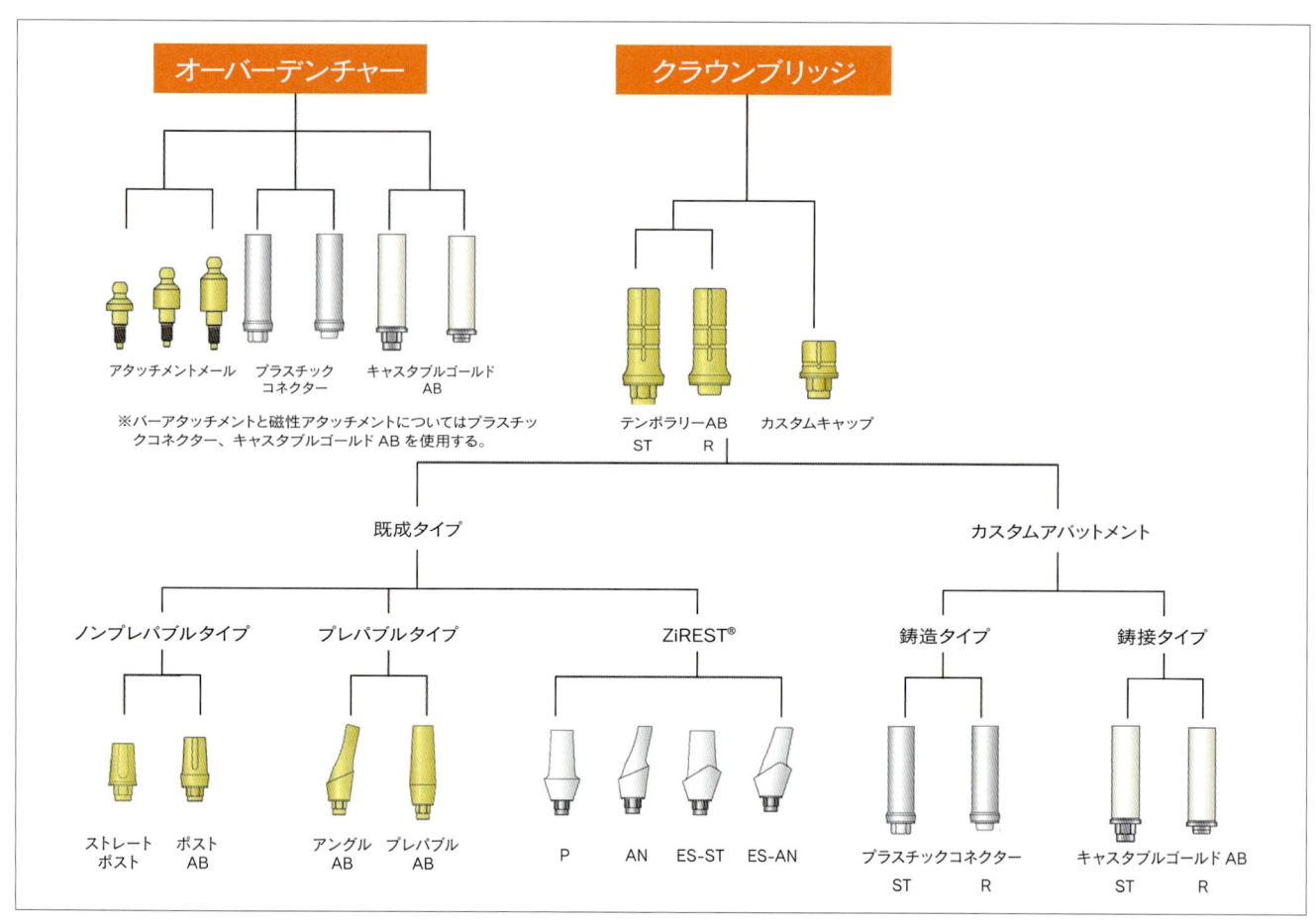

図4-1-2　症例に応じた多様なポスト類。

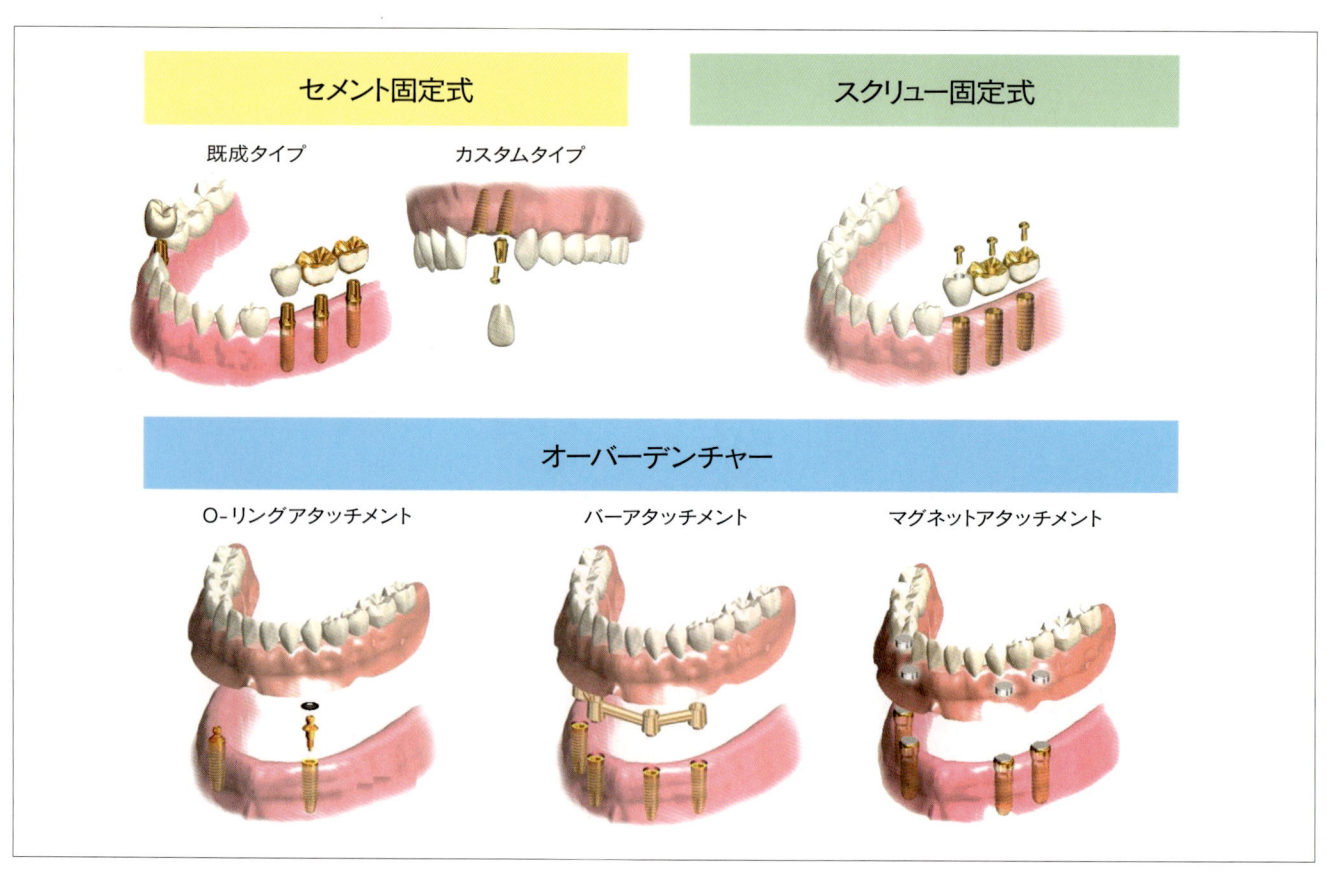

図4-1-3　すべての上部構造製作が可能である。

126

chapter 2

印象システム

　印象法には直接法と間接法があり、従来は直接法が主であったが、現在はほとんど間接印象法による上部構造製作が行われている（図4-2-1、2）。

　直接印象法は適応症に制限があるために現在の上部構造の製作にはあまり適していない。また、より精度の高い上部構造製作のためには間接印象法による上部構造製作が有利である。間接印象法にはクローズドトレータイプとオープントレータイプがあるが、その目的に合わせて使い分ける必要がある。

（1）直接印象法
（2）間接印象法；クローズドトレー
（3）間接印象法；オープントレー

		1）直接印象	2）間接印象	
			①クローズドトレー	②オープントレー
印象用パーツ		— （既成ストレートポスト） （既成ポストアバットメント）	インプレッションポスト　アナログ	トランスファーコーピング　アナログ
補綴	セメント固定	○（歯肉縁上マージンのみ）	○	○
	スクリュー固定	×	○	○
複数印象		△（傾斜時に不適）	△（傾斜時に不適）	○
簡便性		○（歯肉縁上マージンのみ）	○	△
精度		▲	○	○
印象材		シリコーン印象 アルジネート寒天連合印象	シリコーン印象 アルジネート寒天連合印象	シリコーン印象材

図4-2-1　直接印象法と間接印象法に必要なパーツと適応症。

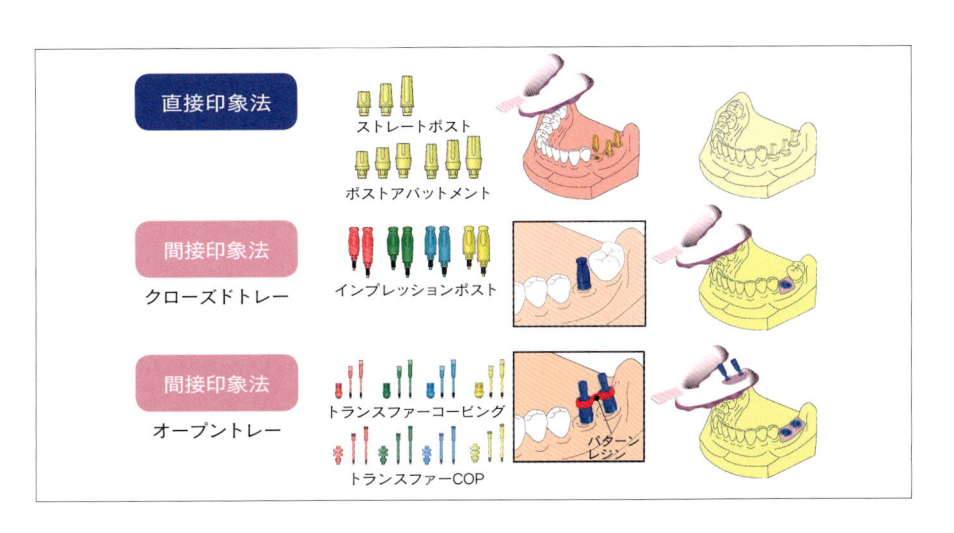

図4-2-2　直接印象法と間接印象法に必要なパーツとイメージ図。

127

I. 直接印象法

直接印象法の適応症としては、
①フィクスチャーとポストの接合部が粘膜縁上に存在する
②ポストアバットメントのクラウンマージンが粘膜縁上に存在する
③既成のポスト・ポストアバットメントが使用できる症例
④既成ポストの最短長が4mmなので、接合部から対合歯までのクリアランスが6mm以上存在する
⑤審美性の回復や要求がない部位
⑥セメント固定システム
⑦連冠もしくはブリッジなどにおいてはフィクスチャーの植立方向が既成のポスト・ポストアバットメントのテーパー内（約8°）の平行性が確保された症例
などである。

この方法は石膏模型を介して上部構造が製作されるため、適合の良いものを装着するためには印象・石膏注入・作業模型製作・ワックスアップ・鋳造に至るまでの一連の過程が正しく行われなければならない。

STEP 1　ヒーリングキャップの除去

デンタルX線、軟組織の治癒状態、骨結合の有無（打診）を確認後、上部構造製作のステップに入る。打診音は非常に重要で、澄んだ音がすれば骨と結合していると考えられる。除去後、内面の汚れや油脂を歯間ブラシやブローチ綿栓などで綺麗に清掃する（図4-2-3-a～c）。

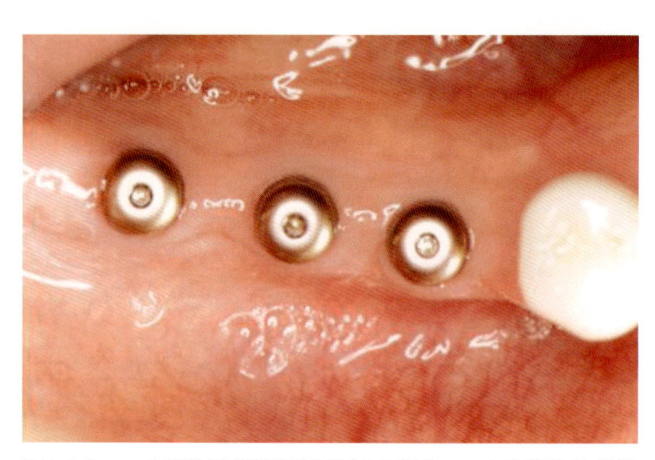

図4-2-3-a　免荷治癒期間終了時（1回法）、二次手術後軟組織治癒後（2回法）の咬合面観。歯槽粘膜に炎症がなく、角化歯槽粘膜が存在していることをチェックする。

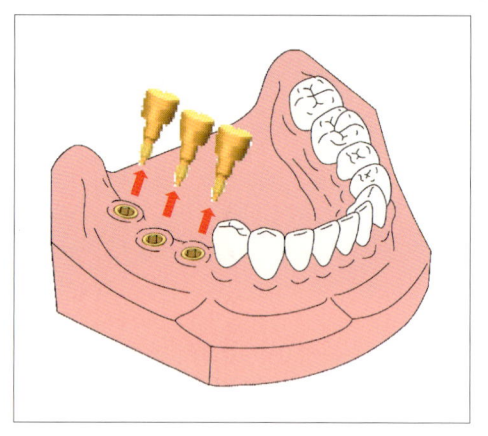

図4-2-3-b　ドライバーSH（CH）でヒーリングキャップを除去しフィクスチャー内面、接合面を綿栓などで清掃する。

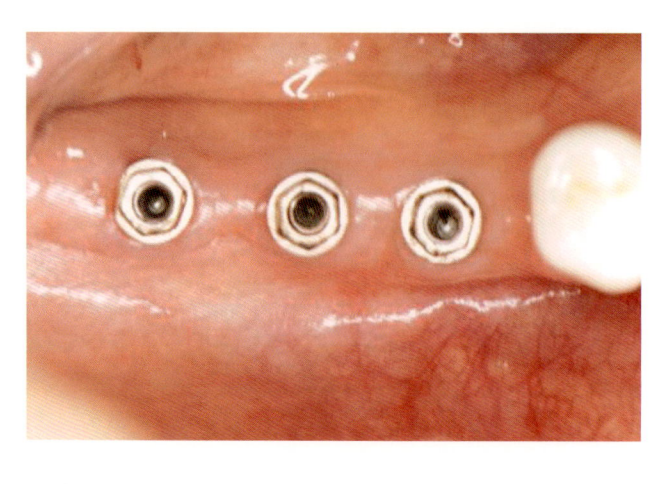

図4-2-3-c　綺麗に清掃されたフィクスチャーの咬合面観。汚れや油脂が残るとネジの緩みの原因となるので、確実に清掃する。

第4部 POI®-EXシステムを用いた各種上部構造

STEP 2　ストレートポスト・ポストアバットメントの選択および締結

　対合歯とのクリアランスを考慮した上で、適正なサイズを選択しフィクスチャーに締結する。この時にクラウンの回転防止のために付与されている溝部をできる限り頬側に向くように位置づける。特に複数本連結する場合は、平行性を確保しやすくなるので補綴物製作に有利である。

　対合歯とのクリアランスが均等になるようにポストの長さを選択する。

　20Ncmトルク値で締結する。この時にハンドトルクドライバーやISD900スクリュードライバーを用いると確実に行える。20Ncm以下で締結した場合は緩みの原因になる。また、20Ncmのトルク値で締結しても動かないフィクスチャーは確実な骨結合を有しているとみなされ、長期的な安定性が期待できる。

　ポストの咬合面を平坦化するために封鎖を行うが、ストッピングがもっとも適切だと考える。これは将来上部構造を除去しようとするとき、インプラント補綴の場合には天然歯のように側方から溝を掘ってもドライバー除去が難しいので、咬合面から削合しストッピングを除去するとフィクスチャーを傷つけずにポストごと上部構造を外すことができるからである（デュラシールは封鎖性と除去性には問題がないがネジの頭を押さえつける力がない）。

　コンポジットレジンは、封鎖性はもっとも良好であるが除去に難点があり、ネジとポストの間に入り込んだ場合にネジを緩めることができない場合もある（図4-2-4-a～e）。

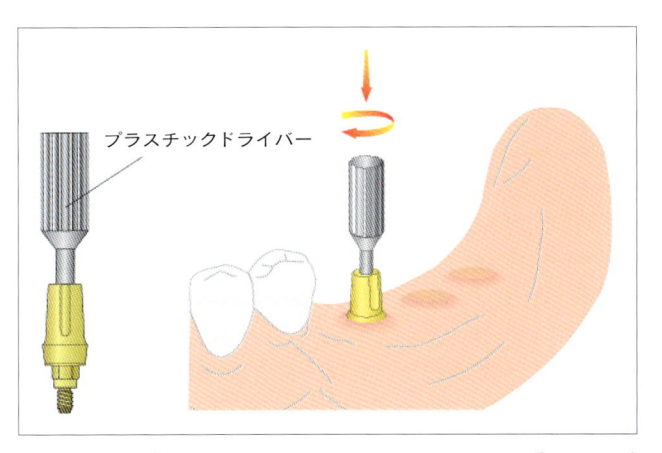

図4-2-4-a　プラスチックドライバーでストレートポスト・ポストアバットメントをフィクスチャーに仮締結。

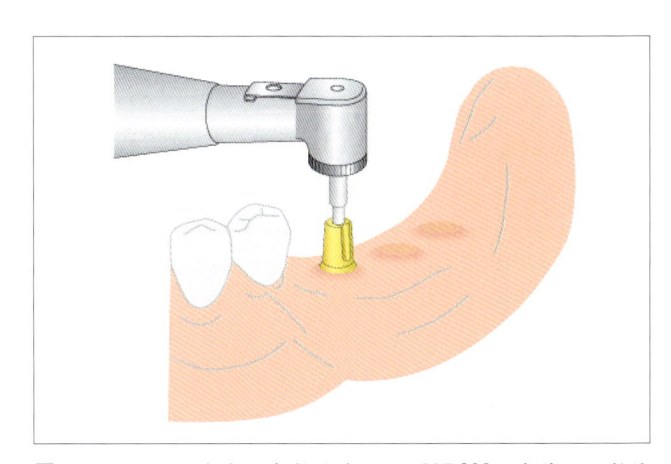

図4-2-4-b　ハンドトルクドライバー、ISD900スクリュードライバーなどで定量的にに20Ncmで締結を行う。

図4-2-4-c　フィクスチャーに締結された状態。対合歯とのクリアランスを整え、溝を頬側に向けることが望ましい。

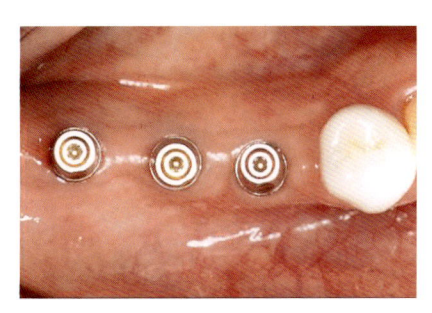

図4-2-4-d　フィクスチャーに締結されたストレートポストの咬合面観。

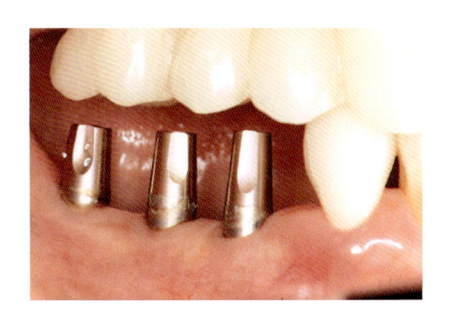

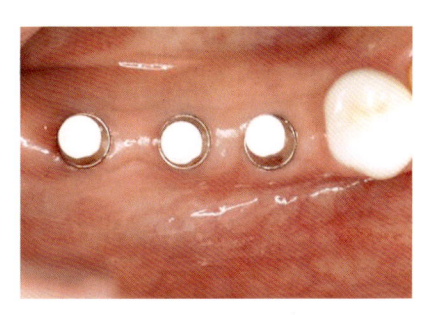

図4-2-4-e　咬合面部を平坦にするためにストッピングで封鎖する。

STEP 3　プロビジョナルレストレーションの製作

　予備印象・咬合採得を行う。印象材は通法のアルジネート／寒天の連合印象もしくはシリコーン印象を行う。印象採得後支台歯破折防止のために補強線（φ1mm）を用いる。唾液などの除去を行い、連合印象の場合はできるだけ早く連合印象用の石膏を流し、シリコーン印象の場合は数時間放置した後にシリコーン印象用石膏を流す。
　予備印象の目的は、

①テンポラリークラウンの製作；最終上部構造製作前に必ず暫間被覆冠を製作することが大切である
②最終印象のための個人トレー製作（必要に応じて）
③模型上で平行性やクリアランスの確認し、最終上部構造製作の可否を診断
④隣在歯や対合歯を含めた最終補綴物が製作できる状態の確認

である（図4-2-5-a〜f）。

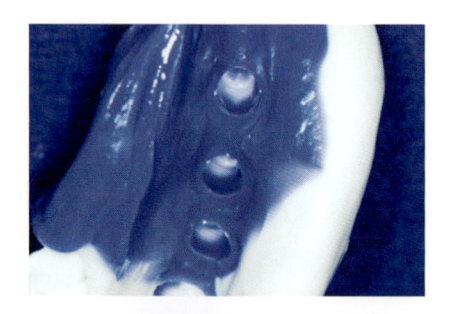

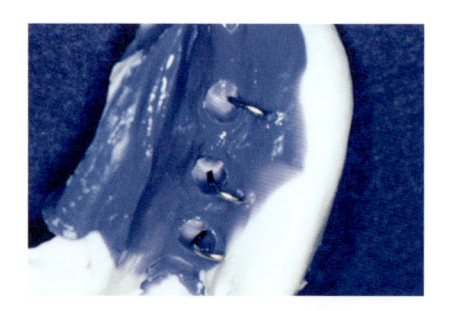

図4-2-5-a｜図4-2-5-b

図4-2-5-a　連合印象（もしくはシリコーン印象）によるポスト部の印象唾液や汚れなどを取り除く。

図4-2-5-b　補強線を用いると支台歯の破折防止になる。

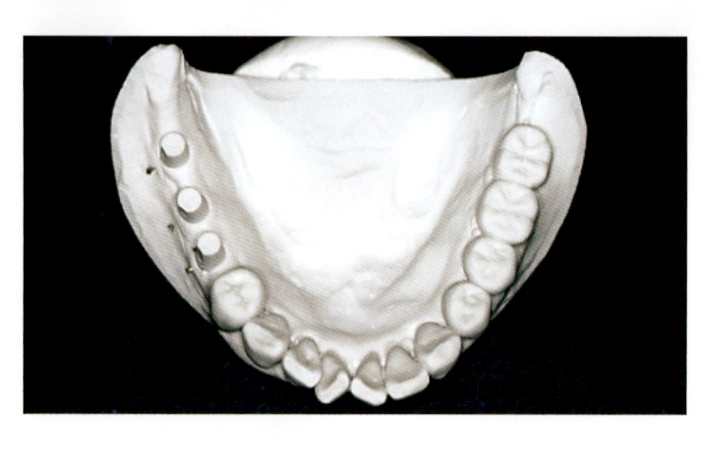

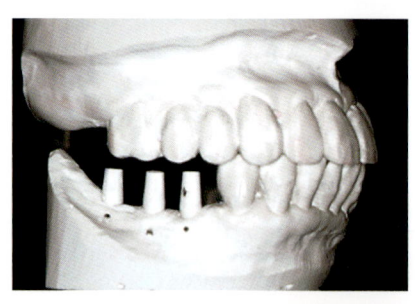

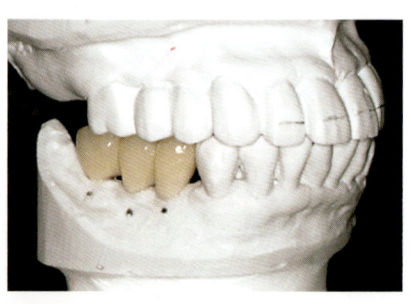

図4-2-5-c　完成した作業用模型。硬石膏もしくは超硬石膏を用いる。

図4-2-5-d｜図4-2-5-e

図4-2-5-d　咬合器装着。

図4-2-5-e　完成したプロビジョナルレストレーションの右側方面観。

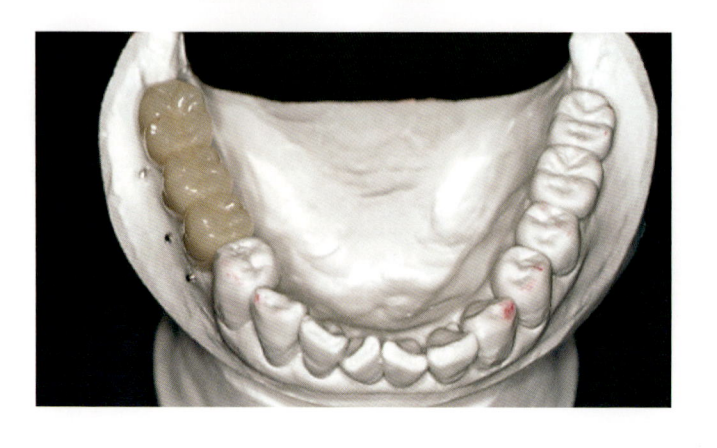

図4-2-5-f　完成したプロビジョナルレストレーションの咬合面観。

第4部 POI®-EXシステムを用いた各種上部構造

STEP 4　プロビジョナルレストレーションの装着と調整

咬合器付着後天然歯の支台歯の暫間被覆冠と同様に製作する。

プロビジョナルレストレーションの目的は、
①機能的な咬合様式の付与；咬合に問題がないかの確認と確実な咬合調整、咬合時に舌や頬粘膜を傷つけないかの確認（インプラント部位は長期に渡って欠損歯列であるために頬粘膜や舌が歯槽頂上にはみ出した状態で過ごしている。そこに失われた歯列が再生されるとすぐに対応できない場合に噛むことがあるので要注意）
②清掃性、発音、違和感の確認
③審美性の確認
④機能骨形成への段階的刺激
⑤天然歯との連結可否の確認
⑥歯槽粘膜形態の付与
である（図4-2-6-a〜c）。

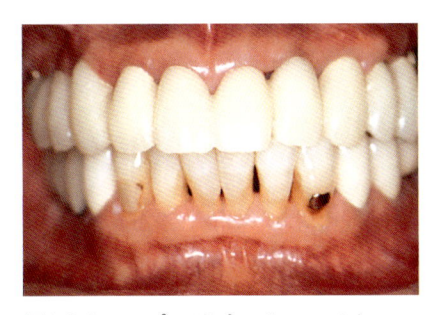

図4-2-6-a　プロビジョナルレストレーション装着時の正面観。

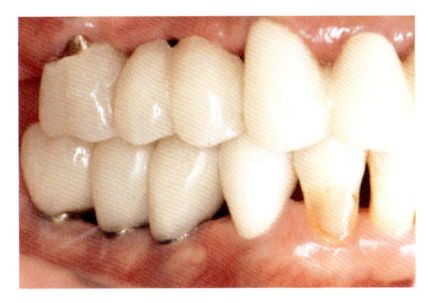

図4-2-6-b　同右側側方面観。

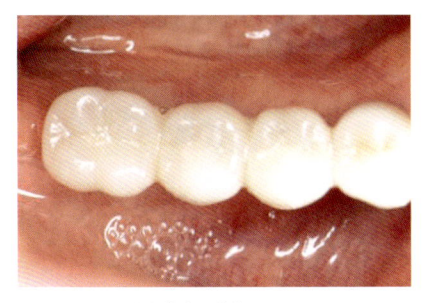

図4-2-6-c　同咬合面観。

STEP 5　最終印象、咬合採得

プロビジョナルレストレーションにより快適な咀嚼や清掃性が確認できたら、上部構造製作のための印象採得・咬合採得を行う。プロビジョナルレストレーションを除去し清掃を行う（確実な締結確認のためにストッピングを除去し再度20Ncmでスクリューを締結する）。

シリコーン印象を行う場合はアンダーカットのブロックを確実に行い、印象材の変形を最小限度に抑える（図4-2-7-a〜c）。

図4-2-7-a｜図4-2-7-b

図4-2-7-a　アンダーカットをブロックアウトして印象採得（個人トレー・既成トレー）を行う。

図4-2-7-b　シリコーン印象材。

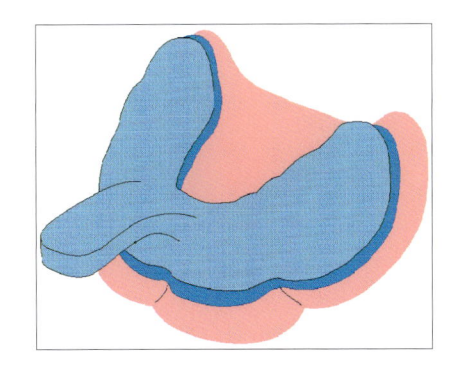

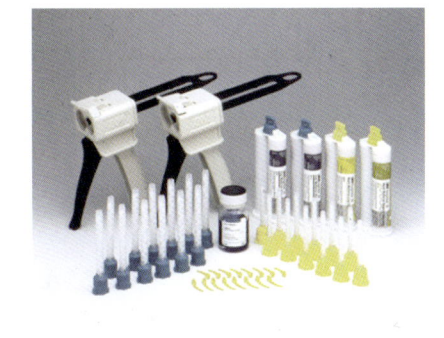

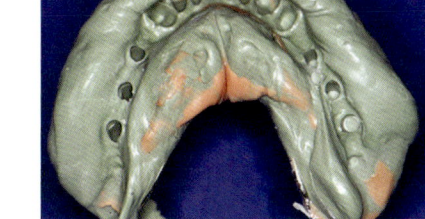

図4-2-7-c　シリコーン印象により採得された印象面。

STEP 6　最終補綴物製作

　直接法によるインプラントの上部構造の製作は天然歯における補綴物製作と変わりはない。

　製作においては既成の理想的なテーパーとマージン部に対する配慮が不要なために天然歯よりむしろ製作しやすくより適合の良い補綴物ができるので、ラボサイドと診療サイド双方が楽である。

　上部構造形態については、咬合面において天然歯と同様に対合歯とのcusp to ridge、cusp to fossaの咬合関係を再現しABCコンタクトが確保できる咬合面形態を作る。歯間乳頭部では、歯間ブラシでの清掃がしやすく違和感のない形態で、できれば審美性の確保が望ましい。頬舌形態は、オーバーカントゥア、アンダーカントゥアに注意しながら、プラークコントロールできる形態にする（図4-2-8-a、b）。

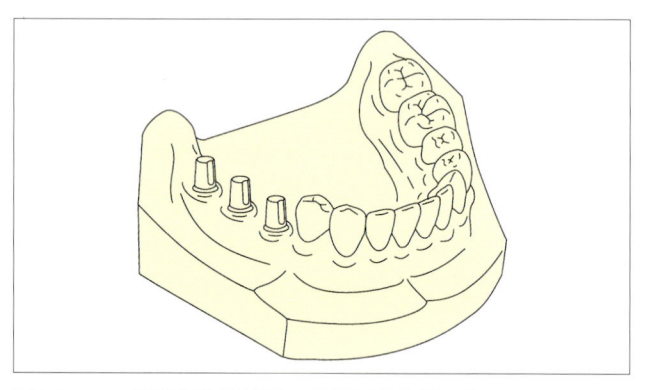

図4-2-8-a　最終作業用模型。超硬石膏を用いる。

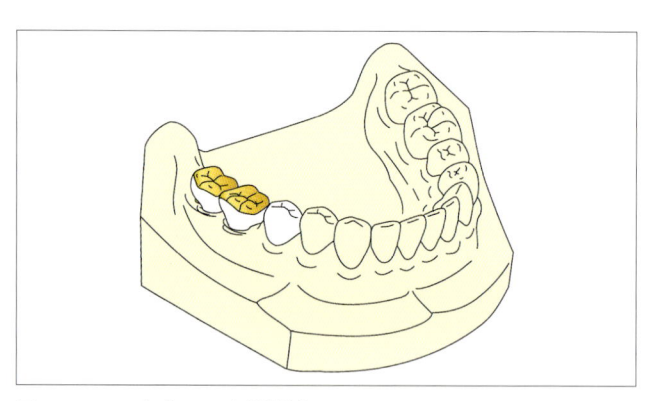

図4-2-8-b　完成した上部構造。

STEP 7　上部構造装着

　直接印象法はセメント固定法のみ可能な方法なので、合着用のセメントを用いて装着する。

　合着用のセメントは天然歯で起こりうる歯根破折や二次カリエスなどの問題は生じないので、基本的には何でも構わない。あえて言及するなら、適合が良いので浮き上がりがない皮膜の厚みと操作性を兼ねているものを推奨する。

　筆者は仮着セメントを多用している。理由としてはセメントが溶解しても二次カリエスが起きないためである。また、何らかの理由で上部構造を除去しなくてはならない場合、破壊せずに外すことができるので仮着セメントを多用している。使い方はポストとの維持力（歯冠長と適合度）に合わせて軟性と硬性を使い分けている。

　咬合調整；基本的に天然歯と同様の咬合調整を行う。咬頭嵌合位におけるcusp to fossa・cusp to ridge、ABCコンタクト。

　側方運動におけるミーチュアリープロテクテッドオクルージョン。咬合圧は残存天然歯の咬合圧同様の圧で調整する（図4-2-9-a〜c）。

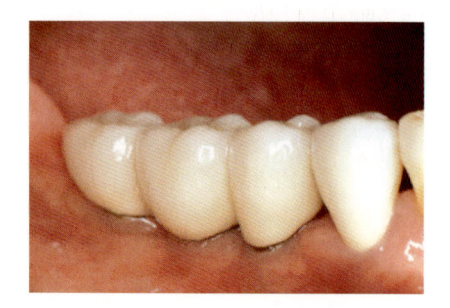

図4-2-9-a　口腔内に装着された右側側方面観。

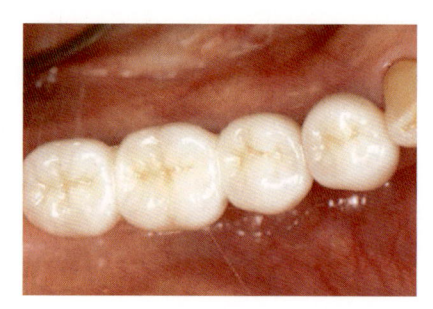

図4-2-9-b　同咬合面観。

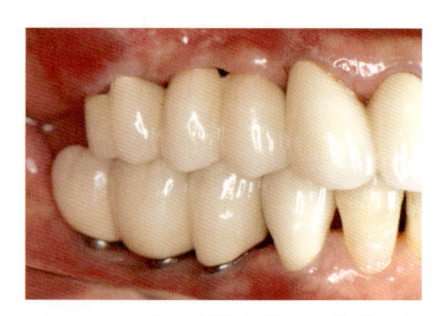

図4-2-9-c　咬合調整を終えて装着された右側側方面観。

II. 間接印象法：クローズドトレー

　上部構造製作時、主に行う印象法でセメント固定システムに多く用いられる。間接印象法でもっとも大事なことは、口腔内に植立されているフィクスチャー接合部の六角の位置を正確に石膏模型上に再現することである。

　そのためにインプレッションポストは軸面の3ヵ所に均等に深い溝が形成されてある。この3ヵ所の溝を印象材に確実に戻すことにより六角の向きが確実に石膏模型上に再現される（図4-2-10）。

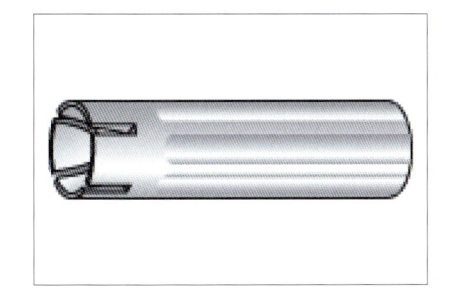

図4-2-10-a　インプレッションドライバーはインプレッションポストのヘッド部分を掴んで回転させながら締める。

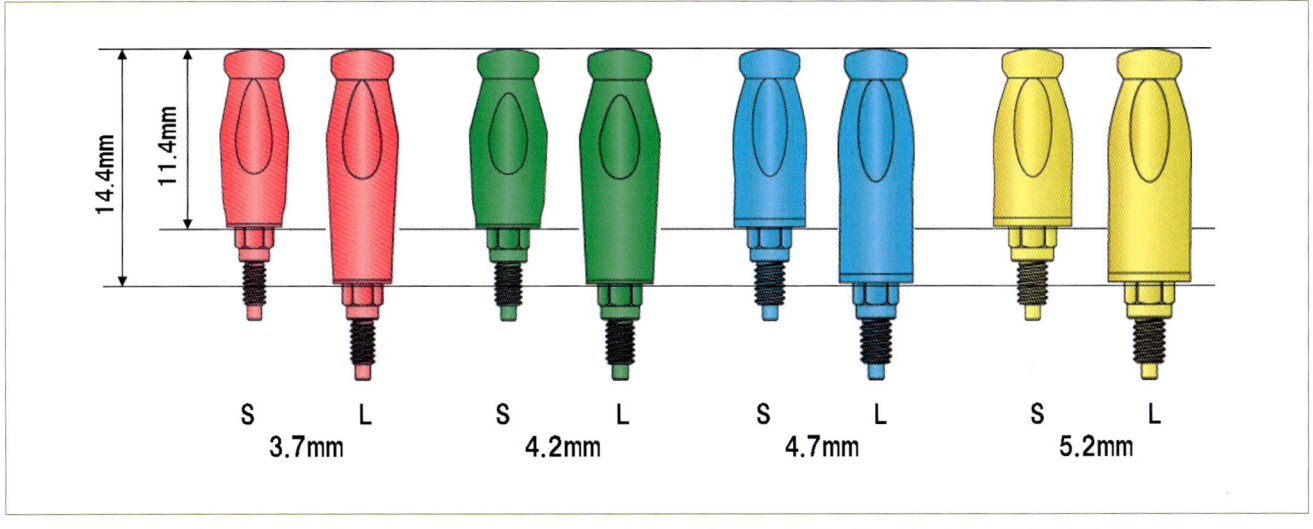

図4-2-10-b　インプレッションポストはフィクスチャーのサイズに合わせてφ3.7、4.2、4.7、5.2の4種類が色分けされてあり各々ショートS、ロングLがある。

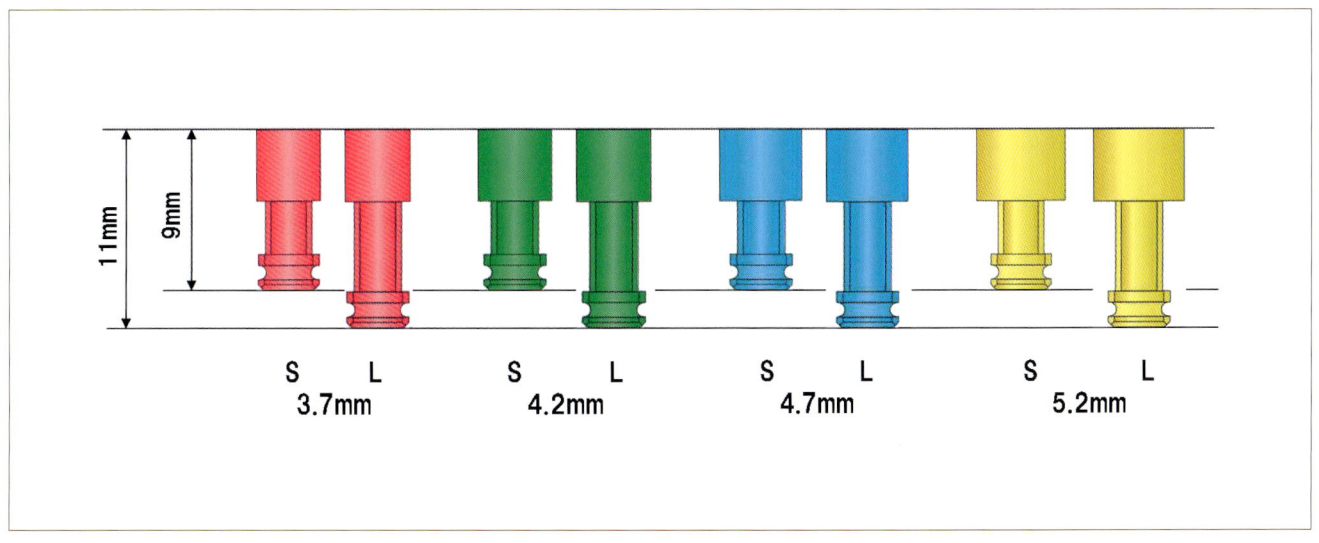

図4-2-10-c　アナログはフィクスチャーの接合部の形態を再現した石膏模型内のパーツとしてインプレッションポストに合わせて色分けされたサイズが準備されている。各々ショートS、ロングLがある。

STEP 1　インプレッションポストのフィクスチャー締結

インプレッションポストはS(short)とL(long)がある。前歯部や深部粘膜下接合部にはL、臼歯部のような対合歯とのクリアランスが少ない場合にはSを用いる。

サイズごとにカラーリングされているので植立されたフィクスチャーのサイズに合わせて選択し、インプレッションドライバーで確実にフィクスチャーと締結する。

適合の確認のために必ずデンタルX線像で確認する（図4-2-11-a～f）。

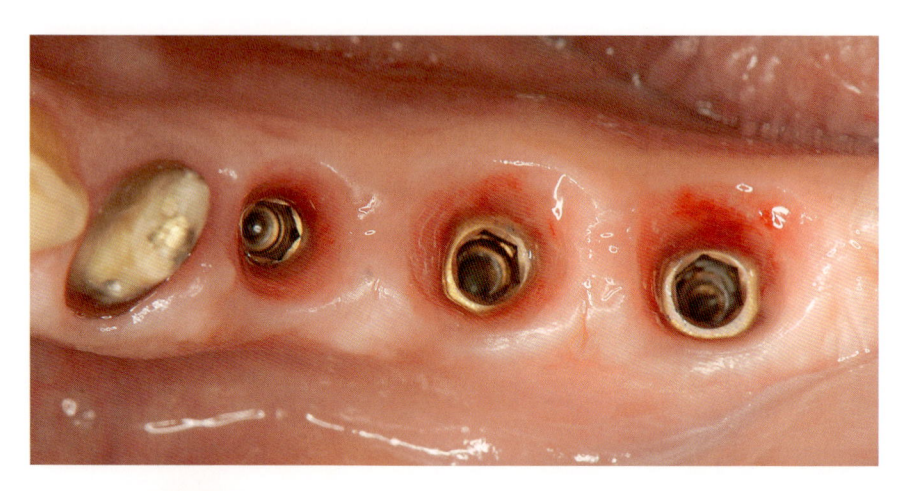

図4-2-11-a　最終印象直前の咬合面観。粘膜の炎症の有無、粘膜形態、角化歯肉の量などの確認を行う。

図4-2-11-b｜図4-2-11-c

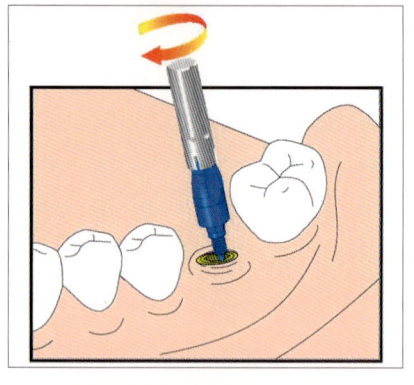

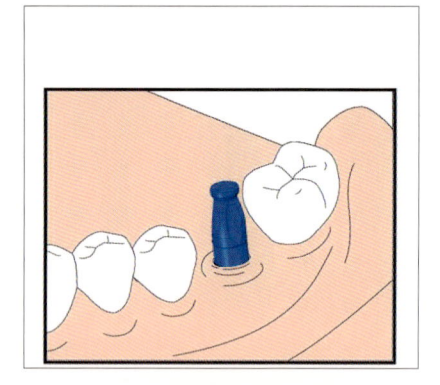

図4-2-11-b　インプレッションドライバーで保持し正回転で確実にフィクスチャーに締結している模式図。

図4-2-11-c　締結された状態の模式図。

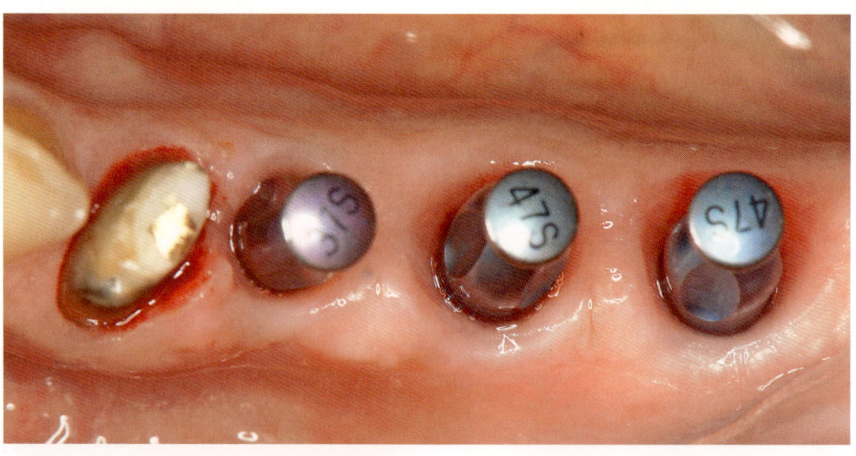

図4-2-11-d　サイズごとのインプレッションポストがフィクスチャーに締結された状態。咬合面観。

図4-2-11-e｜図4-2-11-f

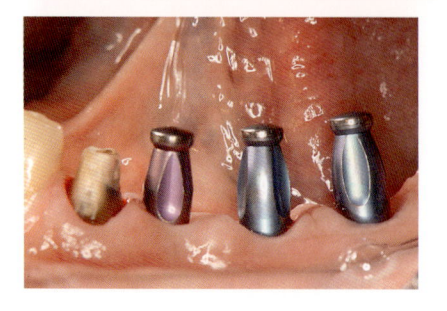

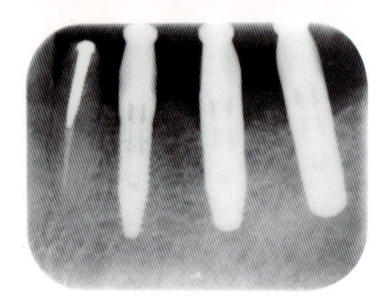

図4-2-11-e　同側方面観。

図4-2-11-f　同デンタルX線像。フィクスチャーとの適合を必ず確認する。

第4部 POI®-EXシステムを用いた各種上部構造

STEP 2 印象採得

印象材はシリコーンもしくは寒天＋アルジネートを用いる。どちらも正しく採得されれば、フィクスチャー接合部の六角の向きが模型上に正しく再現される。フィクスチャー間の位置関係は、シリコーン印象のほうが誤差が少ない。シリコーン印象はアンダーカットの確実なブロックアウトを行い、印象採得はできる限り気泡が入らないように歯頸部から徐々に咬合面に盛り上げていく（図4-2-12-a～c）。

シリコーン印象の特徴（連合印象に比べて）
　①位置関係が精密
　②アンダーカットのブロックアウトの手間がいる
　③材料代が高い
　④少し放置して印象材内の応力を解放させる
　⑤シリコーン印象専用石膏材を必要とする

アナログにもS（short）とL（long）がある。石膏模型内に確実に保持されるために基本的にはLを用いる。印象採得後口腔内からインプレッションポストをフィクスチャーから外し、同サイズ（カラー）のアナログと締結する。

アナログと締結されたインプレッションポストを印象材の溝に合わせて最後まで確実に印象材内に戻す（このときシリコーン印象材はカチッと音がする）。アナログとの連結部（歯頸部）付近にシリコーンガムを流し、硬化後に石膏を流す（図4-2-12-d～f）。

図4-2-12-a ｜ 図4-2-12-b

図4-2-12-a　インジェクションタイプシリコーン印象材を歯頸部部位から気泡が入らないように注入する。

図4-2-12-b　トレータイプシリコーン印象材を口腔内に挿入し硬化まで保持する。

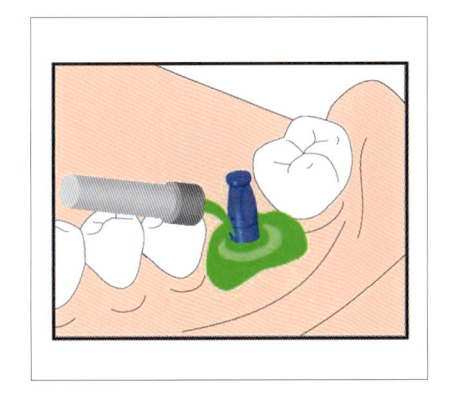

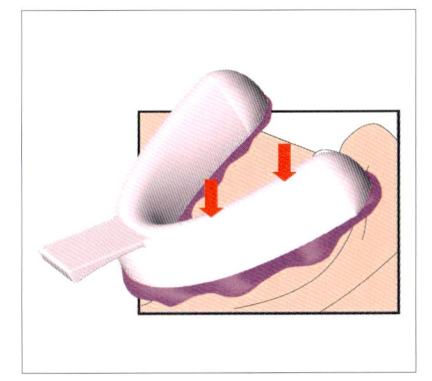

図4-2-12-c ｜ 図4-2-12-d

図4-2-12-c　硬化後一気に印象を口腔内から除去する。

図4-2-12-d　インプレッションポストを口腔内から外し同色（サイズ）のアナログ（通常Lを用いる）に確実に締結する。

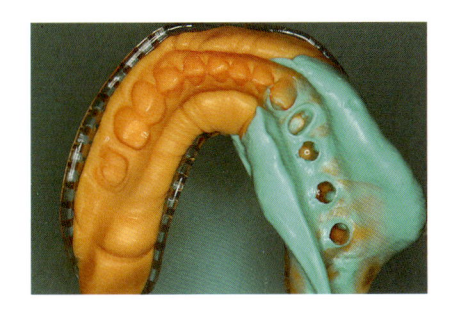

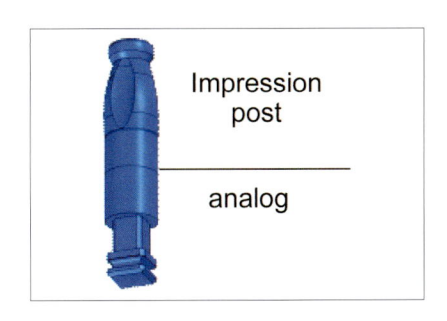

図4-2-12-e ｜ 図4-2-12-f

図4-2-12-e　インプレッションポスト部位を3ヵ所の溝に合わせてカチッと音がするまで印象材内に挿入する。

図4-2-12-f　アナログ周囲の歯頸部付近にシリコーンガムを流した状態。

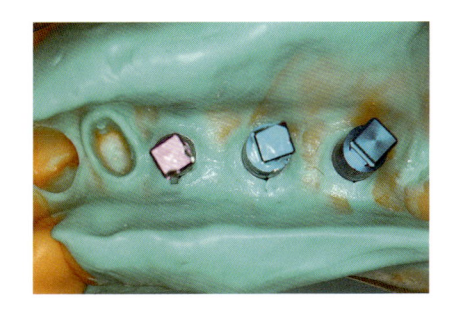

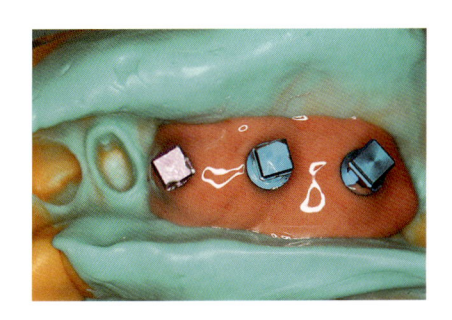

STEP 3　アナログ作業模型完成

　石膏硬化後印象材を除去し、アナログ模型からインプレッションポストを外すとアナログ模型完成である。

　完成されたアナログ模型から製作される物は以下のものである。

①プロビジョナルレストレーション
②セメント固定上部構造
③単独ネジ固定上部構造
④オーバーデンチャー；O-リングアタッチメント、磁性アタッチメント
⑤複数ネジ固定上部構造の印象のためのトランスファーコーピングと個人トレー
⑥オーバーデンチャー；ドルダーバーアタッチメントの印象のためのトランスファーコーピングと個人トレー

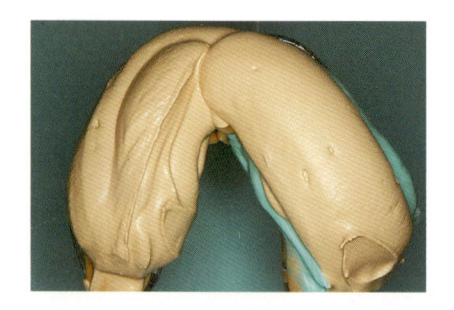

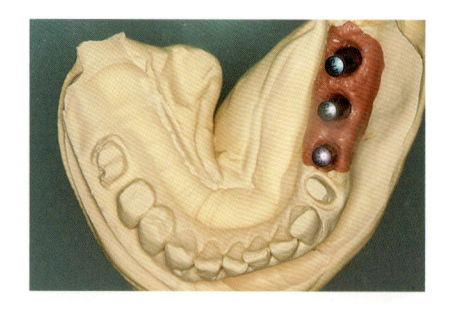

図4-2-13-a｜図4-2-13-b

図4-2-13-a　超硬石膏を注入。

図4-2-13-b　石膏硬化後印象材を撤去した状態。

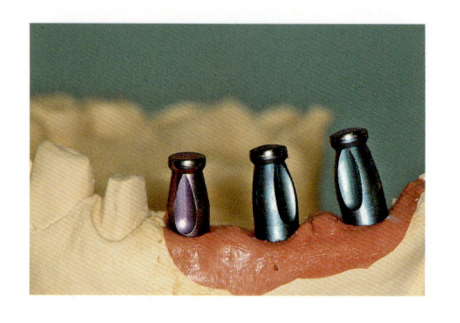

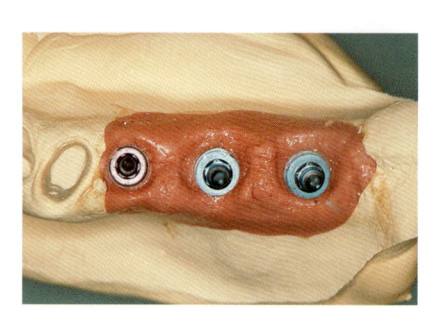

図4-2-13-c｜図4-2-13-d

図4-2-13-c　同側方面観。

図4-2-13-d　インプレッションポストをアナログから外した状態の咬合面観。

図4-2-13-e　アナログ作業模型の完成。

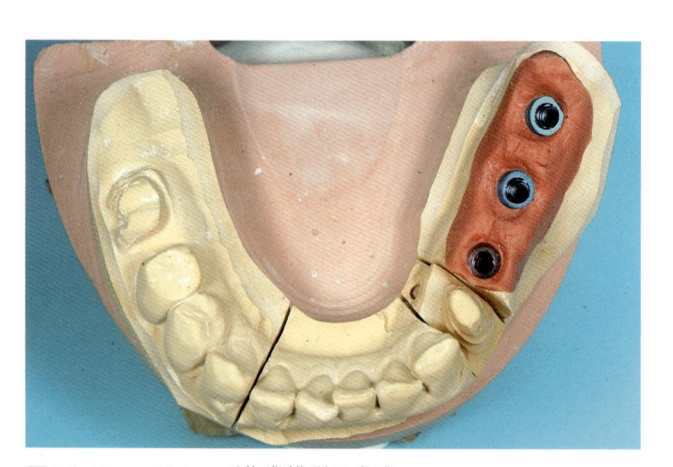

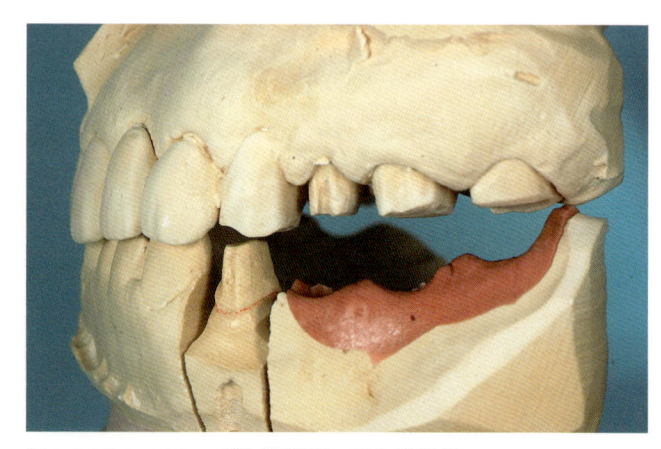

図4-2-13-f　アナログ作業模型の咬合器付着。

III．間接印象法：オープントレー

　上部構造製作時のクラウンブリッジのネジ固定システム、スクリュー固定式；キャスタブルゴールドアバットメントST＆Rとオーバーデンチャーのバーアタッチメントシステムに用いる方法の詳細は、各項目で述べる。

chapter 3

プロビジョナルレストレーション

1．プロビジョナルレストレーション製作法の分類と種類

1）セメント固定：縁上マージン

通常の製作法と同様である。図4-2-5-a〜f（P.130）参照。

2）ネジ固定：縁下マージン

クラウンブリッジにはセメント固定式とスクリュー固定式が存在し、どちらの方法でもプロビジョナルレストレーションを要する。プロビジョナルレストレーションもセメントとスクリューの両固定式があり、フィクスチャーとの接合部が粘膜上の場合はどちらで対応しても構わない。しかし、接合部が粘膜下の場合にはセメント固定式では残留セメントの憂慮があるので、スクリュー固定式を推奨する。

また、粘膜下接合部ではプロビジョナルレストレーションによって粘膜形態を附形することができるので、ネジ式のほうが挿入固定しやすい。

種類

プロビジョナルレストレーション製作用にテンポラリーアバットメントとカスタムキャップが用意されており、筆者は前者を使用することが多い。サイズはどちらもフィクスチャーサイズに合わせてφ3.7、4.2、4.7、5.2mmが各々準備されている。長さはテンポラリーアバットメントが一律接合部から10mm（歯頚部1mm＋高さ9mm）で、カスタムキャップは4.0mm（歯頚部0.5mm＋高さ3.5mm）。

ネジはCRスクリュー（口腔内装着用）2〜6mmとラボ用スクリュー（模型用）2、10、15、20mmが各々準備されている。

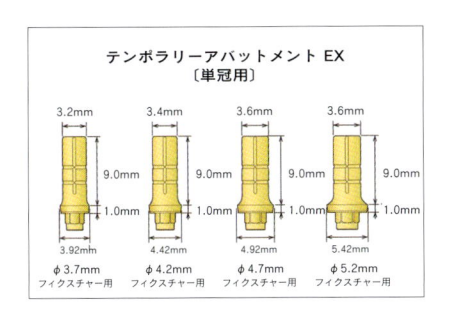

図4-3-1-a　テンポラリーアバットメントEX(ST)。

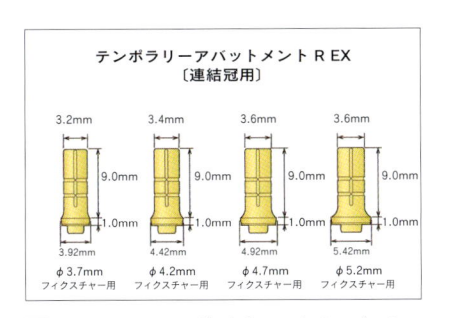

図4-3-1-b　テンポラリーアバットメントEX(R)。

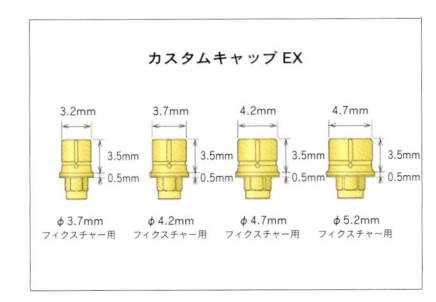

図4-3-1-c　カスタムキャップEX。

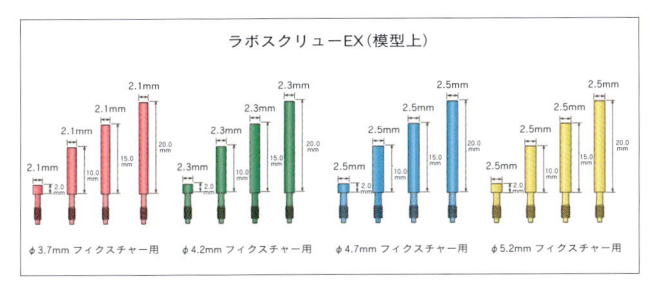

図4-3-2-a　ラボスクリューEX（模型用）。

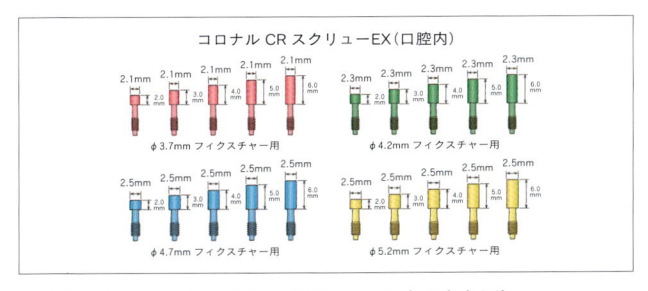

図4-3-2-b　コロナルCRスクリューEX（口腔内用）。

II. プロビジョナルレストレーションの製作法

1）筆積み法

直接即時重合レジンをテンポラリーアバットメントに盛り上げて歯冠形態を製作する。

2）ワックスアップ法

ワックスアップして歯冠形態を製作し、シリコーンコアー採得後、コアー内にレジンを注入し製作する。

STEP 1　テンポラリーアバットメントのアナログ締結

間接印象法（クローズドトレー）により製作されたアナログ（シリコーンガム付き）模型を咬合器に付着する。

フィクスチャーサイズのテンポラリーアバットメントを選択し、ラボスクリュー（模型用）で模型のアナログに締結する（図4-3-3）。

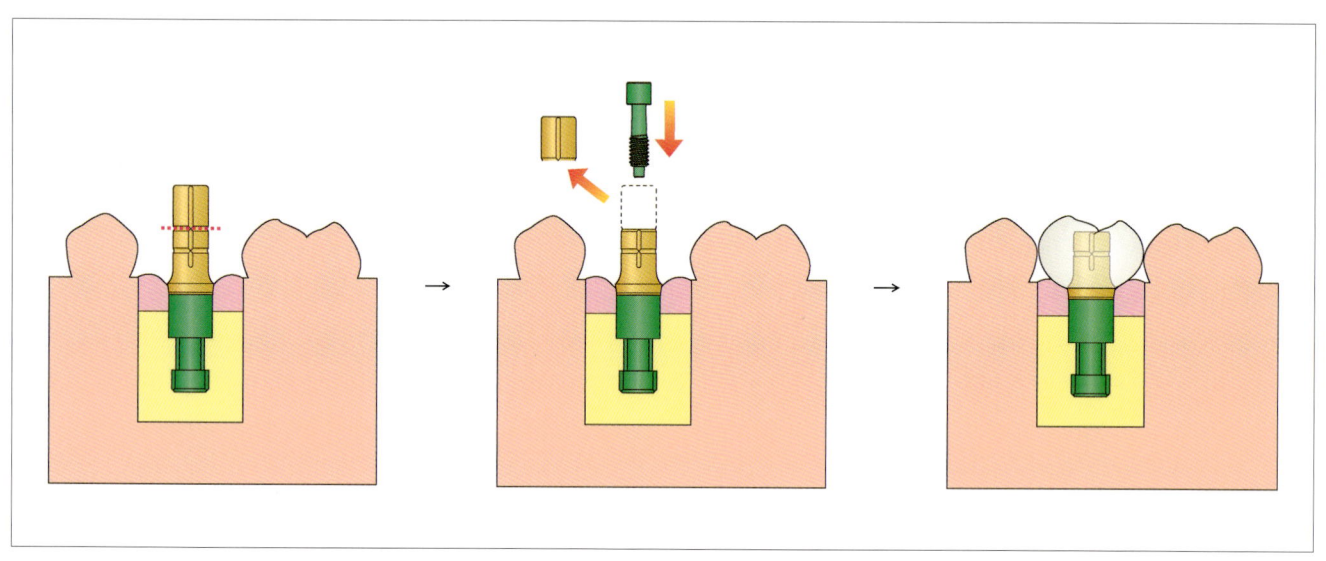

図4-3-3-a　フィクスチャーサイズに合った径のテンポラリーアバットメントを選択し、模型内のアナログにラボスクリュー（模型用）で締結し適切な長さ（形態）に修正した後即時重合レジンで修復物形態を製作する。

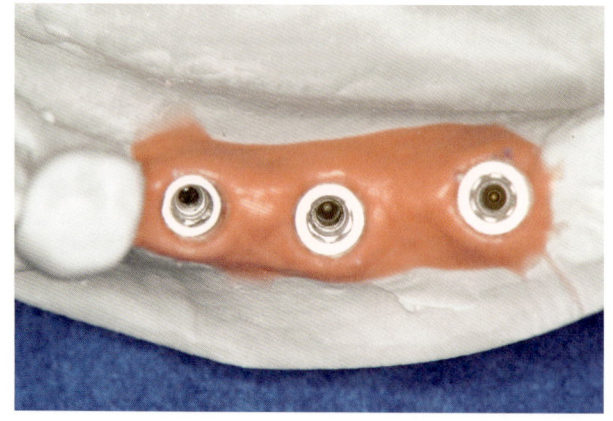

図4-3-3-b　間接印象法（クローズドトレータイプ）により製作されたアナログ模型。

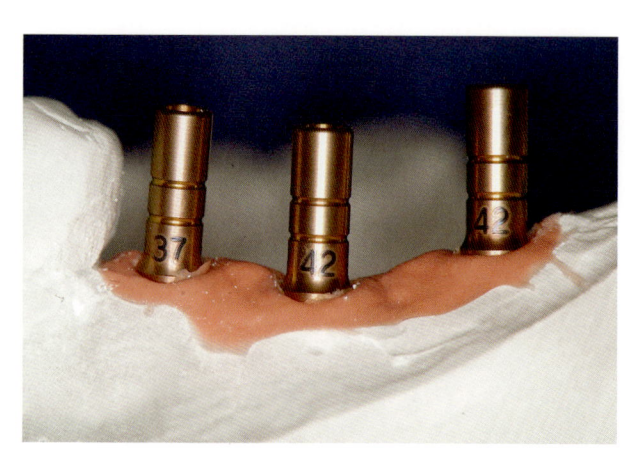

図4-3-3-c　テンポラリーアバットメントをフィクスチャーに締結した状態。

第4部 POI®-EXシステムを用いた各種上部構造

STEP 2 テンポラリーアバットメント製作

対合歯とのクリアランス（通常3mm程度）を考慮して適切な長さにカットし、歯冠形態のワックスアップをする。

シリコーンコアーを採得し、ワックス除去後に維持のためサンドブラストをかけて咬合面の孔をワックスで封鎖する（図4-3-4）。

即時重合レジンなどをシリコーンコアーに注入しプロビジョナルレストレーションを製作する。アクセスホールはワックスの色が透けて見えるところを削合して形成する。

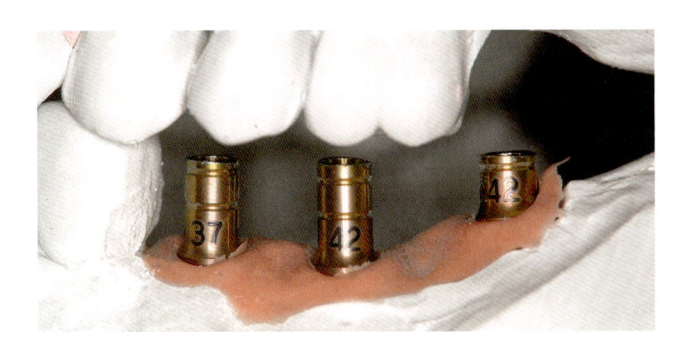

図4-3-4-a 対合歯とのクリアランスを考慮し高さをカットする。

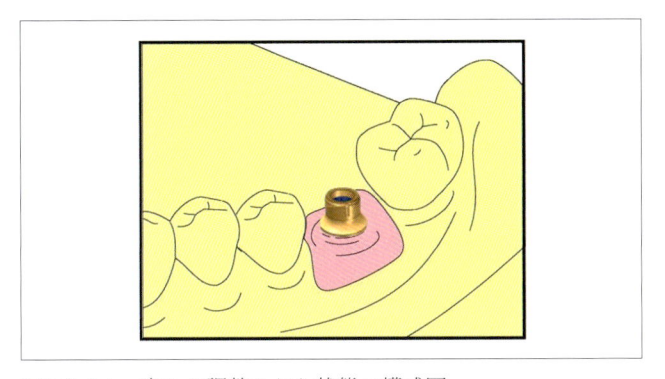

図4-3-4-b 高さが調整された状態の模式図。

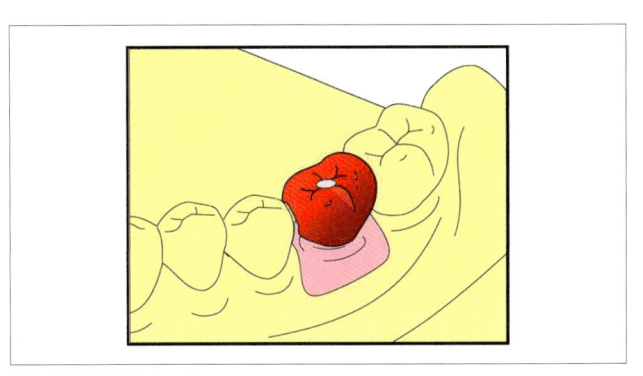

図4-3-4-c テンポラリークラウン製作用のワックスアップを行う。

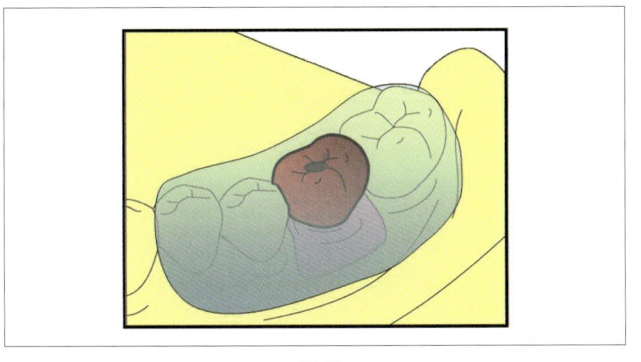

図4-3-4-d シリコーンコアー採得。

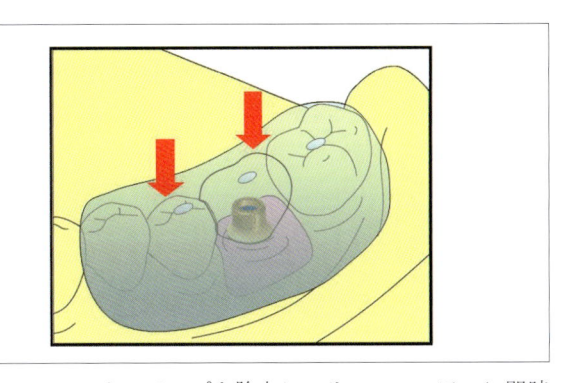

図4-3-4-e ワックスアップを除去しシリコーンコアーに即時重合レジンを注入し圧接する。

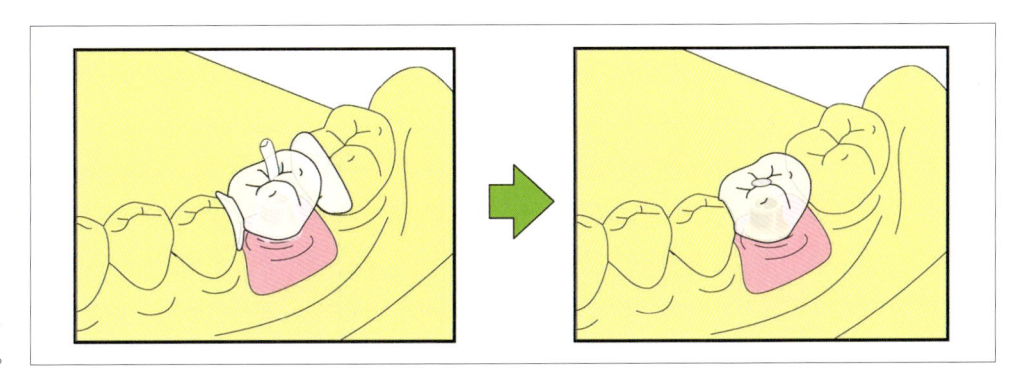

図4-3-4-f 余分なバリを除去・研磨し、アクセスホールを開口。

STEP 3　歯頸部形態修正

　歯頸部の外形をガムにマーキングする。シリコーンガムを取り外してアナログとの接合部から移行的にガムを削合する。削合したガムの形態に合わせて即重レジンを築盛し、歯肉粘膜貫通部を形成後、研磨して完成（図4-3-5）。

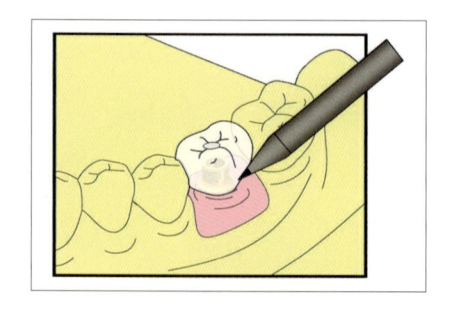

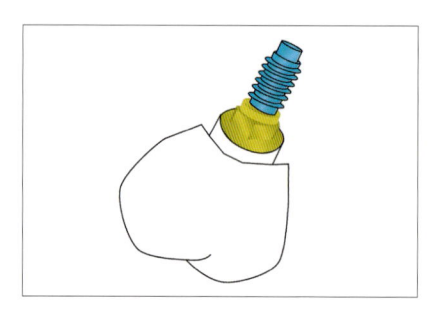

図4-3-5-a｜図4-3-5-b

図4-3-5-a　歯頸部に沿ってマーキングを行う。

図4-3-5-b　除去したプロビジョナルレストレーションの状態。

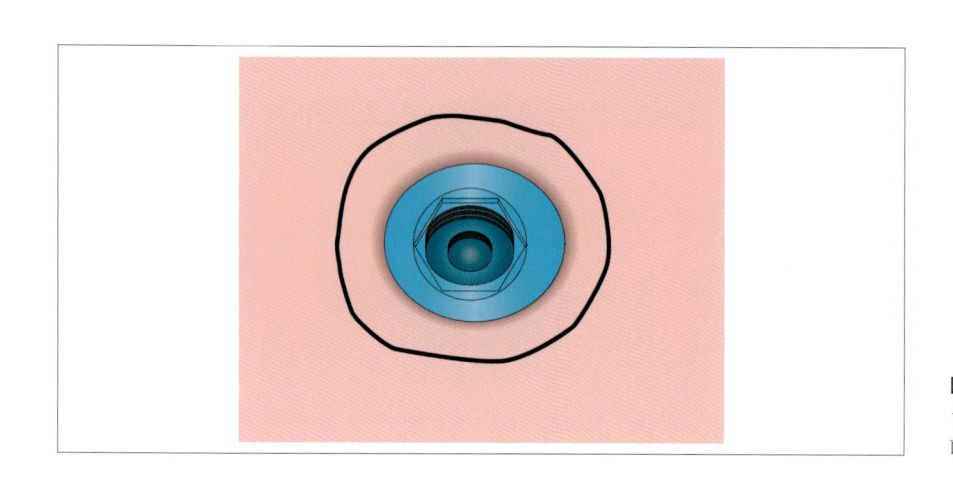

図4-3-5-c　プロビジョナルレストレーションを除去したシリコーンガムの状態。歯頸部の形がマーキングされている。

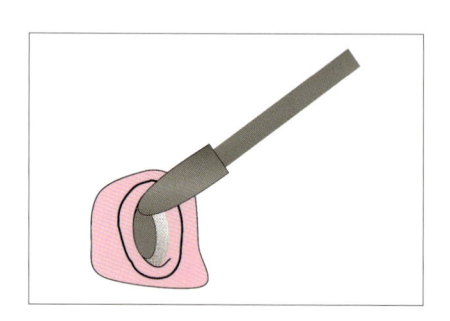

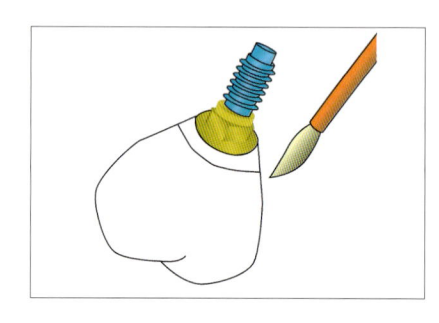

図4-3-5-d｜図4-3-5-e

図4-3-5-d　シリコーンガムを外して接合部からマーキングされた部位まで移行的に削合する。

図4-3-5-e　接合部から歯頸部までの形態を修正する。

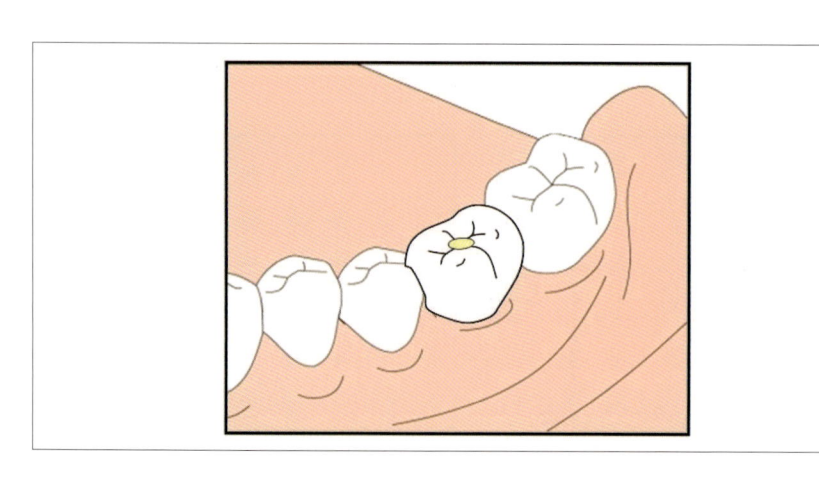

図4-3-5-f　完成したプロビジョナルレストレーション。

第4部 POI®-EX システムを用いた各種上部構造

STEP 4　口腔内装着

　テンポラリーアバットメントは内側性ヘックスタイプのSTタイプとノンヘックスタイプのRがあるが、ここではSTタイプを推奨する。複数本締結する場合には、単独で1歯ずつ締結し、適合をX線でチェックする必要がある。連結が必要な場合は、締結後即時重合レジンで止める。歯頸部の形態を模型上で製作しているために粘膜が圧迫され、疼痛を感じる場合は若干の麻酔を必要とする。締結後は、麻酔が切れても痛みがないので圧迫したことに対しての心配は不要である。アクセスホールは綿球を入れたのち、仮封用レジン(デュラシールなど)にて封鎖する。テンポラリーアバットメントの締結力は通常10Ncmとする(図4-3-6)。

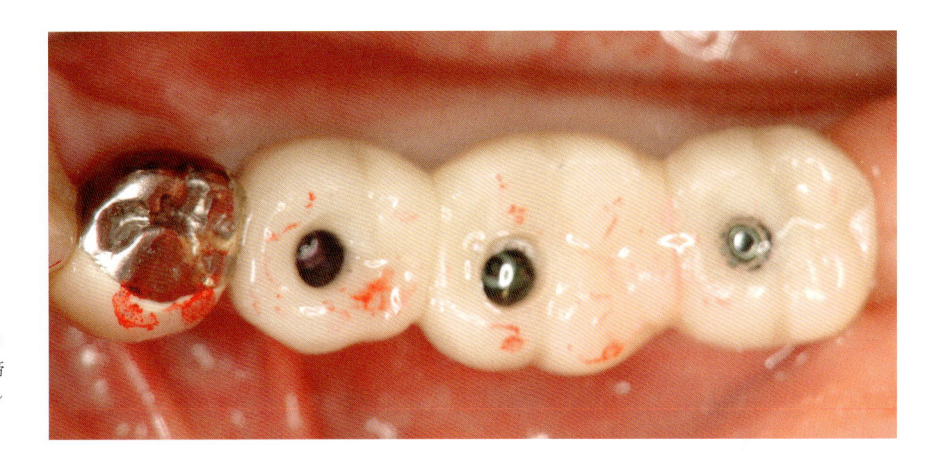

図4-3-6-a　プロビジョナルレストレーションをCRスクリューでフィクスチャーに締結する。1本づつ締結した後に即時重合レジンで間を留める。

図4-3-6-b｜図4-3-6-c

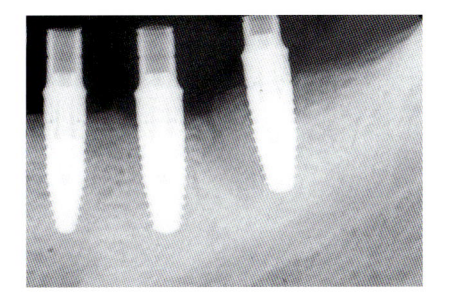

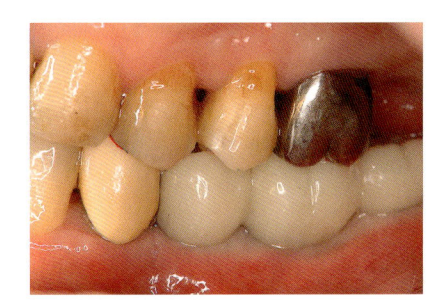

図4-3-6-b　同デンタルX線像。適合を確認する。

図4-3-6-c　同咬合時の側方面観。圧迫された部位が白くなっている。

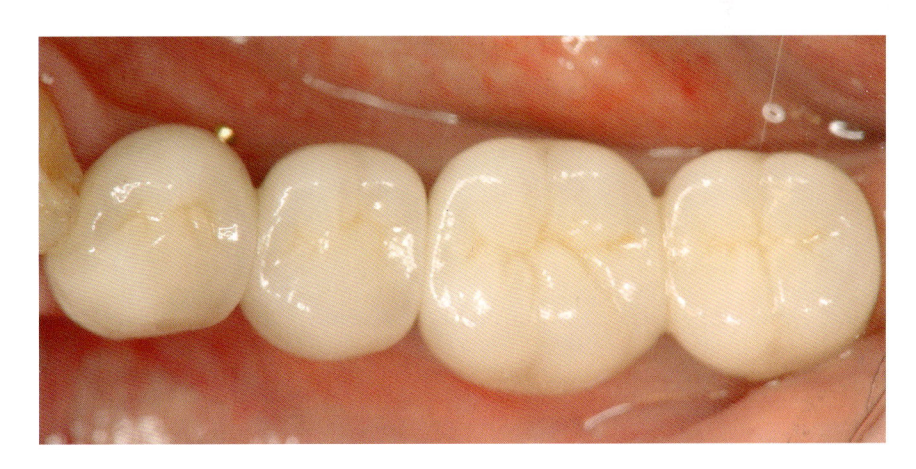

図4-3-6-d　最終修復物装着後の咬合面観。

図4-3-6-e｜図4-3-6-f

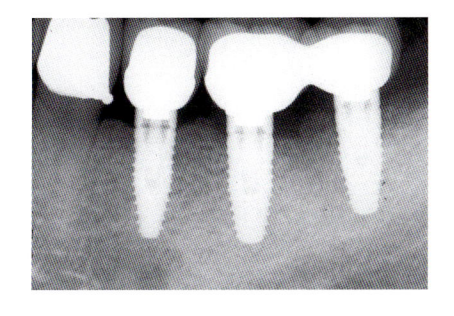

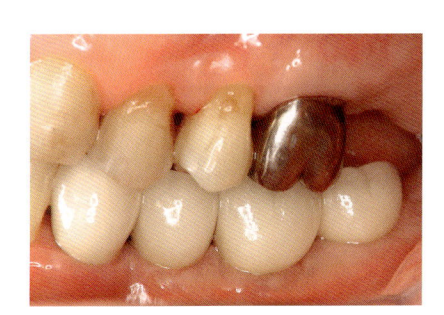

図4-3-6-e　同デンタルX線像。

図4-3-6-f　同咬合時の側方面観。

III. カスタムキャップによるプロビジョナルレストレーション製作

プロビジョナルレストレーションはテンポラリーアバットメントで製作することが多いが、歯冠長部が短い場合にはカスタムキャップを用いることもある。材質も形状も長さ以外はほぼテンポラリーアバットメントと同じなので製作法も同じように行う。

ただし、内側性の六角構造部分はストレート（ST）形状のみなので、複数本連結するときはテンポラリーアバットメント同様1歯づつ製作し、口腔内で連結する。

カスタムキャップ EX

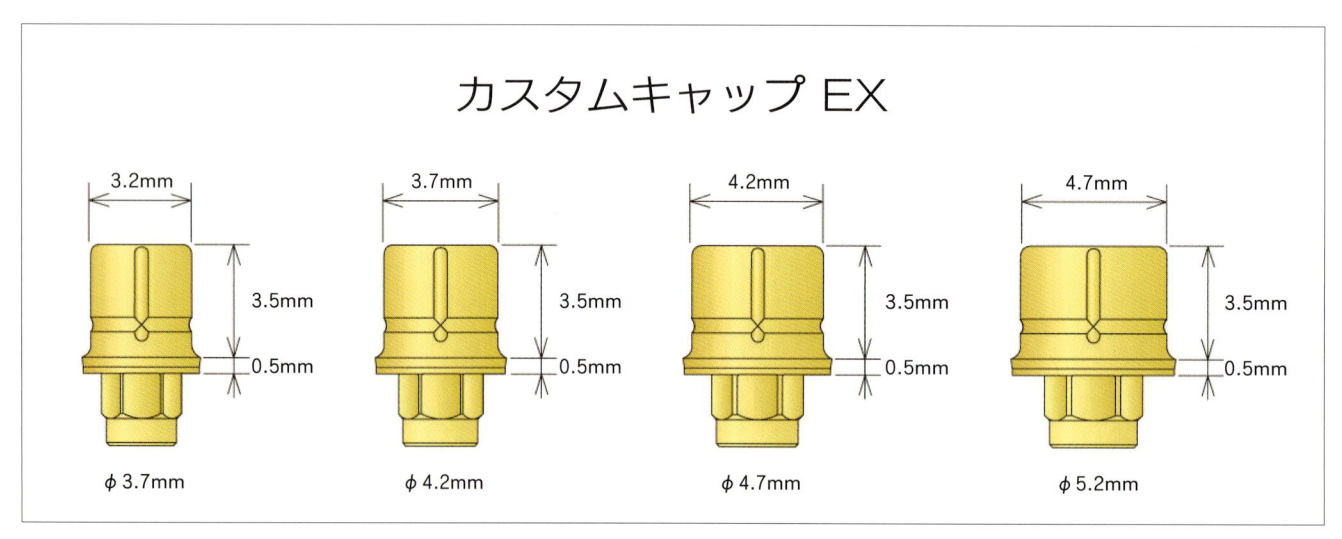

3.2mm / 3.5mm / 0.5mm / φ3.7mm
3.7mm / 3.5mm / 0.5mm / φ4.2mm
4.2mm / 3.5mm / 0.5mm / φ4.7mm
4.7mm / 3.5mm / 0.5mm / φ5.2mm

図4-3-7　カスタムキャップEX（フィクスチャー用）。

STEP 1　間接印象法（クローズドトレー）によるシリコーンアナログ製作

シリコーン印象を行う際には必ず残存歯牙部位のブロックアウトを行い、印象材が変形しないように注意する。また、印象材撤去後は内側の歪みを解放させるために、一定時間放置し、インプレッションポストとアナログ連結したものを合わせて印材の溝に戻して石膏を注入する（図4-3-8）。

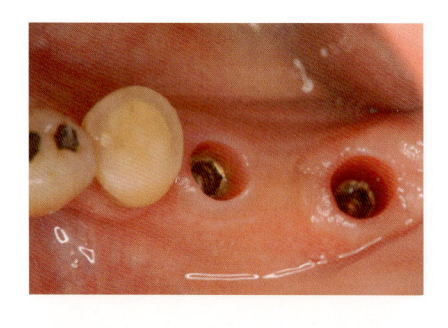

図4-3-8-a　ヒーリングキャップを除去した状態の口腔内咬合面観。

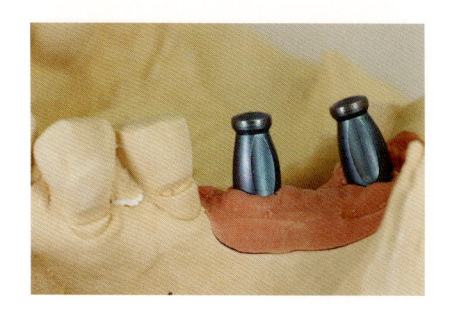

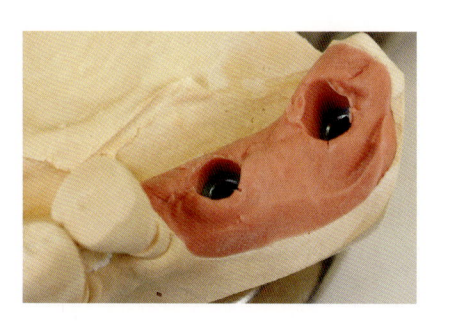

図4-3-8-b｜図4-3-8-c

図4-3-8-b、c　クローズドトレー間接印象法により製作されたシリコーンアナログガム模型。（b）インプレッションポスト撤去前。（c）撤去後。

第4部 POI®-EXシステムを用いた各種上部構造

STEP 2　歯冠形態の製作

アナログ模型にカスタムキャップを締結し、即時重合レジンで理想的な歯冠形態を製作する。特に接合部からの立ち上がり形態に留意する（図4-3-9）。

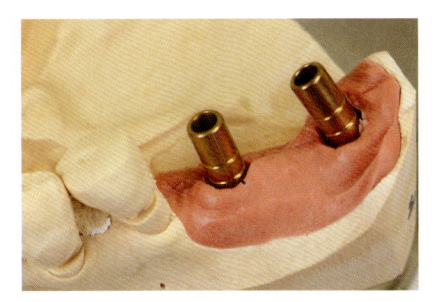

図4-3-9-a　カスタムキャップEXを2mmの技工用ラボスクリュー（模型用）でアナログに締結。

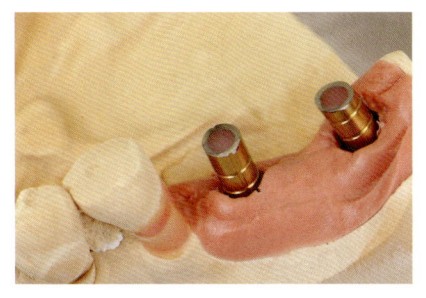

図4-3-9-b　アクセスホールをワックスにて封鎖する（白色以外のワックスを使用）。

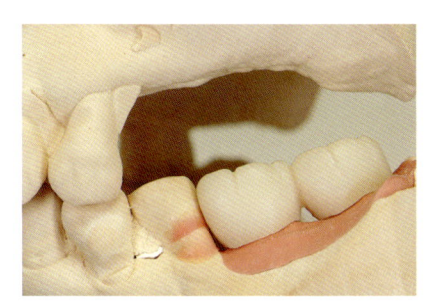

図4-3-9-c　即時重合レジンで歯冠形態築造。

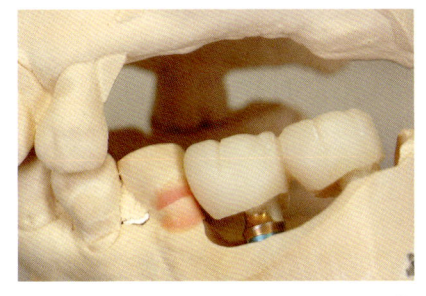

図4-3-9-d　シリコーンガムを外した状態。

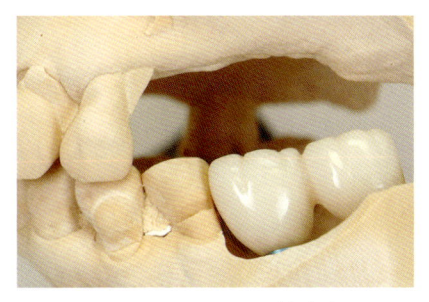

図4-3-9-e　アナログとの接合部からシリコーンガム上方に製作された歯頸部まで移行的に即時重合レジンで形態修正を行う。

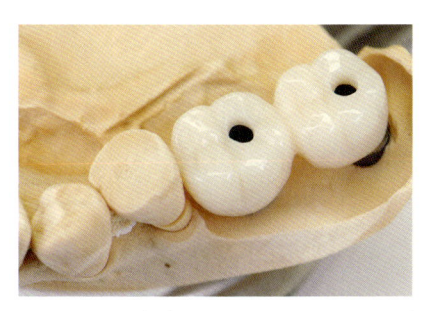

図4-3-9-f　完成したカスタムキャップによるプロビジョナルレストレーション。

STEP 3　口腔内装着

製作されたテンポラリークラウンを1歯ずつ口腔内のフィクスチャーにCRスクリューで締結し、デンタルX線写真で適合を確認したら咬合調整を行う。その後、アクセスホールを綿棒とデュラシールで封鎖する。連結の必要がある場合は、この後に行う（図4-3-10-a）。調整チェック後、最終印象を行い最終修復物を製作し、口腔内に装着する（図4-3-10-b、c）。

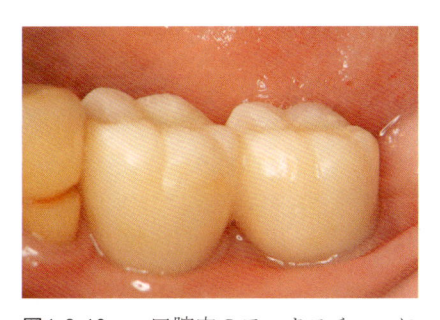

図4-3-10-a　口腔内のフィクスチャーにCRスクリューで締結されたプロビジョナルレストレーション。

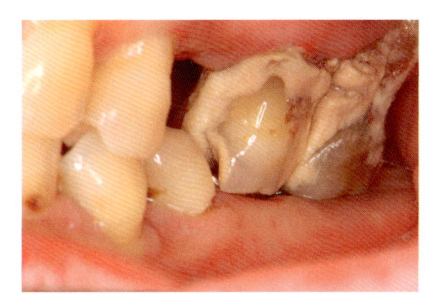

図4-3-10-b　術前左側側方面観。

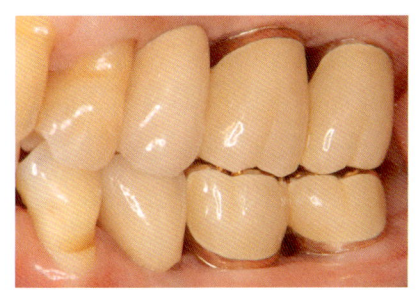

図4-3-10-c　口腔内に装着した後の同側方面観。

chapter 4

クラウンブリッジ
（セメント固定）

1．既成タイプ

　既成タイプのパーツは3種類ある（表4-4-1）。どのタイプも接合面に内側性の六角構造を有しているために、フィクスチャーとの適合度は優れており締結に用いられるネジに負担がかかりにくく、ネジの緩みや破損がもっとも生じにくいパーツである。

　ゆえに下記の適応症（表4-4-2）の範囲であればもっとも簡便で適合に優れた既成タイプが第一選択肢として多用される。また、ノンプレパブルタイプは方向や形態の修正はほとんど行えないが、プレパブルタイプやZiREST®（ジレスト）はある程度の削合が可能なので方向や形態の修正を行うことができ、またアングルタイプを有するので植立部位や方向のズレにも対応できる。

表4-4-1　既成タイプの分類

1）ノンプレパブルタイプ	①ストレートポスト	②ポストアバットメント		
2）プレパブルタイプ	①プレパブルアバットメント	②アングルアバットメント		
3）ZiREST®（ジレスト）	①ポストアバットメント	②アングルポストアバットメント	③エステティックスタンダード ES-ST	④エステティックアングル

表4-4-2　既成タイプの適応症

①単独植立インプラント
②複数本連結時は互いの平行性がポストのテーパー内で植立されている場合（プレパブルタイプやZiREST®は削合可能なのでこの限りではない）
③フィクスチャーとの接合部から対合歯までのクリアランスが約5mm以上確保できる場合
④接合部が粘膜縁上の場合（ポストアバットメントはシャンファーマージン部の高さによって変わる）
⑤審美修復のための粘膜貫通部形態の調整を多く必要としない場合
⑥セメント合着症例

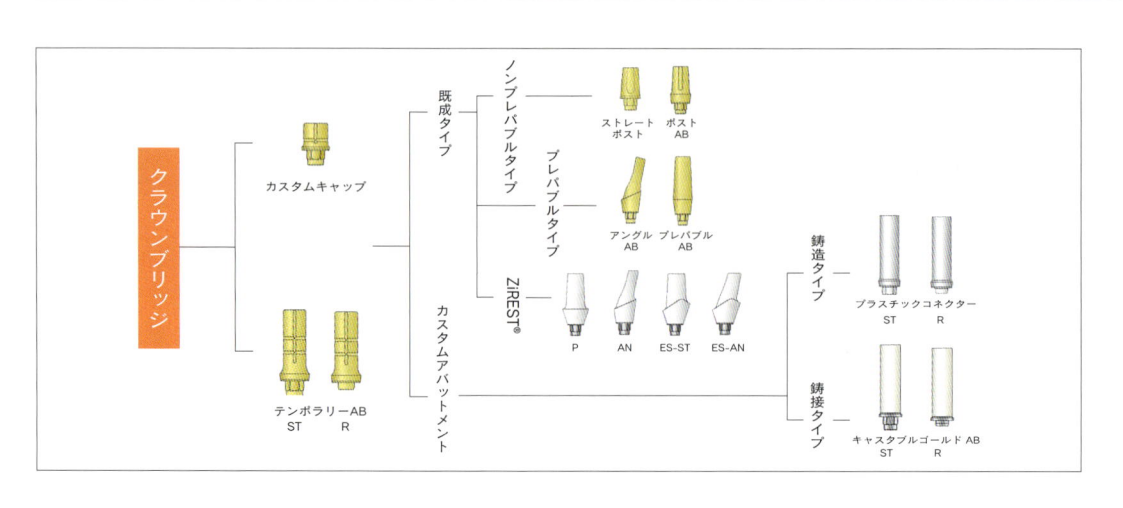

図4-4-1　クラウンブリッジ製作時に使用されるポスト（アバットメント）類。

144

第4部 POI®-EX システムを用いた各種上部構造

1) ノンプレパブルタイプ

①ストレートポスト

ストレートポストはフィクスチャーとの接合部が主に粘膜丁度から縁上に存在するときに用いられる。小・大臼歯部のみ適応する。

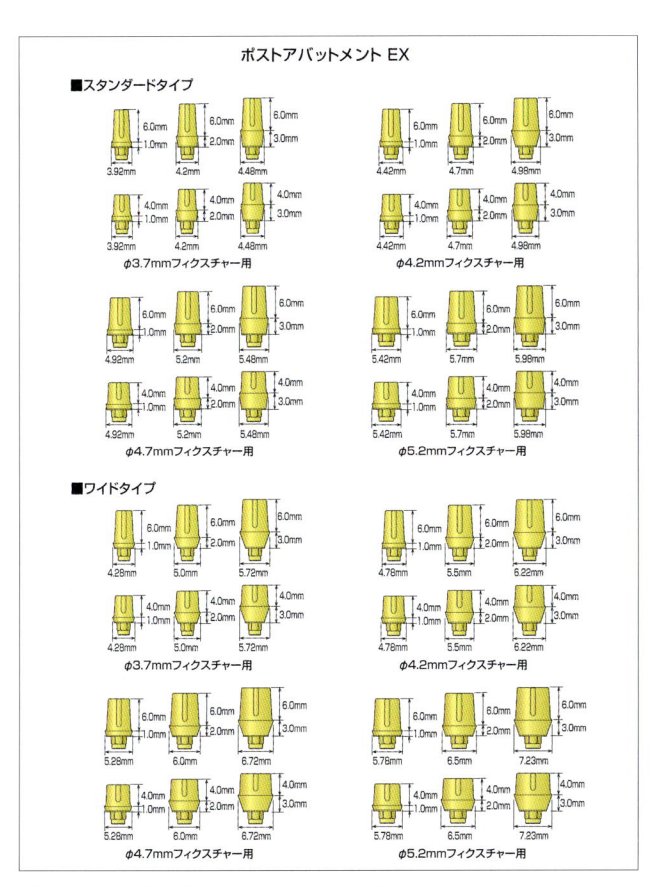

②ポストアバットメント

ポストアバットメントはアバットメント相当部位がフィクスチャーとの接合部からカラー部が1、2、3mmが存在し、接合部が粘膜縁下1mm以上深い状態に用いられる。ポスト部はマージン部位がシャンファー形でできているので修復物との適合が得やすい。ポスト部の長さはS(4mm)とL(6mm)の2種類がある。直径は修復物に合わせてスタンダードとワイドがある。

プロビジョナルレストレーションによって咬合、清掃性、粘膜の形態(審美性)が確認されたのちに、クローズドトレーによる間接印象法によってアナログシリコーンガム模型を製作し、この模型上でアナログにポストを連結した状態で修復物を製作する。

図4-4-2 クローズドトレー印象法(間接印象法)によるシリコーンアナログガム模型製作のステップ図。プロビジョナルレストレーションによるチェックが終わった後にカスタムテンポラリーアバットメントをフィクスチャーから除去し、インプレッションポストで印象を行う。

図4-4-3-a ポストアバットメント EX。

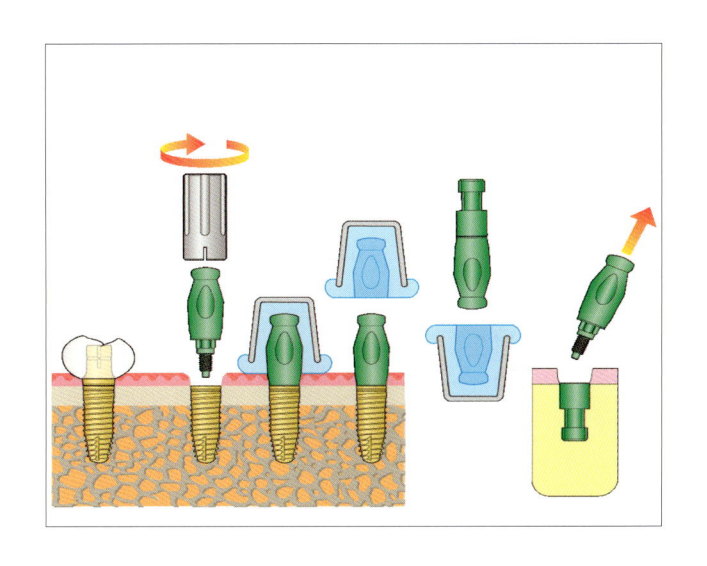

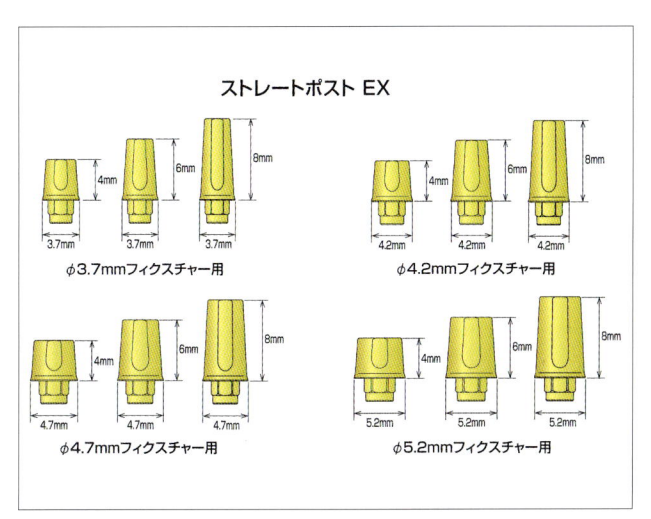

図4-4-3-b ストレートポスト EX。

STEP 1　ノンプレパブルタイプ（ストレートポスト・ポストアバットメント）使用症例
作業模型製作

プロビジョナルレストレーションにて咬合、形態、機能性、清掃性（必要に応じて審美性）を確認し問題がなければクローズドトレータイプの間接印象法により最終印象を行いアナログ模型を製作する（図4-4-4）。

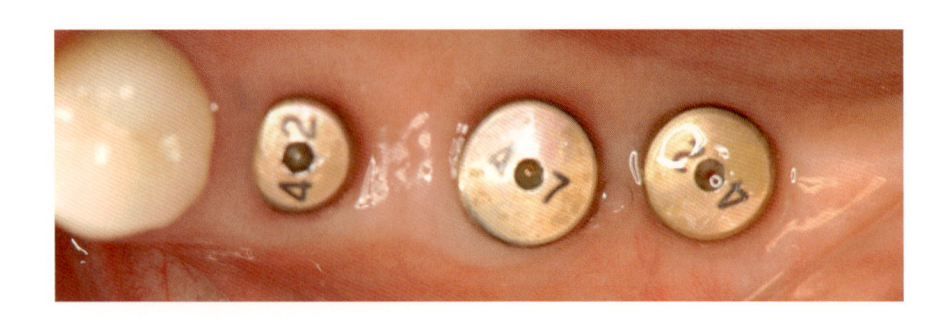

図4-4-4-a　印象前の咬合面観。

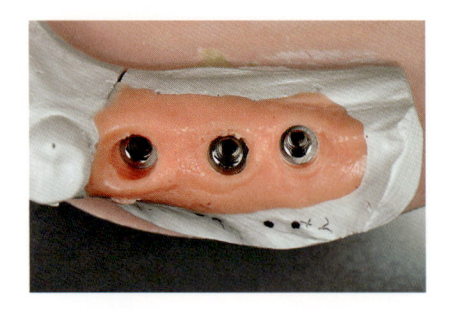

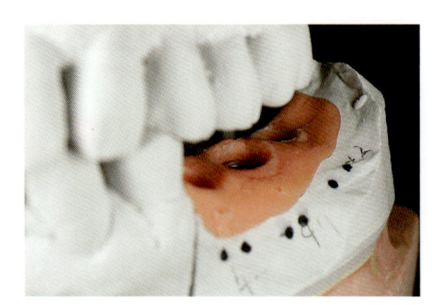

図4-4-4-b｜図4-4-4-c

図4-4-4-b　クローズドタイプ間接印象法により完成したアナログシリコーンガム模型。

図4-4-4-c　咬合器に付着された状態のアナログシリコーンガム模型。

STEP 2　ノンプレパブルタイプ（ストレートポスト・ポストアバットメント）使用症例
ポスト選択とアナログ締結

クリアランスと歯頸部の高さを考慮してストレートポストもしくはポストアバットメントをフィクスチャーサイズに合わせて選択し、アナログに締結する。締結されたアナログはクリアランスや並行性（アンダーカットも含む）を考慮して若干の微調整（削合）を行う。このとき、できる限り溝が頬側を向くようにしておく（図4-4-5）。

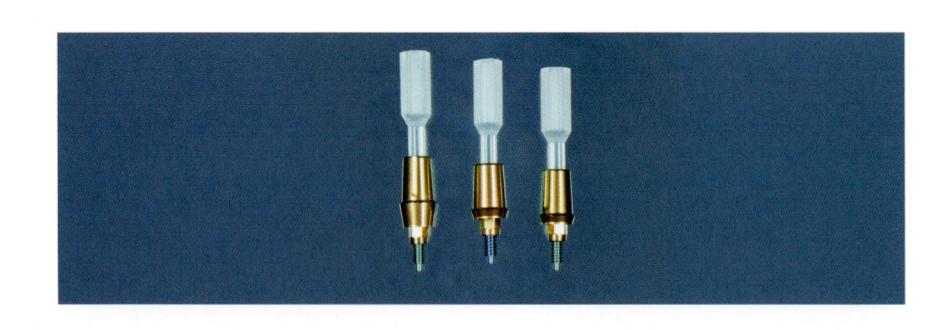

図4-4-5-a　既成のポストアバットメント。すべてφ4.2mmのスタンダードタイプ。左からカラー部3mm、1mm、1mmで、ポスト部はすべて6mmである。

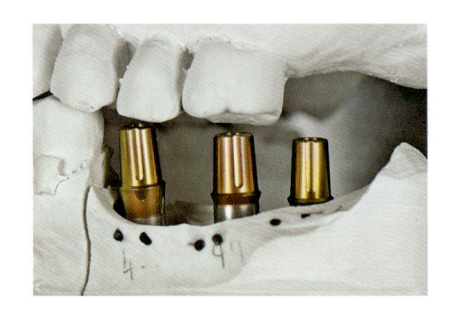

図4-4-5-b　既成のポストアバットメントを対合歯とのクリアランスを考慮して締結された側方面観。この時、クリアランス確保や連結時の平行性確保のための削合は問題ない。削合は模型上で行ったほうがより確実である。

図4-4-5-c　同状態のシリコーンガムを除去した状態。

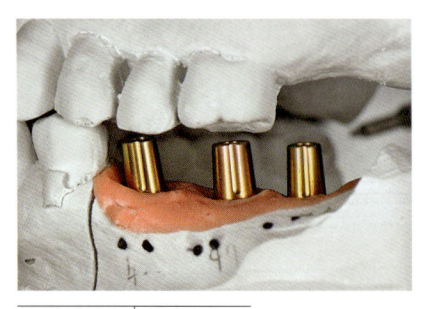

図4-4-5-b｜図4-4-5-c

第 4 部　POI®-EXシステムを用いた各種上部構造

| STEP 3 | ノンプレパブルタイプ（ストレートポスト・ポストアバットメント）使用症例
修復物製作 |

　ストレートポストもしくはポストアバットメント上で直接ワックスアップし、修復物を製作する。このときに、口腔内にポストが同じ位置でフィクスチャーに戻せるようにリプレイスメントジグ（パターンレジン）も製作しておく（図4-4-6）。

図4-4-6-a｜図4-4-6-b

図4-4-6-a　通法どおり製作された修復物の側方面観。

図4-4-6-b　同舌側面観。

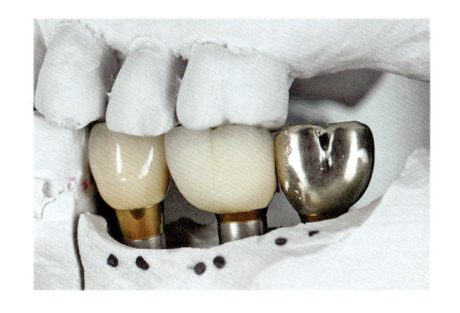

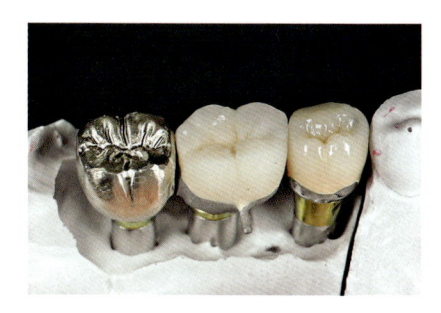

図4-4-6-c　口腔内に六角の位置を正しく戻すためのリプレイスメントジグ。頬舌を間違いないように印をつけておく。

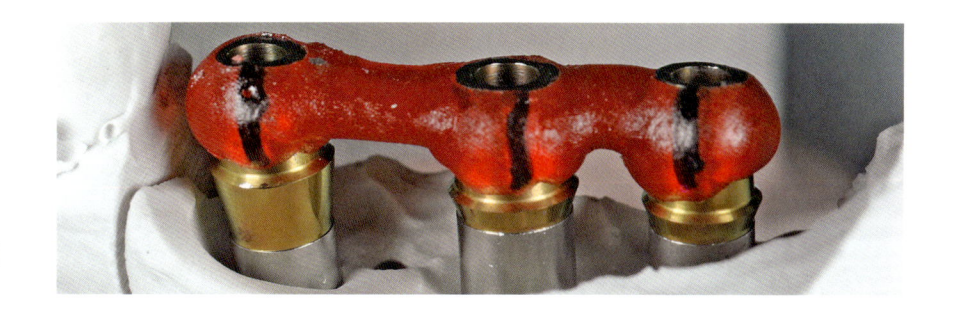

| STEP 4 | ノンプレパブルタイプ（ストレートポスト・ポストアバットメント）使用症例
口腔内装着 |

　リプレイスメントジグを用いて、ポストアバットメントをフィクスチャーに20Ncmのトルク値で締結する。デンタルX線写真で適合を確認し、咬合調整を終えて研磨が終了したらアクセスホールをストッピングで封鎖したのち、通法に従ってセメント合着する（著者の場合は、仮着セメントを使用している）（図4-4-7）。

図4-4-7-a　リプレイスメントジグを用いてフィクスチャーに締結されたポストアバットメント。

図4-4-7-b｜図4-4-7-c

図4-4-7-b　フィクスチャーに締結された側方面観。

図4-4-7-c　修復物装着後の側方面観。

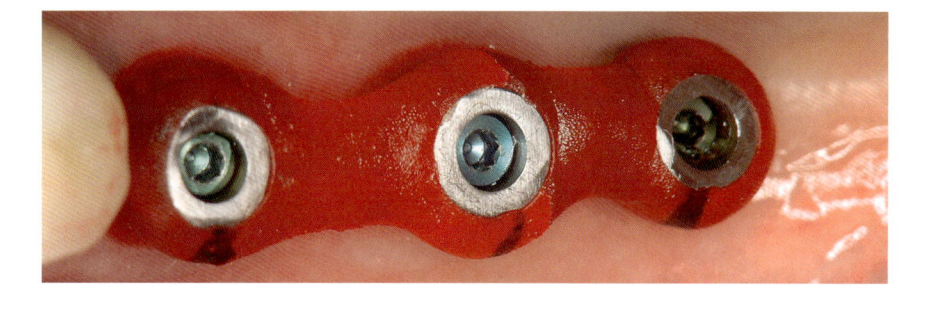

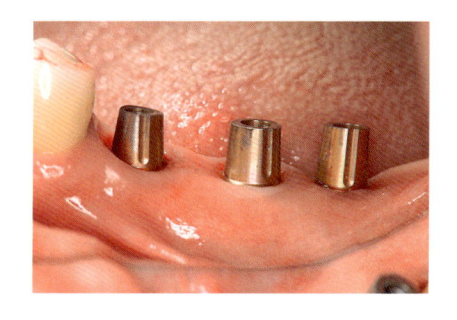

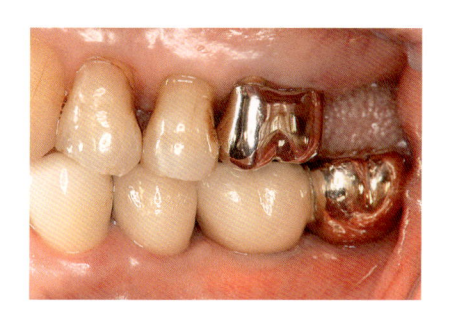

2）プレパブルタイプ

　既成のストレートポスト・ポストアバットメントは、形態上、前歯部の修復には使用することができない。また、植立方向によっては小・大臼歯部でも対応できない場合もある。これらに対応するために、ポスト部を削合し自由に支台形成ができるチタン合金製プレパブルアバットメントが用意されている。本アバットメントは術者で自由にマージンの位置やポスト部の形態を設定できるため審美領域などにおいても使用が可能である。

　プレパブルアバットメントの種類はストレートタイプとアングルタイプがある。アングルタイプは15°に設定されており、傾斜して植立されたフィクスチャーに対しても効果的に使用できる（図4-4-8、表4-4-3）。

製品	プレパブル AB EX		アングルポスト AB EX（15°）	
種類	スタンダード	ワイド	スタンダード	ワイド
フィクスチャー径	37/42/47/52※		37/42/47/52※	
ポスト長さ	10mm		10mm	

※フィクスチャー径52サイズは受注生産

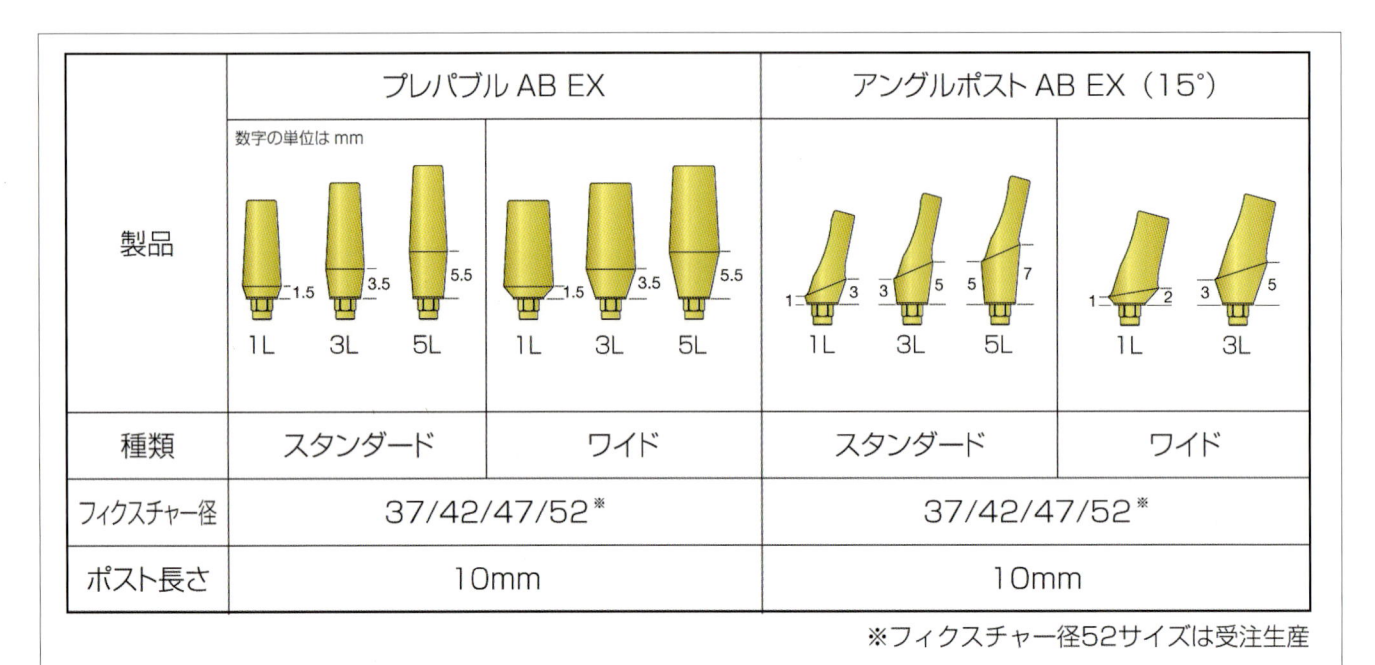

図4-4-8　プレパブルアバットメントとアングルポストアバットメントは各々スタンダードタイプとワイドタイプがある。

表4-4-3　プレパブルアバットメント／アングルポストアバットメントとヒーリングキャップの参考対応表

		プレパブル AB EX／アングルポスト AB EX					
		スタンダード			ワイド		
		1L	3L	5L	1L	3L	5L※
ヒーリングキャップ	スタンダード		○	○			
	ワイド	○				○	○
	カスタムキャップ				○		

※ワイド5Lはプレパブル AB EXのみ

第4部 POI®-EXシステムを用いた各種上部構造

| STEP 1 | プレパブルタイプ（ストレート・アングルアバットメント）使用症例 アナログ模型製作 |

a. カバーキャップの除去
免荷治癒期間終了後（通常下顎では3ヵ月、上顎では6ヵ月）、カバーキャップをフレックスドライバーSHで除去し、フィクスチャー内を洗浄する。洗浄には通常生理食塩水、もしくは蒸留水を用い、フィクスチャー内部は歯間ブラシと綿栓を用いてきれいに清掃する。

b. 作業模型の製作
クローズドトレー法（間接印象）により、フィクスチャーレベルの印象採得を行い、アナログ模型を製作する。

c. プレパブルタイプアバットメントの選択と連結
フィクスチャーの植立方向やプラットフォームの位置関係やバイオタイプから適切なポストを選択し、アナログに連結固定する。模型上の作業の際は、必ずラボスクリュー（模型用）を使用する（図4-4-9）。

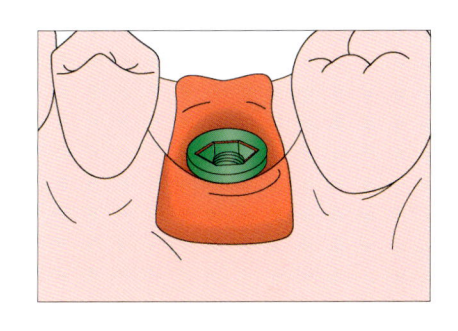

図4-4-9-a　アナログガム模型の模式図。

図4-4-9-b｜図4-4-9-c

図4-4-9-b　アナログガム模型の咬合面観。

図4-4-9-c　同咬合器に付着された側方面観。

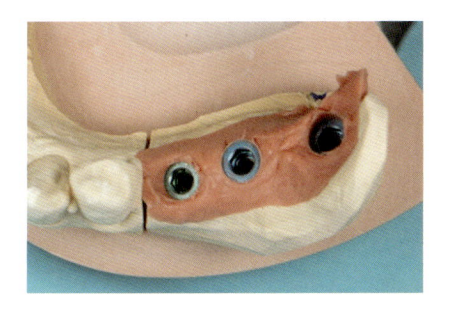

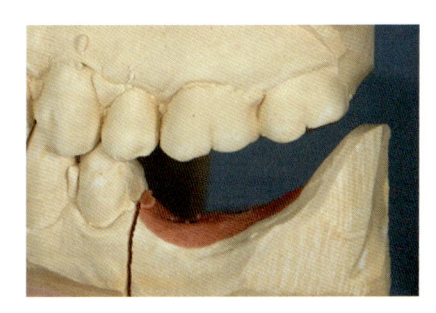

| STEP 2 | プレパブルタイプ（ストレート・アングルアバットメント）使用症例 ラボスクリューを用いてアバットメントをアナログ模型に締結 |

最終修復物の厚みやマージンラインを考慮して、アバットメントのプレパレーションを行う。これらアバットメントは、チタン合金製である。削合時にはチタン削合用のバーを使用するとよい（図4-4-10）。

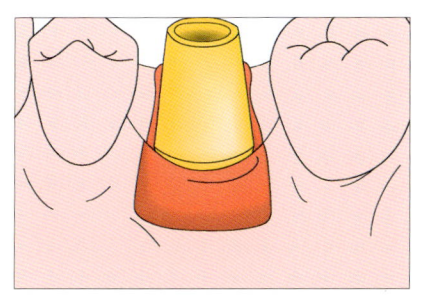

図4-4-10-a　プレパブルアバットメント締結の模式図。

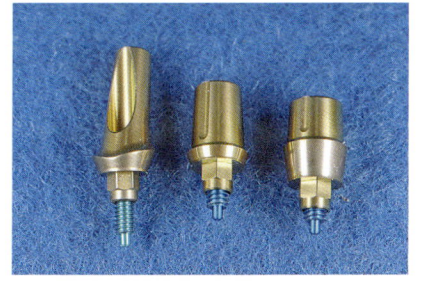

図4-4-10-b　第二小臼歯部位にプレパブルアングルアバットメント第一、第二大臼歯部はノンプレパブルポストアバットメント。

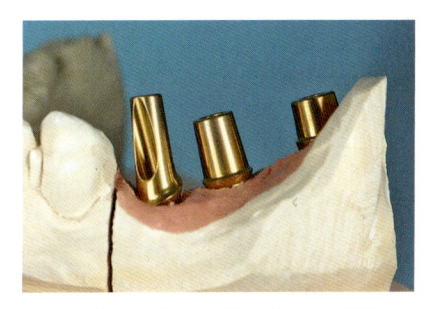

図4-4-10-c　アナログに締結した状態。

STEP 3 プレパブルタイプ（ストレート・アングルアバットメント）使用症例
高さとマージンの修正・調整

クリアランス、テーパー、歯軸、平行性を考慮して形態修正を行う。修復物のマージン部はできる限りシャンファー形態であることが望ましい（図4-4-11）。

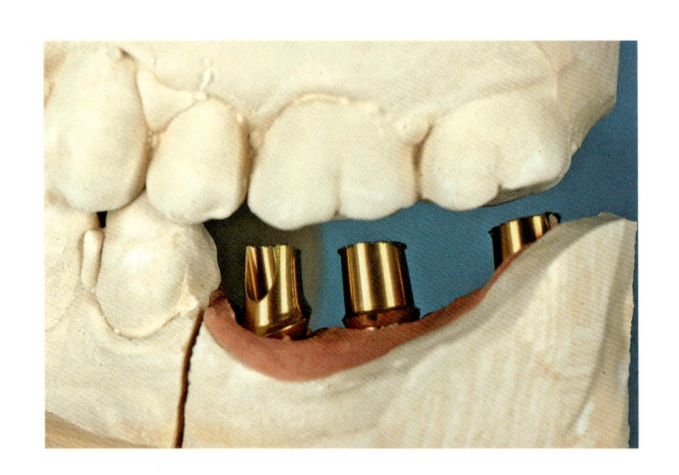

図4-4-11-a　ディスクなどを用いてポスト部を適切な高さに切断し、チタン用切削バーを用いて記入したマージンラインに沿って切削する。その際には対合歯とのクリアランスならびに隣接面の位置関係に配慮する。

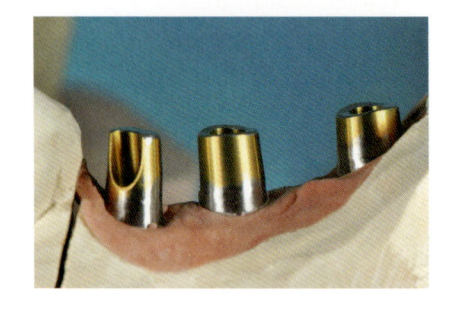

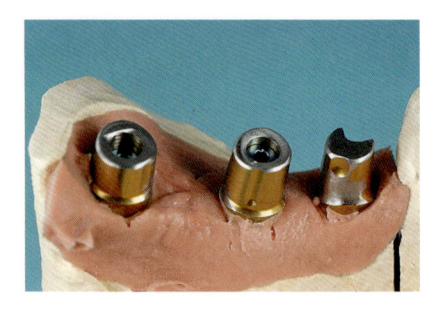

図4-4-11-b｜図4-4-11-c

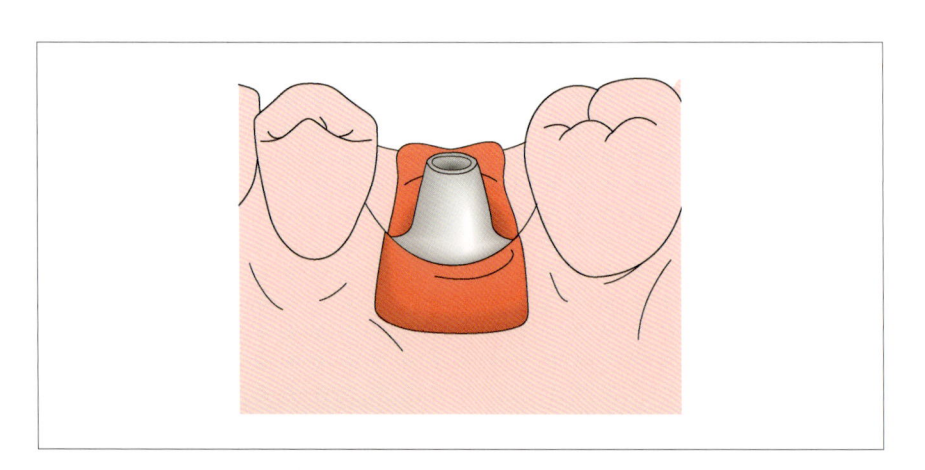

図4-4-11-b、c　（b）頬側面観。（c）舌側面観。●チタン削合用バー；ダイヤチット（Bredent社製）、TSキット（Bush社製）。●チタン研磨用；エグゼセラポル（エデンタ社製）（金属研磨用ゴムホイール）、セレブライトM（セレック社製）（チタン用研磨材）。

図4-4-11-d　削合されたイメージ模式図。

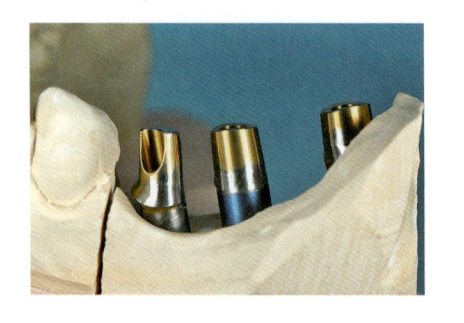

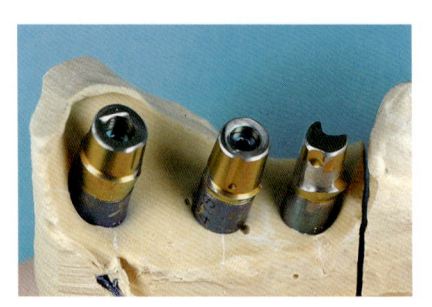

図4-4-11-e｜図4-4-11-f

図4-4-11-e　シリコーンガムを除去した状態の側方面観。

図4-4-11-f　シリコーンガムを除去した舌側面観。

STEP 4　プレパブルタイプ（ストレート・アングルアバットメント）使用症例
修復物の製作

修復物は通法の製作法で行う（図4-4-12）。

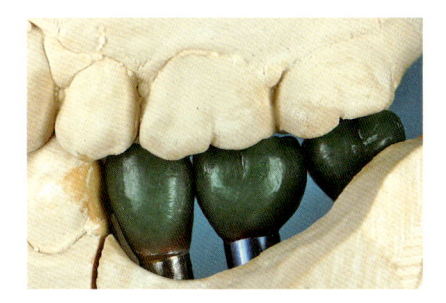

図4-4-12-a　ワックスアップ状態の側方面観。

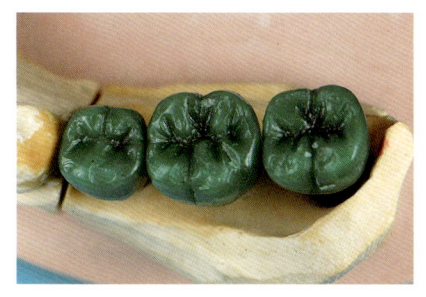

図4-4-12-b　同咬合面観。

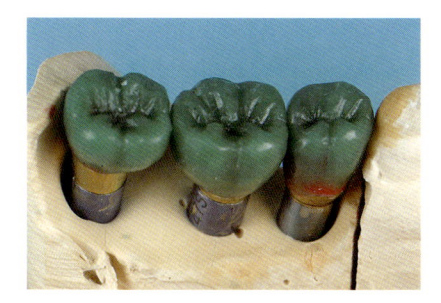

図4-4-12-c　同舌側面観。

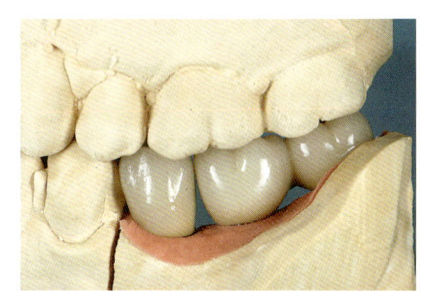

図4-4-12-d　製作された修復物の側方面観。

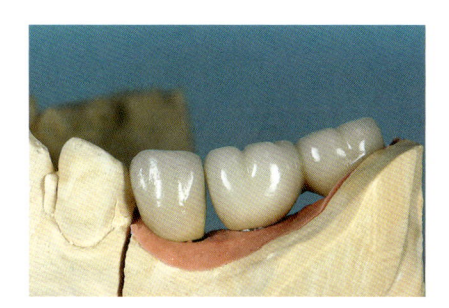

図4-4-12-e　同側方面観。

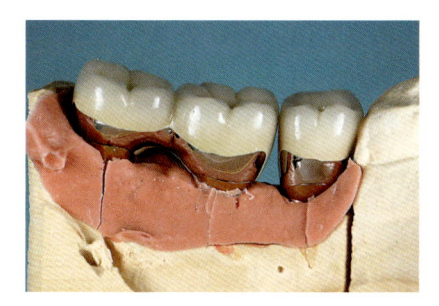

図4-4-12-f　同舌側面観。

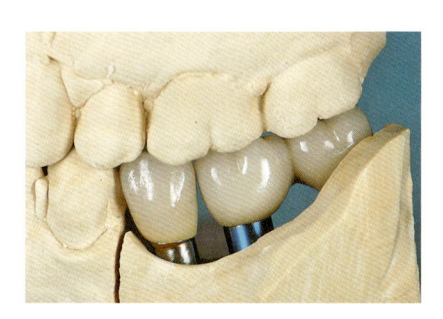

図4-4-12-g　シリコーンガムを除去した状態の側方面観。

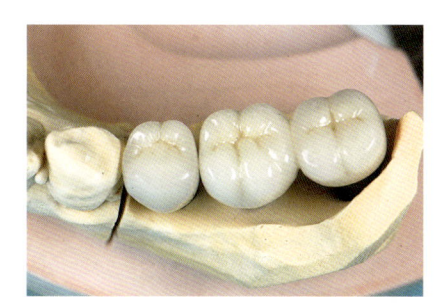

図4-4-12-h　同咬合面観。

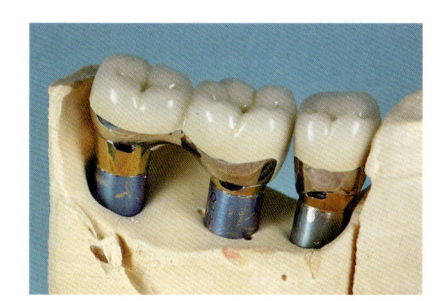

図4-4-12-i　同舌側面観。

> **STEP 5** プレパブルタイプ（ストレート・アングルアバットメント）使用症例
> 修復物の装着

　フィクスチャーに連結するときは、六角の位置がズレないように必ずリプレースメントジグを用いて行う。アバットメントスクリューは、ハンドトルクドライバーやISD900スクリュードライバーによって20Ncmの力で締結する。連結固定されたあと、デンタルX線像で適合の確認を行い、問題なければ咬合面をフラットにするためストッピングやレジン系の材料などで封鎖する。その後、通常のクラウンブリッジ同様に咬合調整を行い、装着する（図4-4-13）。

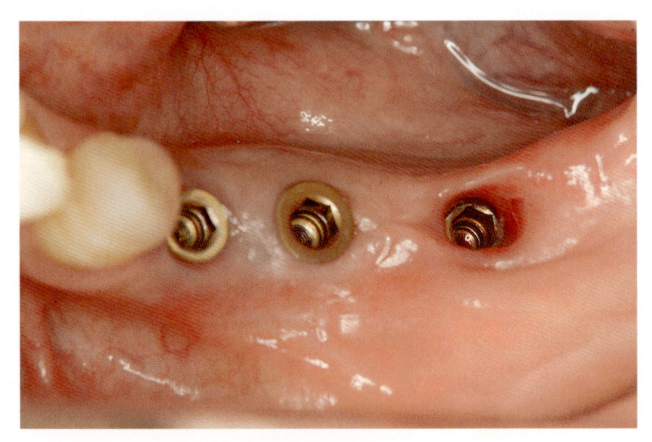

図4-4-13-a　装着時の粘膜咬合面観。

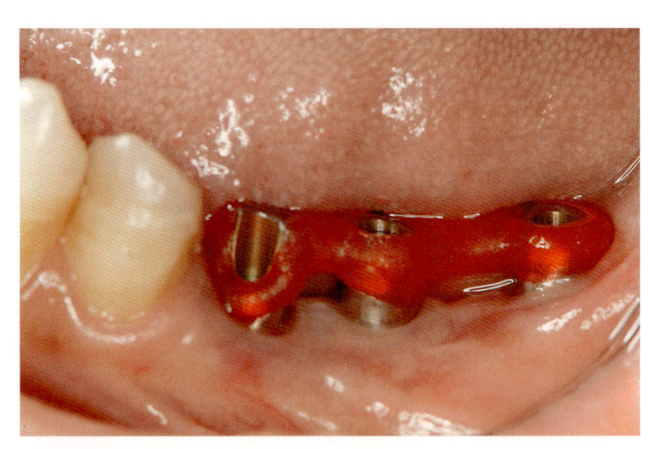

図4-4-13-b　リプレースメントジグによるフィクスチャー締結。

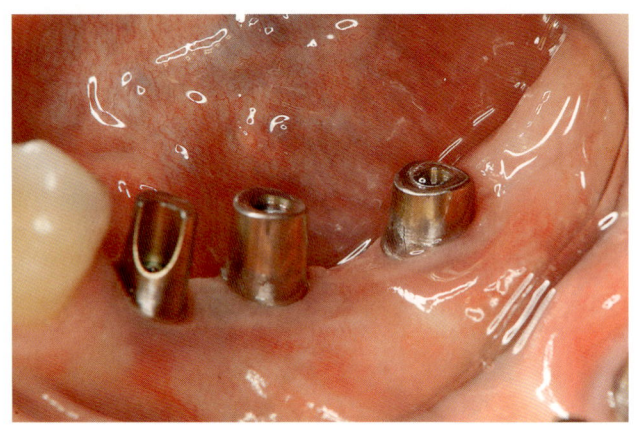

図4-4-13-c　フィクスチャーに締結されたプレパブルアングルアバットメントと既成ポストアバットメント。

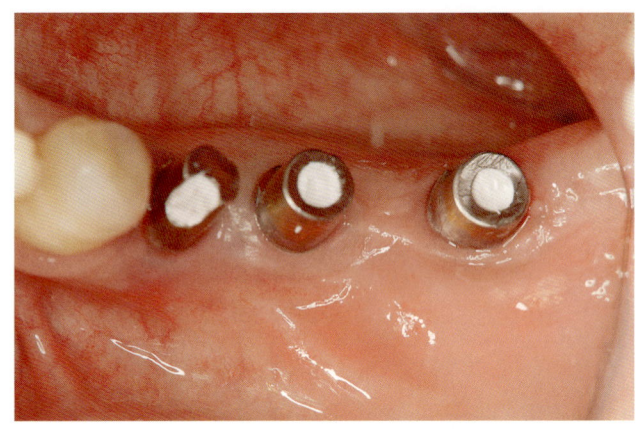

図4-4-13-d　ストッピングによりネジ孔を封鎖。

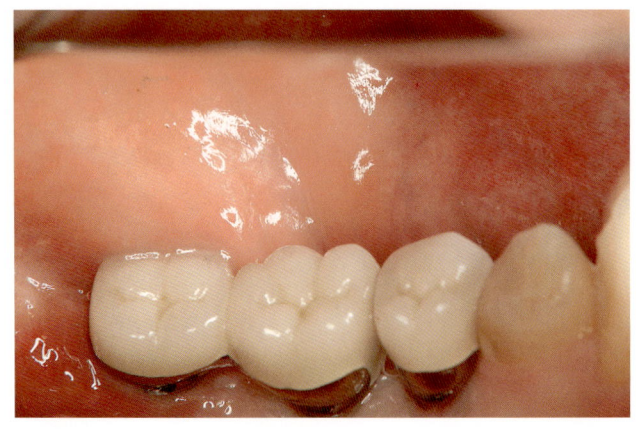

図4-4-13-e　装着された舌側面観。

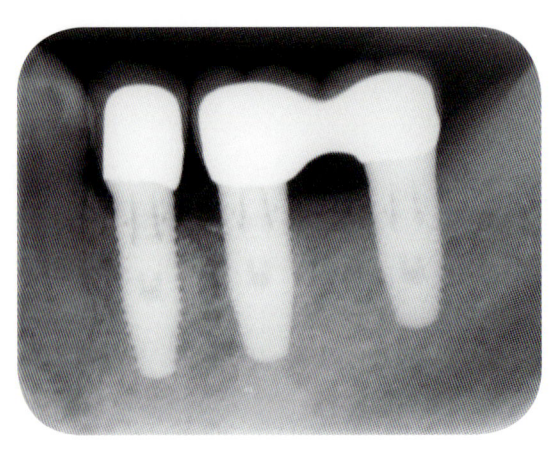

図4-4-13-f　同デンタルX線像。

II. カスタムアバットメント

1）カスタムタイプアバットメントとは

カスタムアバットメントは、全体をワックスアップし鋳造して製作するプラスチックコネクターと、既成の六角部分にポスト部のみ鋳造する鋳接タイプのキャスタブルゴールドアバットメントの2種類がある。またヘックスタイプSTとノンヘックスタイプRが存在するが、カスタムアバットメントには適合に優れたヘックスタイプSTのみ使用する（表4-4-4）。

適応症としてはすべての症例が含まれる。カスタムアバットメントは鋳造して製作するのですべての部位のすべての形態に対応できる（表4-4-5、図4-4-14、15）。

咬合器に付着したアナログシリコーンガム模型に各サイズ別のカスタムアバットメントを模型用ラボスクリューでアナログに締結する。その後、クリアランスなどを考慮し、高さを調整し、ワックスアップで支台歯形態を製作する。

表4-4-4　カスタムアバットメントの種類

1）プラスチックコネクター	①ストレートタイプST（ヘックスタイプ）	②ラウンドタイプR（ノンヘックスタイプ）
2）キャスタブルゴールドアバットメント	①ストレートタイプST（ヘックスタイプ）	②ラウンドタイプR（ノンヘックスタイプ）

表4-4-5　カスタムアバットメントの適応症

①フィクスチャー間の平行性に問題があり、既成ポストでは対応できない場合
②既成のポストでは修復物製作が難しい部位

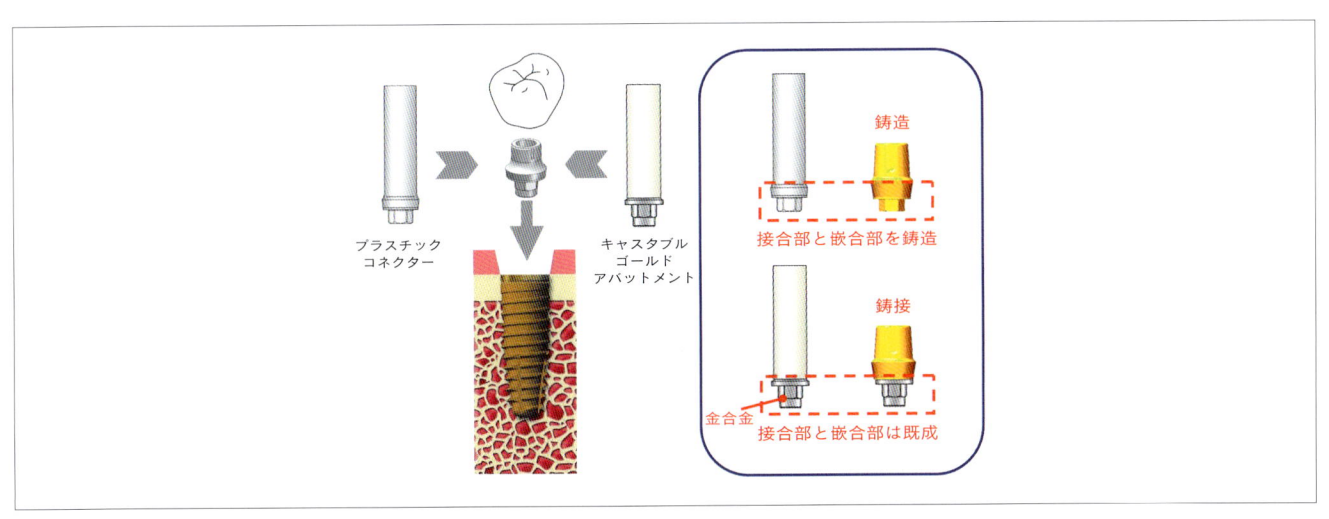

図4-4-14　キャスタブルゴールドアバットメントとプラスチックコネクターの比較。

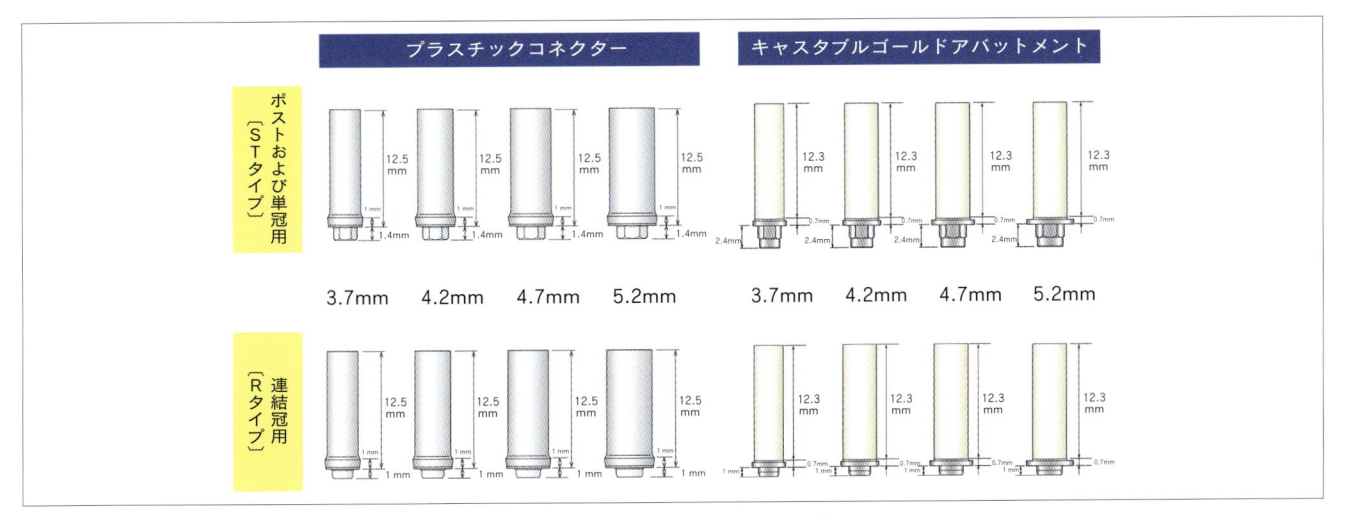

図4-4-15　キャスタブルゴールドアバットメントとプラスチックコネクターの比較。

STEP 1　プラスチックコネクターSTを用いた上部構造製作過程
アナログ模型製作

間接印象法クローズドトレータイプによりシリコーンアナログ模型を製作し咬合器に付着する。

ここでは左側上顎第二小臼歯部位で説明する（図4-4-16）。

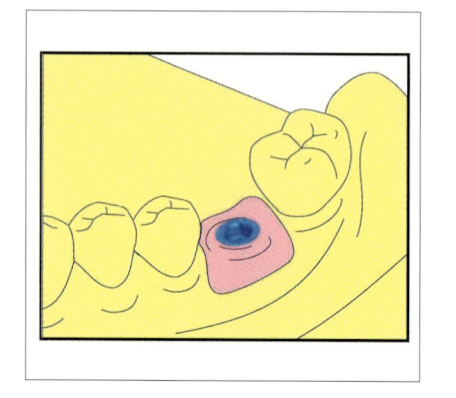

図4-4-16-a　間接印象法により製作されたアナログ模型図。

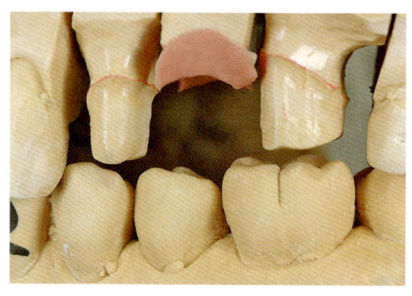

図4-4-16-b　咬合器に付着したアナログ模型側方面観。

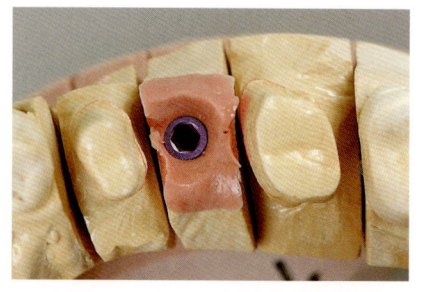

図4-4-16-c　アナログ模型咬合面観。

STEP 2　プラスチックコネクターSTを用いた上部構造製作過程
アナログ作業模型締結

プラスチックコネクターSTをラボスクリュー（技工用）を使ってアナログに締結する（図4-4-17）。

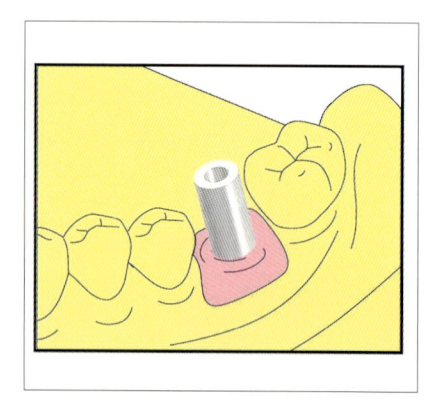

図4-4-17-a　プラスチックコネクターを技工用コロナルスクリューを用いてアナログに締結する模式図。

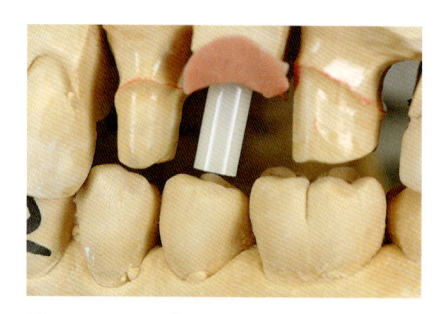

図4-4-17-b　プラスチックコネクターが締結された側方面観。

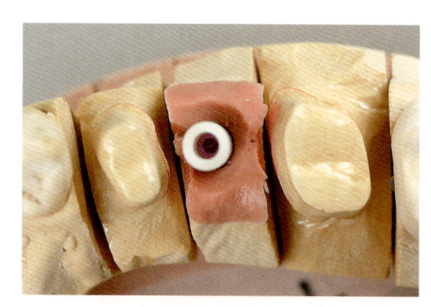

図4-4-17-c　同咬合面観。

第4部 POI®-EXシステムを用いた各種上部構造

STEP 3　プラスチックコネクターSTを用いた上部構造製作過程　カスタムアバットメント製作

　プラスチックコネクターの部分を削合修正し理想的な支台歯形態を製作するために不足部分をワックスアップする。修復物のマージンは、形態や審美性を考慮した形（基本的にはヘビーシャンファー）や高さを付与する。特にマージン部の高さは審美性とセメント除去性との兼ね合いを考慮して製作されるべきである（後述）（図4-4-18）。

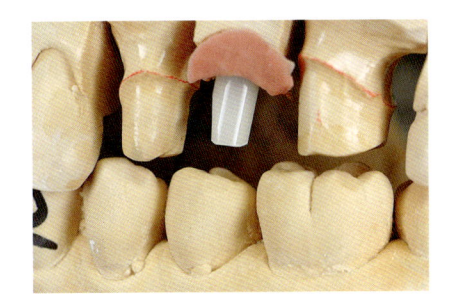

図4-4-18-a　プラスチックコネクターの形態修正を行う。

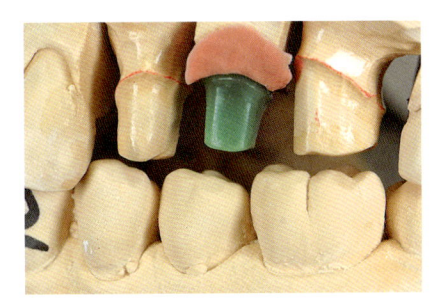

図4-4-18-b　支台歯形態に不足な部分をワックスアップする。

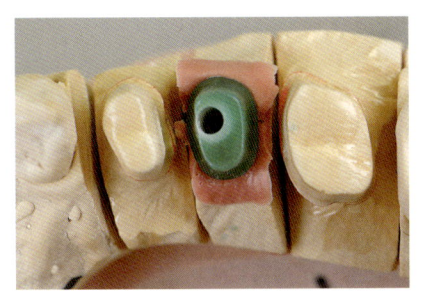

図4-4-18-c　ワックスアップされた咬合面観。

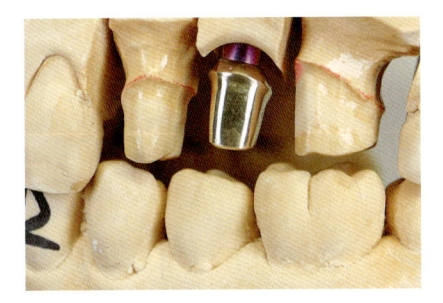

図4-4-18-d　鋳造された側方面観。

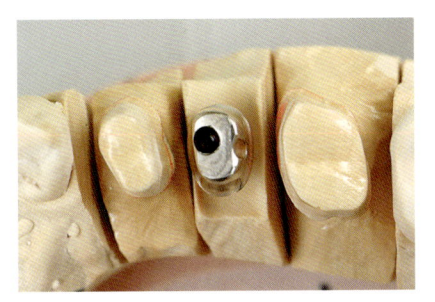

図4-4-18-e　鋳造された咬合面観。

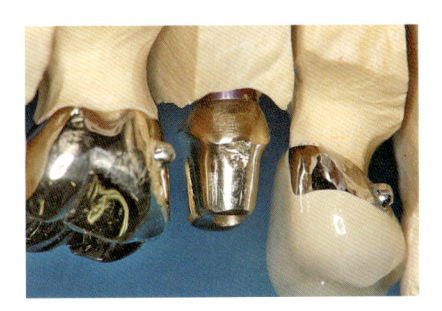

図4-4-18-f　鋳造された舌側面観。

STEP 4　プラスチックコネクターSTを用いた上部構造製作過程　修復物製作

　製作されたカスタムアバットメント上に通法の修復物のワックスアップと同様に行い鋳造する。直接的なワックスアップは難しいので、一層パターンレジンでコーピングした後に行うとしやすくなる（図4-4-19）。

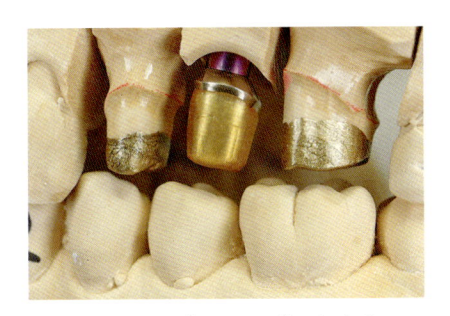

図4-4-19-a　パターンレジンによるコーピング。

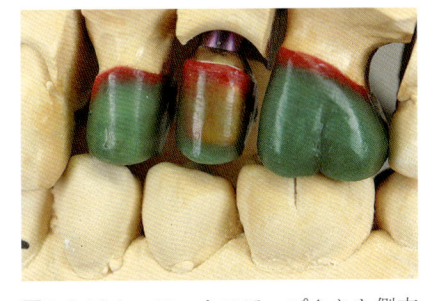

図4-4-19-b　ワックスアップされた側方面観。

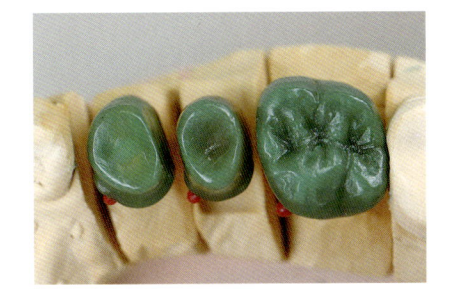

図4-4-19-c　同咬合面観。

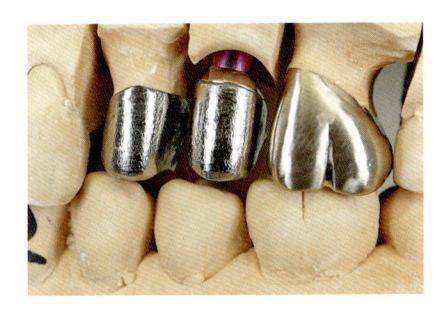

図4-4-19-d　鋳造された側方面観。

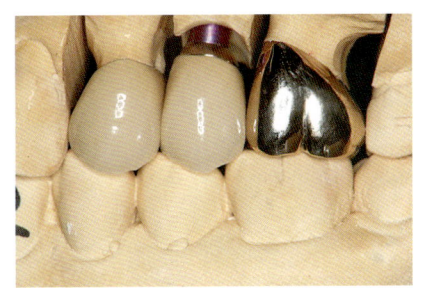

図4-4-19-e　完成した修復物側方面観。

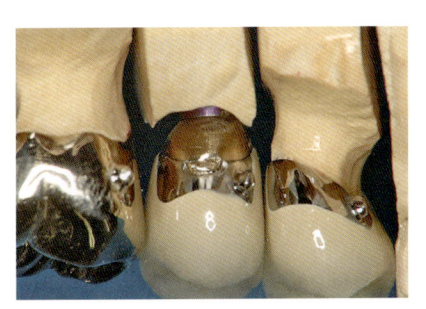

図4-4-19-f　同舌側面観。

| STEP 5 | プラスチックコネクターSTを用いた上部構造製作過程 口腔内装着 |

カスタムアバットメントを20Ncmでフィクスチャーに確実に締結した後に修復物を装着する。この時可撤式にするために舌側にマイナスドライバー孔を付与し仮着セメントを用いる（図4-4-20）。

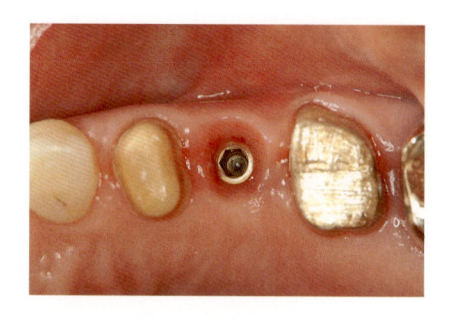

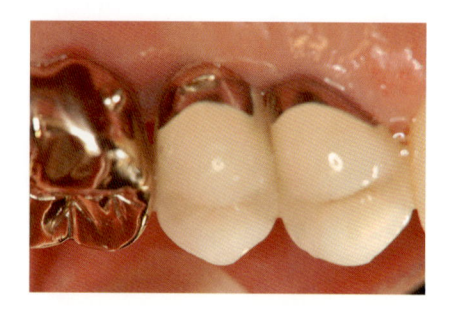

図4-4-20-a｜図4-4-20-b

図4-4-20-a　上部構造装着前の咬合面観。

図4-4-20-b　上部構造装着時の舌側面観。

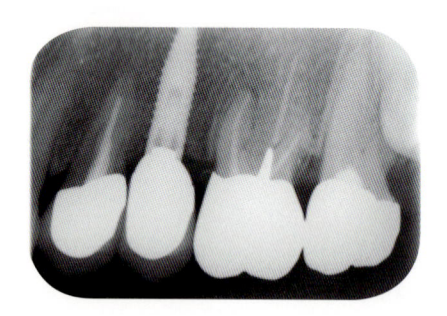

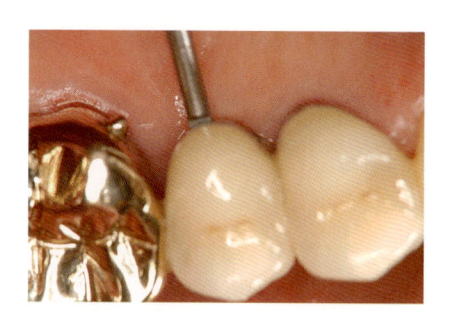

図4-4-20-c｜図4-4-20-d

図4-4-20-c　同デンタルX線像。

図4-4-20-d　舌側の除去孔にコントラタイプのマイナスドライバーを挿入して修復物をカスタムポストアバットメントから撤去している様子。

可撤性除去孔の模式図

セメント合着された修復物を着脱式にする方法として舌側にマイナスドライバー孔付与と仮着セメントによる合着法がある。カスタムアバットメントと修復物の間にマイナスドライバーが挿入できる構造を付与しておくと、修復物を壊さないでかつ衝撃を与えないで外すことができる。

図4-4-21-a　カスタムアバットメント図。

図4-4-21-b　同舌側面観。

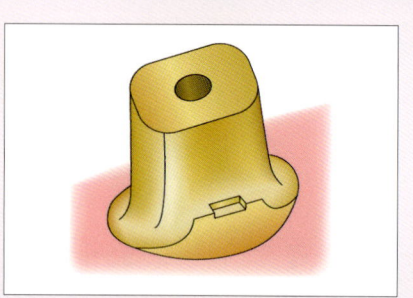

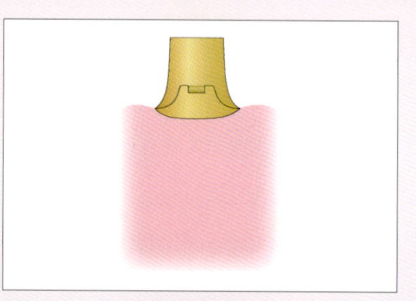

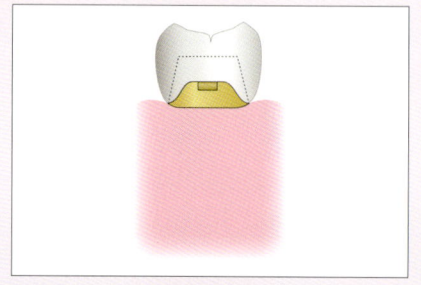

図4-4-21-c　修復物とカスタムアバットメントの舌側からの関係。

図4-4-21-d　審美性を必要とする部位（頰側）では、カスタムアバットメントと修復物との接合部を粘膜下に設定し、審美性を必要としない部位（舌側）では、接合部を縁上にもってきて除去孔を付与する。

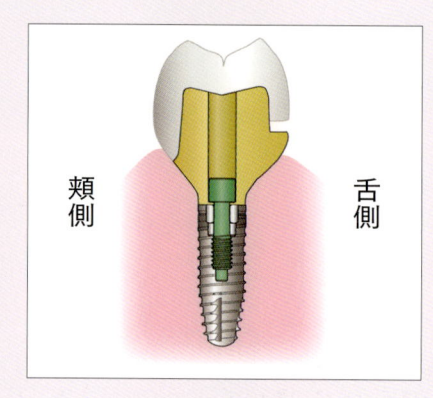

2）キャスタブルゴールドアバットメント

キャスタブルゴールドアバットメントは各フィクスチャー径ごとに、STタイプとRタイプタイプが用意されている。

カスタムポストの製作の際には、回転防止機構を使用する（図4-4-22、23）。

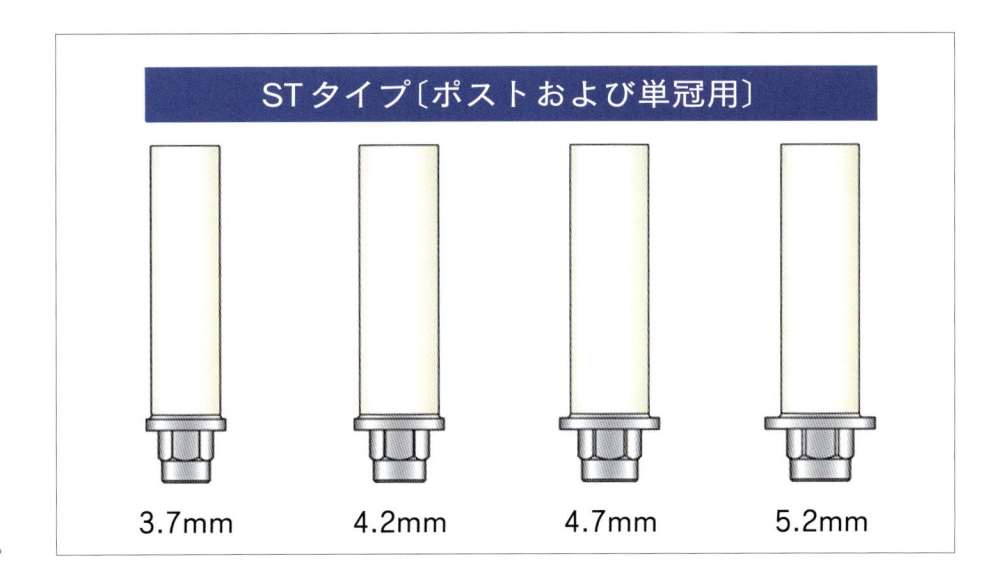

図4-4-22　ST（Hex Type）3.7mm、4.2mm、4.7mm、5.2mm、単独歯用。

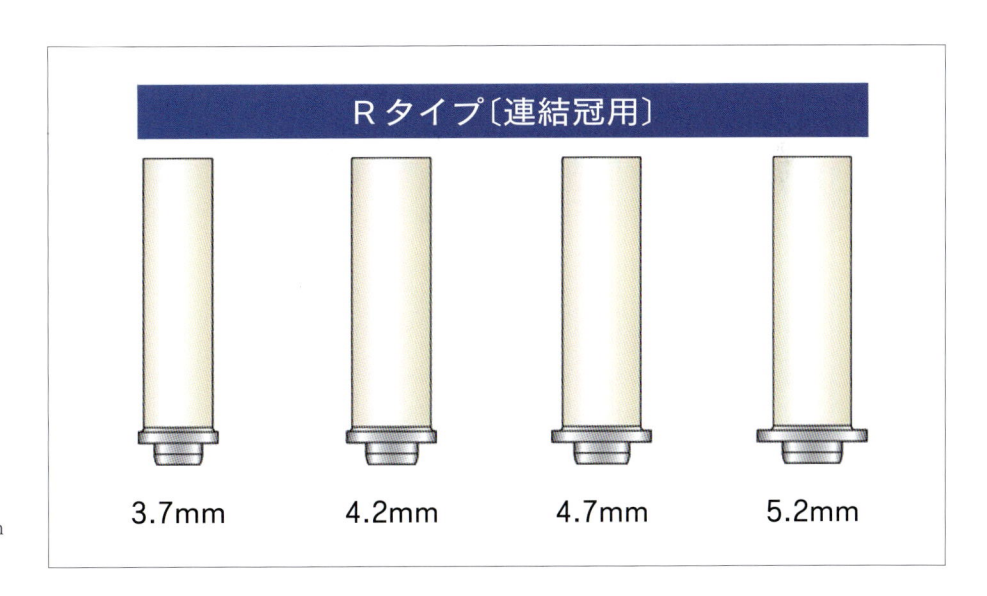

図4-4-23　R（Non Hex Type）3.7mm、4.2mm、4.7mm、5.2mm、連結歯用。

表4-4-6　材料仕様　Material Specification　ゴールドベース部；金合金（Au60%-Pt15%-Pd25%）、スリーブ部；プラスチック

融点（℃）	1,440～1,510℃
熱膨張係数（50～500℃）	10.8×10^{-6}
熱膨張率（500℃）	0.58%

| STEP 1 | キャスタブルゴールドアバットメントを用いた上部構造製作 アナログ作業模型製作 |

プロビジョナルレストレーションによって粘膜調整を終えた後、間接印象法（クローズドタイプ）で印象採得を行う。

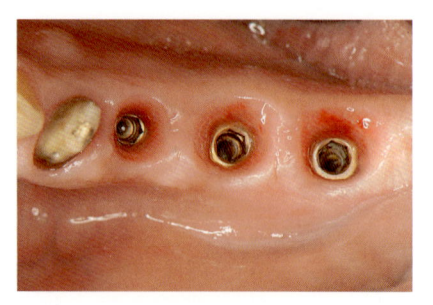

図4-4-24-a　最終印象直前の咬合面観。

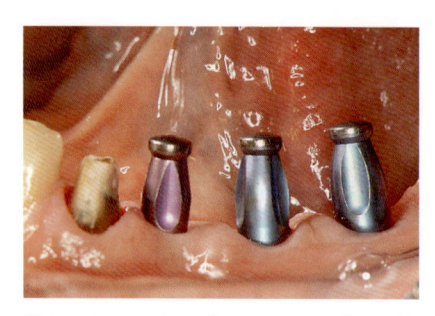

図4-4-24-b　インプレッションポスト連結。

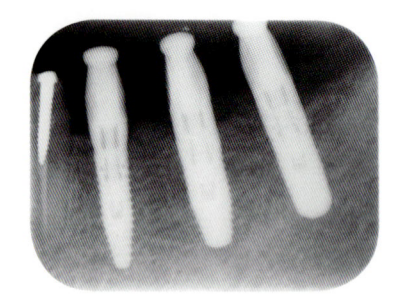

図4-4-24-c　インプレッションポスト連結状態のデンタルX線写真による適合チェック。

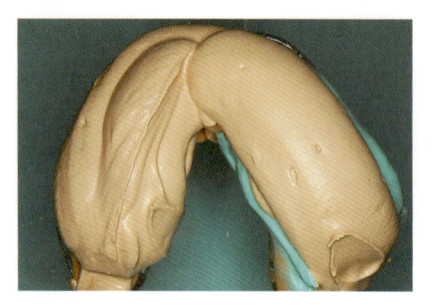

図4-4-24-d　シリコーン印象採得後石膏注入。

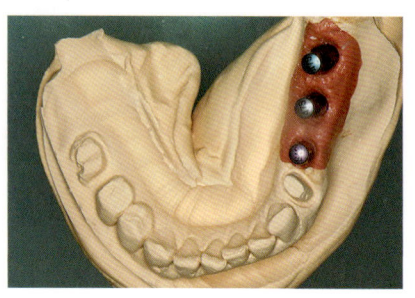

図4-4-24-e　石膏硬化後シリコーン印象材撤去時の状態。

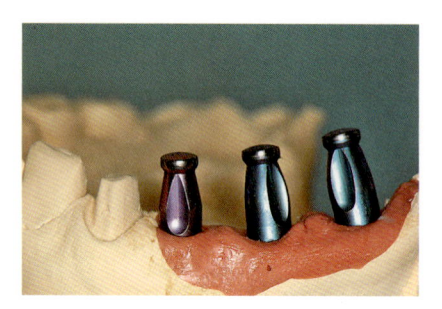

図4-4-24-f　同側方面観。

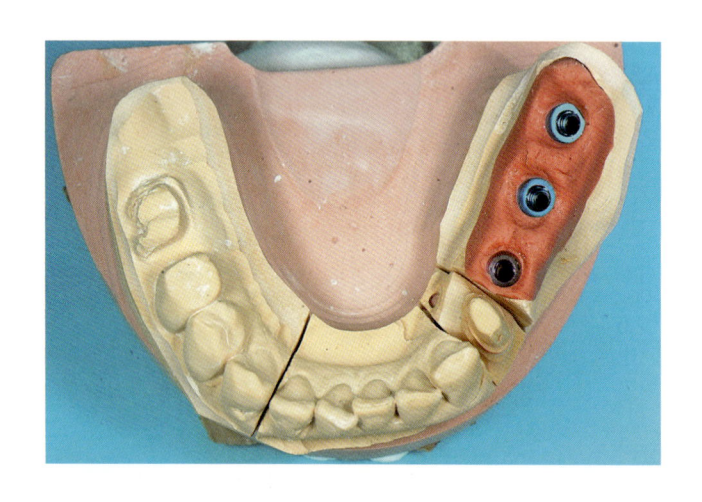

図4-4-24-g　完成したアナログ模型。

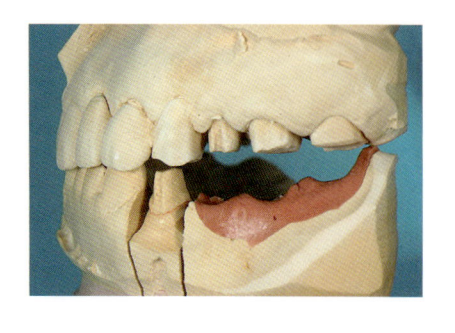

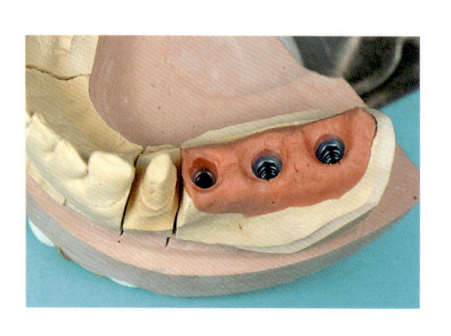

図4-4-24-h｜図4-4-24-i

図4-4-24-h　咬合器付着側方面観。

図4-4-24-i　同咬合面観。

第4部 POI®-EXシステムを用いた各種上部構造

STEP 2　キャスタブルゴールドアバットメントを用いた上部構造製作
ワックスアップ

　キャスタブルゴールドアバットメントをフィクスチャー径に合わせて選択し、アナログに技工用ラボスクリュー（模型用）を用いて連結する。プラスチックコネクター同様、ストレートタイプとラウンドタイプがあるが、ここではストレートタイプのみを使用する。高さの調整（クリアランス）を終えてワックスアップを行い、修復物の形態を考慮してアバットメント形態を製作する。

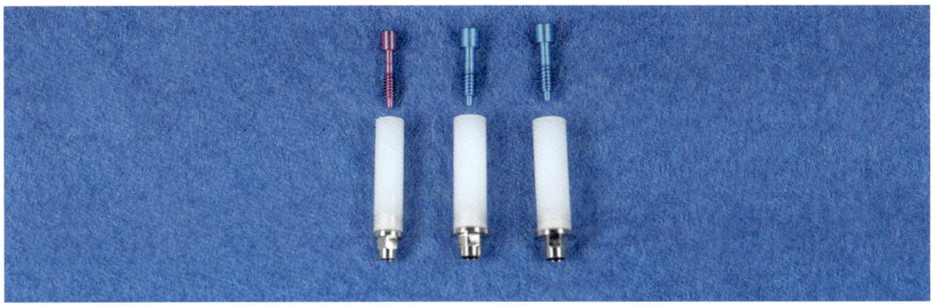

図4-4-25-a　キャスタブルゴールドアバットメントとラボスクリュー（模型用）。左から37、42、42。

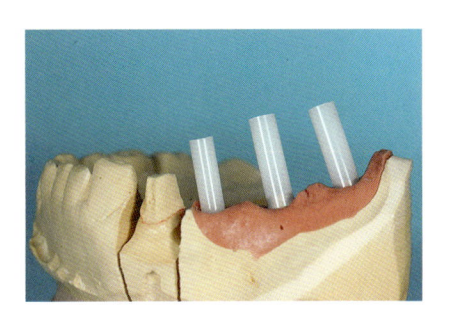

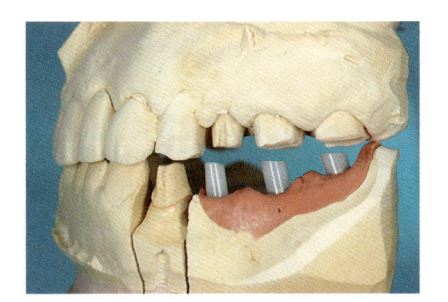

図4-4-25-b｜図4-4-25-c

図4-4-25-b　アナログに連結。

図4-4-25-c　クリアランスを考慮して長さを調整。

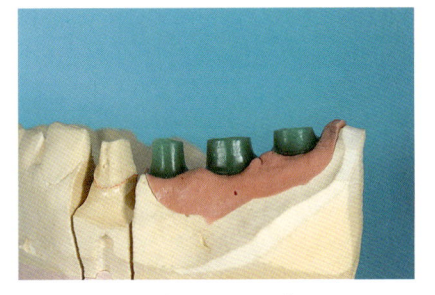

図4-4-25-d　プラスチック部にワックスアップを行い支台歯形態を製作する。

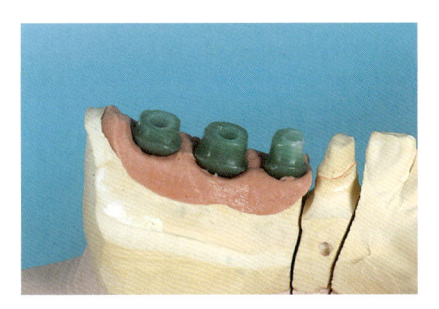

図4-4-25-e　同舌側面観。

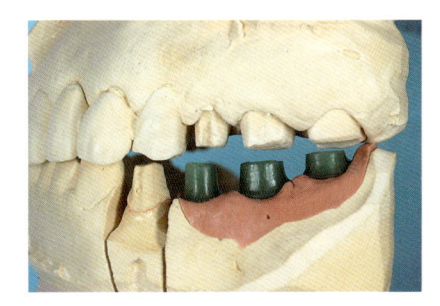

図4-4-25-f　同咬合器付着の側方面観。

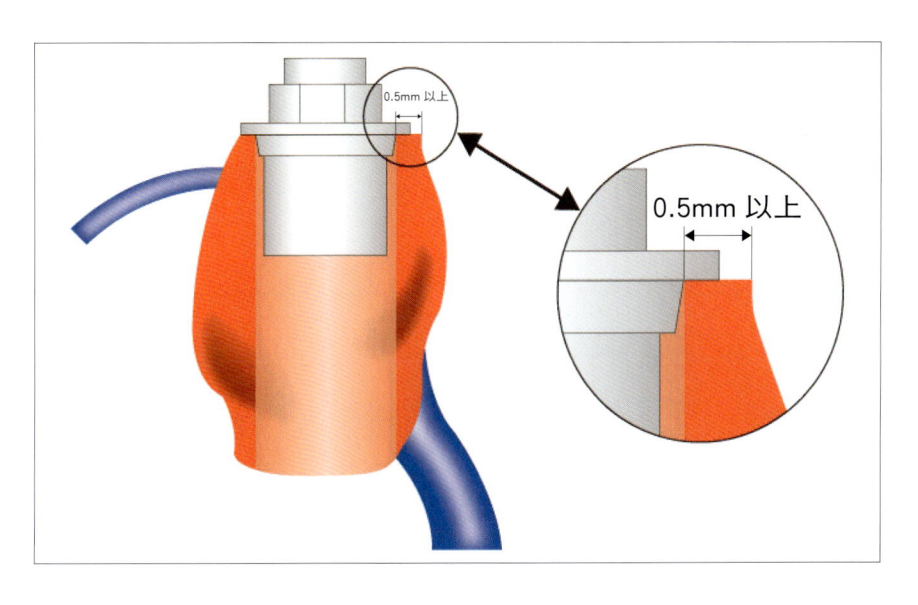

図4-4-25-g　1）ワックスアップは、ベースメタルとインプラント接合部および内面に、ワックスが残らないようにアナログに装着して作業を進める。2）ワックスアップ時にベースメタルを傷つけないように十分に注意する。3）ワックスアップ終了後、インプラント接合部および内面の油膜や余剰分のワックスを綿球などで取り除く。4）ベースカラー部のワックスの厚みは、最低0.5mm以上の厚みを確保する（ベースメタルと鋳接部分に充分な溶融金属を流すためには、空気圧の妨げがないように十分な厚みを与えることが重要となる）。

0.5mm 以上

159

STEP 3 キャスタブルゴールドアバットメントを用いた上部構造製作
埋没鋳造

通法にしたがって埋没鋳造する。焼却鋳造に関しては、急速過熱は避けて約300℃で1時間程度係留する。

＜使用上の注意＞

- 18Kもしくは白金加金を使用し、適切な金属量で鋳造する
- 使用合金の融解温度についてはベースメタルより100℃以下の融点約1,340℃以下の金属を使用を推奨する
- リングからの取り出しの際には、ハンマーなどで強い衝撃を与えない
- サンドブラストは不適合の要因になるので使用しない
- 鋳造のタイミングについては、使用金属の取扱説明書などを十分に確認する
- 鋳造欠陥などによりやり直しが必要な場合は最初からやり直す
- キャスタブルゴールドアバットメントの再使用はできないので十分に注意する

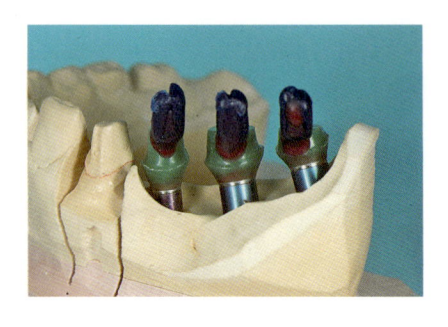

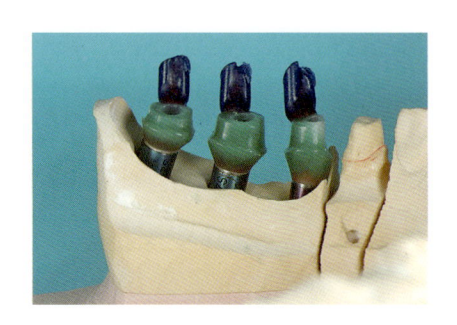

図4-4-26-a｜図4-4-26-b

図4-4-26-a　スプルーイング頬側面観。

図4-4-26-b　スプルーイング舌側面観。

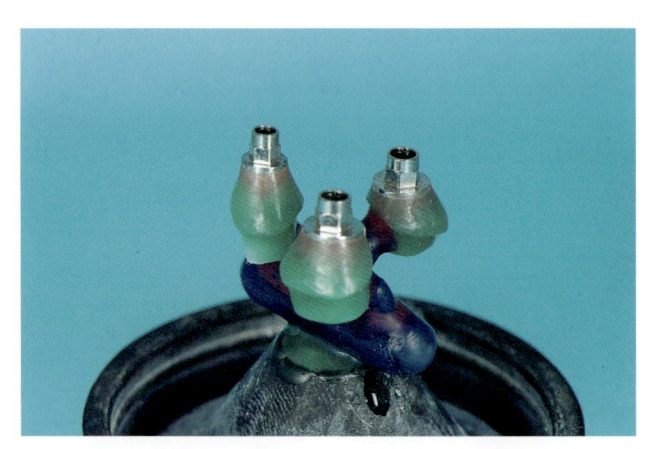

図4-4-26-c　円錐台に固定。

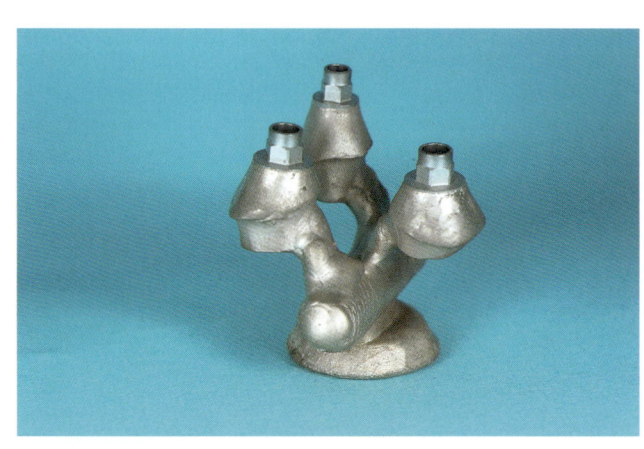

図4-4-26-d　鋳接されたキャスタブルゴールドアバットメント。

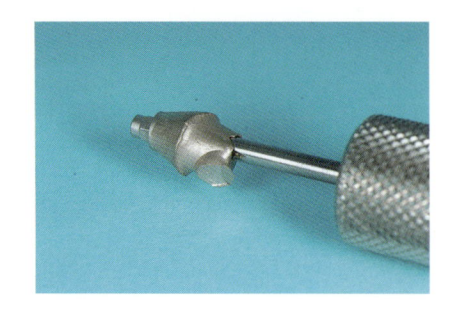

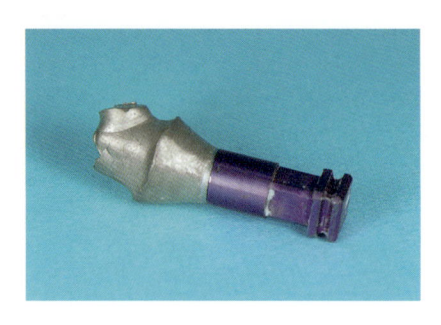

図4-4-26-e｜図4-4-26-f

図4-4-26-e　アクセスホールをラッピングドライバーAで調整。

図4-4-26-f　アナログへの適合の確認

Technical Advice：スプルーイングの注意点

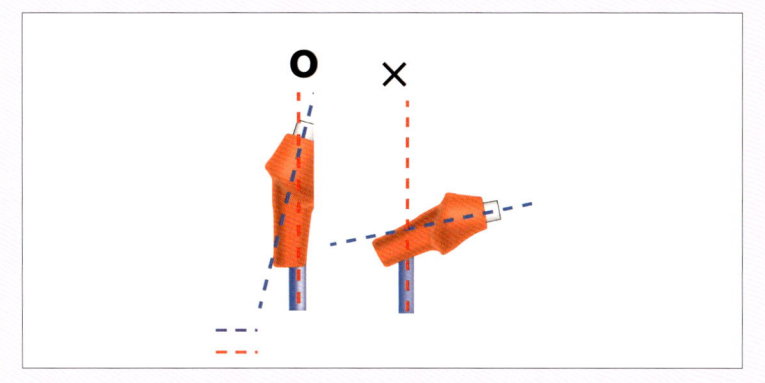

図4-4-27-a　スプルーの植立方向についてキャスタブルゴールドアバットメントを鋳接するには、スプルーイングの際に注意が必要となる。スプルーイング方向については、アバットメントの長軸に直行する角度でのスプルーイングを避け、鋳造圧が側方からダイレクトに伝わらないように考慮する（アクセスホール内部の埋没材が鋳造圧により破折する可能性もある）。

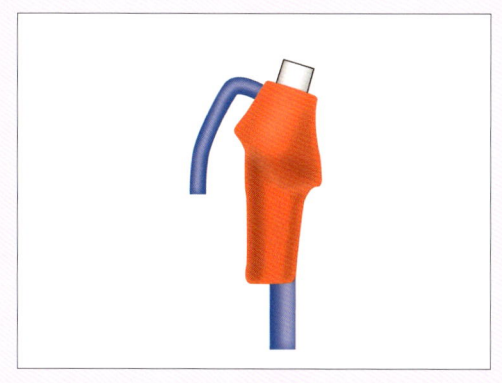

図4-4-27-b　エアーベントの設定。背圧対策のため、エアーベントと設置することを推奨する。

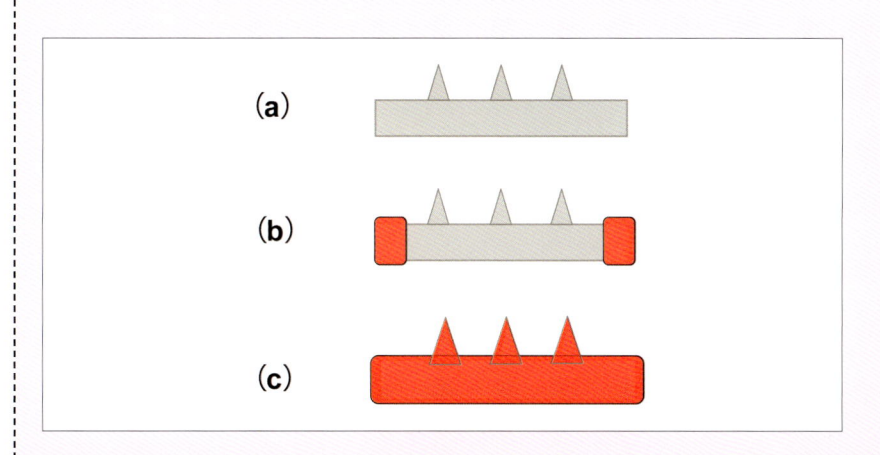

図4-4-27-c　プラスチックスプルーの使用について。プラスチックスプルーを使用される場合には埋没材へのプラスチック急激膨張によるダメージ抑制のために、カット部が鋭角な部分がある場合にはワックスで必ずコーティングし(b)、全体的にも一層プラスチック表面をワックスでコーティングされることを推奨する(c)。

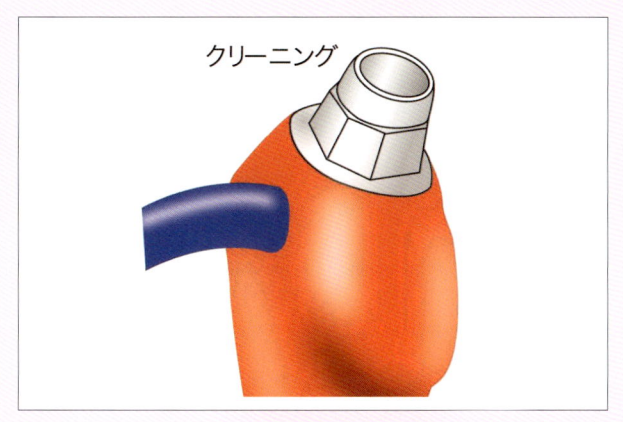

図4-4-27-d　クリーニング。ワックスアップ終了後、接合部や内面の油膜を綿球などで取り除く。

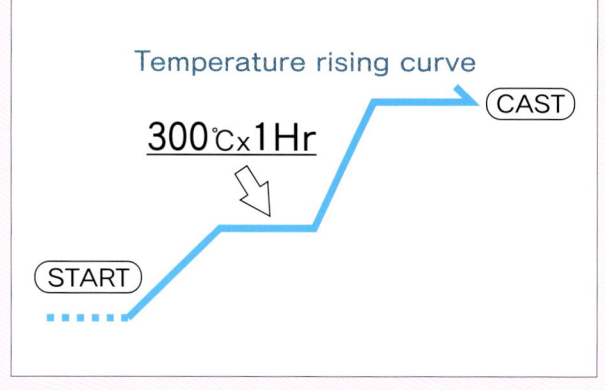

図4-4-27-e　①埋没材料は急激加熱式埋没材（ヒートショック系埋没材料）は使用しない。必ず従来加熱の埋没材料を使う。②鋳造される金属に適した埋没材料を用いる。③レジン系の材料を焼却する際には約190℃が軟化温度であり、この付近で急激に膨張するとされる。これらの膨張が埋没材料へのダメージを与えることが考えられるため、急速加熱を避け、特に室温から約300℃付近までは低速で昇温を行うことを推奨する。焼却温度等については、必ず使用される埋没材料の取り扱い使用説明書を確認する。

Technical Report：カスタムアバットメントの調整と研磨

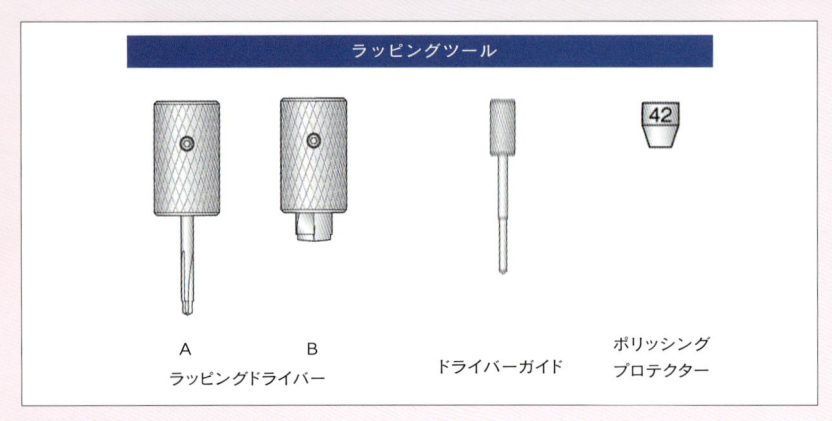

図4-4-28-a　ラッピングツール。

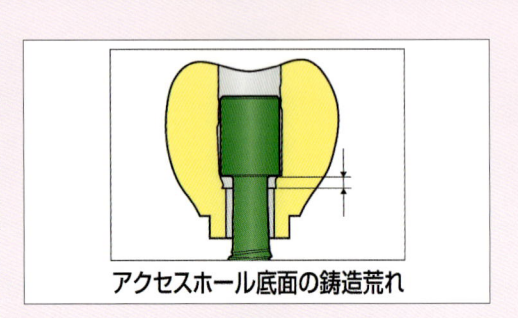

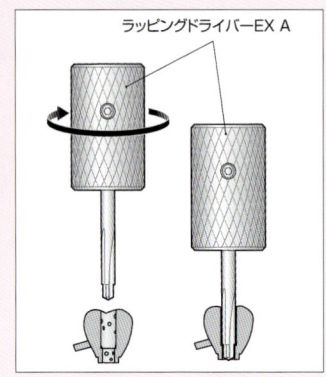

図4-4-28-b　①鋳造による面荒れ。アクセスホールをドライバーAで調整。

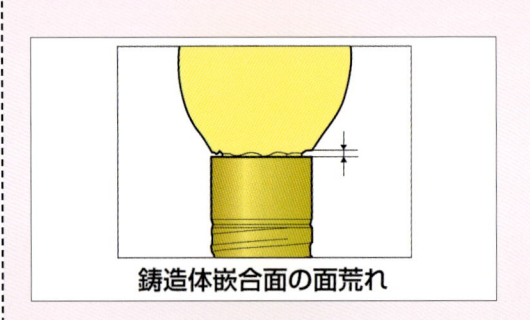

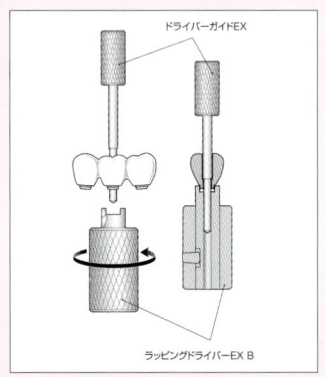

図4-4-28-c　②鋳造による面荒れ。嵌合面をラッピングドライバーBで調整（ドライバーガイドをアクセスホールに挿入して軸とする）。

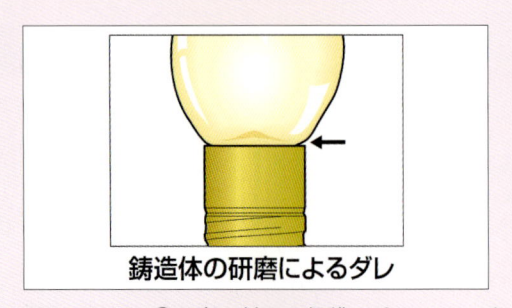

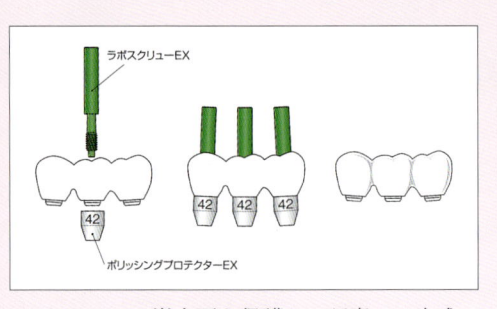

図4-4-28-d　③研磨に対する保護。ポリッシングプロテクターにて嵌合面を保護し、研磨して完成。

第4部 POI®-EXシステムを用いた各種上部構造

STEP 4　キャスタブルゴールドアバットメントを用いた上部構造製作
修復物製作

完成されたカスタムアバットメント上にパターンレジンで一層コーティングしたのち、クラウンのワックスアップを行い、鋳造する（図4-4-29）。

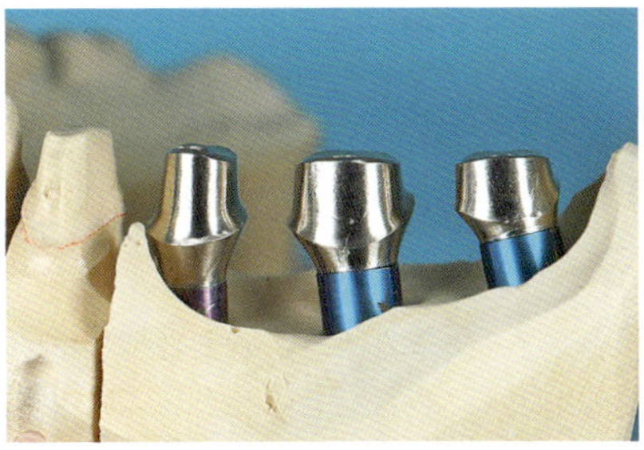

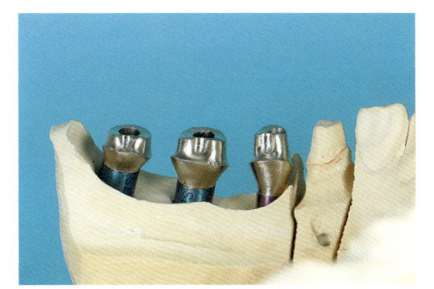

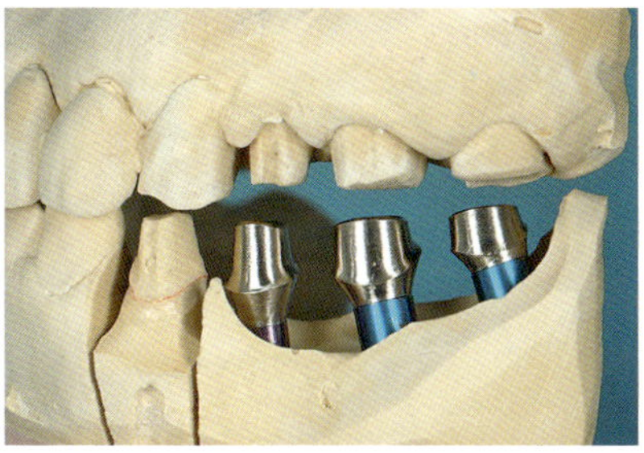

図4-4-29-a　図4-4-29-b　図4-4-29-c　図4-4-29-a〜c　完成したカスタムアバットメント。(a)側方面観、(b)舌側面観、(c)咬合器付着側方面観。

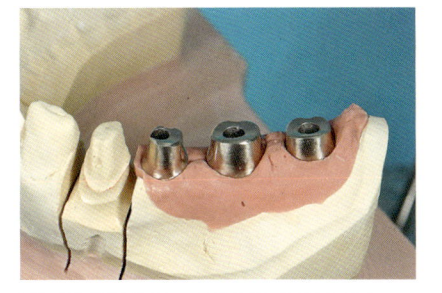

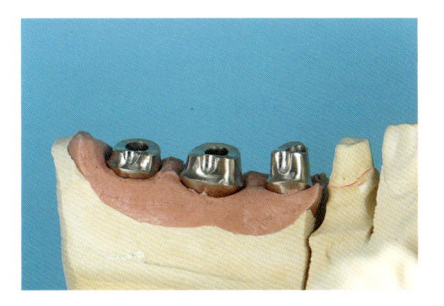

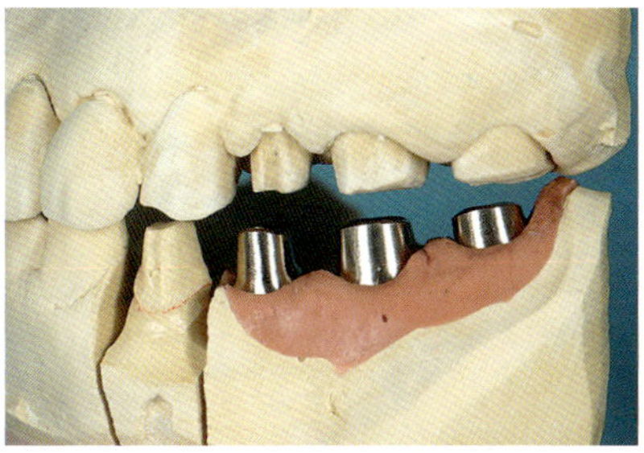

図4-4-29-d　図4-4-29-e　図4-4-29-f　図4-4-29-d〜f　カスタムアバットメントとシリコーンガムとの関係。(d)側方面観、(e)舌側面観、(f)咬合器付着側方面観。

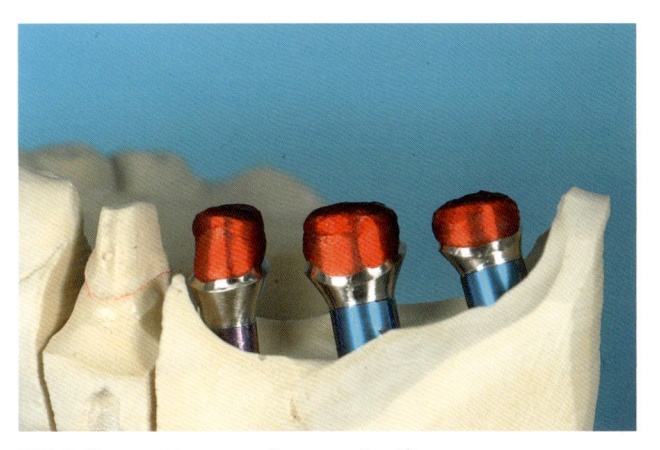

図4-4-29-g　パターンレジンコーピング。

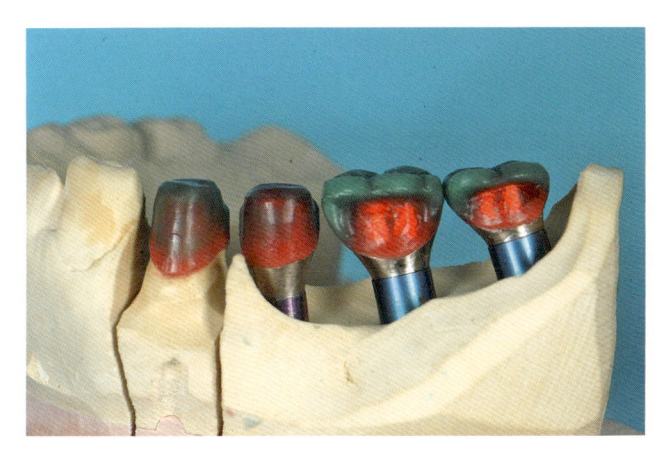

図4-4-29-h　修復物のワックスアップ。

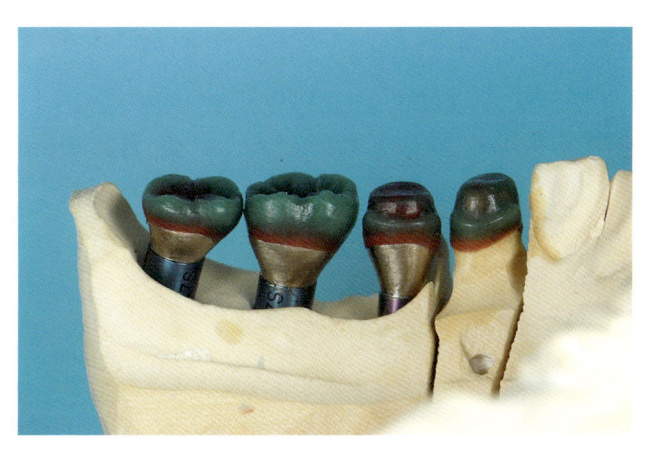

図4-4-29-i　同舌側面観。

163

STEP 5　キャスタブルゴールドアバットメントを用いた上部構造製作 口腔内試適

カスタムアバットメントを20Ncmでフィクスチャーに締結し、アクセスホールをストッピングなどで封鎖。デンタルX線像で適合を確認した後にクラウンを可着セメントで可着する（図4-4-30）。

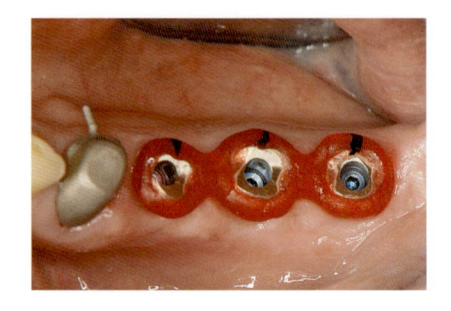

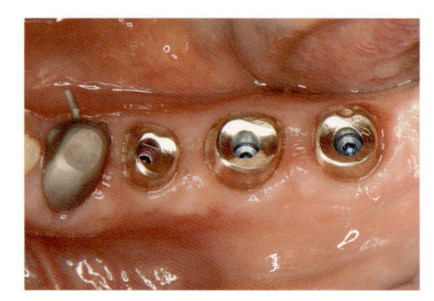

図4-4-30-a｜図4-4-30-b

図4-4-30-a　リプレースメントジグを用いてフィクスチャーに締結する。

図4-4-30-b　フィクスチャーに締結されたカスタムアバットメント。

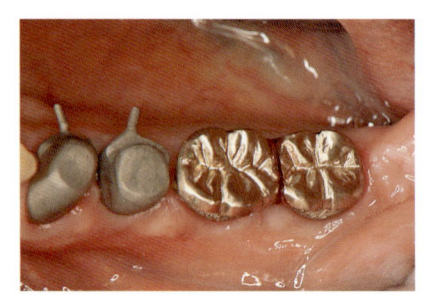

図4-4-30-c　修復物の試適。

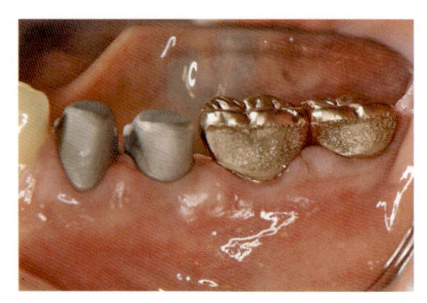

図4-4-30-d　試適時の側方面観。

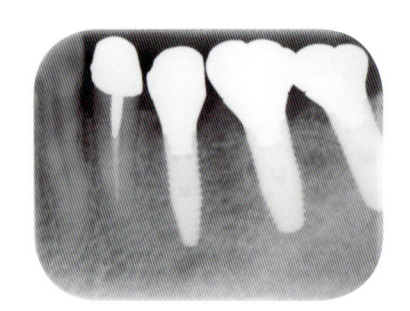

図4-4-30-e　試適時のデンタルX線像。カスタムアバットメントと修復物との間にギャップが見られる。

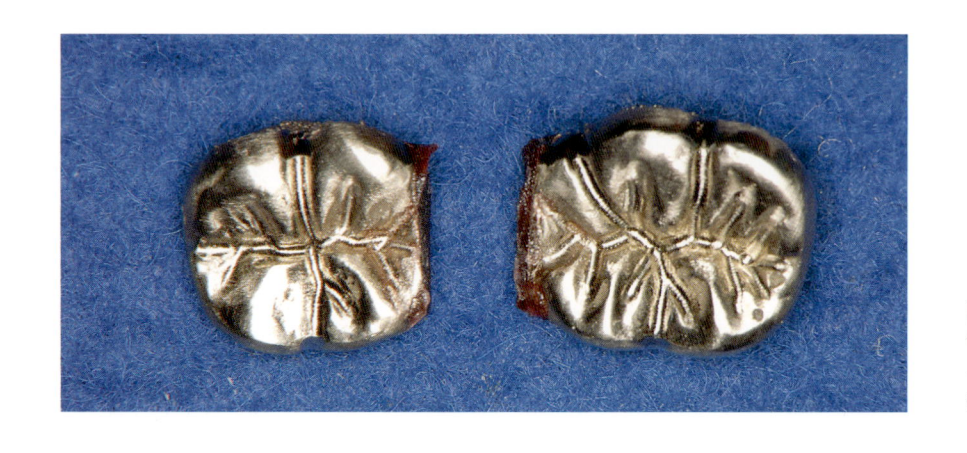

図4-4-30-f　ギャップがある場合は間を切り離して一歯ずつ適合させ、口腔内でろう着用の固定を行う必要がある。|6 7部位の不適合のために固定を切り離す。

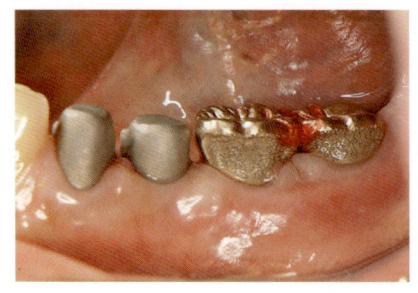

図4-4-30-g　1歯づつ試適し適合を確認した後にパターンレジンで固定する。

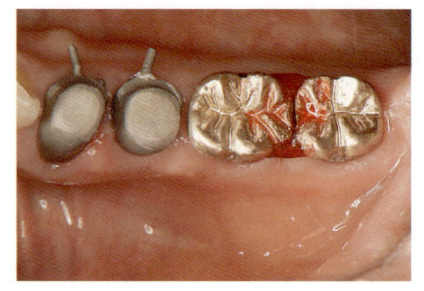

図4-4-30-h　同咬合面観。

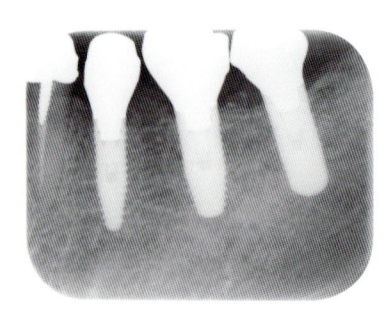

図4-4-30-i　同デンタルX線像。適合が確認された状態。

第4部 POI®-EXシステムを用いた各種上部構造

STEP 6 キャスタブルゴールドアバットメントを用いた上部構造製作
最終仕上げと口腔内装着

　連結部のろう着後、修復物を仕上げ口腔内に装着する。カスタムアバットメントをリプレースメントジグにて連結固定し、20Ncm以上でフィクスチャーと締結した後にネジ孔をストッピングで封鎖し、修復物の咬合調整を終えた後に装着する(仮着)(図4-4-31)。

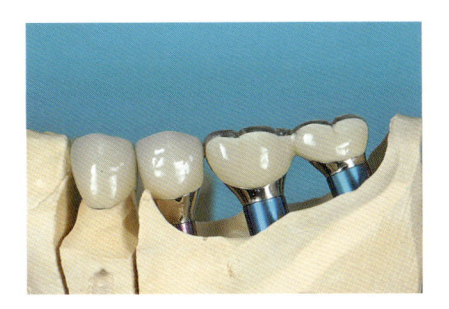

図4-4-31-a　完成した修復物の側方面観。

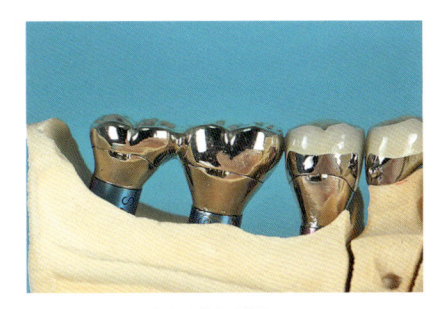

図4-4-31-b　同舌側面観。

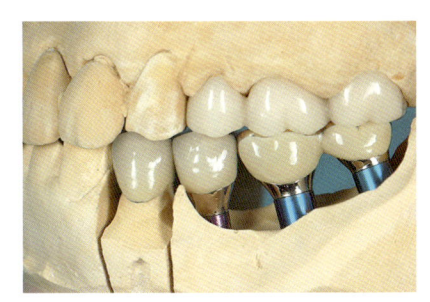

図4-4-31-c　同咬合器付着側方面観。

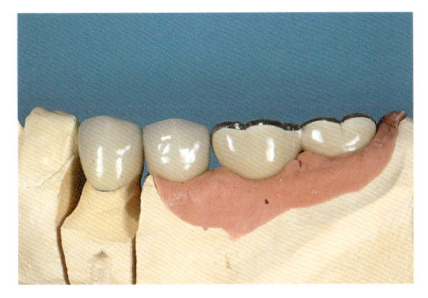

図4-4-31-d　シリコーンガムアナログ模型に装着された修復物。

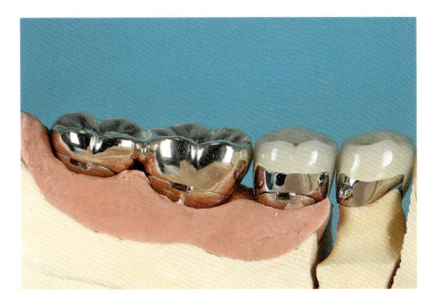

図4-4-31-e　同舌側面観。

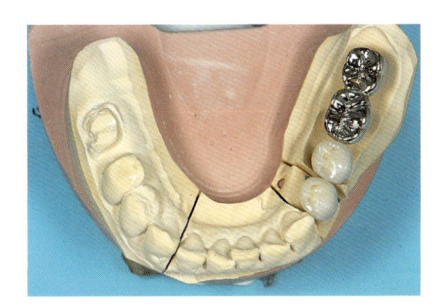

図4-4-31-f　同咬合面観。

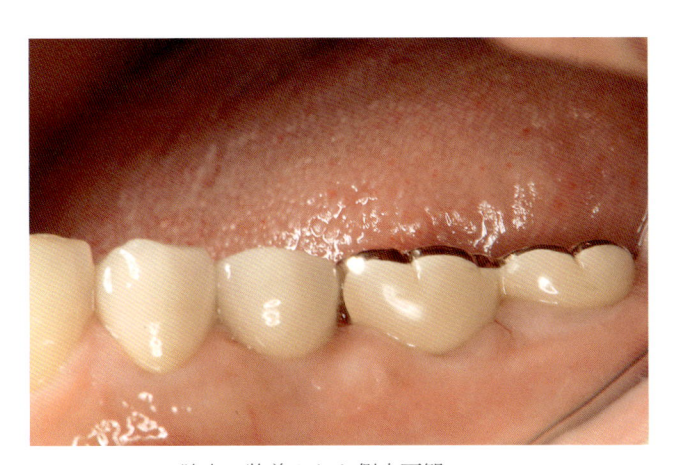

図4-4-31-g　口腔内に装着された側方面観。

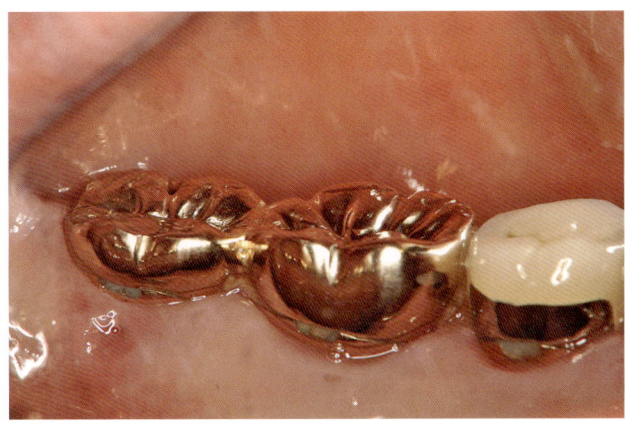

図4-4-31-h　同舌側面観。

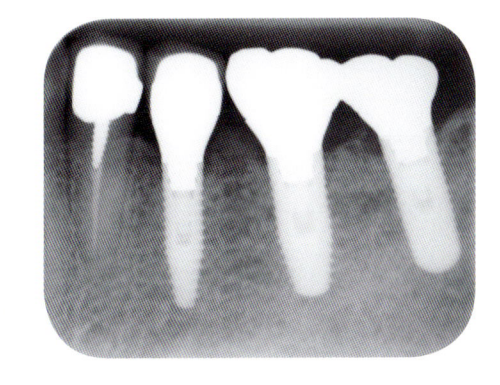

図4-4-31-i　同デンタルX線像。キャスタブルゴールドアバットメントを用いることによってフィクスチャーとの適合が確実に増していることをデンタルX線でも確認できる。

165

chapter 5

クラウンブリッジ（ネジ固定）

　ネジ固定式上部構造製作にはプラスチックコネクターST／RもしくはキャスタブルゴールドアバットメントST／Rを用いる方法がある。単冠の場合にはヘックスタイプのSTを用いるが、連結冠やブリッジの場合はラウンドタイプのRを用いる。

　プラスチックコネクターとキャスタブルゴールドアバットメントの違いは、前者は内側性六角接合部が鋳造で、後者は既成で鋳接である。使い分けは一長一短があるので術者による選択が必要である。

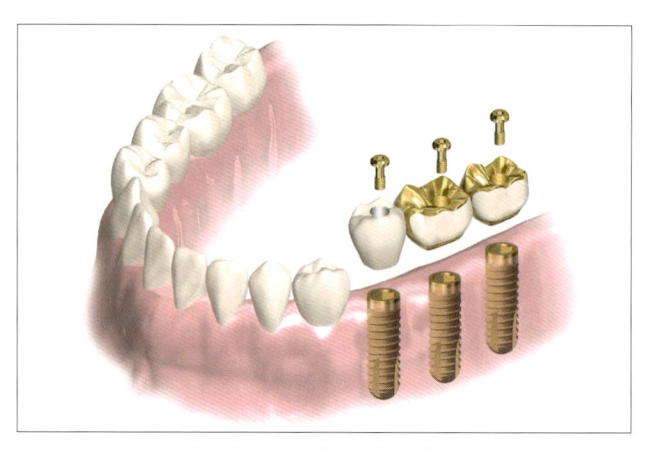

図4-5-1-a　ネジ固定式上部構造。右側は単冠、左側は連結冠。

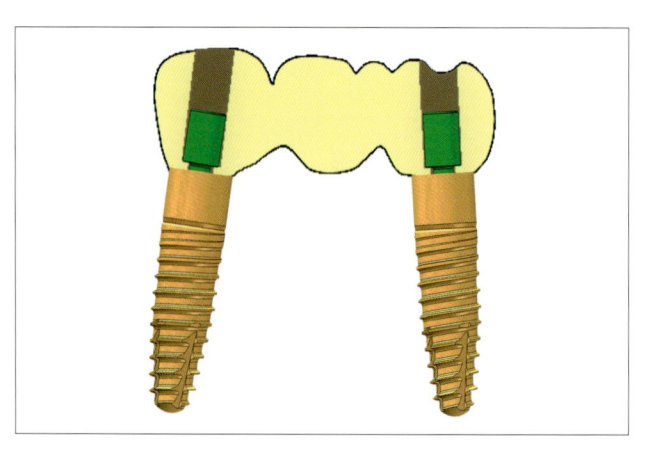

図4-5-1-b　ネジ固定式上部構造、アクセスホールの断面図。

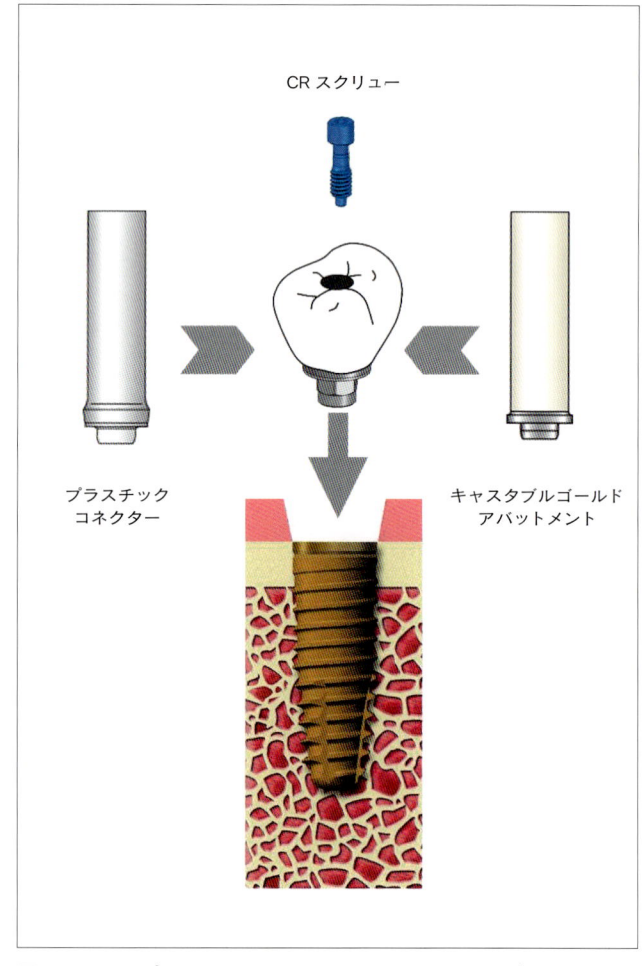

図4-5-1-c　プラスチックコネクターとキャスタブルゴールドアバットメントを用いたネジ固定式上部構造の模式図。

I. スクリュー固定式：キャスタブルゴールドアバットメント ST & R

　ネジ固定式上部構造製作は間接印象法のみ可能である。間接印象法は前述したようにクローズドトレー法とオープントレー法があるが、ここでは両方の印象法を用いた方法で作業模型を製作する方法について述べる。

　クローズドトレー法は口腔内に植立されたフィクスチャー接合部の六角構造の向きを正しく模型上に再現することに優れている。しかし、フィクスチャー間の正確な位置関係においては比較的精度が優れているといわれているシリコーン印象でも確実であるとはいえない。

　単冠修復であれば適合における大きな問題は生じないが、連冠やブリッジによる修復時には適合に問題が生じる可能性が高い。

　ネジ固定式上部構造において適合の不具合はネジの緩みや破損につながるので、確実な位置関係の再現が絶対必要条件となる。そこで複数本連結の上部構造製作をクローズドトレー法のみで印象採得を行った場合は単独で製作した物を口腔内に試適した状態で固定し、ろう着により正しい位置関係を再現するという方法が必要となる。

　そしてもう一つの方法としてオープントレー法による位置関係の再現がある。そこでここではオープントレー法による作業模型製作を行い、ネジ固定式の上部構造製作手順を述べることにする。

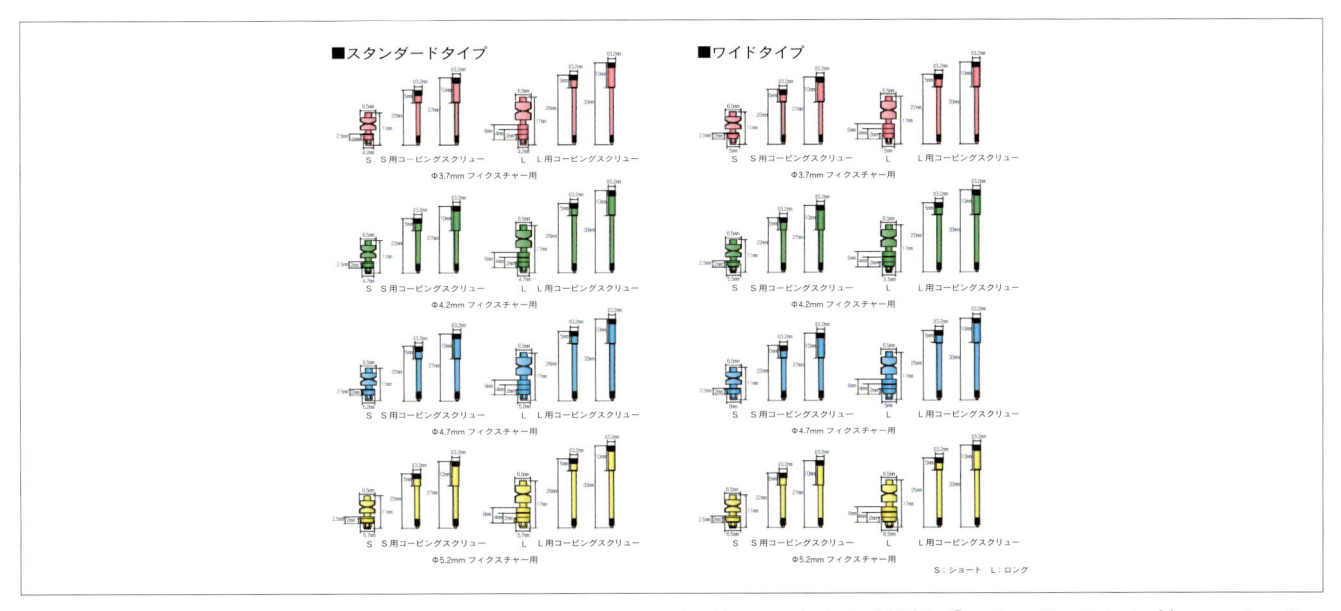

図4-5-2-a　オープントレーに用いるパーツ。トランスファーコーピングには、各サイズ(径)に①スタンダードタイプ(ショート：S、ロング：L)、②ワイドタイプ(ショート：S、ロング：L)がある。そして各々長短2本のコーピングスクリューがセットで準備されている。長いものは前歯部、短いものは臼歯部に用いる。

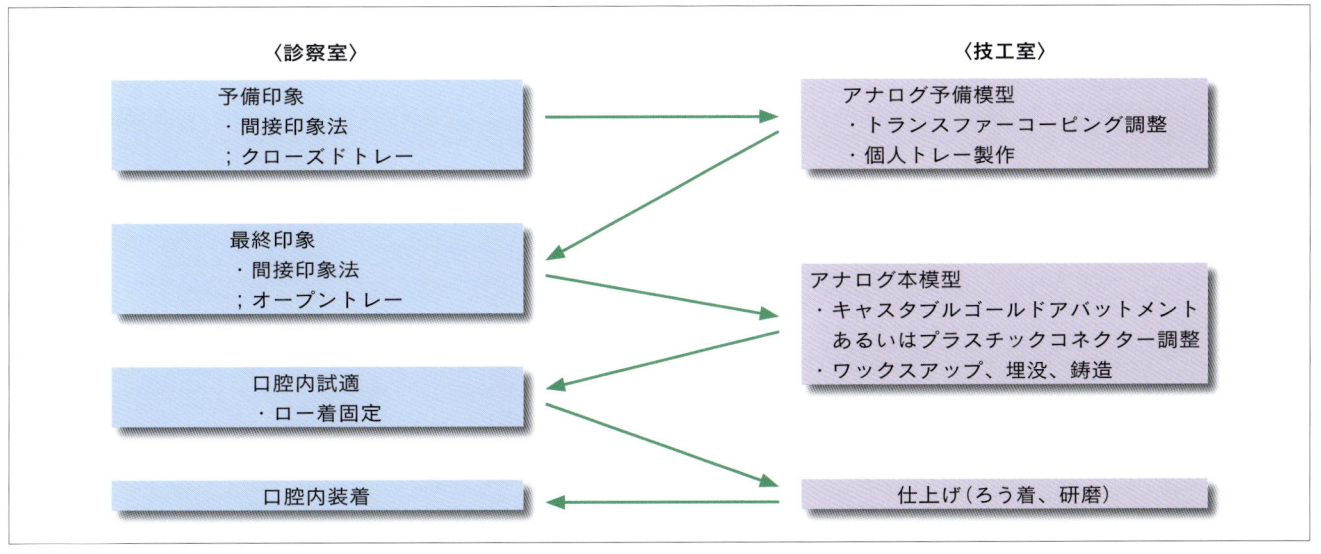

図4-5-2-b　ネジ固定式修復物のステップ。

STEP 1	スクリュー固定式：キャスタブルゴールド アバットメント ST & R アナログ作業模型製作（クローズドトレー間接印象法）

　テンポラリークラウンにより咬合、歯冠形態そして粘膜形態などが調整された後、最終修復物のためのアナログ模型を製作する。この印象は本印象を行うための準備で、間接印象法のクローズドトレータイプで行う（図4-5-3）。

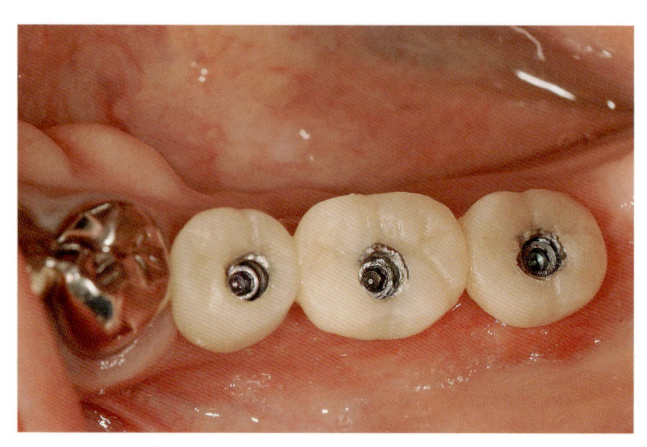

図4-5-3-a　プロビジョナルレストレーションによるチェックと調整。

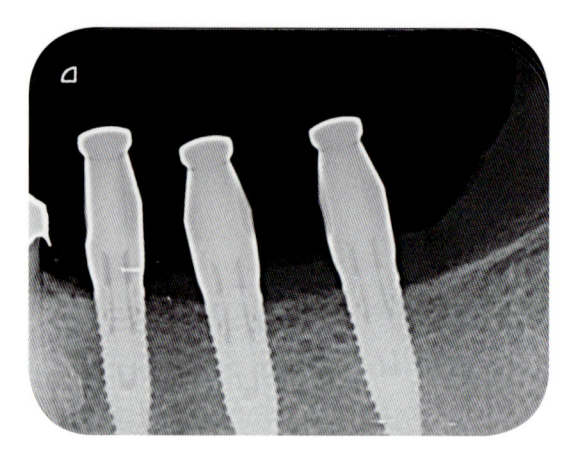

図4-5-3-b　インプレッションポスト試適時のデンタルX線写真。

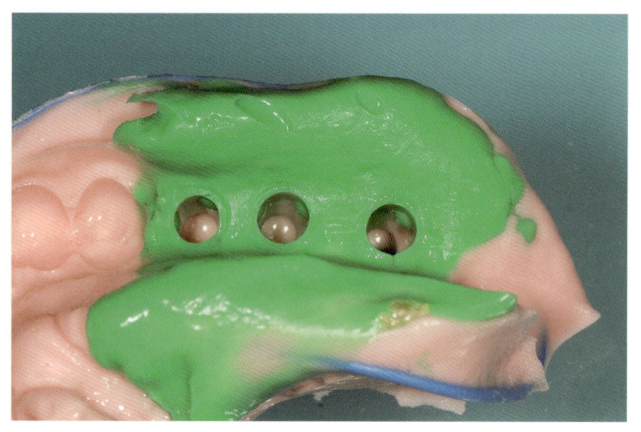

図4-5-3-c　寒天による連合印象採得。

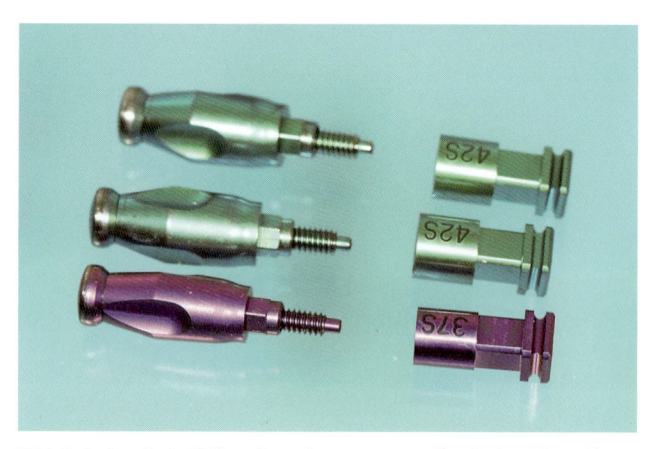

図4-5-3-d　サイズ別のインプレッションポストとアナログ。

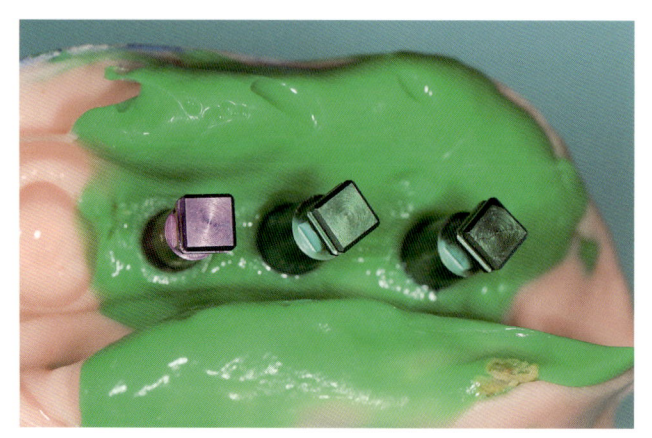

図4-5-3-e　インプレッションポストにアナログを締結し3ヵ所のティンプルに合わせて印象材に挿入。

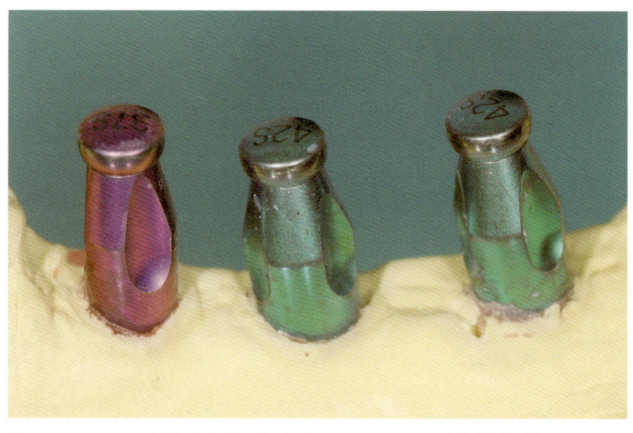

図4-5-3-f　石膏注入硬化後完成したアナログ作業模型。

第4部 POI®-EX システムを用いた各種上部構造

STEP 2　スクリュー固定式：キャスタブルゴールド アバットメント ST & R
トランスファー・コーピング調整と個人トレー製作

　この段階のアナログ模型は、口腔内に植立されたフィクスチャーの各々内側性六角の向き（位置）が再現されたものであり、フィクスチャー間の位置関係が必ずしも正確であるとは限らない。トランスファー・コーピングによりフィクスチャー間の位置関係を正確に印象するための作業である（図4-5-4）。

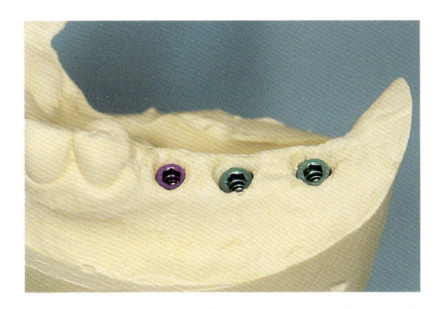

図4-5-4-a　インプレッションポストを除去した状態のアナログ模型。

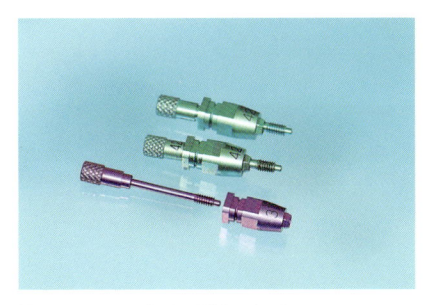

図4-5-4-b　サイズ別のトランスファー・コーピング・スクリューとトランスファー・コーピング。

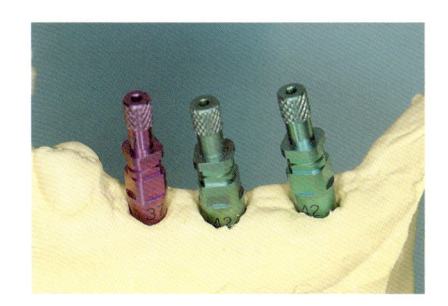

図4-5-4-c　トランスファー・コーピング・スクリューでトランスファー・コーピングをアナログに締結。

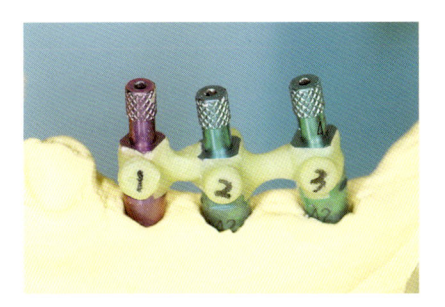

図4-5-4-d　トランスファー・コーピング間連結とシリコーン印象材内維持のためのパターンレジンを付与する。

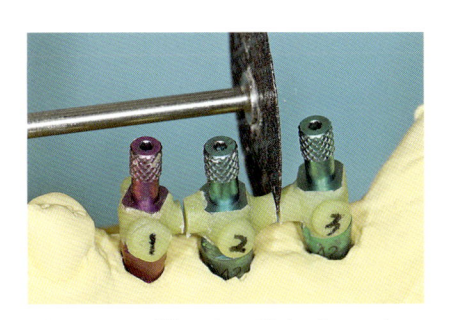

図4-5-4-e　間の1ヵ所をディスクでカットする。

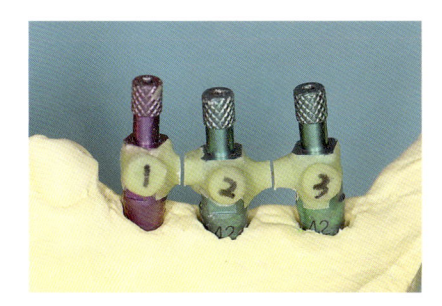

図4-5-4-f　口腔内のフィクスチャーに戻すための位置と向きが確認できるための印象を行う。

図4-5-4-g｜図4-5-4-h

図4-5-4-g　パラフィンワックスで個人トレー製作のためのブロックアウトとスペーサー製作。

図4-5-4-h　コーピングスクリューの一部分が十分露出（5mm程度）する状態で個人トレーを製作。

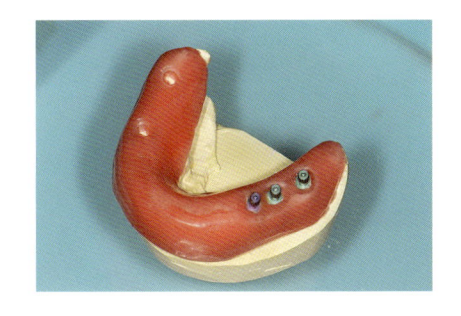

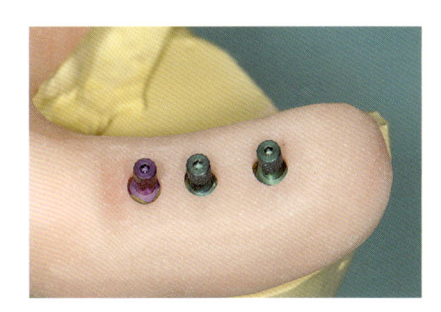

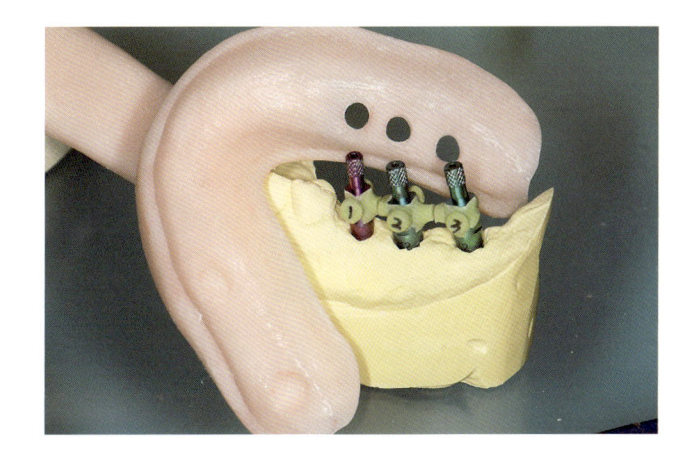

図4-5-4-i　完成した個人トレーと最終印象のため前処置をしたトランスファー・コーピング。

> **STEP 3** スクリュー固定式：キャスタブルゴールド アバットメント ST & R
> 口腔内装着と最終印象

アナログ模型上で製作されたトランスファー・コーピングを各々のフィクスチャーに締結し、間をパターンレジンで固定した後に個人トレーでシリコーン印象を行う。個人トレー試適時にコーピングスクリューの一部が個人トレーより出ていることと（**図4-5-5-e**）、個人トレー辺縁や内面が粘膜を圧迫しないように調整できていることが重要である。シリコーン印象硬化後はコーピングスクリューを十分緩めて、齦頰移行部にエアーを入れながら印象材を一気に口腔内から撤去する。

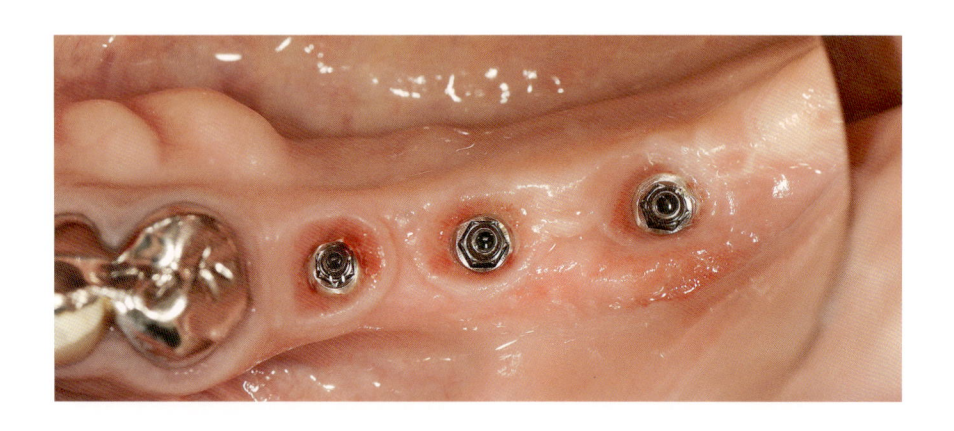

図4-5-5-a　最終印象時の咬合面観。

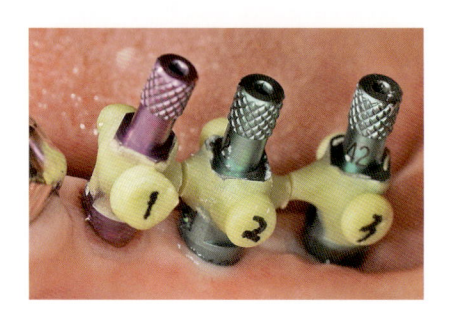

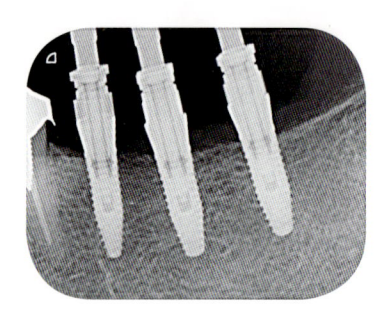

図4-5-5-b｜図4-5-5-c

図4-5-5-b　各々トランスファー・コーピングをフィクスチャーに締結。

図4-5-5-c　同デンタルX線像適合を確認する。

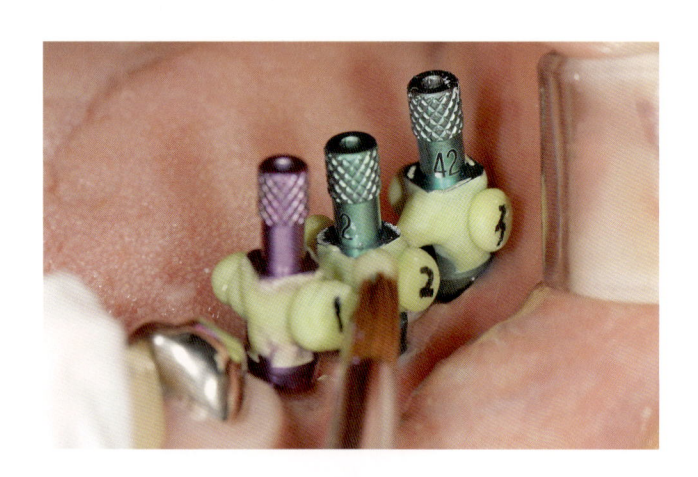

図4-5-5-d　トランスファー・コーピング間をフィクスピード®などのパターンレジンで連結固定する。

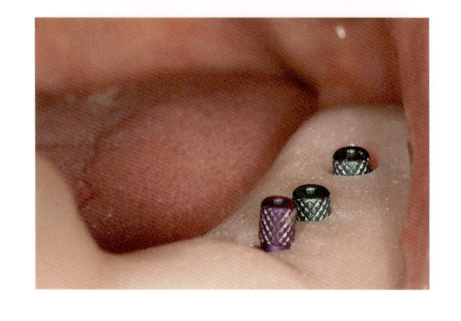

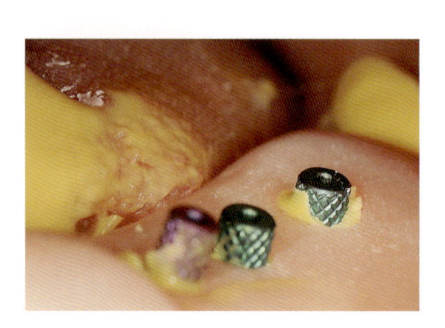

図4-5-5-e｜図4-5-5-f

図4-5-5-e　個人トレーの適合とコーピングスクリューの露出を確認する。

図4-5-5-f　アンダーカット部分を確実にブロックアウトしシリコーン印象材で最終印象を行う。

第4部 POI®-EXシステムを用いた各種上部構造

> **STEP 4** スクリュー固定式：キャスタブルゴールド アバットメント ST & R
> アナログ作業模型製作

　印象採得した内面をチェックしトランスファー・コーピングの接合面にシリコーン印象材が介在していないことを確認し、問題がなければアナログを締結してアナログ間を固定する（もしシリコーン印象材が介在しているときは再印象を必ず行う）。シリコーンガムを注入後石膏を注入し、硬化後印象材をコーピングスクリューを緩めてから石膏から撤去する。完成したアナログ本模型からトランスファー・コーピングを除去し（図4-5-6-e）、アナログの接合面に石膏が介在していないことを確認する。アナログ本模型上でBiteプレートを製作し、模型の精密性確認とデンタルとBiteを採得し、問題なければBiteプレートとシリコーンBiteを用いて咬合器付着を行う（図4-5-6-f）。

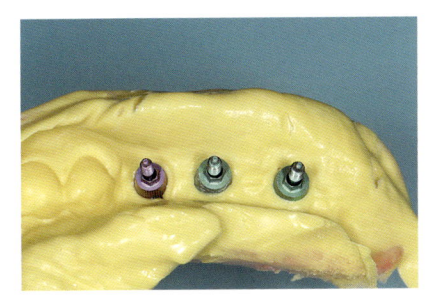

図4-5-6-a　印象材硬化後コーピングスクリューを緩めて印象材を一気に撤去する。このとき接合面に印象材が介在していなければ問題ない。

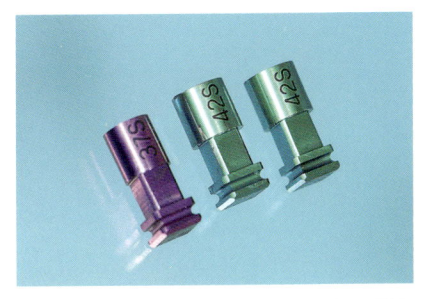

図4-5-6-b　各々のサイズのアナログを準備する。

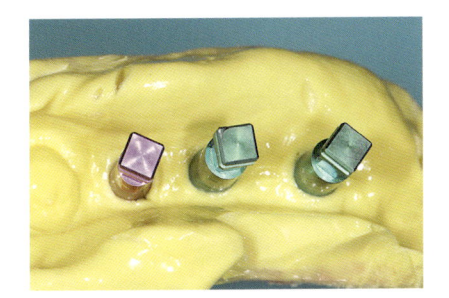

図4-5-6-c　トランスファー・コーピングと確実に連結する。

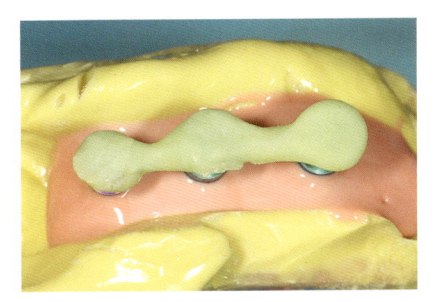

図4-5-6-d　石膏注入前にフィクスチャー間の固定のためアナログを連結し、シリコーンガムを注入する。

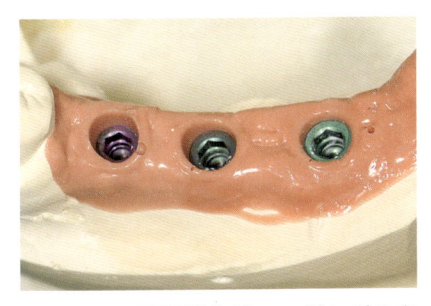

図4-5-6-e　石膏硬化後コーピングスクリューを緩め印象材を撤去して完成したアナログ作業模型。

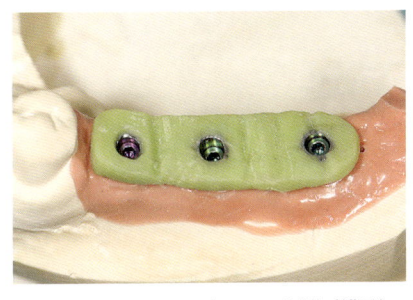

図4-5-6-f　バイトプレート製作（模型の正確さの確認とバイト採得のため）。

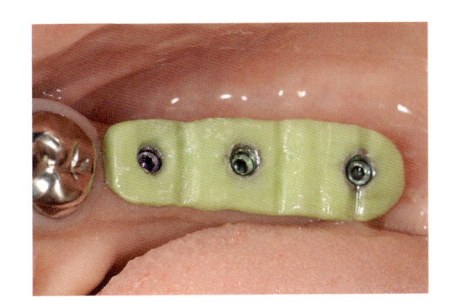

図4-5-6-g　バイトプレートの口腔内試適。

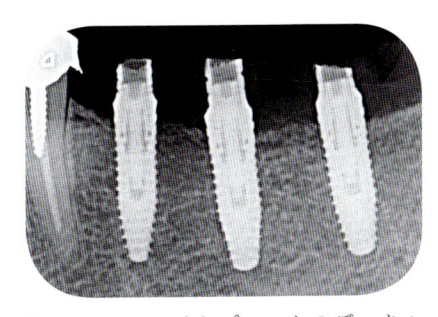

図4-5-6-h　バイトプレートのデンタルX線写真による適合確認。

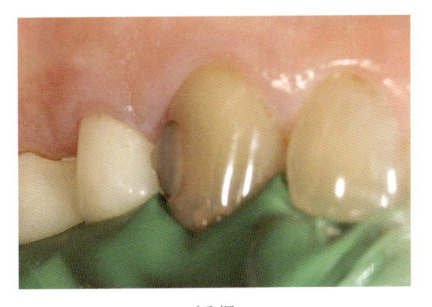

図4-5-6-i　バイト採得。

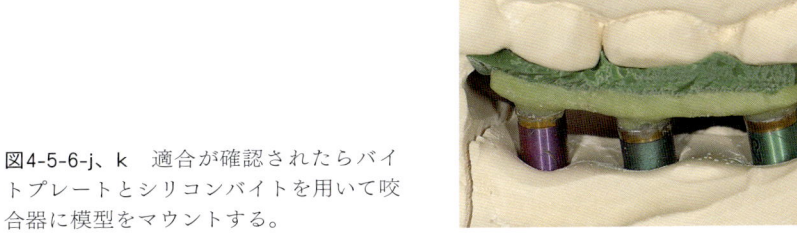

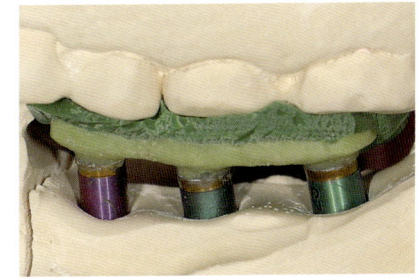

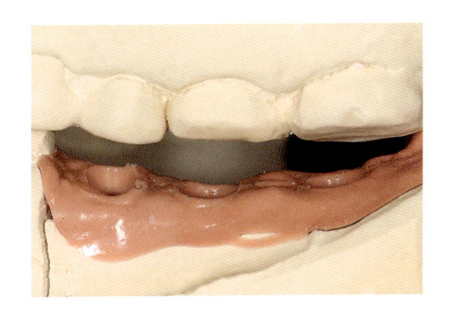

図4-5-6-j｜図4-5-6-k

図4-5-6-j、k　適合が確認されたらバイトプレートとシリコンバイトを用いて咬合器に模型をマウントする。

> **STEP 5** スクリュー固定式：キャスタブルゴールド アバットメント ST & R
> キャスタブルゴールドアバットメントRの連結・調整

植立されたフィクスチャー径のキャスタブルゴールドアバットメントを、各々のアナログにラボスクリュー（模型用）で締結する。

内側性六角部分に確実に適合するヘックスタイプSTと適合が緩いラウンドタイプRがあるが、単冠以外はすべてラウンドタイプRを用いる。プラスチック部分は対合歯とのクリアランスを考慮し、適切な長さにカットする（図4-5-7）。

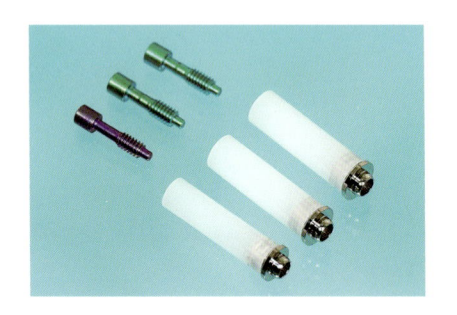

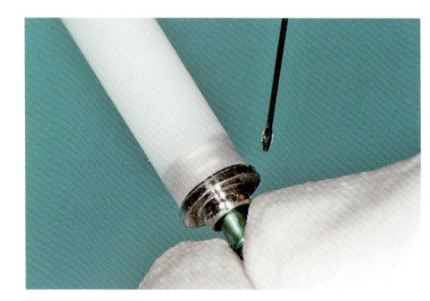

図4-5-7-a｜図4-5-7-b

図4-5-7-a　キャスタブルゴールドアバットメントRと技工用コロナルスクリュー。

図4-5-7-b　スリーブとベースメタルがズレないように接着剤で固定する。

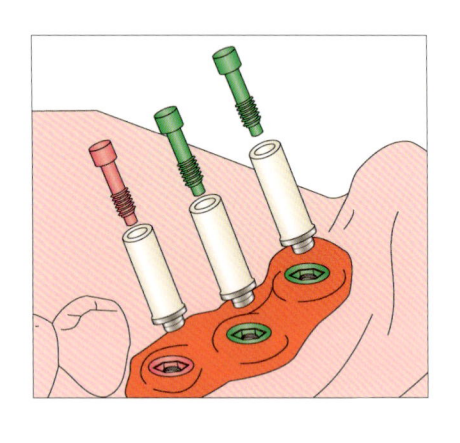

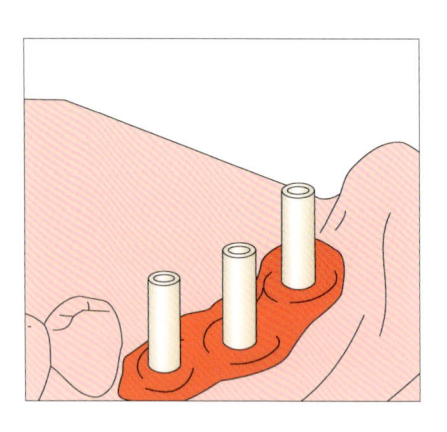

図4-5-7-c｜図4-5-7-d

図4-5-7-c、d　模式図。

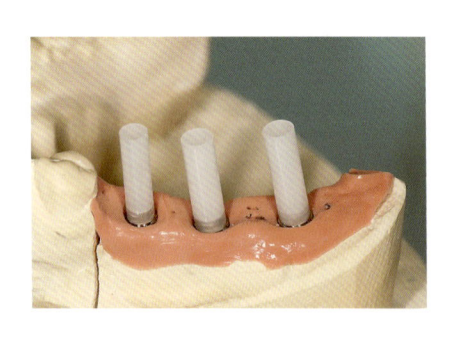

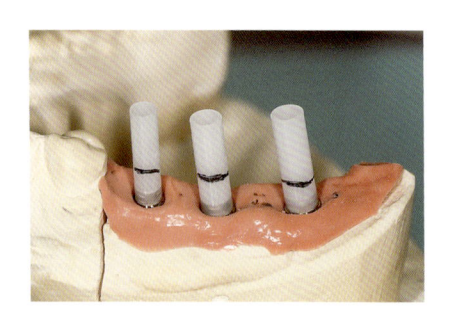

図4-5-7-e｜図4-5-7-f

図4-5-7-e　アナログ作業模型に連結されたキャスタブルゴールドアバットメント。

図4-5-7-f　対合歯とのクリアランスを考慮しカットする。

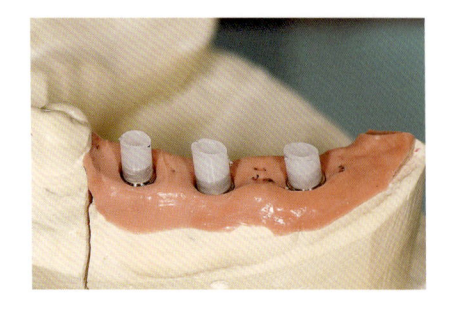

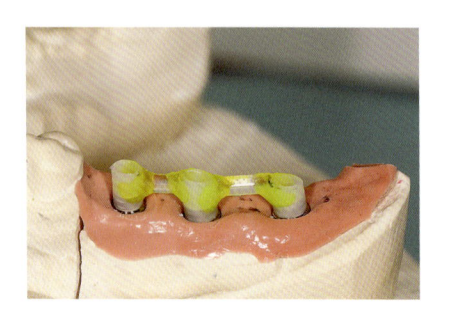

図4-5-7-g｜図4-5-7-h

図4-5-7-g　削合された状態。

図4-5-7-h　プラキャストバーの間をフィクスピード®で固定する。

第4部 POI®-EX システムを用いた各種上部構造

| STEP 6 | スクリュー固定式：キャスタブルゴールド アバットメント ST & R ワックスアップ |

　アナログとの接合部からシリコーンガムの歯頚部形態を考慮しながらクラウンの形態をワックスアップする。頬舌形態は、清掃性を考慮しつつ歯頚部から咬合面に移行しながら製作する。歯間乳頭部は歯間ブラシで清掃しやすい形態にする。咬合面は対合歯との咬合関係を確立し、ワックスアップを終えてからアクセスホールを製作する（図4-5-8）。

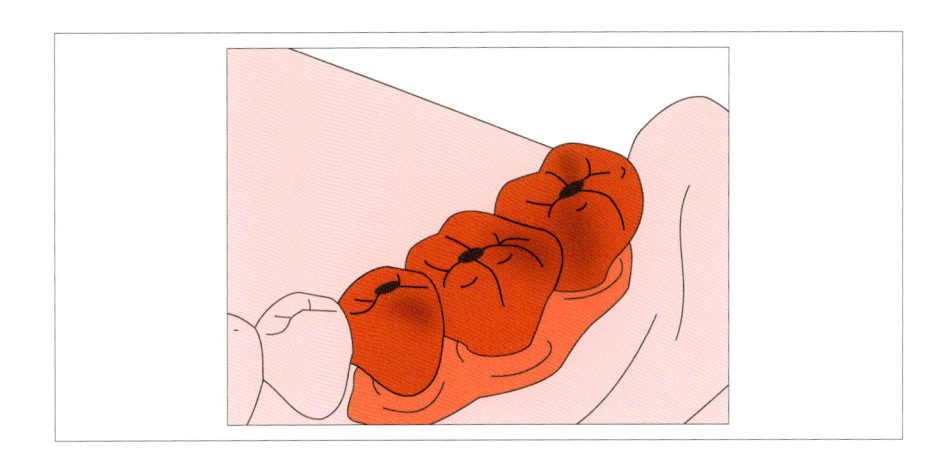

図4-5-8-a　ワックスアップ模式図

図4-5-8-b｜図4-5-8-c

図4-5-8-b　キャスタブルゴールドアバットメント上にワックスアップを行う。

図4-5-8-c　ワックスアップ後、咬合面のアクセスホールを長いラボスクリュー（模型用）で調整する。

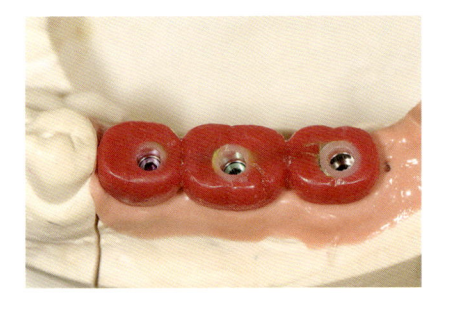

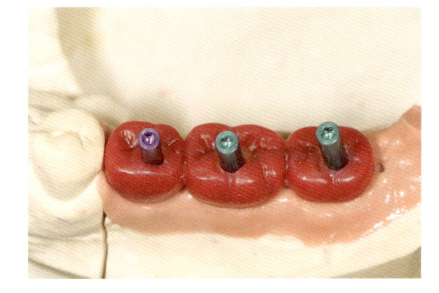

図4-5-8-d｜図4-5-8-e

図4-5-8-d　完成したワックスアップの咬合面観。

図4-5-8-e　歯間ブラシで歯間乳頭部の清掃環境を確認する。

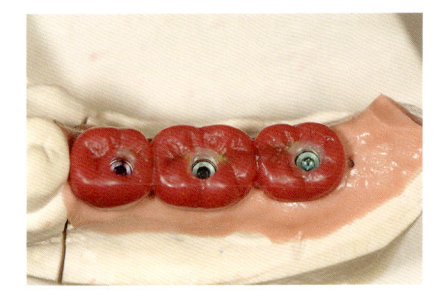

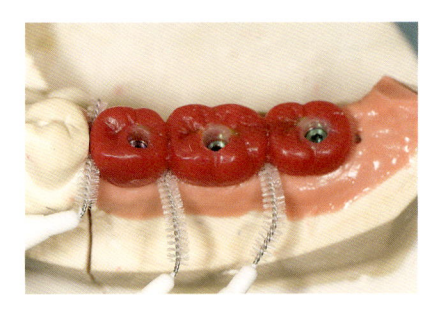

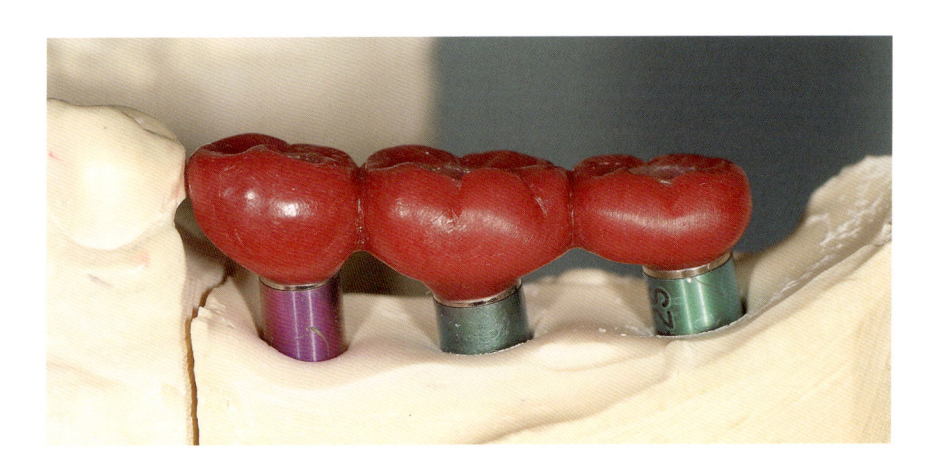

図4-5-8-f　シリコーンガムを除去した状態の側方面観。

173

STEP 7 スクリュー固定式：キャスタブルゴールド アバットメント ST & R
鋳造・研磨

通法により埋没・鋳造を行う。鋳造後ラッピングツールA、B、ガイドを用いてアクセスホール内のバリを除去・研磨し、ポリッシングプロテクターを用いて接合面の研磨を行う（図4-5-9）。

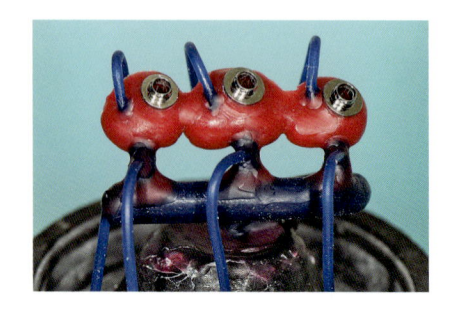

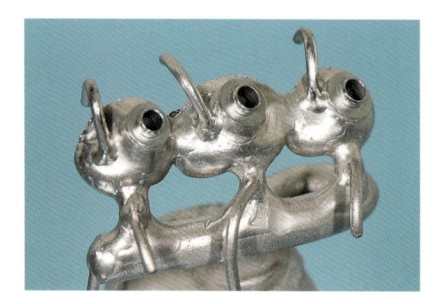

図4-5-9-a｜図4-5-9-b

図4-5-9-a　スプルーイング後埋没鋳造を行う。

図4-5-9-b　鋳造された上部構造。

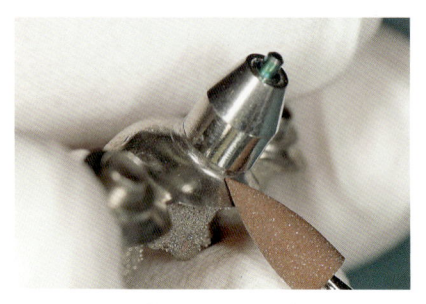

図4-5-9-c　ポリッシングプロテクターを用いて接合部の研磨を行う。

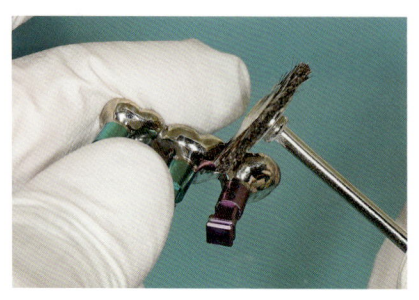

図4-5-9-d　ロビンソンブラシで研磨。

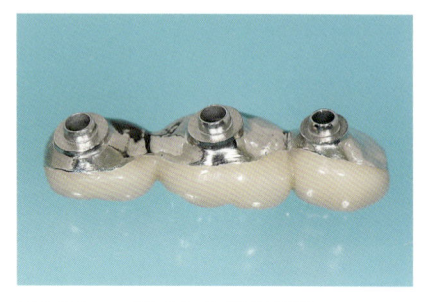

図4-5-9-e　完成した接合面観。

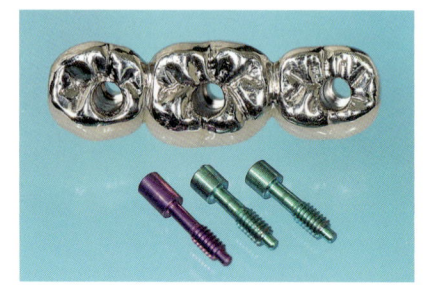

図4-5-9-f　完成した上部構造の咬合面観。適切な長さのスクリューを選択する。

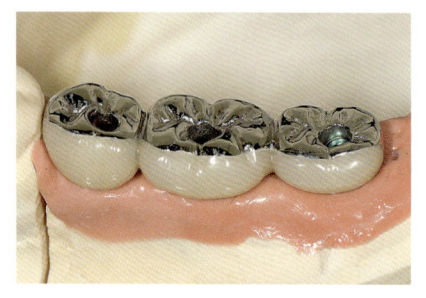

図4-5-9-g　アナログ模型に装着された上部構造の咬合面観。

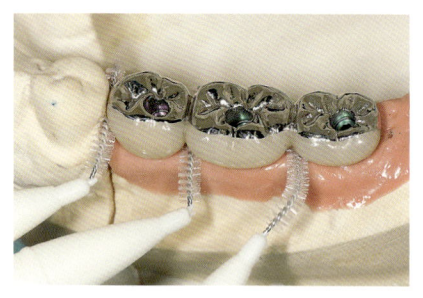

図4-5-9-h　歯間乳頭部の清掃状態チェック。

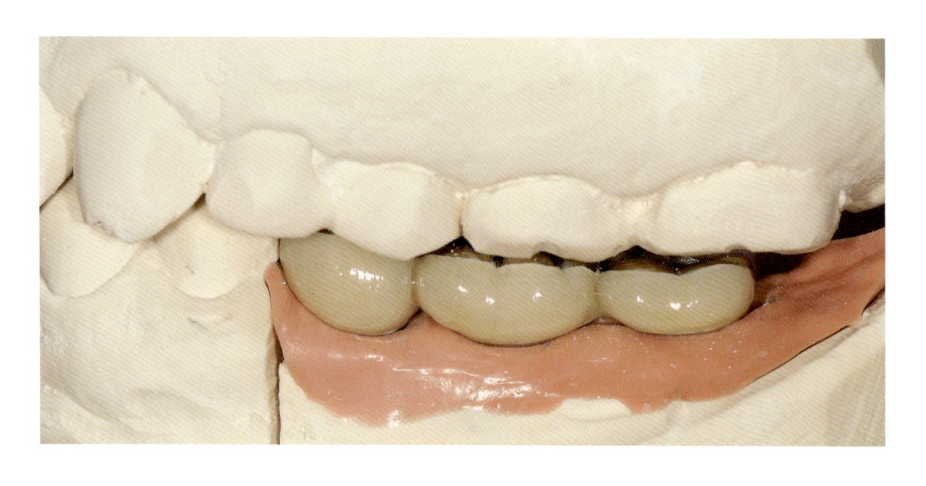

図4-5-9-i　咬合調整が完成した側方面観。

第4部 POI®-EXシステムを用いた各種上部構造

| STEP 8 | スクリュー固定式：キャスタブルゴールド アバットメント ST & R 口腔内装着 |

　アクセスホールが2本ある鋳造物の場合、片方のスクリューを締め、もう一方は緩め、緩めたほうが浮き上がれば不適合となる。この作業をアクセスホールごとに行う。適合の採取確認は必ずデンタルX線像で行い、もし不適合を確認した場合は、カットして口腔内で固定しろう着を行う（図4-5-10）。

　締結は20Ncmのトルクで締結する。アクセスホールをコンポジットレジンで封鎖するが、ネジのドライバー孔にコンポジットレジンが入るとのちにネジを緩めにくくなるので、ストッピングなどで一層封鎖した後にコンポジットレジンで封鎖することが望ましい。

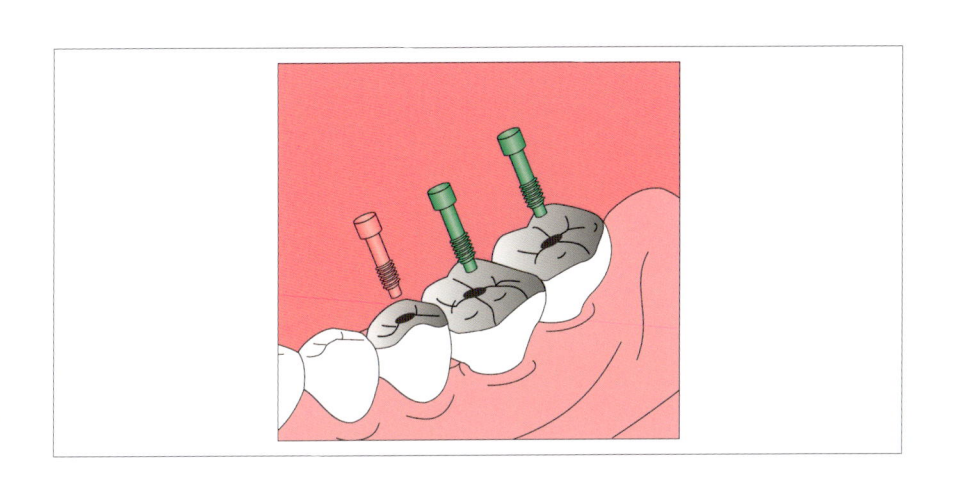

図4-5-10-a　口腔内フィクスチャーに適合させCRスクリューで締結する。

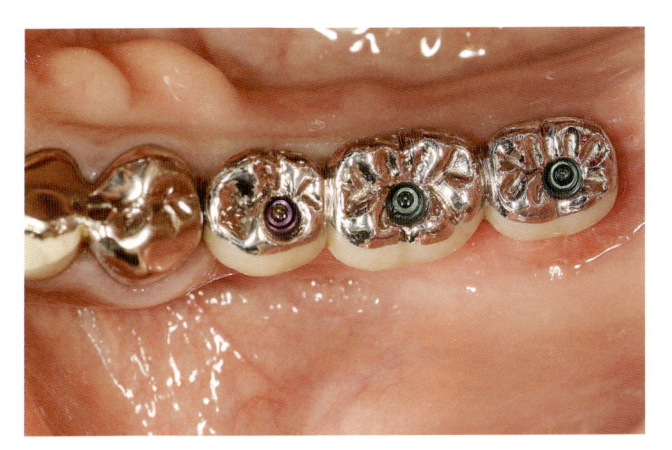

図4-5-10-b　口腔内に装着された上部構造の咬合面観。

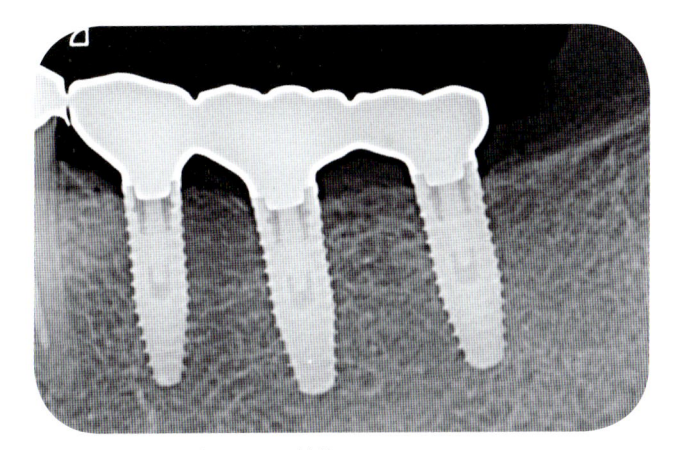

図4-5-10-c　同デンタルX線像。

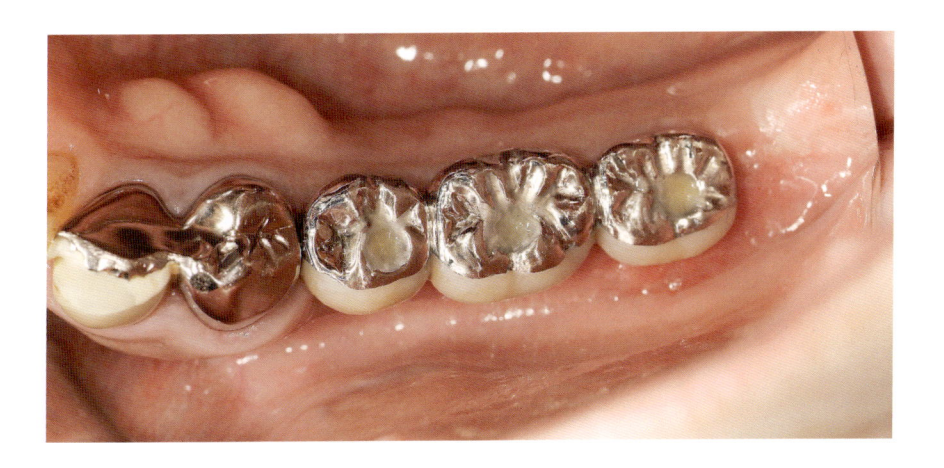

図4-5-10-d　アクセスホールをコンポジットレジンで封鎖。

II. ネジ固定式：プラスチックコネクター ST & R

カスタムアバットメント製作と同様にキャスタブルゴールドアバットメントを使用するか、このプラスチックコネクターを使用するかは、術者の選択による。適合力に優れているのは鋳造タイプの前者であるが、熟練した技工士であれば後者を用いて製作しても何ら問題はない。ただしRとSTの使い分けに関して、単冠のみSTが可能で、連冠以上の症例には適合が甘くなってしまうRを使用しなくてはならない。

STEP 1　ネジ固定式：プラスチックコネクター ST & R
アナログ作業模型製作（クローズドトレー間接印象法）

インプレッションポストの適合をデンタルX線像で確認した後に、シリコーンにより印象採得を行う。インプレッションポストを口腔内から撤去しアナログと連結した後、インプレッションポストの3ヵ所の溝に合わせてカチッとはまる音がするまで印象材に挿入し、歯頸部付近にシリコーンガムを注入後超硬石膏を注入する。石膏硬化後模型からインプレッションポストを撤去し模型製作後、咬合器付着を行う（図4-5-11）。

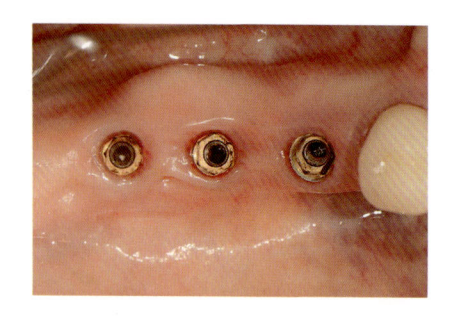

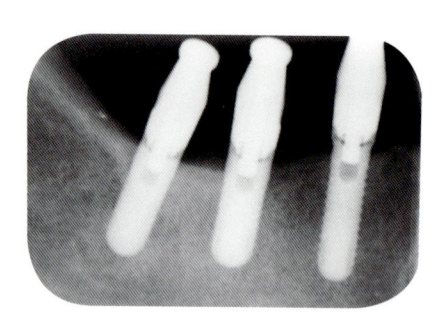

図4-5-11-a｜図4-5-11-b

図4-5-11-a　最終印象直前の咬合面観。

図4-5-11-b　インプレッションポスト試適時のデンタルX線像。

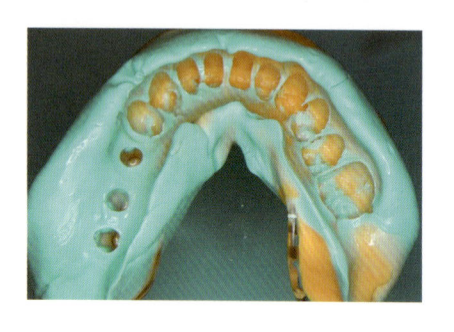

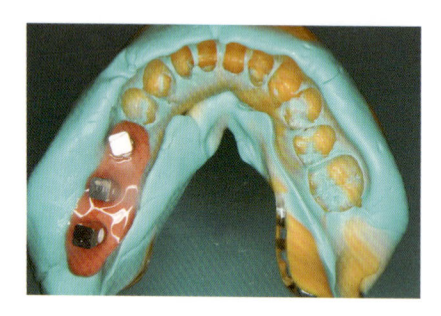

図4-5-11-c｜図4-5-11-d

図4-5-11-c　シリコーンによる印象採得。

図4-5-11-d　インプレッションポストをアナログと締結し印象材に戻した後、シリコーンガムを流す。

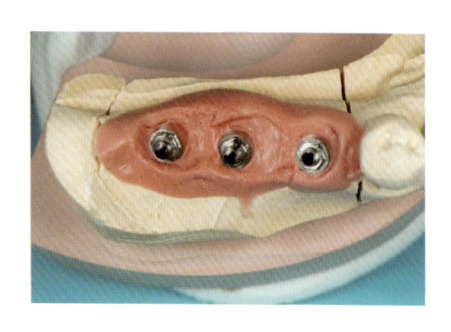

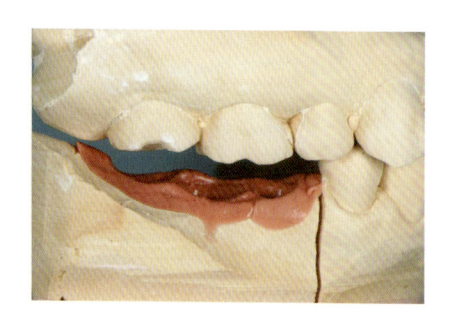

図4-5-11-e｜図4-5-11-f

図4-5-11-e　完成したシリコーンガムアナログ本模型。

図4-5-11-f　咬合器付着。

第4部 POI®-EXシステムを用いた各種上部構造

STEP 2　ネジ固定式：プラスチックコネクター ST & R
プラスチックコネクターR締結・調整

プラスチックコネクターR（単冠の場合はSTを用いる）を技工用ラボスクリュー（模型用）でアナログに各々締結し、対合歯とのクリアランスを考慮し適切な長さにカットする（ここでは第二小臼歯はカスタムアバットメントである）（図4-5-12）。

図4-5-12-a｜図4-5-12-b

図4-5-12-a　プラスチッコネクターRをアナログに締結（第二小臼歯部はプラスチッコネクターST）。

図4-5-12-b　クリアランスを考慮して咬合面を削合した。

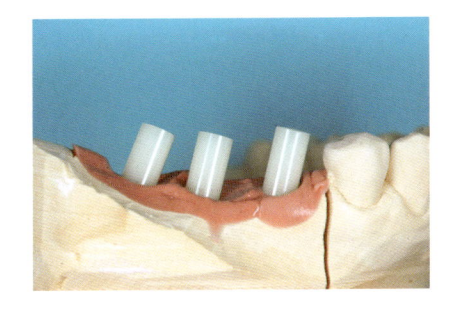

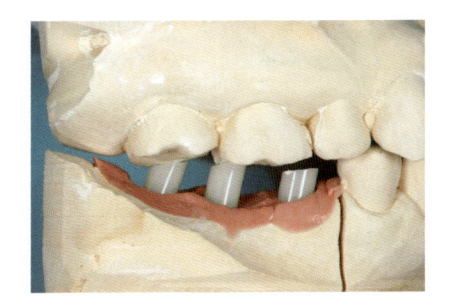

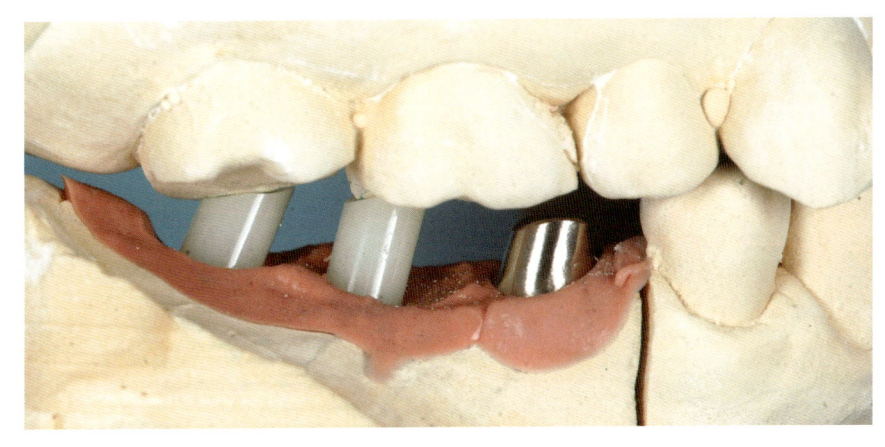

図4-5-12-c　第二小臼歯部位のカスタムアバットメント製作。

STEP 3　ネジ固定式：プラスチックコネクター ST & R
プラスチックコネクターR締結・調整

プラスチックコネクターに歯冠形態のワックスアップを行い、アクセスホールを製作する。第一、第二大臼歯部部位、第二小臼歯部は通常の修復物用ワックスアップである（図4-5-13）。

図4-5-13-a｜図4-5-13-b

図4-5-13-a　ワックスアップ終了時の側方面観。

図4-5-13-b　ワックスアップ終了時の咬合面観。

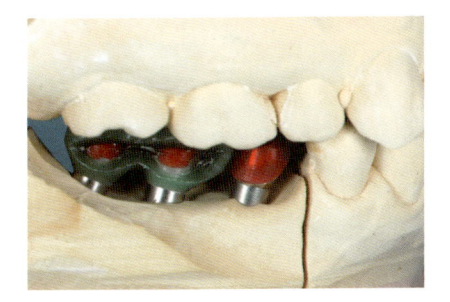

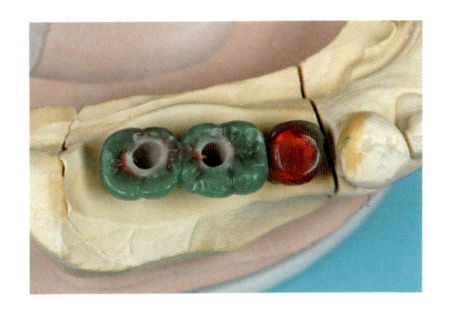

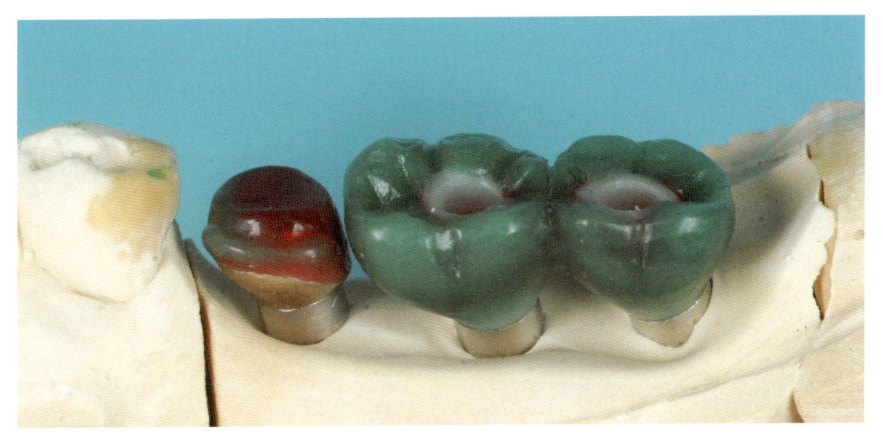

図4-5-13-c　ワックスアップ終了時の舌側面観。

177

STEP 4 ネジ固定式：プラスチックコネクター ST & R 修復物鋳造・調整

通法により埋没・鋳造・研磨（ラッピングツールA、B、ガイドプロテクターを用いて［第4部 P.162参照］）を行う。鋳造されたネジ固定式修復物を口腔内で必ず試適確認し、適合に問題がある場合には切り離して一歯ずつ適合を確認し、口腔内固定を行った後にろう着仕上げを行い、問題なければ最終仕上げを行う（図4-5-14）。

図4-5-14-a　鋳造・研磨調整後の側方面観。

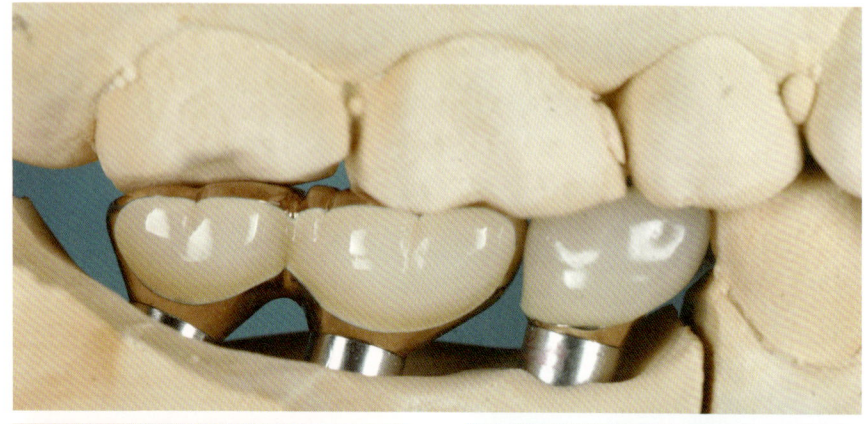

図4-5-14-b｜図4-5-14-c

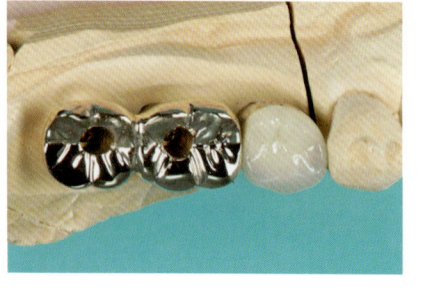

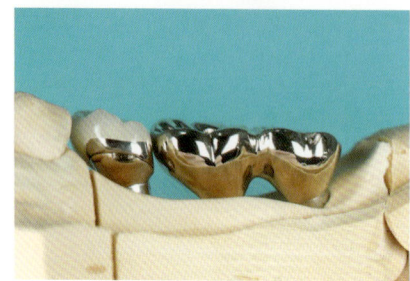

図4-5-14-b　同咬合面観。

図4-5-14-c　同舌側面観。

STEP 5 ネジ固定式：プラスチックコネクター ST & R 口腔内装着

完成した修復物をフィクスチャーに連結し咬合調整と研磨を終えた後、コロナルスクリューを用いて20Ncmのトルク値で締結する。一層ストッピングで封鎖後（直接CRレジンで封鎖すると、後にネジを外せない場合があるため）、光重合レジンでアクセスホールを封鎖する（図4-5-15）。

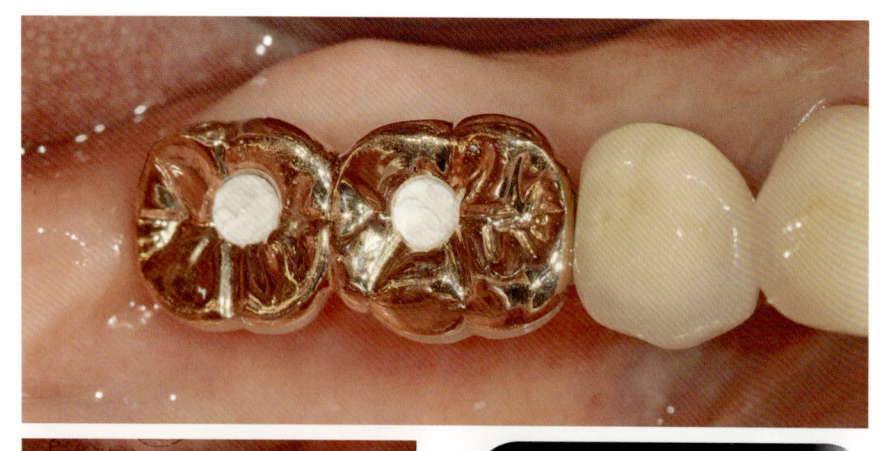

図4-5-15-a　フィクスチャーに20Ncmで連結固定後アクセスホールを薄くストッピングで封鎖。

図4-5-15-b｜図4-5-15-c

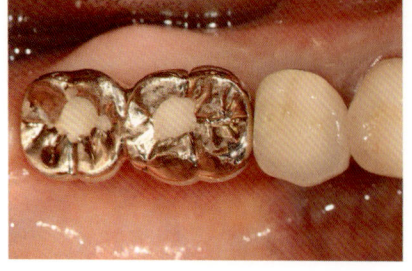

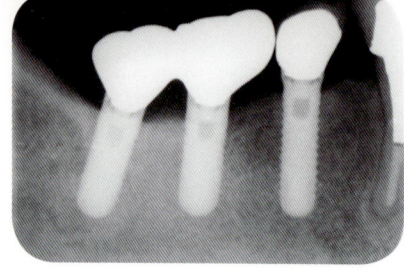

図4-5-15-b　光重合レジンでアクセスホールを封鎖する。

図4-5-15-c　同デンタルX線像。

chapter 6

POI®-EX システムを用いた各種オーバーデンチャー

　無歯顎症例において顎骨の吸収が著しく、インプラントを植立する部位や本数に制限がある場合でも、現在では歯槽堤増大術やサイナスフロアエレベーションなどの術式を応用することにより、インプラントを植立できない部位はないといっても過言ではないほどで、再生法の技術革新には目を見張るものがある。これによりインプラントを植立できる適応範囲は拡大され、多くの症例においてボーンアンカードフルブリッジ形態をとることができるようになった。

　しかし、すべての症例において固定性上部構造ができるわけではない。経済的な問題、治療期間、術者の技量、患者の全身状態などによっては、有床義歯の維持源として少数のインプラントを活用し、上部構造を安定させることのできるオーバーデンチャーを選択することがある。

　特に総義歯症例においては義歯に必要な三大要素である維持・把持・保持を補うためにインプラントは効果的に用いられる。インプラントに装着されたアタッチメントからしっかりとした維持を得られることで、従来の総義歯より安定した機能回復の向上を図ることができる。しかし、すべての維持源をアタッチメントに頼るのではなく、従来の総義歯と同様、正確かつ機能的な印象採得を行い、粘膜負担部分における適合や辺縁封鎖性に優れた総義歯を製作することが重要である。

1. オーバーデンチャーの適応症と上部構造の選択

1) オーバーデンチャーとは

　インプラント補綴におけるオーバーデンチャーとは、インプラントを支台とする患者可撤式の義歯タイプ補綴物と定義することができる。

　顎堤の吸収が著しく義歯の安定が難しい症例において、義歯安定のためのアンカーとしてアタッチメントを併用する。臼歯部にインプラントを植立することが困難なため、解剖学的制約を受けにくい前歯部部分（オトガイ孔からオトガイ孔までの間）に複数本のインプラントを植立し義歯の固定源とする。インプラントの植立本数は最低2本が必要となるが、義歯の安定性やインプラント体の荷重に対する予知性を考えると4本が望ましい。また、臼歯部に植立可能な骨量が存在する場合でも、経済的な問題や患者の希望によりインプラント支台のオーバーデンチャーになることもある。この時は同じ4本でも前歯部2本（犬歯部相当部位）臼歯部2本（大臼歯部相当部位）に分けるほうがより安定感が増す。

　アタッチメントの装着法には直接法（口腔内で直接即時重合レジンにより義歯内面に維持部を装着する方法）と間接法（模型上で維持部を装着する方法）があるが、粘膜とインプラント体の非圧縮度の違いを考慮すると直接法による装着が望ましい。アタッチメントの種類によって装着の難易度が違うが、ここで紹介する3種類ではO-リングアタッチメント、磁性アタッチメント、バータイプアタッチメントの順で容易となる。最近では用いられる頻度もこれに準じているようである。

2）オーバーデンチャーの維持システムの種類

オーバーデンチャーの維持システムの種類としては、
① O-リングアタッチメント
② 磁性アタッチメント
③ ドルダーバーアタッチメント
をあげることができる。

各種維持アタッチメントの比較を表4-6-1に示す。

3）オーバーデンチャーの維持システムの設計

維持装置や残存骨、患者のニーズ、術者の技量や考え方によって維持装置の種類や数、そして位置関係などが多様化してくる。ここでは基本的な設計の考え方を述べる。

① フィクスチャー間は基本的に残存骨が3mm以上確保されれば問題ない。バーアタッチメントの場合は、バーにクリップが装着されるためにフィクスチャーのセンター間で10mm程度確保する（図4-6-1-a）。
② できる限り正中を基準に左右対称に位置することが望ましい。

2本植立の場合
　a．最小（図4-6-1-b）
　b．適切（図4-6-1-c）
3本植立の場合（図4-6-1-d）
4本植立の場合
　a．オトガイ間（図4-6-1-e）
　b．前臼歯部（図4-6-1-f）

表4-6-1　各種維持アタッチメントの比較

オーバーデンチャー	O-リング	マグネット	ドルダーバー
適応症	治療用義歯が必要で、①インプラントの植立本数や部位（前歯部に植立可能症例）に制限がある症例、②義歯の固定源が必要な症例		
植立方法	2回法・完全植立型・カラー部はSタイプ・歯槽骨縁下		
植立方向	ほぼ平行	30度以内	50度以内
維持方法	O-リングエラスティック	磁石吸着力	クリップ
負荷力	側方、回転力	小（咬合圧）	小（連結固定）
印象採得	直接印象法	間接印象法	間接印象法
製作過程	総義歯と同様	複雑、難しい	複雑、精密性
清掃性	普通	普通	連結部難
メインテナンス	エラスティック交換	磁石キーパー交換	クリップ交換
フィクスチャーの予知性	良い	良い	もっとも良い
治療コスト	普通	高い	高い

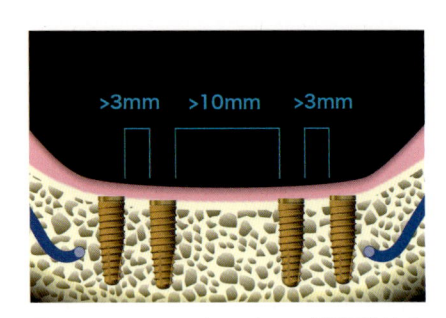

図4-6-1-a　フィクスチャー間距離は3mm以上必要。バータイプはクリップ部分が10mm程度確保される必要がある。

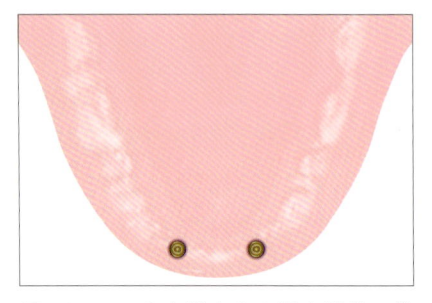

図4-6-1-b　2本植立する最小距離の場合。側切歯の位置に植立する。

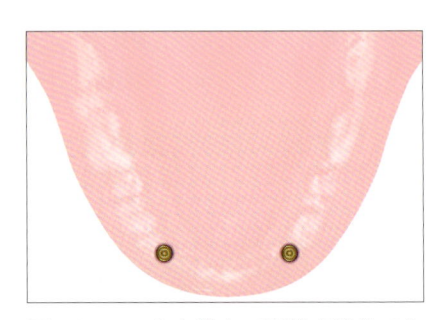

図4-6-1-c　2本植立で距離が確保できる場合は犬歯もしくは第一小臼歯部に植立する。

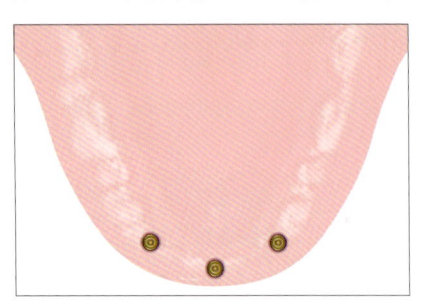

図4-6-1-d　3本植立する場合は正中に1本植立し、左右対称部位（犬歯相当部位）へ1本ずつ植立する。

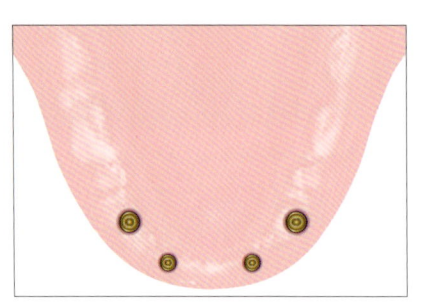

図4-6-1-e　オトガイ孔間に植立できる症例でもっとも理想的な植立本数である。正中を中心に左右均等に均一な距離を確保する。

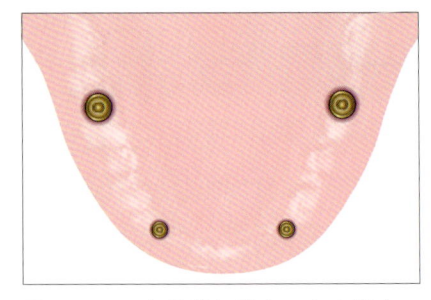

図4-6-1-f　臼歯部に植立できる場合でもっとも理想的な位置。犬歯と第一大臼歯部位に植立する。

II. O-リングアタッチメント

　義歯の維持、安定を考えるとフィクスチャーを植立できる範囲（オトガイ孔間）で、できるかぎり等間隔で4本植立することが望ましい（図4-6-1-e）。臼歯部に植立できる場合は、犬歯・第一大臼歯部位にそれぞれ4本植立することが望ましい（図4-6-1-f）。O-リングアタッチメントを用いる症例においてフィクスチャーは、ほぼ平行に植立されなければならない。術式は完全植立型（2回法）を用い、植立前に治療用義歯をしっかりと作り免荷治癒期間に機能することが大切である。POI®-EXシステムは既成のアタッチメントを有するために、簡便で確実に使用できる。サイズは $\phi 3.7$、4.2mmが存在する。

　基本的には既製品が簡便で確実だが、平行性に問題がある場合や径が太い（ $\phi 4.7$、5.2mm）場合は、OPアンカーアタッチメント（モリタ）を用いてカスタムメイドで製作する。製作法は、磁性アタッチメントのキーパーホルダー製作に準ずる。

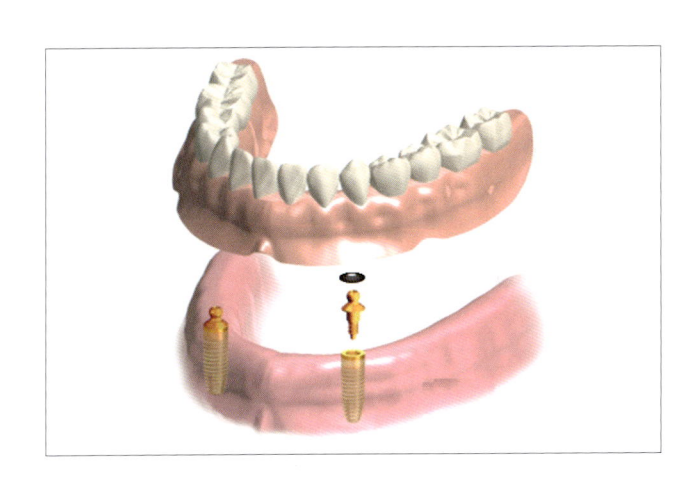

図4-6-2　O-リングアタッチメントによるオーバーデンチャーの模式図。

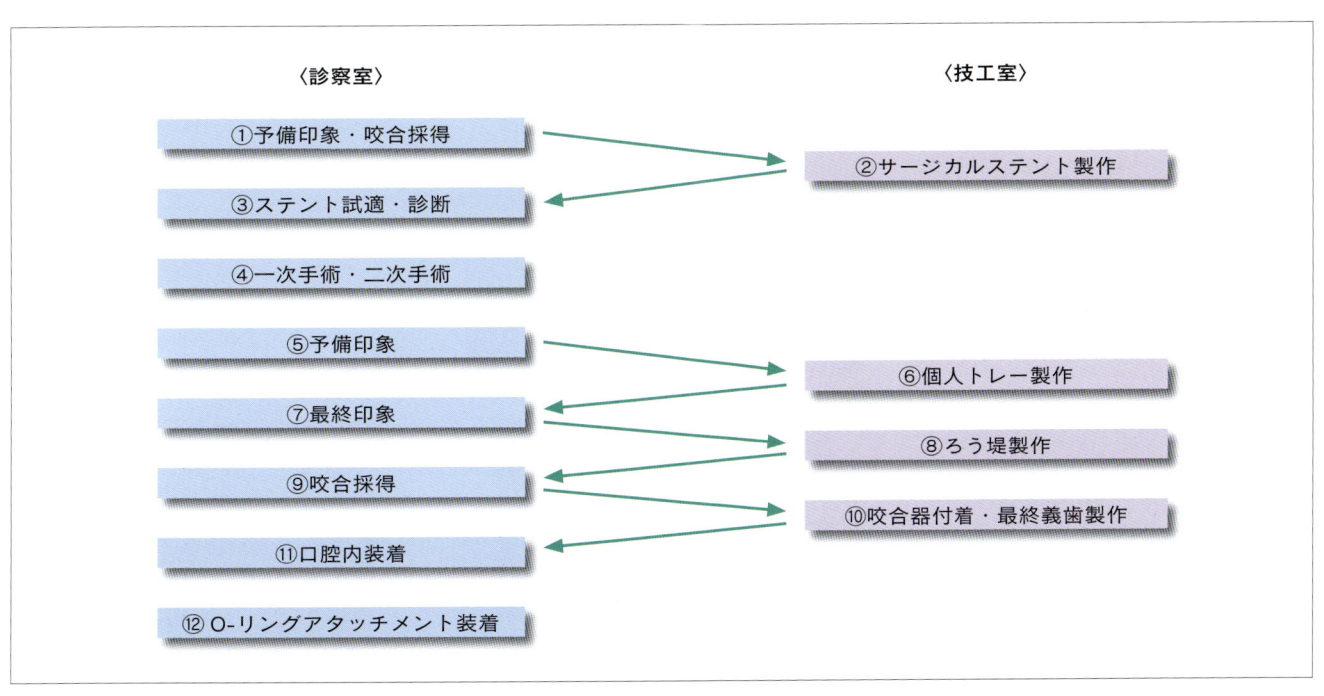

図4-6-3　O-リングアタッチメント義歯の流れ。

〈診察室〉
①予備印象・咬合採得
③ステント試適・診断
④一次手術・二次手術
⑤予備印象
⑦最終印象
⑨咬合採得
⑪口腔内装着
⑫O-リングアタッチメント装着

〈技工室〉
②サージカルステント製作
⑥個人トレー製作
⑧ろう堤製作
⑩咬合器付着・最終義歯製作

STEP 1　O-リングアタッチメント サージカルステント製作

　予備印象によりサージカルステント製作用の作業模型を製作する。オーバーデンチャーでも咬合器に付着して最終補綴を想定しながら製作されることが望ましいので、ろう堤を製作し咬合採得を行う。咬合器に付着された模型を分析しサージカルステントを製作する。

　製作されたサージカルステントを口腔内に試適しX線（デンタル、パノラマ、CT）診断を行う。

①予備印象・咬合採得

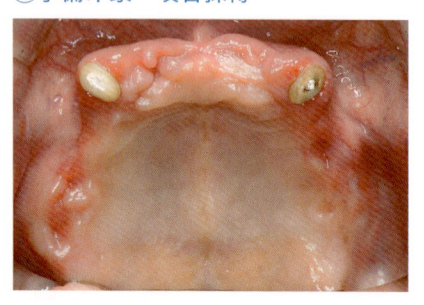

図4-6-4-a　植立前の上顎咬合面観。アルジネートで予備印象を行う。

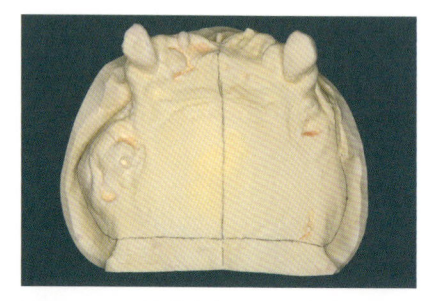

図4-6-4-b　予備印象により製作された作業模型。

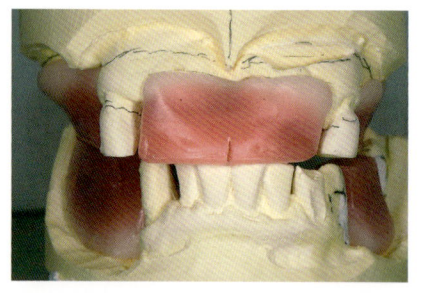

図4-6-4-c　欠損部に咬合採得用のろう堤を製作し咬合採得を行う。咬合採得された模型の正面観。

②サージカルステント製作

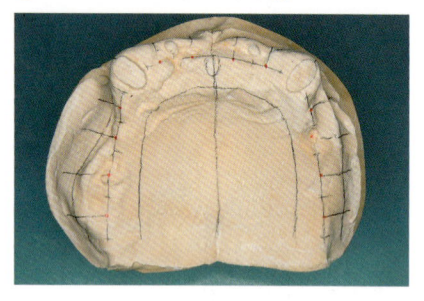

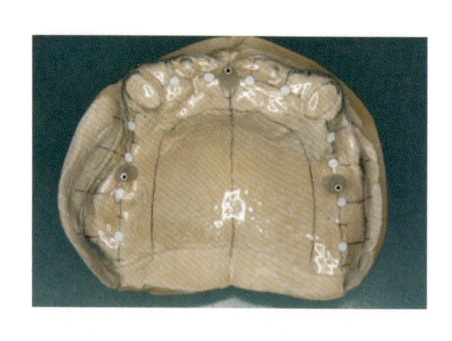

図4-6-4-d｜図4-6-4-e

図4-6-4-d　作業模型の分析を行う。

図4-6-4-e　サージカルステントを製作する（ポジションステント）。

③ステント試適・診断

図4-6-4-f｜図4-6-4-g

図4-6-4-f　口腔内にポジションステントを試適。

図4-6-4-g　パノラマX線写真によるポジションステント診断。

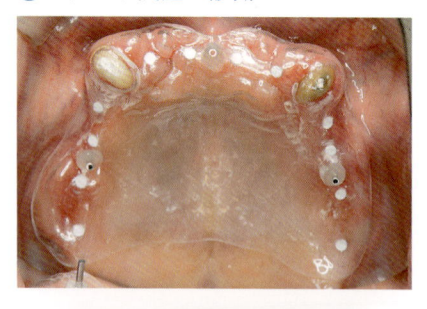

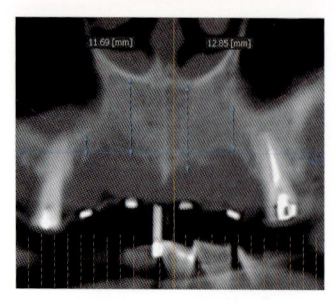

図4-6-4-h　CTによるポジションステント診断。前歯部平面像。

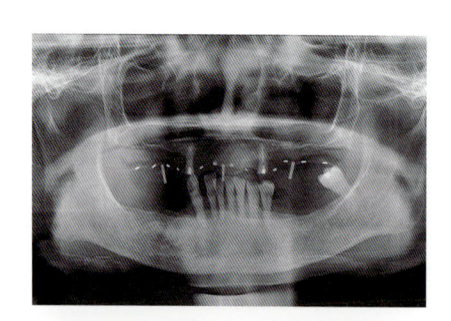

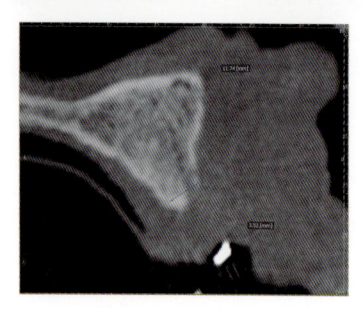

図4-6-4-i　CTによるポジションステント診断。上顎右側中切歯部位断面図。

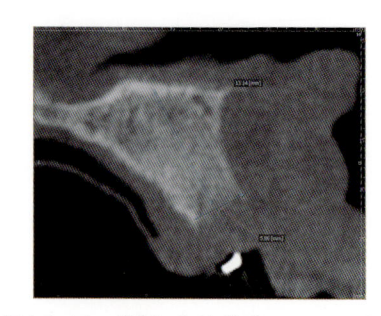

図4-6-4-j　CTによるポジションステント診断。上顎左側中切歯部位断面図。

第4部 POI®-EXシステムを用いた各種上部構造

STEP 2　O-リングアタッチメント 一次手術・二次手術

　植立法は、免荷治癒期間に治療用義歯を必要とするため、フィクスチャーに負荷がかからないように2回法を用いる。このとき、カバーキャップの高さが骨頂レベルより上であると、治療用義歯を介してフィクスチャーに負荷がかかる可能性があるため、歯槽骨頂ないしは骨縁下でおさめることが大切である。

　治療用義歯は術前に義歯として使用可能な状態に調整しておく必要がある。一次手術終了後植立部位にはティッシュコンディショナーによる裏装を行うが、植立部位(切開線を含む)周囲10～20mmの範囲で、2～3mm以上の厚みで裏装する。術野以外の部分は、基本的にはティッシュコンディショナーを必要としない。免荷治癒期間中は、粘膜の治癒経過に合わせてティッシュコンディショナーを調整する。

　免荷治癒期間が終了し、フィクスチャー周辺の骨や粘膜の状態が良好であれば、二次手術を行う。二次手術時のヒーリングキャップは、将来のアタッチメントの高さを考慮して5mmのスタンダードタイプを用いる(図4-6-5-e、f)。

④一次手術・二次手術

図4-6-5-a │ 図4-6-5-b

図4-6-5-a　一次手術終了1週後の咬合面観。抜歯直後。

図4-6-5-b　一次手術終了時のデンタルX線像。

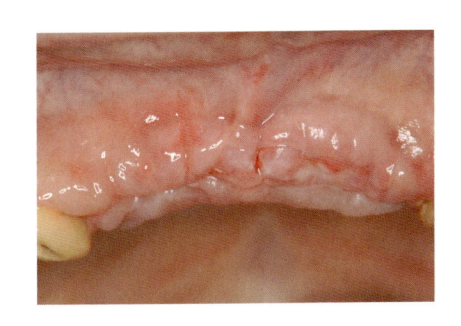

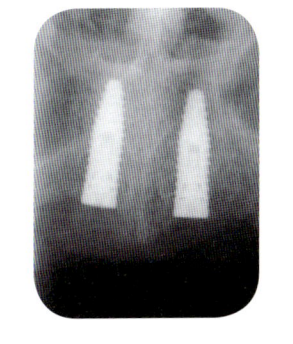

図4-6-5-c① │ 図4-6-5-c②

図4-6-5-c①、②　一次手術終了時のCT画像。①上顎右側中切歯部位、②上顎左側中切歯部位。

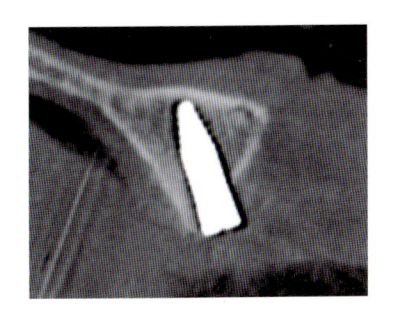

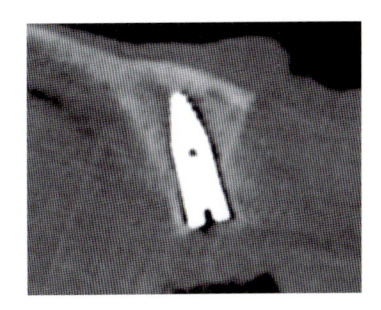

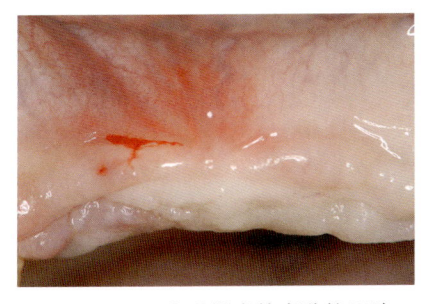

図4-6-5-d　二次手術直前麻酔終了時の咬合面観。

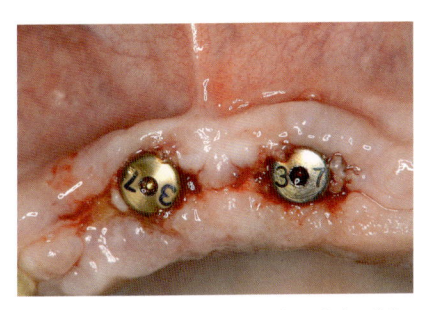

図4-6-5-e　二次手術終了時の咬合面観。

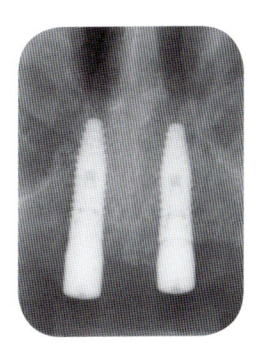

図4-6-5-f　二次手術終了時のデンタルX線像。

STEP 3　O-リングアタッチメント義歯製作

　O-リングアタッチメントの上部構造（オーバーデンチャー）の製作手順は、通法の総義歯製作とまったく同様である。

　通法の総義歯製作のステップにのっとって、まず個人トレー製作のための予備印象をアルジネート印象にて行う。この時、接合部から歯槽粘膜貫通部の厚みと歯槽粘膜縁上のO-リングアタッチメントの高さを考慮して、二次手術時に用いた5 mmのスタンダードヒーリングキャップが適切かどうかの確認を行う。ヒーリングキャップの確認後、予備印象を行う。予備印象は正しい総義歯が製作されるための印象でなければならない。予備印象により製作された作業模型上で個人トレーを製作する。適確に製作された個人トレーを用いて精密な最終印象を行い、最終印象により製作された作業模型上でろう堤を製作し、通法どおり口腔内で咬合採得を行ったあとに、咬合器に付着する。

　咬合器に付着された作業模型上で通法どおり人工歯の排列、口腔内試適、重合仕上げ、研磨を行い、最終総義歯を完成させる（**図4-6-6**）。

⑤予備印象

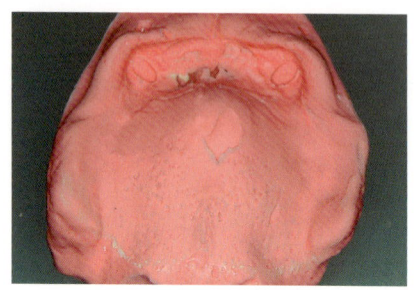

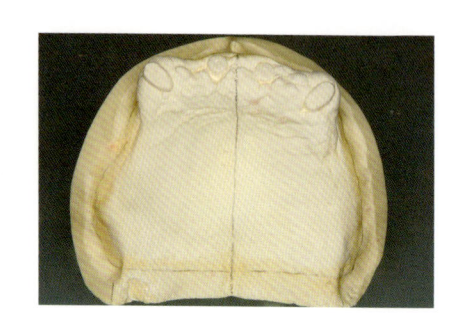

| 図4-6-6-a | 図4-6-6-b |

図4-6-6-a　義歯本印象のための個人トレー製作用印象採得。

図4-6-6-b　個人トレー製作用作業模型。

⑥個人トレー製作

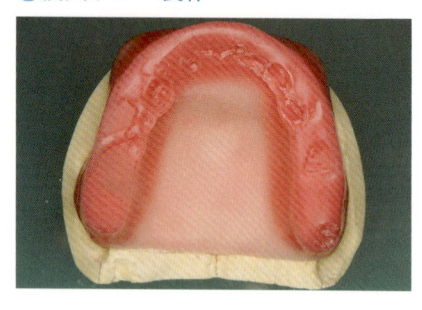

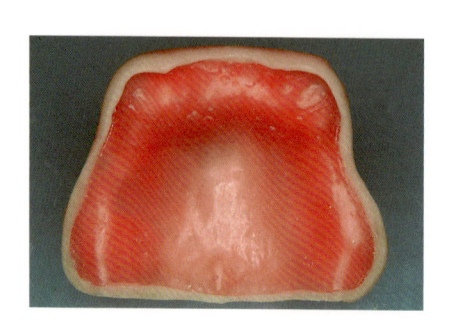

| 図4-6-6-c① | 図4-6-6-c② |

図4-6-6-c①、②　製作された個人トレー。①咬合面観、②内面観。

⑦最終印象

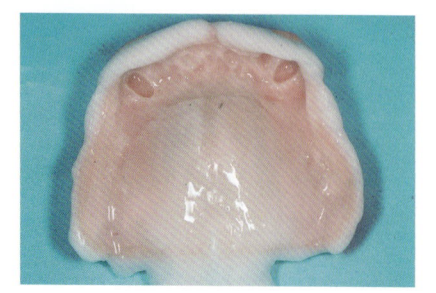

図4-6-6-d　最終印象採得された内面観。 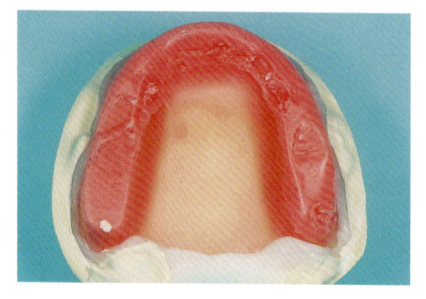　　**図4-6-6-e**　印象面に石膏を注入。 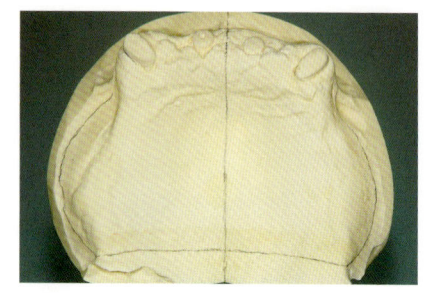　　**図4-6-6-f**　完成した最終作業模型。

第4部 POI®-EXシステムを用いた各種上部構造

⑧ろう堤製作

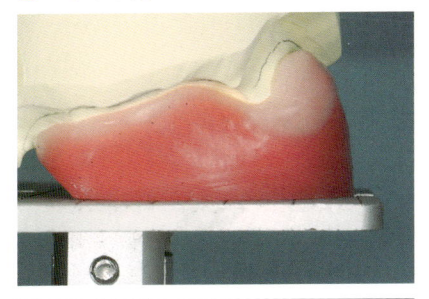

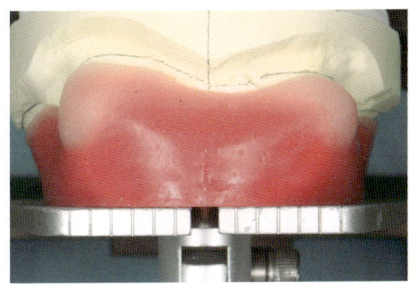

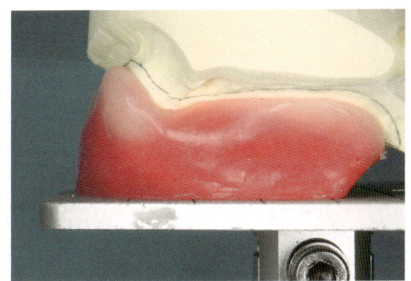

図4-6-6-g ① | 図4-6-6-g ② | 図4-6-6-g ③　図4-6-6-g ①〜③　完成したろう堤をShilla II（咬合器平面版）上で確認チェック。①右側側方面観、②正面観、③左側側方面観。

⑨咬合採得

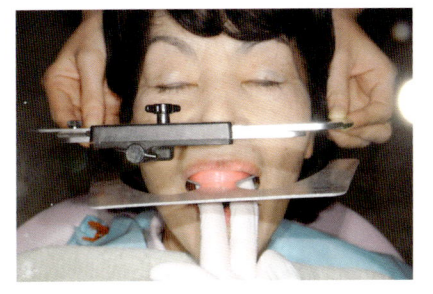

図4-6-6-h　ろう堤の咬合平面と切縁ラインのチェック。

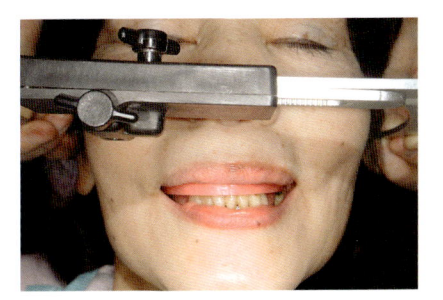

図4-6-6-i　咬合採得。

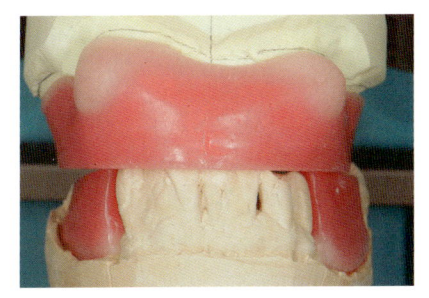

図4-6-6-j　下顎模型が咬合器に付着された。

⑩咬合器付着・最終義歯製作

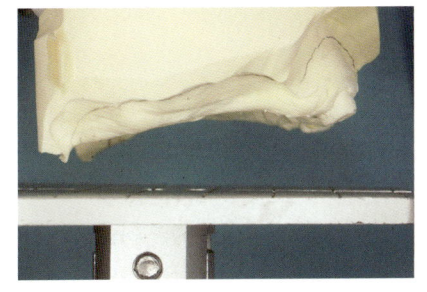

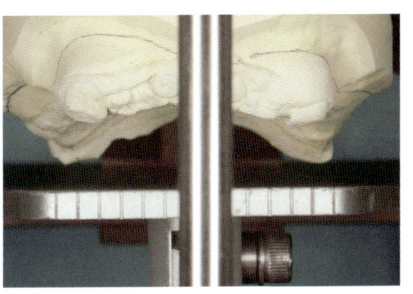

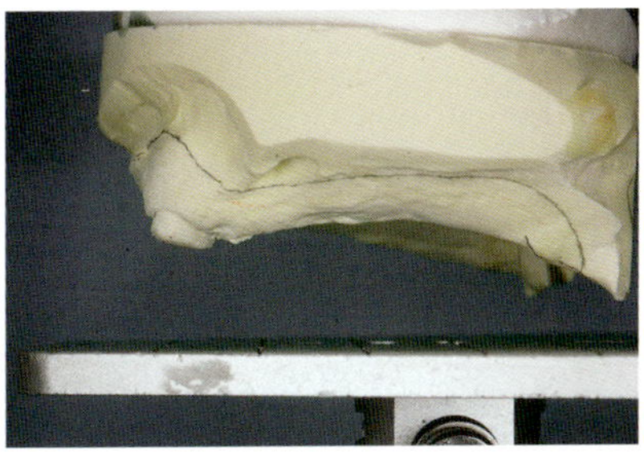

図4-6-6-k ① | 図4-6-6-k ② | 図4-6-6-k ③　図4-6-6-k ①〜③　咬合平面と正中を基準に咬合器に付着された上顎模型。①右側側方面観、②正面観、③左側側方面観。

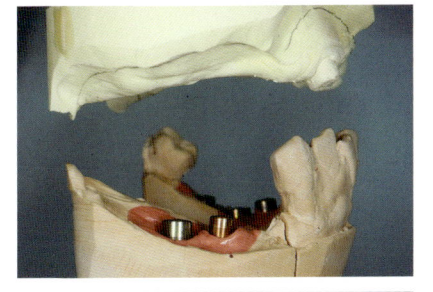

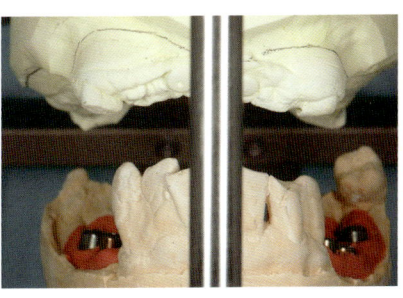

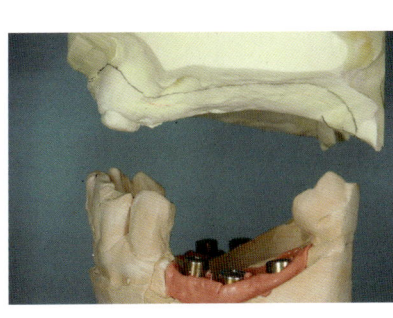

図4-6-6-l ① | 図4-6-6-l ② | 図4-6-6-l ③　図4-6-6-l ①〜③　咬合採得により咬合器に付着された下顎模型。①右側側方面観、②正面観、③左側側方面観。

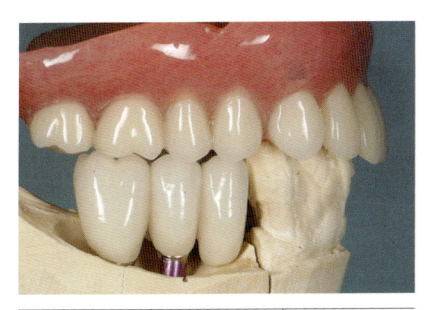

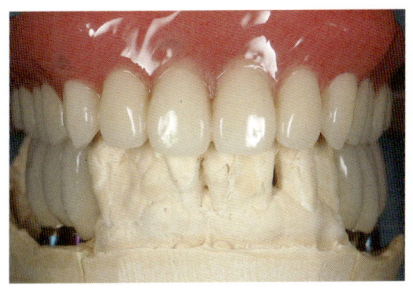

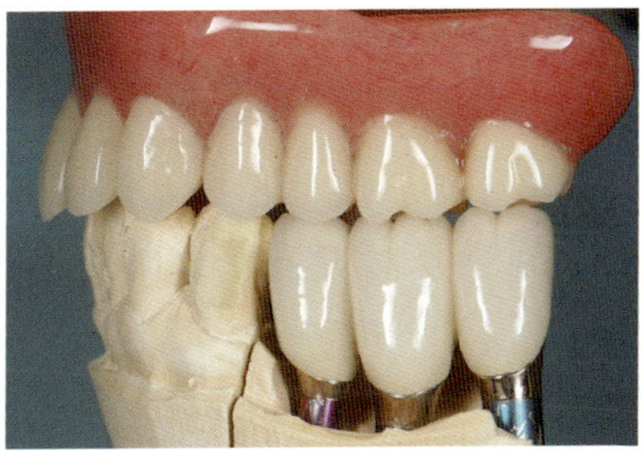

図4-6-6-m ① | 図4-6-6-m ② | 図4-6-6-m ③　図4-6-6-m ①〜③　完成した総義歯。①右側側方面観、②正面観、③左側側方面観。

185

STEP 4　O-リングアタッチメント口腔内装着

　O-リングアタッチメントを装着する前に、まず義歯だけで十分機能するかの確認のために粘膜との適合や辺縁の封鎖性、そして咬合チェックを行う。しばらくそのまま使用し、問題がなければO-リングアタッチメントを装着することが望ましい。

　装着はまずカバーキャップを除去後、フィクスチャーの連結部位を清掃し、選択された長さのO-リングアタッチメントをフィクスチャーに20Ncmで締結する。ドライバー孔はストッピングなどの除去可能な材料で封鎖する。連結されたO-リングアタッチメントにエラスティック（OPアンカーアタッチメントNo.3）を装着した状態でピンク色の即時重合レジンにて直接法により義歯の内面にO-リングアタッチメントを装着する。この時、咬合圧を加えた状態で硬化を待つ（図4-6-7）。

⑪口腔内装着

図4-6-7-a ①、②　完成した総義歯。①咬合面観、②口蓋面観。

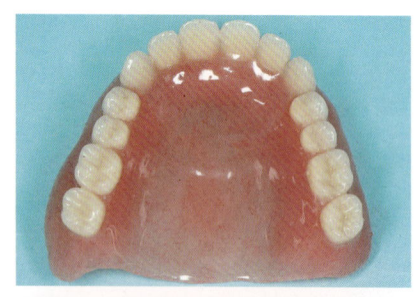

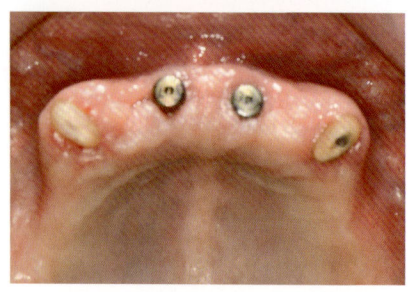

図4-6-7-b　義歯装着前の咬合面観。

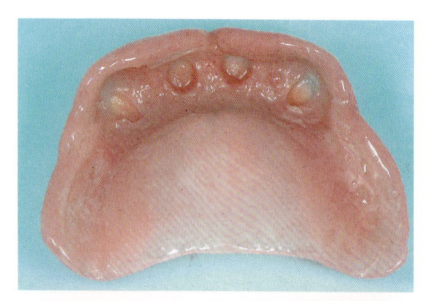

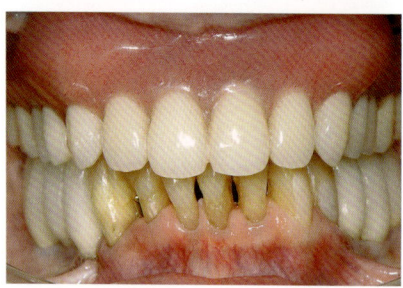

図4-6-7-c　義歯装着時の正面観。

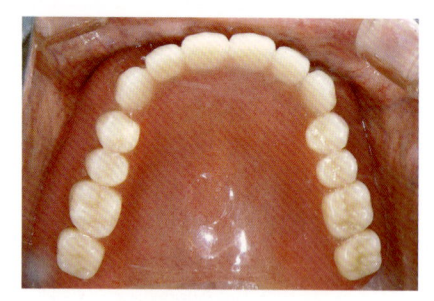

図4-6-7-d　義歯装着時の咬合面観。

⑫O-リングアタッチメント装着

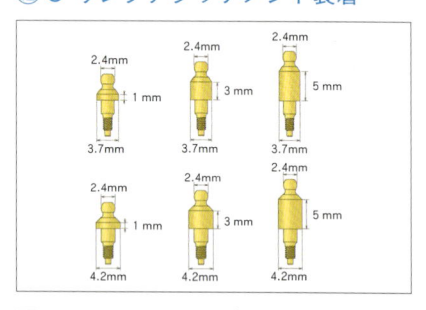

図4-6-7-e　O-リングアタッチメントメールの種類とサイズ。

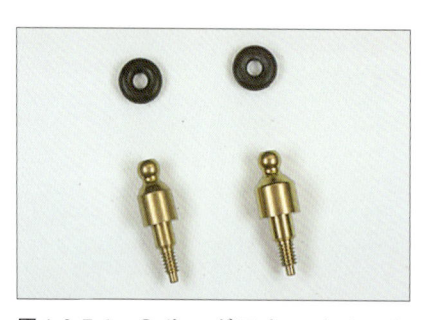

図4-6-7-f　O-リングアタッチメントメールとエラスティック。

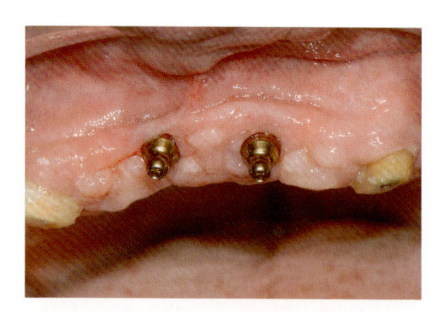

図4-6-7-g　O-リングアタッチメントを20Ncmでフィクスチャーに締結。

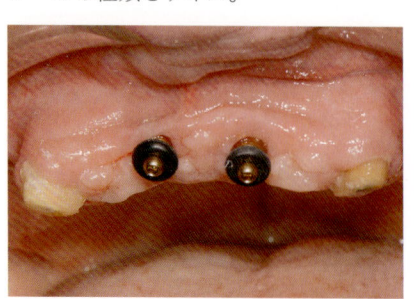

図4-6-7-h　O-リングエラスティックをO-リングアタッチメントに装着。

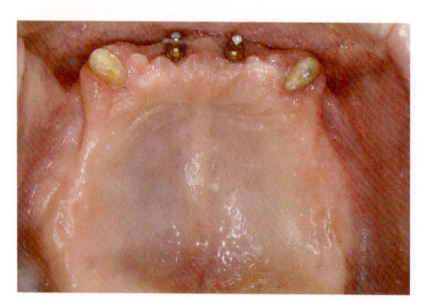

図4-6-7-i　ドライバー孔は水硬性セメントで封鎖する。

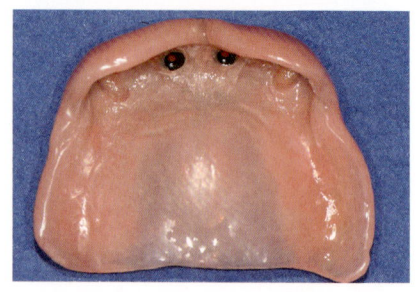

図4-6-7-j　ピンク色の即時重合レジンを少量義歯の内面に盛り口腔内に戻す。即時重合レジン硬化後、口腔内から撤去した状態の口蓋面観。

O-リングアタッチメント義歯の症例

2本症例

オーバーデンチャーの最小本数で、基本的には前歯部に植立される。維持力は問題ないが、左右前後的な安定性はやや乏しい。少しでも安定感を得るために、フィクスチャー間の距離を確保することが望ましい(図4-6-8-a)。

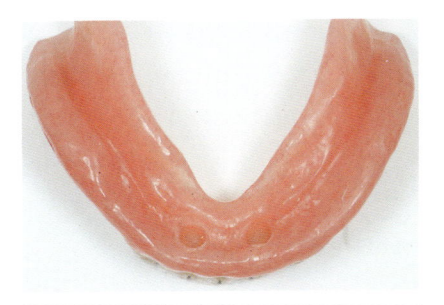

図4-6-8-a ① 図4-6-8-a ② 図4-6-8-a ③

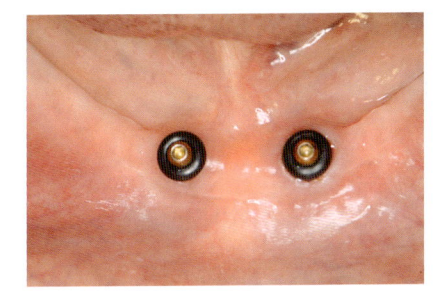

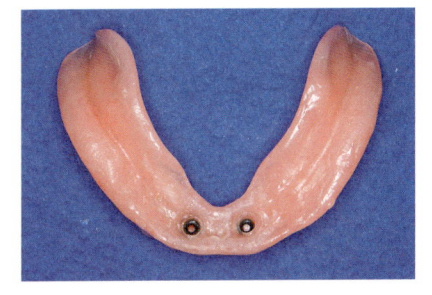

図4-6-8-a ①〜③　下顎2本症例。①完成義歯内面、②O-リングアタッチメントにエラスティック装着、③完成したO-リングアタッチメント義歯。

4本症例

オトガイ孔からオトガイ孔までの間で植立できる理想的な本数である。維持力はもとより、安定性にも優れている。植立位置としては、左右均等に等間隔が望ましい。ただし、本数が多いため植立方向のズレが生じやすく、アタッチメントが使えなくなる可能性があるので注意する(図4-6-8-b)。

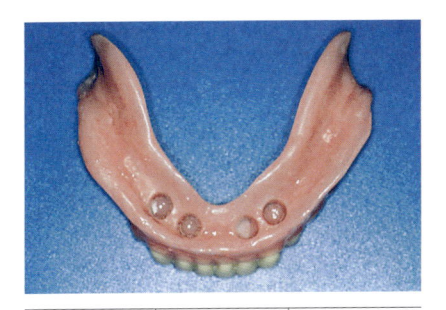

図4-6-8-b ① 図4-6-8-b ② 図4-6-8-b ③

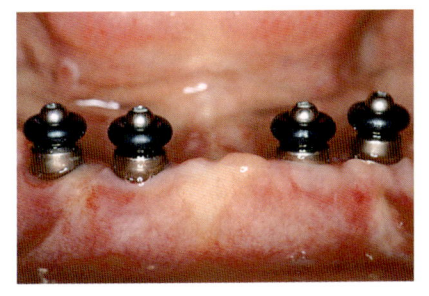

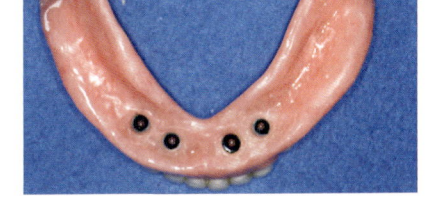

図4-6-8-b ①〜③　下顎4本症例。①完成義歯内面、②O-リングアタッチメントにエラスティック装着、③完成したO-リングアタッチメント義歯。

前・臼歯部症例

もし臼歯部にも植立できるならば、前歯部においては犬歯部相当部位、臼歯部においては第一大臼歯部位に左右4本植立することがもっとも義歯の維持・安定、そして支持に至るまで有効な方法である。これはOPアンカーアタッチメント(モリタ)を鋳造してカスタムメイドで製作された症例である(図4-6-8-c)。

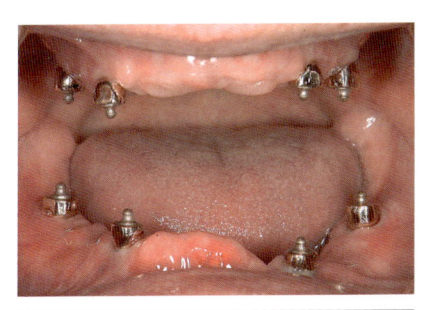

図4-6-8-c ① 図4-6-8-c ② 図4-6-8-c ③

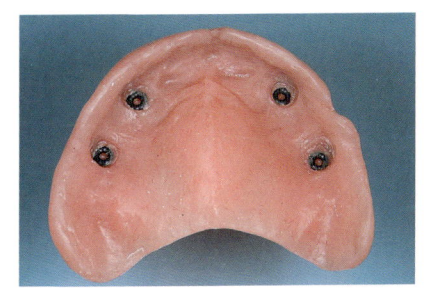

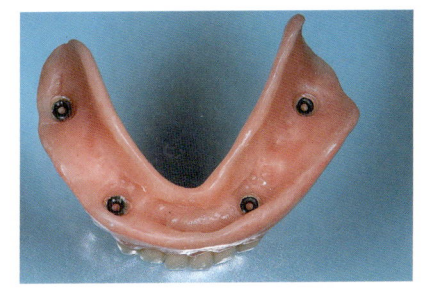

図4-6-8-c ①〜③　上下顎4本症例。①O-リングアタッチメントを上下顎4本ずつフィクスチャーに締結した状態の正面観、②完成したO-リングアタッチメント義歯上顎、③完成したO-リングアタッチメント義歯下顎。

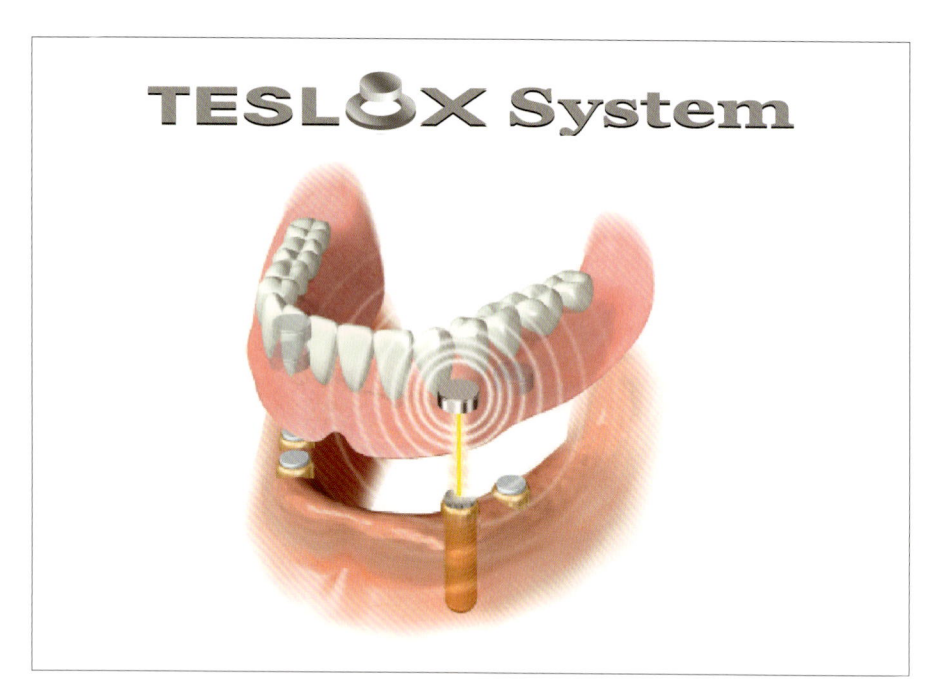

III. 磁性アタッチメント

　磁性アタッチメントは、O-リングアタッチメントタイプのオーバーデンチャーとほぼ同じ流れで製作される。しかし、アタッチメントの部分がPOI®-EXシステム（従来のPOI®システムには存在する）にはO-リングアタッチメントのような既製品がないので、その部分はカスタムメイドによって製作する。既製品には簡便な操作性と製作の容易さ、さらに簡単にフィクスチャーから着脱できる利点がある。その反面フィクスチャーの平行性が悪い場合には使用できない。このような症例においてはカスタムメイドが有利である。

　ここでは磁性アタッチメントをカスタムメイドするための印象採得（間接印象）、ワックスアップ、鋳造、研磨の過程の部分のみを述べることにする（図4-6-9、10）。

図4-6-9　磁性アタッチメント。

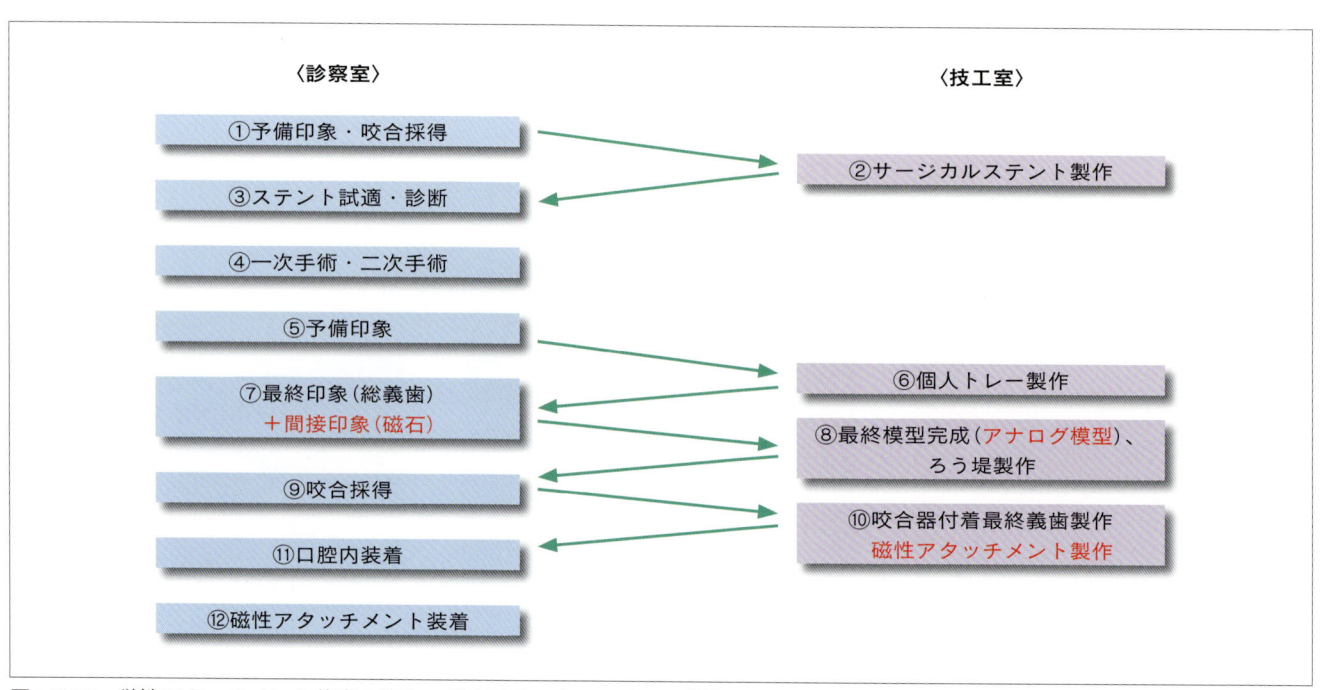

図4-6-10　磁性アタッチメント義歯の流れ。赤字はカスタムメイドの場合。

第 4 部　POI®-EX システムを用いた各種上部構造

| STEP 1 | 磁性アタッチメント製作 アナログ模型製作 |

　カスタムメイドの磁性アタッチメントを製作するために、クローズドタイプによる間接印象を行い、アナログ模型を製作する（図4-6-11）。

図4-6-11-a｜図4-6-11-b

図4-6-11-a　ヒーリングキャップを除去した状態。

図4-6-11-b　インプレッションポストをフィクスチャーに締結する。

図4-6-11-c｜図4-6-11-d

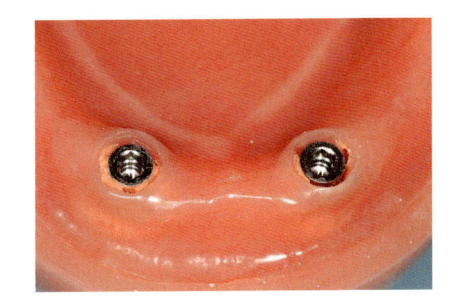

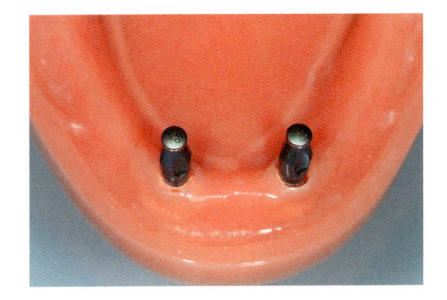

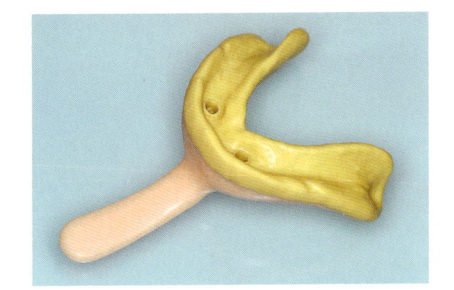

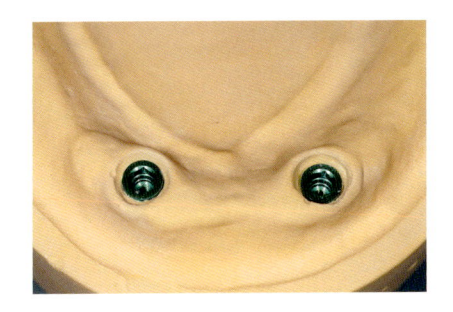

図4-6-11-c　印象採得を行う。

図4-6-11-d　完成したアナログ模型。

| STEP 2 | 磁性アタッチメント製作 キーパーホルダー製作 |

　すべての磁石の面がインプラントの植立方向に関係なく平行に装着されるためにサベイヤーでチェックを行う。キーパーハウジングを製作するためにプラスチックコネクターSTもしくはキャスタブルゴールドアバットメントSTとキーパーハウジングパターンを用いてワックスアップを行う。キーパーハウジングはあまり高くならないように配慮する。キーパーハウジングパターンを調整されたプラスチックコネクターSTもしくはキャスタブルゴールドアバットメントSTに設置するときには、サベイヤーを用いてすべてのキーパー面が平行になるようにする。ワックスアップの形態は歯槽粘膜からアンダーカットができないように行い、通報どおり埋没・鋳造・研磨を行い仕上げる。

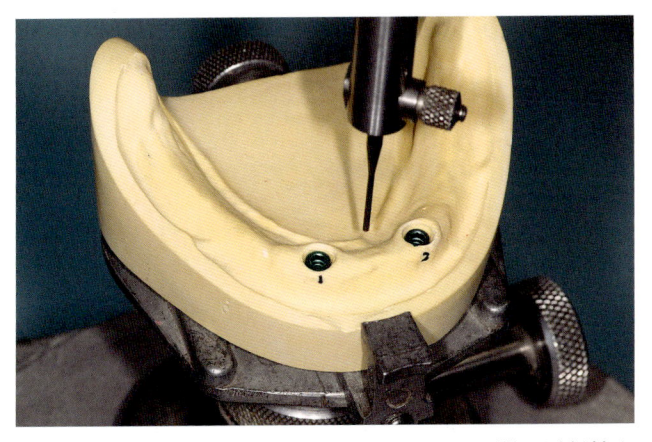

図4-6-12-a　サベイヤーにてフィクスチャー間の平行性をチェックする。

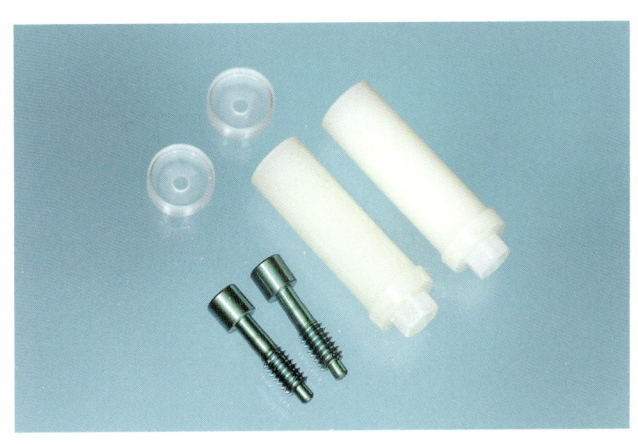

図4-6-12-b　準備されたプラスチックコネクター（もしくはキャスタブルゴールドアバットメント）STと2mmのラボスクリューとキーパーハウジングパターン。

189

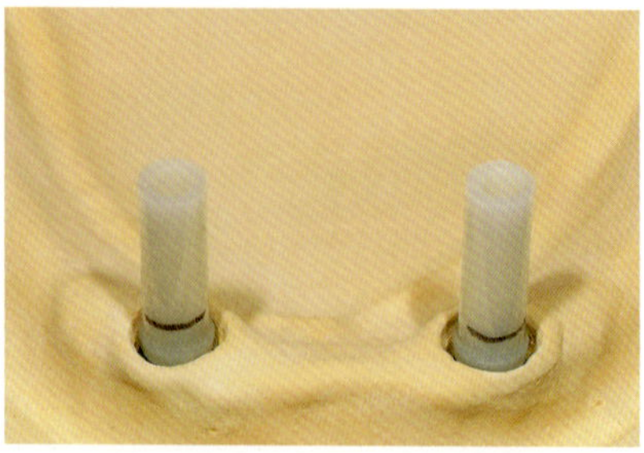

図4-6-12-c　プラスチックコネクター（もしくはキャスタブルゴールドアバットメント）STをアナログに連結。

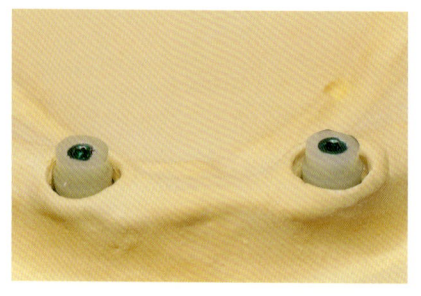

図4-6-12-d　ラボスクリューの上にキーパーハウジングパターンが乗る厚みの高さでカットする型。

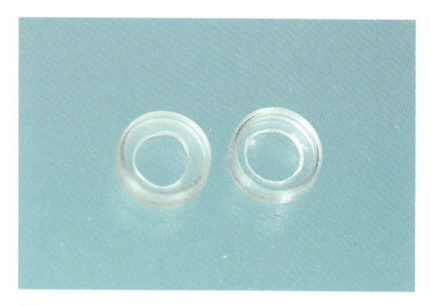

図4-6-12-e　アクセスホールを設けたキーパーハウジングパターン。

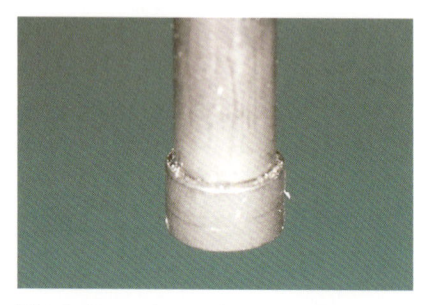

図4-6-12-f　サーベイヤーにキーパーハウジングパターン装着用セッターポールを取りつける。

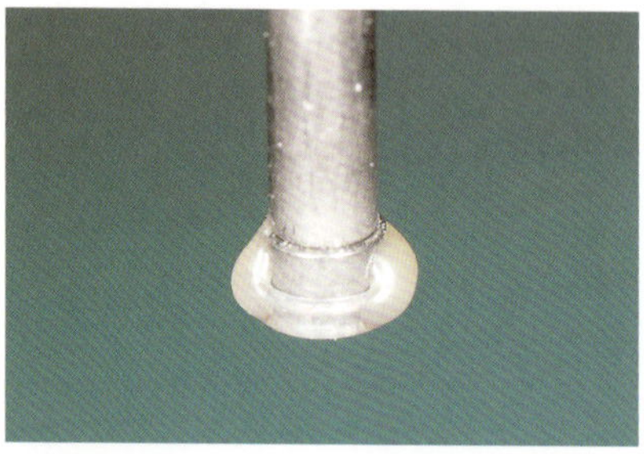

図4-6-12-g　キーパー装着用セッターポールにキーパーハウジングパターンを装着。

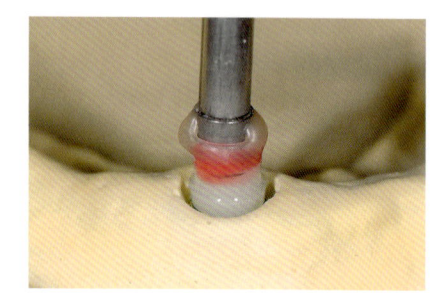

図4-6-12-h　キーパーハウジングパターンをプラスチックコネクターSTに固定してワックスアップ。

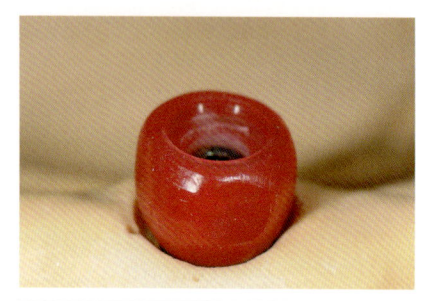

図4-6-12-i ① 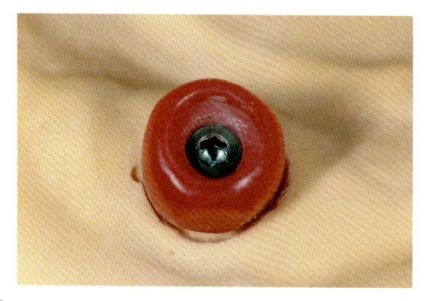　図4-6-12-i ② 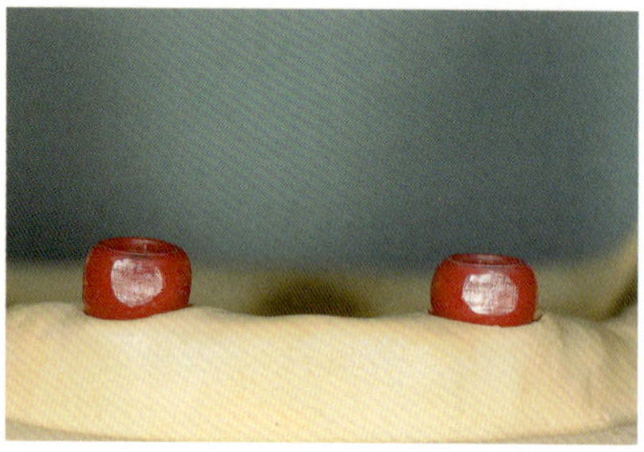　図4-6-12-i ③　図4-6-12-i ①〜③　ワックスアップが終わった状態のキーパーホルダー。①側方面観、②咬合面観、③正面観。

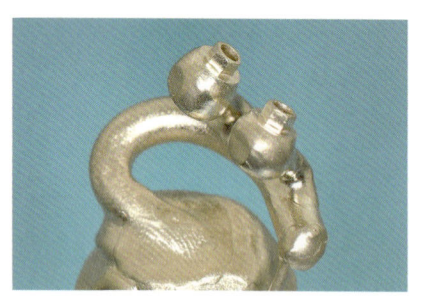

図4-6-12-j　鋳造されたキーパーホルダー。

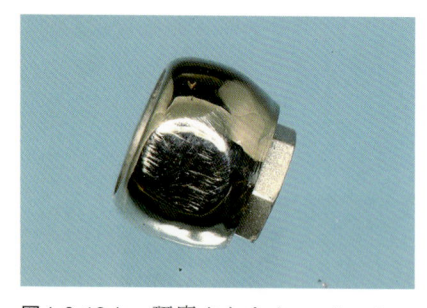

図4-6-12-k　研磨されたキーパーホルダー。

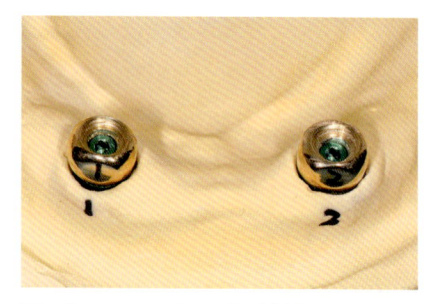

図4-6-12-l　アナログに連結されたキーパーホルダー。

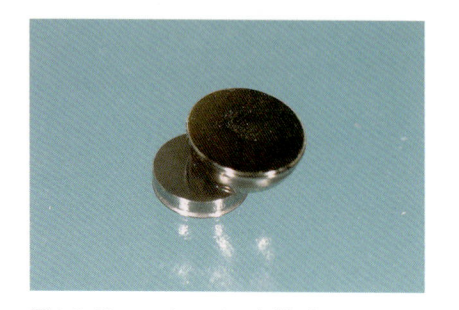

図4-6-12-m　キーパーと磁石。

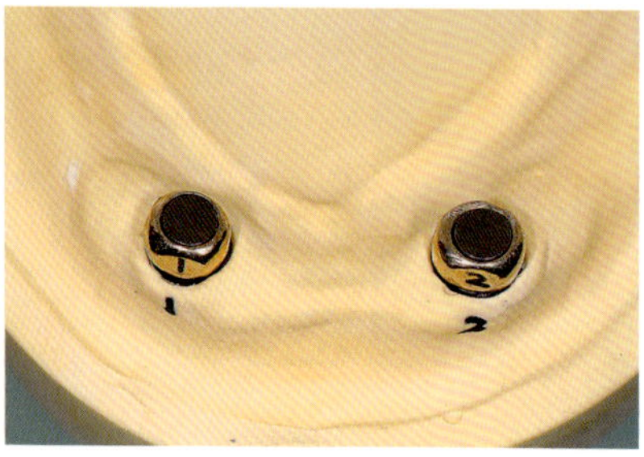

図4-6-12-n　キーパーと磁石をキーパーホルダーに適合し確認する。

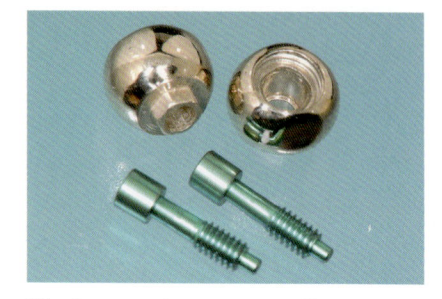

図4-6-12-o　キーパーホルダーとCRスクリュー。

190

第4部 POI®-EX システムを用いた各種上部構造

STEP 3　磁性アタッチメント製作　キーパーホルダー装着と磁石装着

1mm の CR スクリューにて各々フィクスチャーに 20Ncm で締結する。締結後、ネジのドライバー孔を除去可能なもの（ストッピング、デュラシール、水硬性セメント）で封鎖し、キーパーを表裏の間違いがないようにセメント（グラスアイオノマー、レジン）でセットする。その後、キーパー上に磁石を付けて直接法で義歯内面に磁石を装着する。

磁性アタッチメント（マグネットおよびキーパー）を装着した状態で MRI 撮影を行うと、MRI 画像に部分的な乱れ、または欠損が生じ、診断に支障をきたす場合があるため、頭部 MRI 撮影の際は、磁性アタッチメントを取り外すよう患者に説明しておく必要がある。

従来の POI® システムの場合には既成の磁性アタッチメントをそのままフィクスチャーから外すことができたので一時的な取り外しが簡単であるが、現在の POI®-EX システムはキーパーを除去（使えなくなる可能性が高い）してからキーパーホルダーをフィクスチャーから取り外すことになる（図4-6-13）。

図4-6-13-a｜図4-6-13-b

図4-6-13-a　ラボスクリューでキーパーホルダーを締結（20Ncm）。

図4-6-13-b　CR スクリューのドライバー孔をストッピングなどの除去可能なもので封鎖し、キーパーをセメントで合着する。

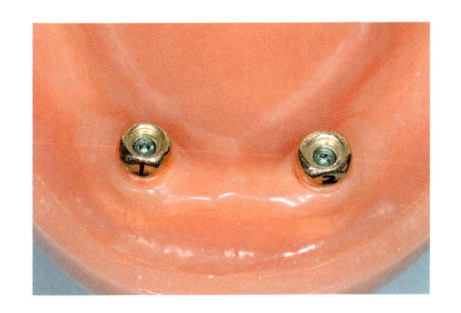

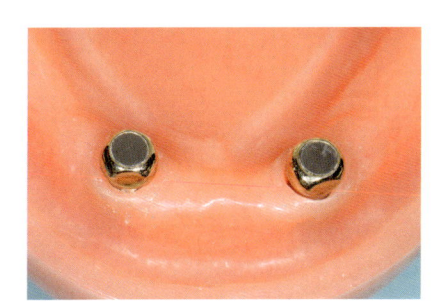

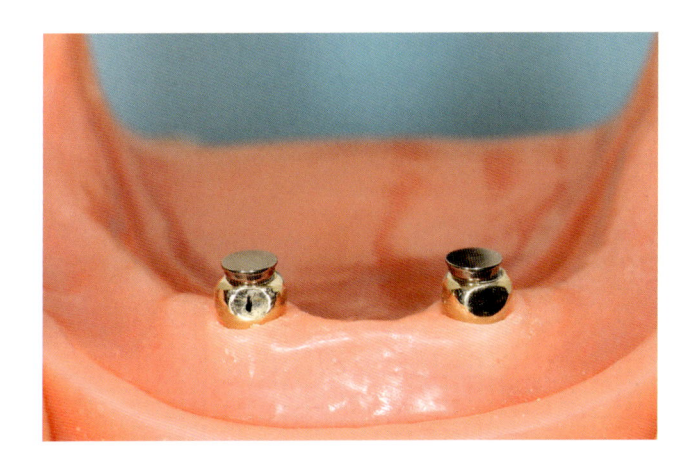

図4-6-13-c　キーパーの上に磁石をセットする。

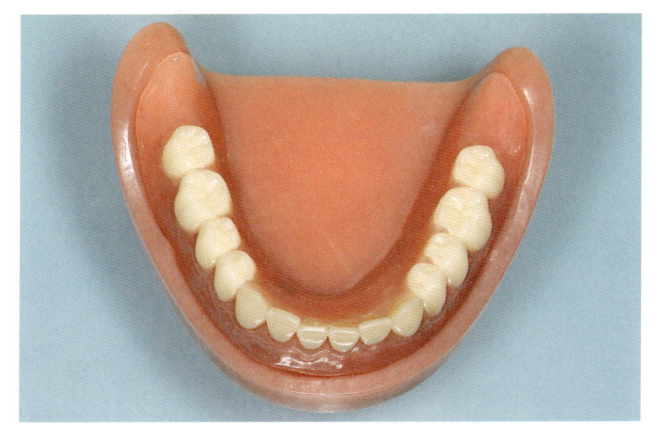

図4-6-13-d　義歯の内面にピンクの即時重合レジンを盛り、直接法で咬合圧を加えた状態で磁石を義歯内面に装着する。

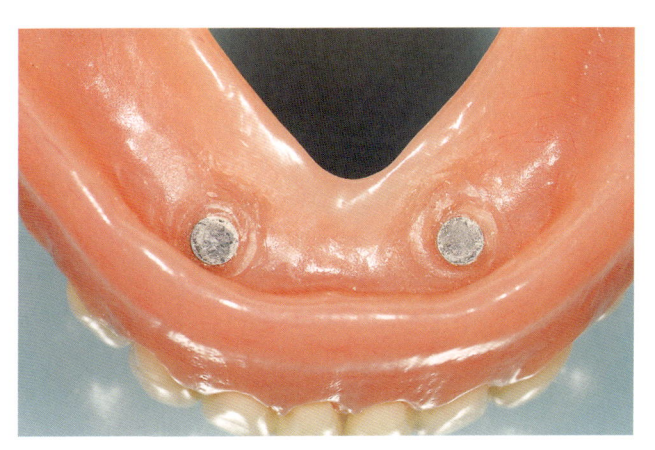

図4-6-13-e　義歯内面に装着された磁石。

磁性アタッチメントの臨床症例

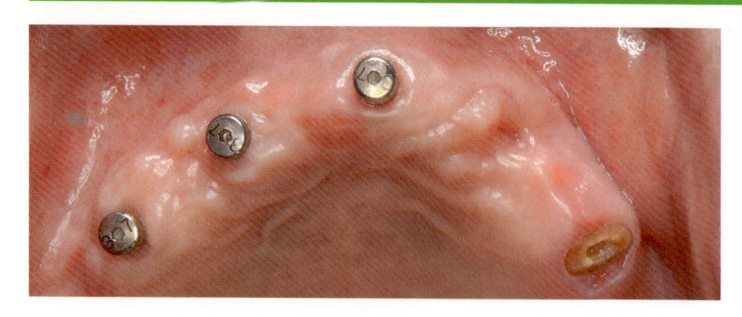

図4-6-14-a　印象直前の口腔内咬合面観。ヒーリングキャップはO-リングアタッチメントの高さを考慮してサイズを選択する。通常5mmが望ましい。

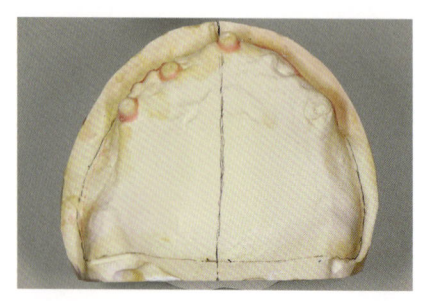

図4-6-14-b　アルジネートによる予備印象で製作された作業模型。

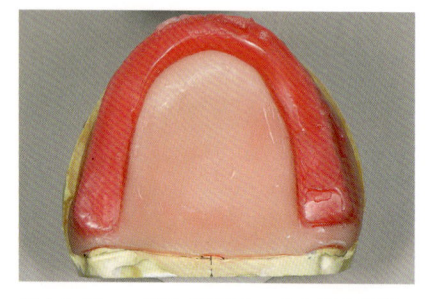

図4-6-14-c　咬合採得用のろう堤を製作。

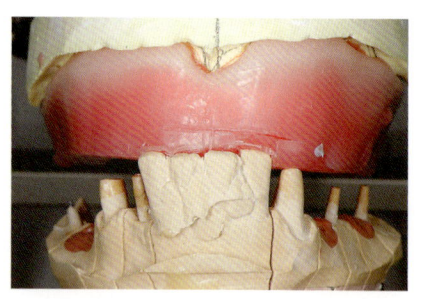

図4-6-14-d　咬合採得され咬合器に付着された状態の正面観。

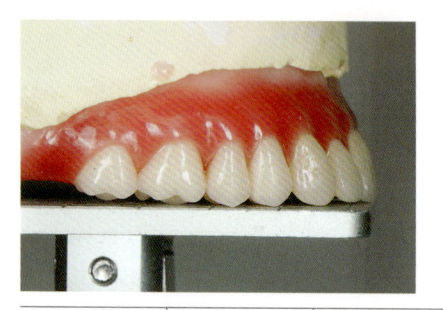

図4-6-14-e ① ｜ 図4-6-14-e ② ｜ 図4-6-14-e ③

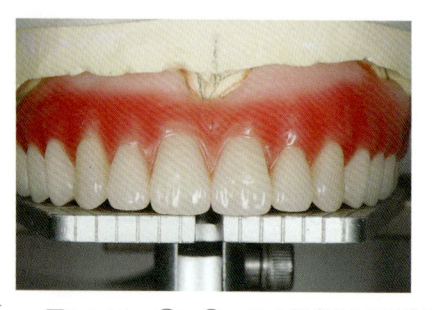

図4-6-14-e ①〜③　ろう堤（咬合平面）に合わせて人工歯配列を行う。①右側側方面観、②正面観、③左側側方面観。

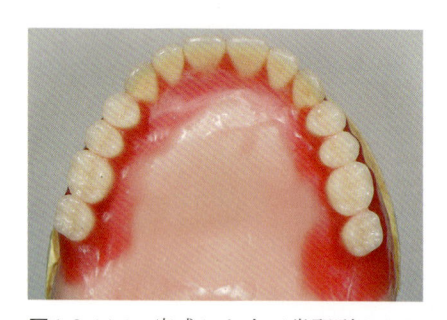

図4-6-14-f　完成した人工歯配列された最終印象用の個人トレー。

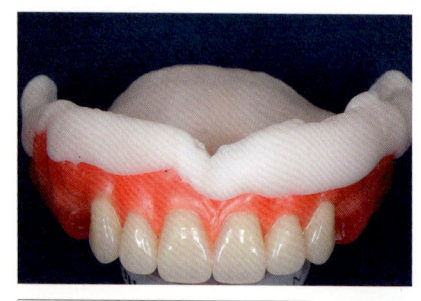

図4-6-14-g ① ｜ 図4-6-14-g ②

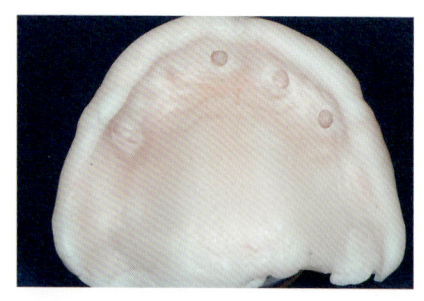

図4-6-14-g ①、②　咬座圧印象により最終印象された状態。①正面観、②内面観。

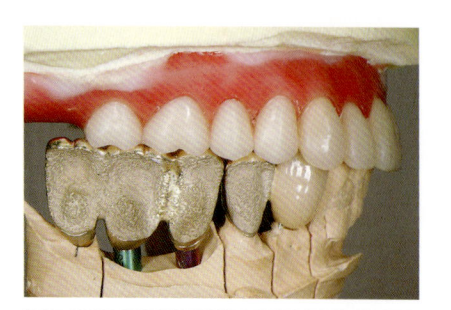

図4-6-14-h ① ｜ 図4-6-14-h ② ｜ 図4-6-14-h ③

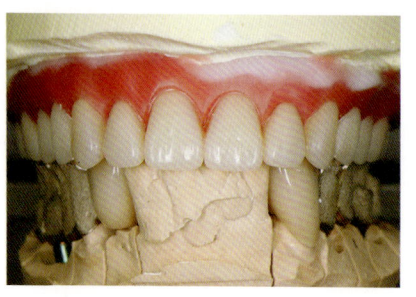

図4-6-14-h ①〜③　最終印象された上顎を咬合器に付着した状態。①右側側方面観、②正面観、③左側側方面観。

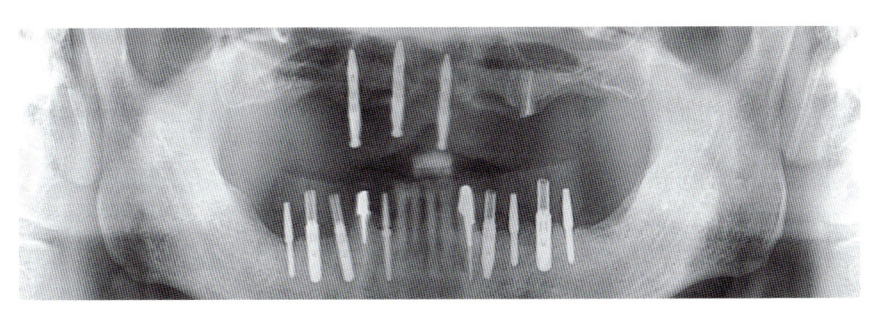

第 4 部　POI®-EX システムを用いた各種上部構造

図4-6-14-i　インプラントの部位を間接印象法（クローズドトレータイプ）で印象採得を行う。フィクスチャーとの適合を確認する。

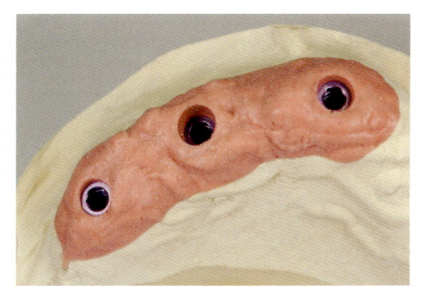

図4-6-14-j　インプラント部位のアナログシリコーンガム模型を製作。

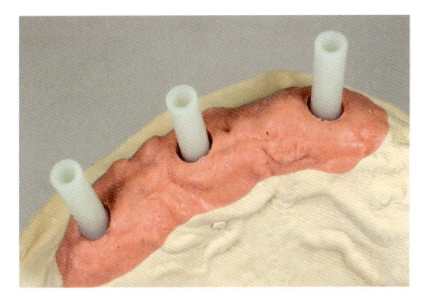

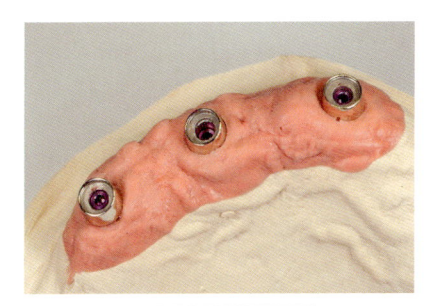

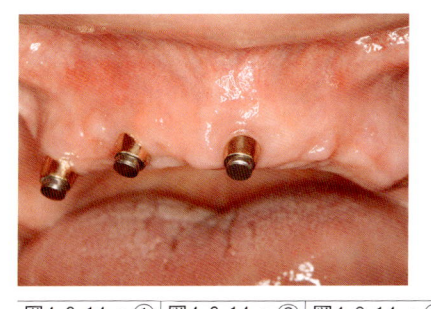

図4-6-14-k ①｜図4-6-14-k ②｜図4-6-14-k ③

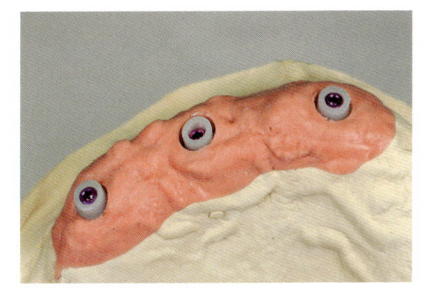

図4-6-14-k ①〜③　キャスタブルゴールドアバットメント ST をラボスクリューでアナログ締結しワックスアップ。①キャスタブルゴールドアバットメント ST をラボスクリューでアナログの締結、②キーパーホルダーの高さにカット、③ワックスアップ終了。

図4-6-14-l ①｜図4-6-14-l ②

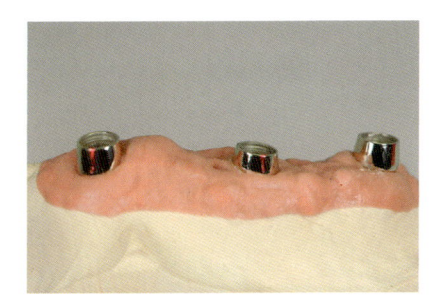

図4-6-14-l ①、②　鋳造・研磨されアナログに連結されたキーパーホルダー。①咬合面観、②唇側面観。

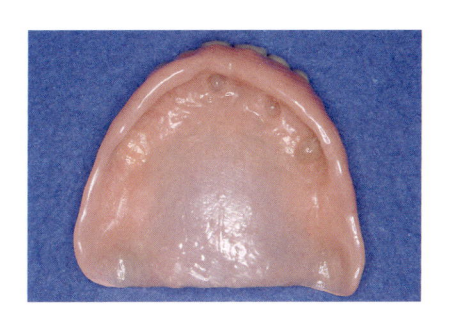

図4-6-14-m　完成したオーバーデンチャー。

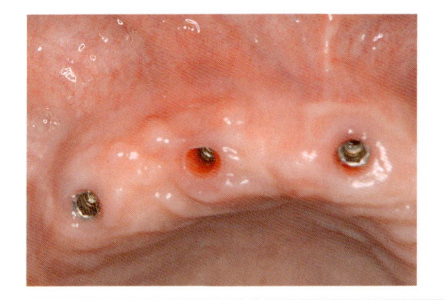

図4-6-14-n ①｜図4-6-14-n ②｜図4-6-14-n ③

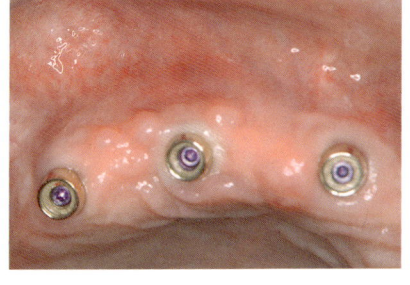

図4-6-14-n ①〜③　キーパーホルダーの締結とキーパーセメンテーション。①ヒーリングキャップを除去した状態の咬合面観、②キーパーホルダーを20Ncm でフィクスチャーに締結した状態の咬合面観、③セメント合着されたキーパーの咬合面観。

図4-6-14-o ①｜図4-6-14-o ②｜図4-6-14-o ③

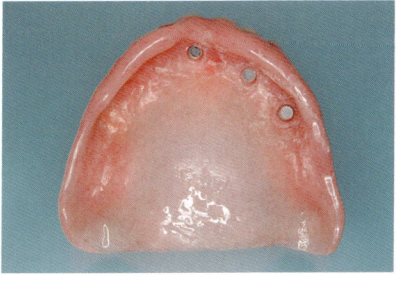

図4-6-14-o ①〜③　キーパーホルダーに磁石を付けた状態で直接法にて義歯に磁石を装着する。①キーパーに磁石を付けた状態の唇側面観、②磁石が付いた状態のオーバーデンチャーの口蓋面観、③完成義歯の咬合面観。

193

Ⅳ. ドルダーバーアタッチメント

　オーバーデンチャータイプのアタッチメントとしては、フィクスチャー間の連結が行われているため、フィクスチャーに加わる回転力をもっとも制御できる方法である。また植立方向に多少問題があっても、アタッチメントの形状で補正できるので適応範囲は広い。しかし、製作過程の煩雑さや精度に対する要求度が高いために昨今はあまり用いられなくなった。

　バータイプのアタッチメントはフィクスチャー間の距離や位置や本数に関しては他のアタッチメントとは違いがある（図4-6-1-a参照）。また、インプラント間の位置関係が正確に再現された模型に正確な総義歯の印象採得まで行われなければならないので、印象採得から製作そして装着まで精密さが要求されるタイプのオーバーデンチャーである。

　二次手術までの流れは前述のオーバーデンチャーの流れと同様なのでここでは一次印象採得からの手順を述べる（図4-6-15～17）。

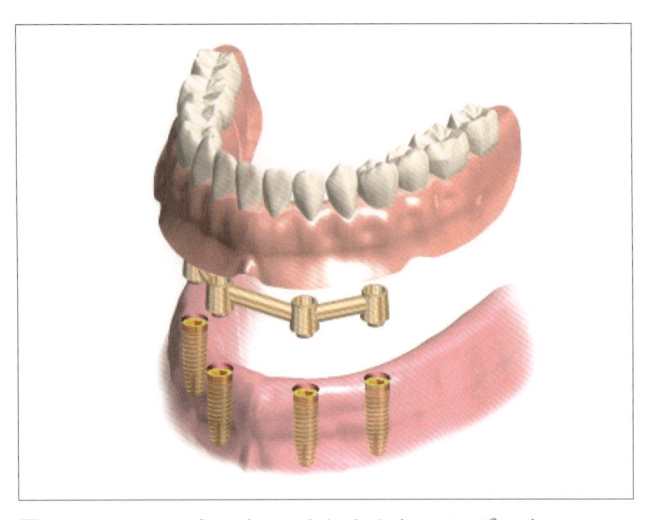

図4-6-15　バーアタッチメントによるオーバーデンチャー。

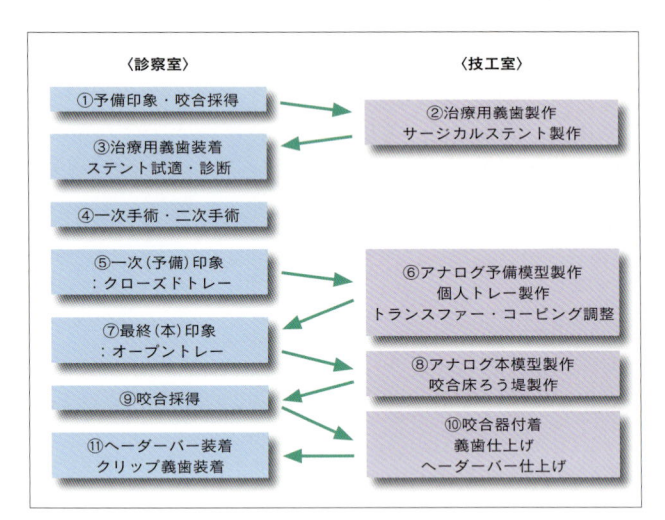

図4-6-16　バーアタッチメント義歯の流れ。

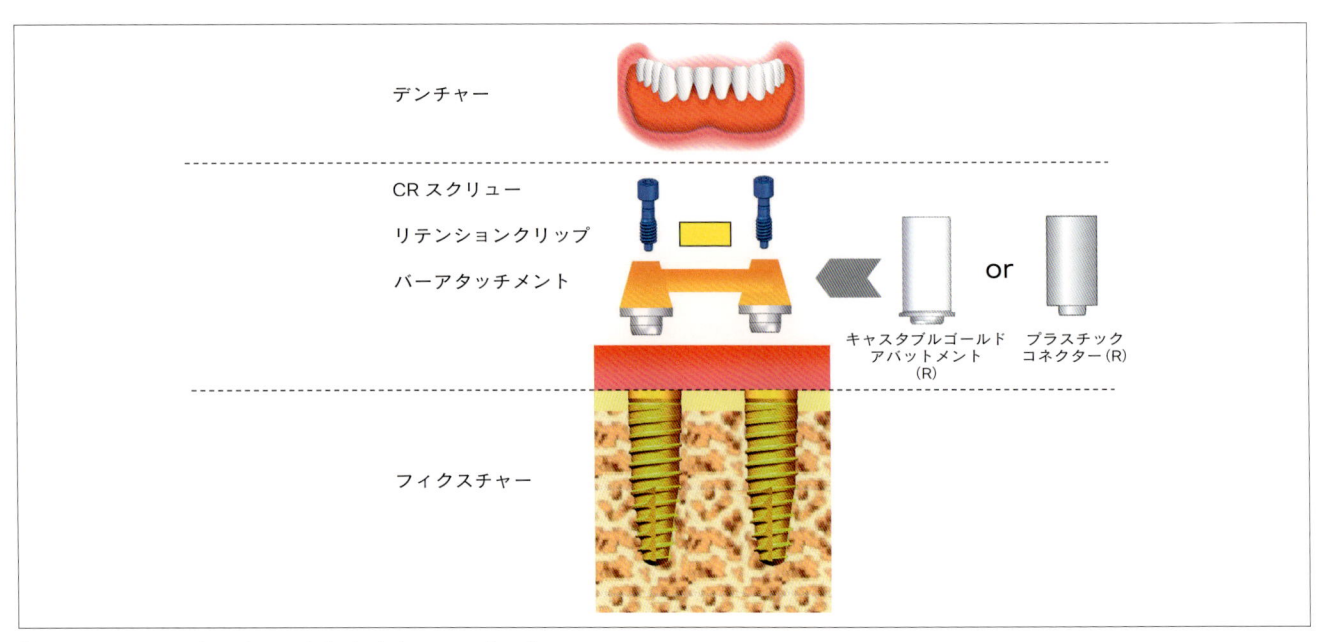

図4-6-17　バーアタッチメントによるオーバーデンチャー。

第4部 POI®-EX システムを用いた各種上部構造

STEP 1　ドルダーバーアタッチメントを用いたオーバーデンチャーの製作手順
アナログ予備模型製作

　義歯用の印象を正確に行うための個人トレー製作用と、フィクスチャー間の正確な印象採得を行うためのアナログ予備模型をクローズドタイプの間接印象法により印象採得を行い製作する。

　粘膜治癒後ヒーリングキャップを除去し、清掃・乾燥後、インプレッションポストをフィクスチャーに締結し連結する。この状態を印象採得するが、この時点での印象は寒天とアルジネートの連合印象が望ましい。上部構造が義歯であることから、最終印象時に正確に義歯の辺縁を印象採得するための個人トレーの製作も考慮しておく必要があるためである。

　口腔内よりインプレッションポストを除去し、アナログと確実に連結したあと、インプレッションポストに付与された3つの溝に合わせて、印象におさまりきるまで挿入し、石膏を注入する。石膏硬化後印象材を除去し、アナログ模型からインプレッションポストを除去するとアナログ予備模型が完成する（図4-6-18）。

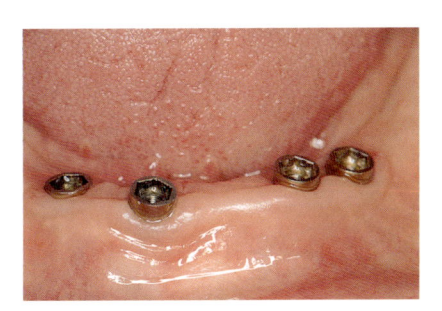

図4-6-18-a　ヒーリングキャップの除去。

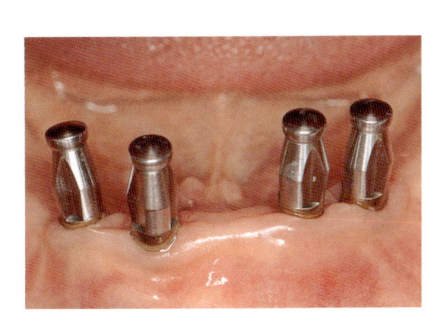

図4-6-18-b　インプレッションポストをフィクスチャーに連結。この時にX線写真で適合を確認する。

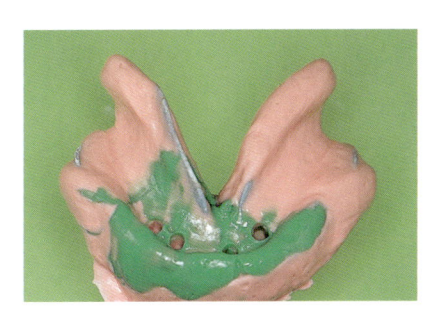

図4-6-18-c　連合印象でインプレッションポスト部位と総義歯に必要な部分の印象採得を行う。

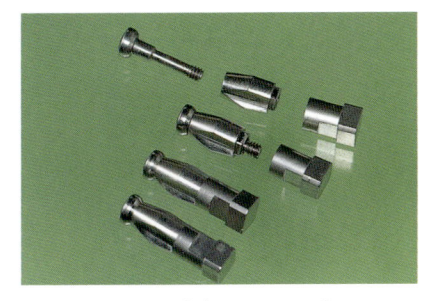

図4-6-18-d　口腔内からインプレッションポストを除去し、アナログと連結する。

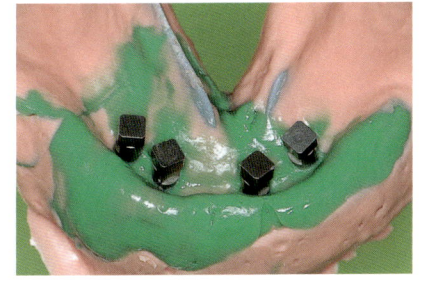

図4-6-18-e　インプレッションポスト部位を3ヵ所の溝に合わせて印象材に戻し、石膏を注入する。

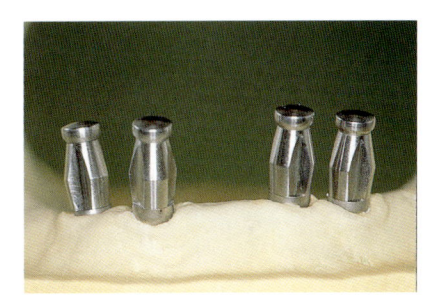

図4-6-18-f　石膏硬化後、印象材を除去するとインプレッションポストがアナログについたままのアナログ予備模型が完成する。

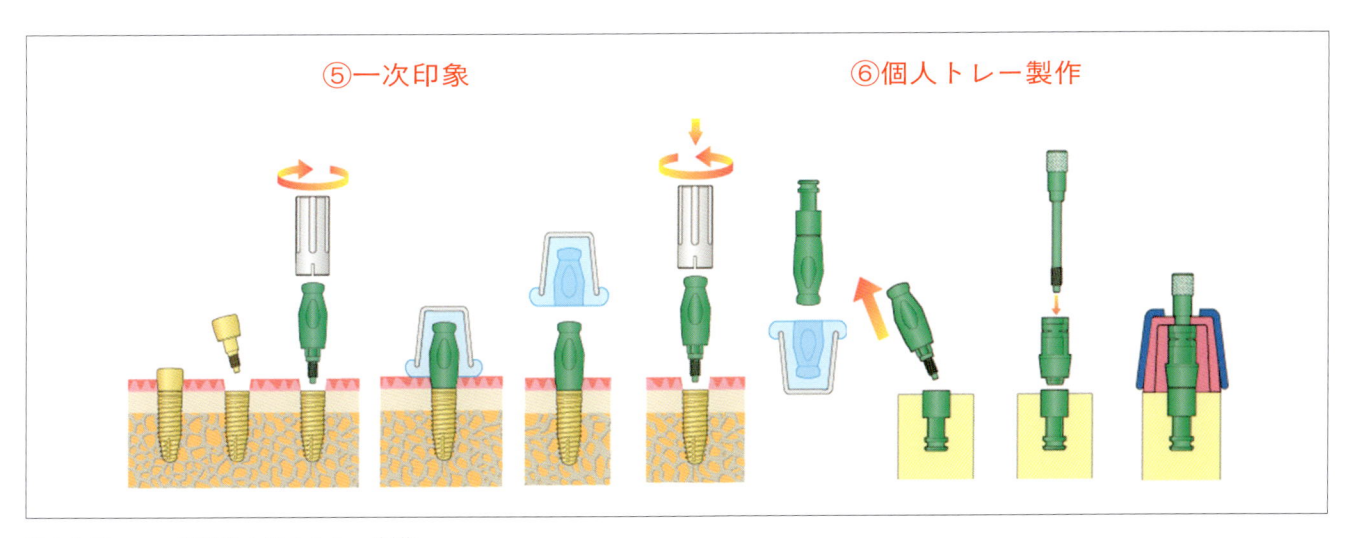

⑤一次印象　　　　　　　　⑥個人トレー製作

図4-6-18-g　一次印象と個人トレー製作。

STEP 2　ドルダーバーアタッチメントを用いたオーバーデンチャーの製作手順
トランスファー・コーピング調整＋個人トレー

　トランスファー・コーピングをコーピングスクリュー（長いほう）にて模型上のアナログに連結固定し、トランスファー・コーピング間をパターンレジンで固定する。このとき、パターンレジンがトランスファー・コーピングからはみださないようにし、かつ強度的に適切な厚みを付与するよう留意する。

　次に、トランスファー・コーピングとパターンレジン部分のブロックアウトと義歯床内面のリリーフを行い、個人トレーを製作する。

　個人トレーの内面、辺縁、ハンドルの製作は、総義歯印象用のものに準じて行う。コーピングスクリューを突出させるためのホール（直径約7mm）は、トランスファー・コーピングのヘッドのグリップ部分が十分に掴むことができる程度に設定する。個人トレー製作後は、トランスファー・コーピング間のパターンレジンを切断する（図4-6-19）。

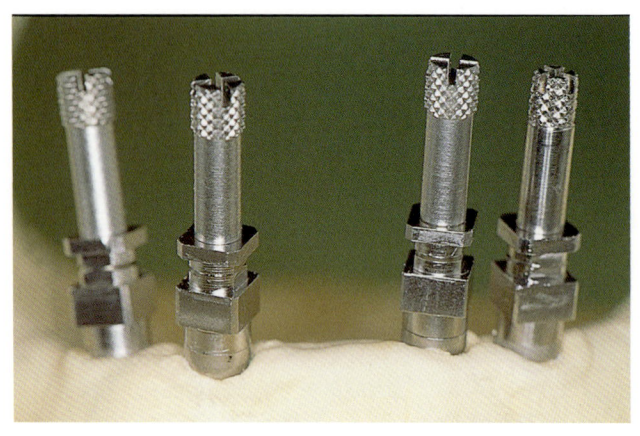

図4-6-19-a　アナログからインプレッションポストを除去し、トランスファー・コーピングをコーピングスクリューでアナログに連結する。

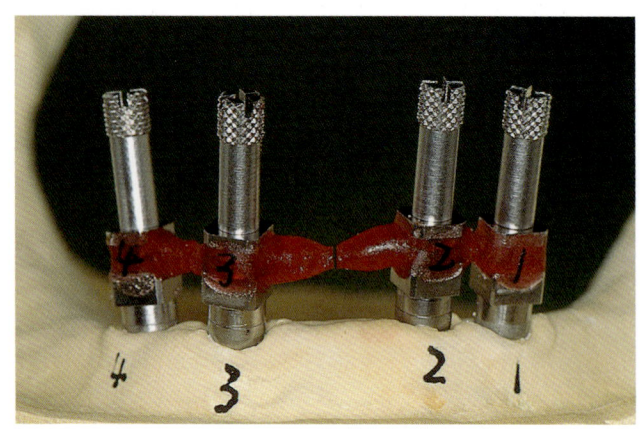

図4-6-19-b　トランスファー・コーピングどうしをパターンレジンで連結する。

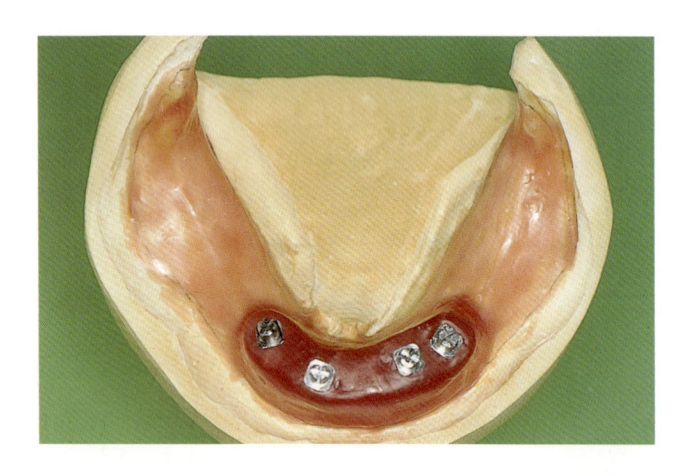

図4-6-19-c　トランスファー・コーピングをブロックアウトし、義歯部分の粘膜部をリリーフする。

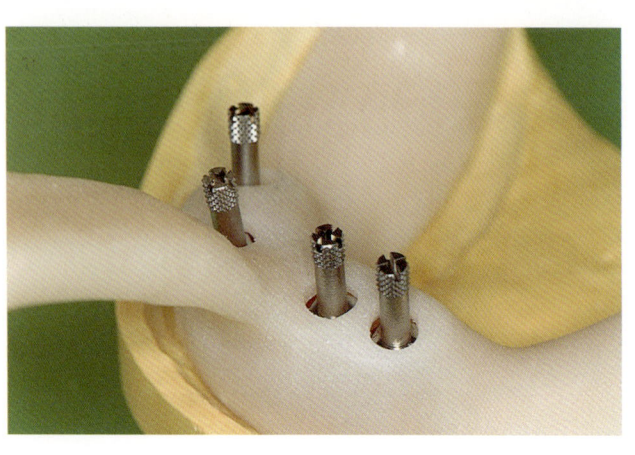

図4-6-19-d　トレー用レジンで個人トレーを製作する。コーピングスクリューが確実に操作できるように留意する。

第4部 POI®-EXシステムを用いた各種上部構造

> **STEP 3** ドルダーバーアタッチメントを用いたオーバーデンチャーの製作手順
> アナログ本模型製作

　口腔内でフィクスチャーのヒーリングキャップを除去後、トランスファー・コーピングをコーピングスクリューでしっかりとアバットメントに連結したのち、切断されているパターンレジン間を口腔内で直接つなぐ。この時に適合を必ずデンタルX線写真で確認する。

　パターンレジン硬化後、個人トレーを試適しホールからコーピングスクリューが出ていることを確認、義歯の辺縁形成を行う。その後シリコーン印象材で精密印象を行う。印象材硬化後、コーピングスクリューを緩め、アバットメントから完全に外れたことを確認したあと、口腔内から撤去する。

　トランスファー・コーピングの連結部(接合面)に印象材が介在していないか、義歯辺縁の印象が確実にとれているかを確認する。連結部(接合面)に少しでも印象材が介在しているときには、必ず再印象を行わなければならない。問題がなければ、アナログをトランスファー・コーピングにコーピングスクリューで確実に連結して超硬石膏を注ぎ、アナログ本模型を製作する(図4-6-20)。

⑦最終(本)印象　⑧アナログ本模型製作

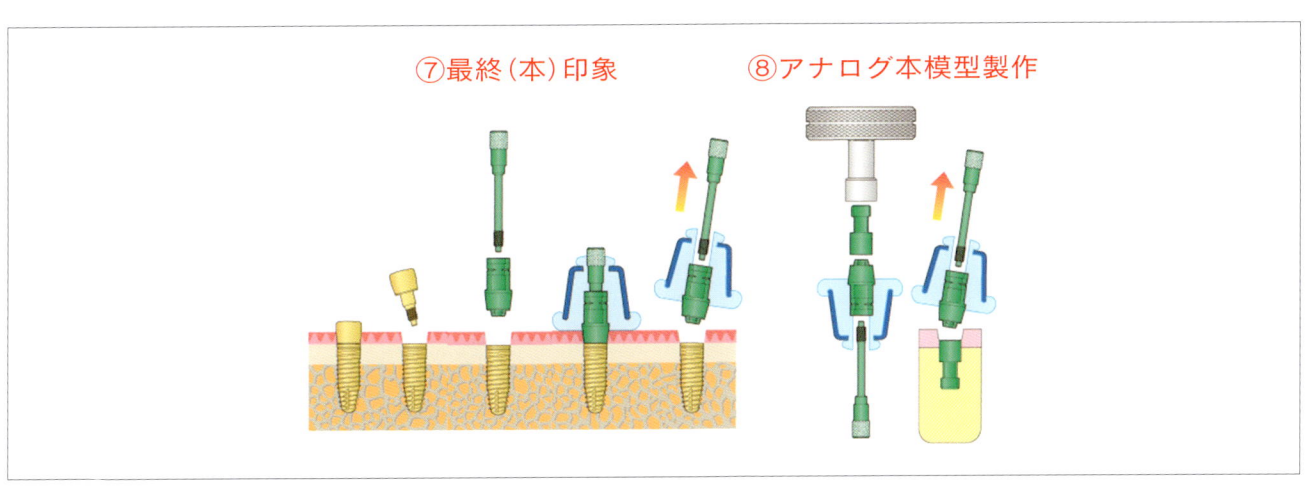

図4-6-20-a　最終(本)印象とアナログ本模型製作。

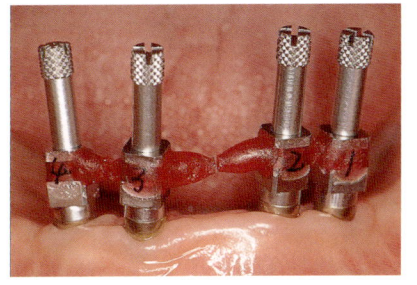

図4-6-20-b　X線写真で確認した後、ヒーリングキャップを除去しトランスファー・コーピングをコーピングスクリューでフィクスチャーに連結する。

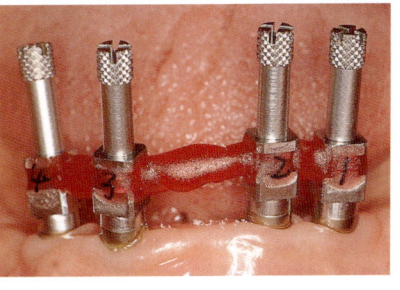

図4-6-20-c　トランスファー・コーピングの適合が確認できたらカットされている部分をパターンレジンで連結する。

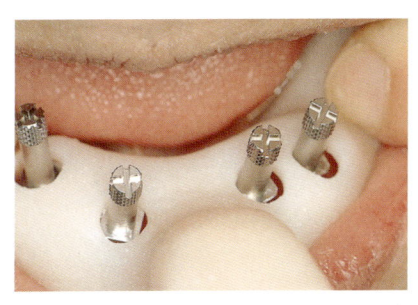

図4-6-20-d　コーピングスクリューが確実に操作できるかの確認と、義歯の辺縁形成を行う。

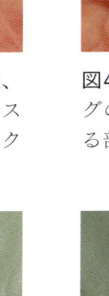

図4-6-20-e　印象はシリコーンを用いる。印象材硬化後コーピングスクリューを緩め、口腔内から撤去する。接合面に印象材の介在がないことと、義歯の辺縁が採得されていることを確認する。

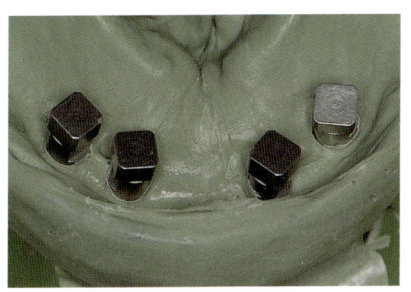

図4-6-20-f　印象材内のトランスファー・コーピングにアナログを付けてコーピングスクリューでしっかり連結し超硬石膏を注入する。

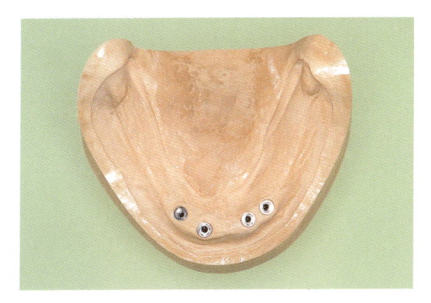

図4-6-20-g　石膏硬化後コーピングスクリューを緩め、印象材を撤去するとアナログ本模型が完成する。

STEP 4 ドルダーバーアタッチメントを用いたオーバーデンチャーの製作手順
上部構造製作

　咬合採得はろう堤を用いて通法どおり行い、咬合器に付着する。まず人工歯を配列し、配列後のバーアタッチメント部位のコアの印象採得を行う。

　プラスチックコネクターR（もしくはキャスタブルゴールドアバットメントR）を技工用コロナルスクリュー（通常1mm）でアナログに連結、長さを調節し、ヘーダーバーセットを用いてアタッチメントを仕上げる。バーの高さは、下縁は清掃性を考慮して粘膜面から2mm以上離し、上縁は人工歯配列と義歯の厚みに支障のない範囲でプラスチックコネクターRの高さを調節する。また、バーはできるかぎり咬合平面に平行で、歯槽頂から外れないように製作する。

　鋳造は、2本以上の場合は分割して行う。確認のため口腔内にて試適を行ったあと、ろう着、研磨を行い、フレームワークを完成させる。

　完成したフレームワークにスペーサーを装着した状態でブロックアウトし、義歯の製作を行う。義歯にスペーサーが装着された状態で義歯ができあがる（間接法）。スペーサーとクリップを交換して完成となる（図4-6-21）。

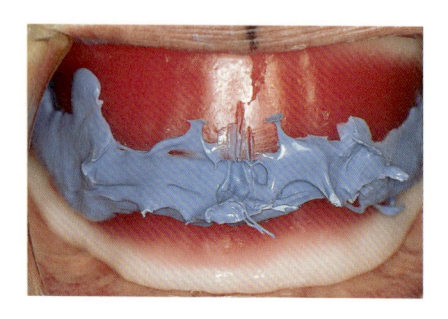

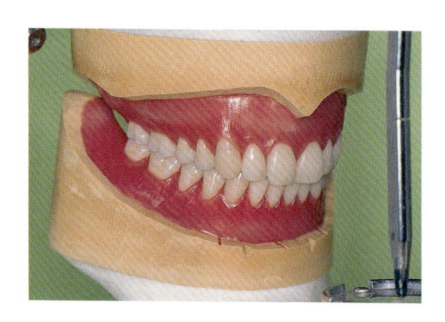

図4-6-21-a｜図4-6-21-b

図4-6-21-a　通法どおり咬合採得を行い咬合器に付着する。

図4-6-21-b　まず人工歯配列を行う。

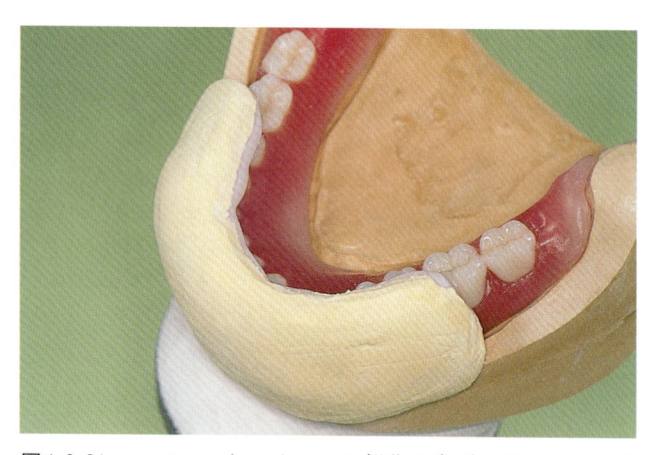

図4-6-21-c　バーアタッチメント部分の歯列に対してはシリコーンコアを取っておく。

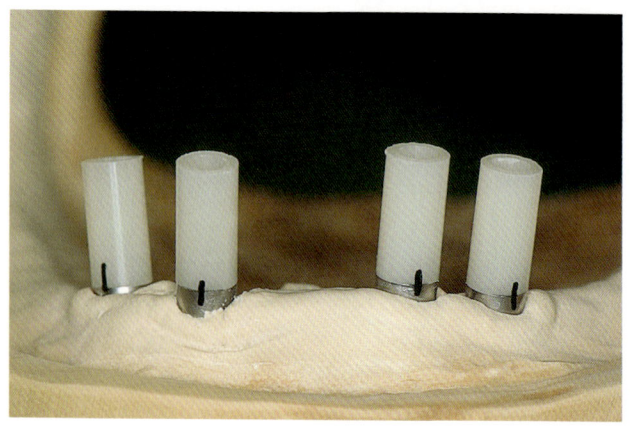

図4-6-21-d　プラスチックコネクター（もしくはキャスタブルゴールドアバットメント）Rをラボスクリューでアナログに連結する。

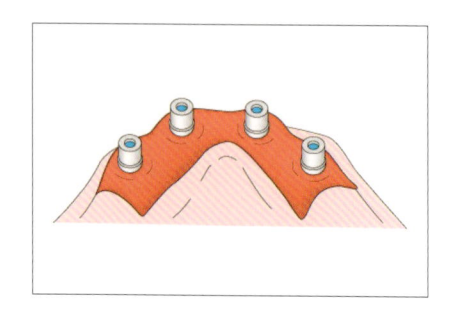

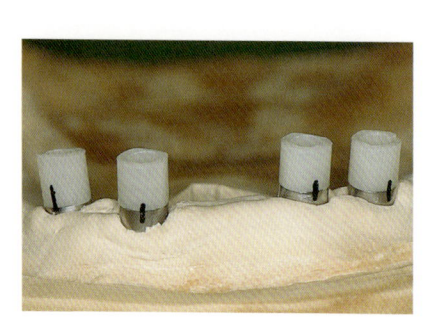

図4-6-21-e ①｜図4-6-21-e ②

図4-6-21-e ①、②　粘膜上4mmの高さにカットした状態。①模式図、②正面観。

第4部　POI®-EXシステムを用いた各種上部構造

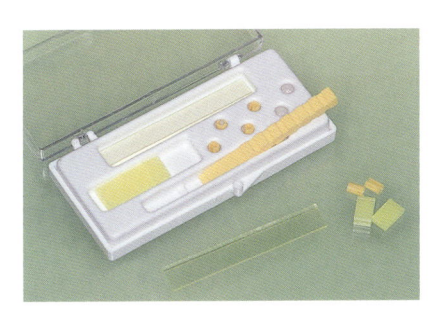

図4-6-21-f　ヘーダーバーセット。

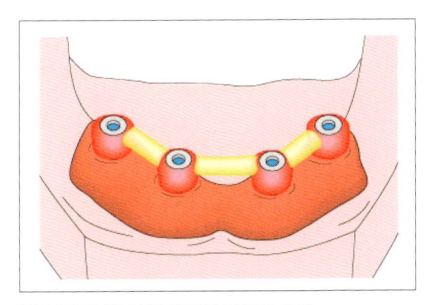

図4-6-21-g ①｜図4-6-21-g ②

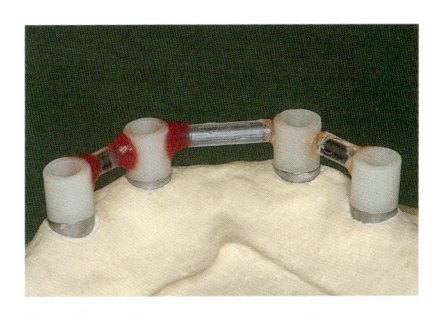

図4-6-21-g ①、②　プラキャストバーをフィクスチャーに間に設置しワックスで固定した状態。①模式図、②正面観観。

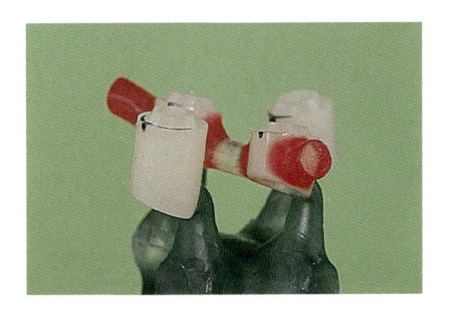

図4-6-21-h　埋没・鋳造。

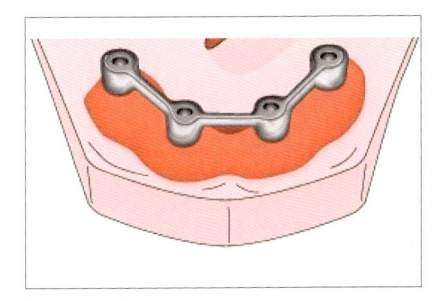

図4-6-21-i ①｜図4-6-21-i ②

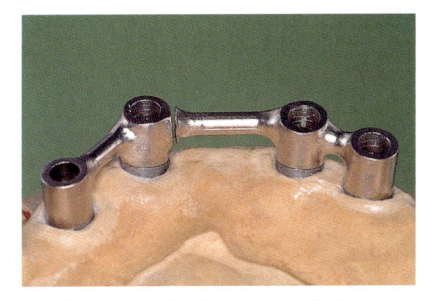

図4-6-21-i ①、②　埋没・鋳造・研磨・試適・ろう着を終えた状態。①模式図、②正面観。

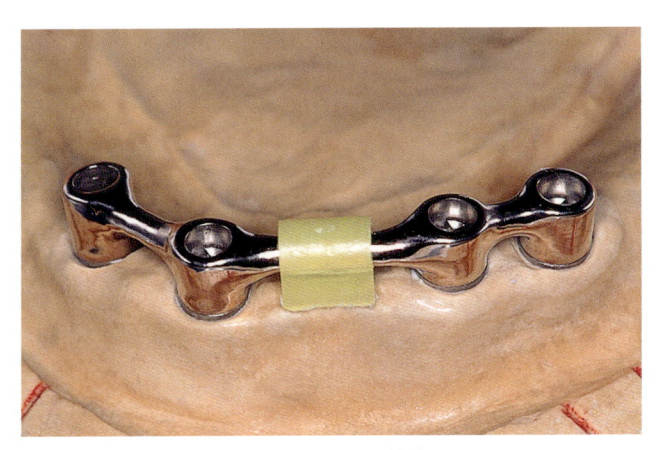

図4-6-21-j　クリップ用のスペーサー装着。

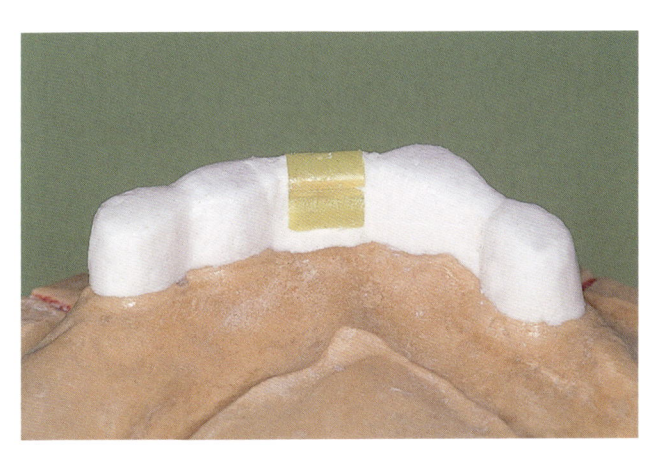

図4-6-21-k　バー部分をブロックアウト。

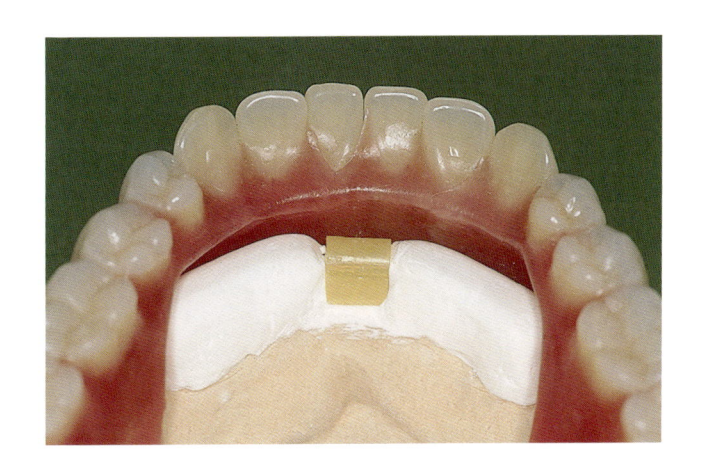

図4-6-21-l　バーとの位置関係やすき間の確認。

199

STEP 5 ドルダーバーアタッチメントを用いたオーバーデンチャーの製作手順
口腔内装着

口腔内にCRスクリュー(通常2mm)を用いてアバットメントに連結固定し、アクセスホールをレジン(ネジの部分は一層で封鎖する。義歯装着後の粘膜面と咬合のチェックを確実に行う必要がある(除去可能な材料で封鎖すると後に除去しやすくなる)。

メインテナンスとしては、バー周囲のプラークコントロールを定期的に行い、X線写真による骨の変化を経過観察することが大切である(図4-6-22)。

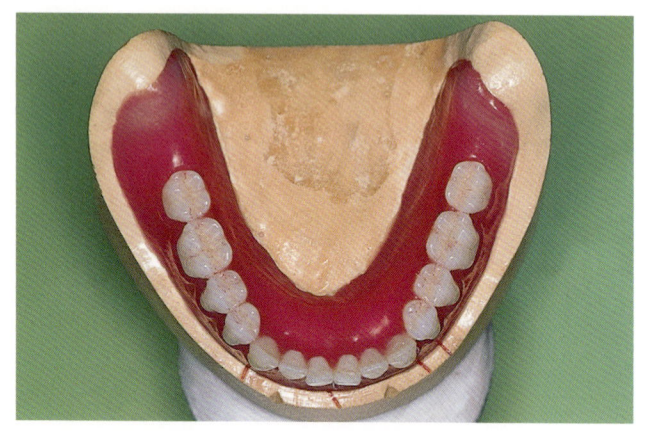

図4-6-22-a 最終仕上げを終えたろう義歯。

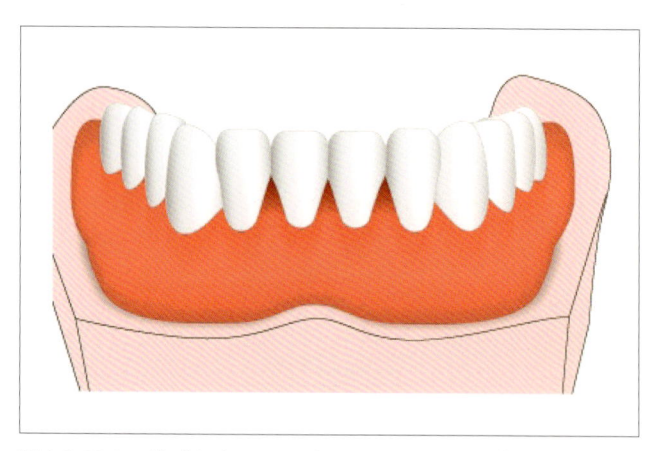

図4-6-22-b 完成したバーアタッチメントタイプのオーバーデンチャーの完成義歯外観模式図。

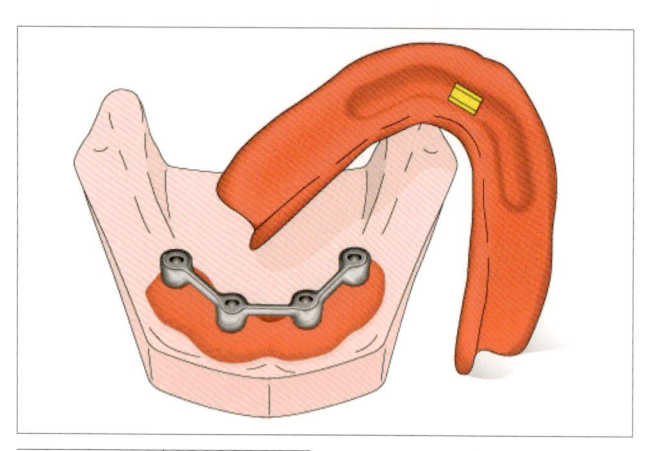

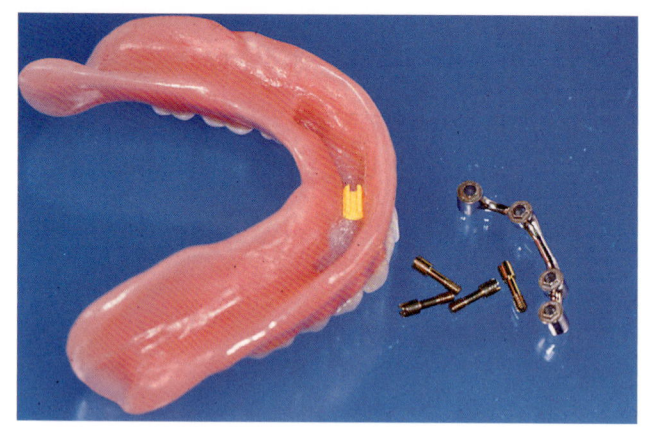

図4-6-22-c ①、② 間接法ではクリップが模型上で義歯に装着される。①ヘーダーバーとクリップ付き総義歯模式図、②完成したヘーダーバーとクリップ付き総義歯、そしてラボスクリュー。

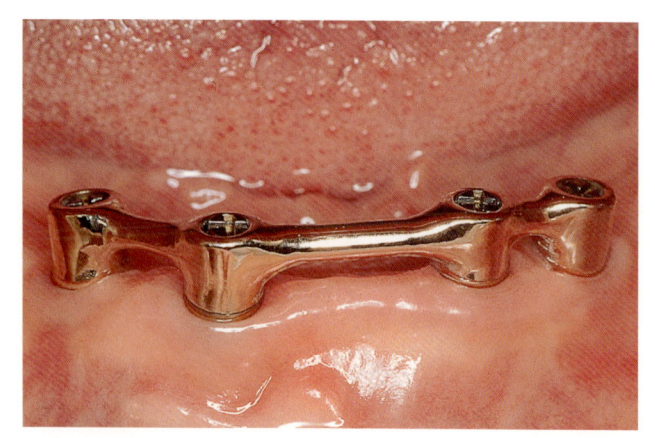

図4-6-22-c ③ 口腔内にCRスクリューでフィクスチャーに締結されたヘーダーバーアタッチメント。

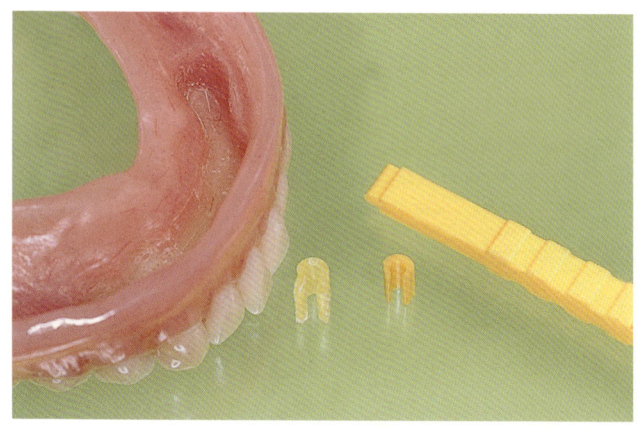

図4-6-22-d 口腔内で直接法にてクリップを義歯に装着する場合にはクリップスペーサーをヘーダーバーにおいてブロックアウトを行った後、ピンクの即時重合レジンでスペーサー部を重合させ、義歯内面のスペーサーを除去し、クリップを専用の器具で義歯内に装着する(直接クリップで重合させるとクリップが開かず、外れなくなる)。

第 5 部

上部構造装着後の
メインテナンス

chapter 1

リコールシステムにおける
チェック項目

　リコールは、治療終了後のインプラント体やその上部構造、インプラント周囲組織の長期安定と維持を図るために重要である。術後に起こり得る問題としては、咬合や口腔衛生不良によるインプラント周囲の炎症、上部構造の破損、咬合に起因する顎関節症、インプラント周囲残存天然歯の病変などを挙げることができる。

　これらの問題をできるかぎり早期に発見、予防するために、咬合、インプラント周囲組織、そして上部構造に対する定期的な診査が必要となる。診査の頻度は、患者の口腔衛生、歯周組織の状態、上部構造の種類や形態などを考慮して、それぞれの患者に適した期間を設定する必要がある。

　特に術後のトラブルの80～90％が術後1年以内に発生していることを考えると、術後1年間のチェックは重要である。

　診査の種類としては、
　Ⅰ．インプラント周囲の硬組織に関する診査
　Ⅱ．インプラント周囲の軟組織に関する診査
　Ⅲ．口腔衛生状態の診査
　Ⅳ．咬合状態に関する診査
　Ⅴ．インプラントの動揺度の診査
がある。ここでは、著者らが臨床で行っているⅠ～Ⅳについて述べる。

Ⅰ．インプラント周囲の硬組織検査

　インプラント周囲の硬組織（骨）の診査は、X線写真により行うのが一般的である。そのためには適切なX線写真撮影を行う必要がある。昨今ではデジタル化され、アナログフィルムのように現像、定着、水洗、乾燥といった煩雑な行程がなくなってきている。しかし、長期にわたるX線写真での評価を行うためには、経時的、経年的な評価を行うことのできる規格性のあるX線写真撮影を行う必要がある。よってアナログ、デジタルにかかわらず、フィルムやセンサーの位置づけは重要である。また、近年ではCTを導入している歯科医院も増加しているため、X線診査により異常像が確認されたときにはCT撮影を行い、三次元画像で精査することでより明確な診査が行える。

1）X線写真による診査

　X線写真撮影により、インプラント周囲骨の経時的、経年的な変化を正しく評価し、早期にトラブルを回避することが必要である。そのためには、正常なインプラント周囲

第5部 上部構造装着後のメインテナンス

のX線像を知ることは重要である。

フィクスチャーと周囲骨のオッセオインテグレーションが正常な状態で経過している症例では、歯槽骨頂部の安定したX線像がみられ、インプラント周囲の骨吸収像を呈する透過像が観察されない。X線写真にて骨吸収像が現れた際には、精査するためにCT撮影を行うことが望ましい。また、その原因が咬合などの力の問題によるものなのか、もしくはプラークコントロール不良などによる細菌感染によるものなのかを解明し、早急に改善する必要がある。

（1）X線写真の撮影上の注意点

X線写真による診査を正確に行うためには、規格化されたX線写真撮影が必要である。それには上部構造の咬合面にコアを採得し、カスタマイズされたインジケーターを使って撮影していく方法が理想的であると思われる。しかしながら、臨床的には操作が多少煩雑になり、経過観察を行っていく上で、口腔内環境が変化した場合などに使用できなくなることがある。

また、上部構造装着前の骨レベルの変化を正しく評価するためには、X線写真撮影における基準が必要となる。著者らは、キャップ類のヘッド部とフィクスチャーのネジ山をその判断基準としている。上部構造装着後はフィクスチャーの植立方向がわかりづらいため、上部構造装着前のX線写真を参考にして撮影するとよい。

（2）X線写真を規格的に評価するために必要な条件

①インプラント（被写体）がすべて画像内におさまっている

②術前、術中、術後のX線画像の位置づけが規格的である

③画像の黒化度ができるだけ同じ条件である

④アナログフィルム使用の場合、現像、定着、水洗、乾燥行程ができるだけ同条件下で管理されている

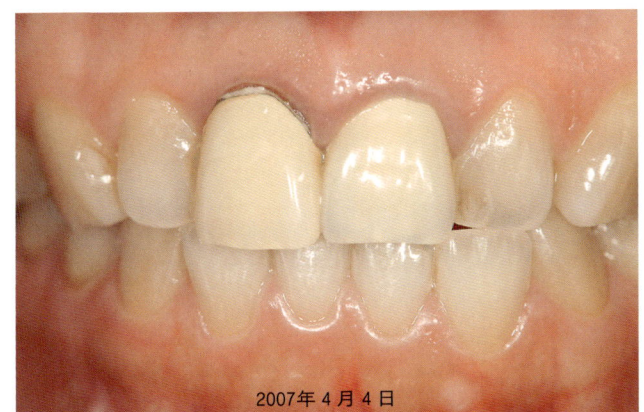

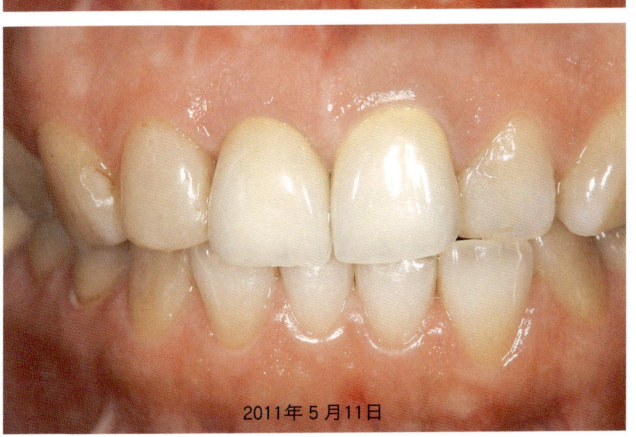

図5-1-1-a	図5-1-1-b
図5-1-1-c	

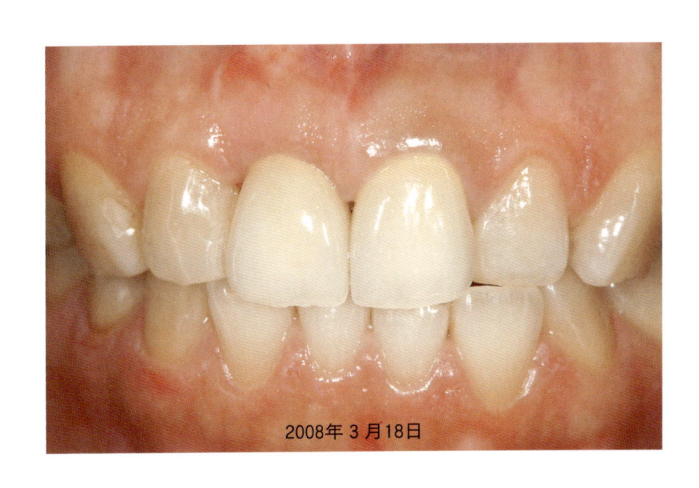

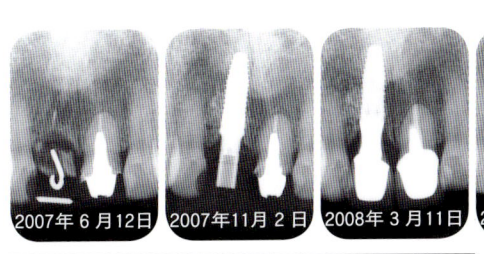

図5-1-1-d｜図5-1-1-e｜図5-1-1-f｜図5-1-1-g

図5-1-1-a〜g 治療の過程と術後の定期的な経過観察において、ある程度の規格で口腔内およびデンタルX線写真を撮影しておくことが重要である。

II. インプラント周囲の軟組織検査

　インプラント周囲の軟組織の診査では、インプラント周囲粘膜の発赤、腫脹、排膿、出血、疼痛などの炎症所見の有無を確認することが必要である。また、インプラント周囲溝からの浸出液の確認も併せて行う必要がある。炎症所見が確認された場合には、その原因が何であるかを把握し、改善することが重要である。

　インプラント周囲に角化粘膜が必要か否かに関しては賛否両論あり、はっきりとした結論は出ていないが、筆者らはインプラント周囲に角化粘膜が存在したほうが清掃性の面からも有利であると考えている。
　以下にインプラント周囲の軟組織に炎症を誘発した症例を提示する（図5-1-2-a～f）。

インプラント周囲の軟組織に炎症を誘発した症例

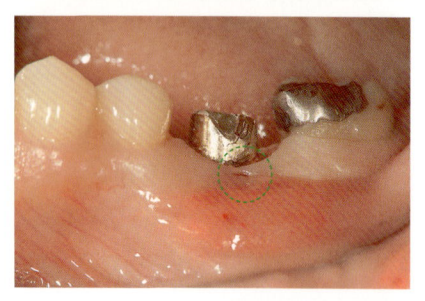

図5-1-2-a　最終修復物装着後、6̄頰側粘膜の違和感で来院。角化粘膜が不足している部分に小さな瘻孔を認める。

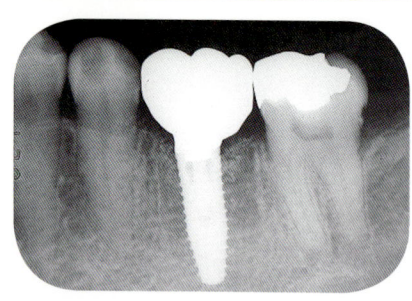

図5-1-2-b　デンタルX線では炎症症状は認められない。

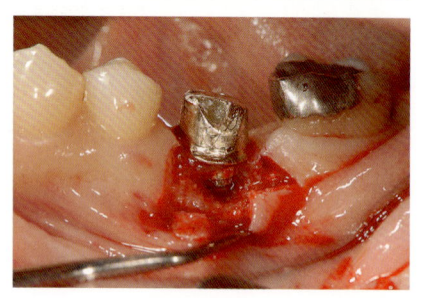

図5-1-2-c　骨表面を露出させると、インプラント頰側プラットホーム部の骨吸収を認めた。レーザーを用いてデブライドメントを行い、消炎処置を図った。

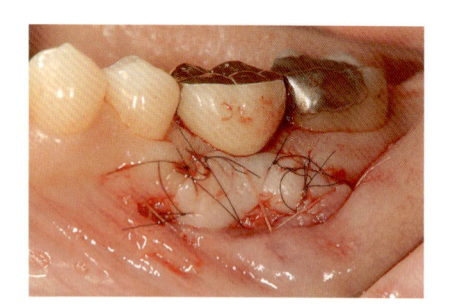

図5-1-2-d　FGGを行い、角化粘膜の獲得を行った。

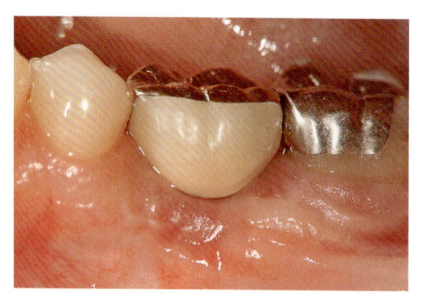

図5-1-2-e　頰側の軟組織がクリーピングしてきている。

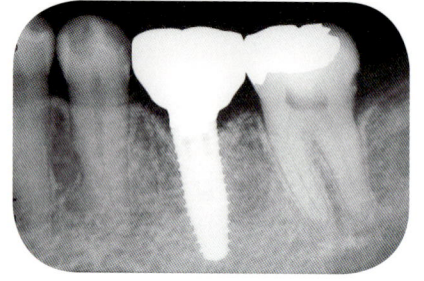

図5-1-2-f　FGG後2年のデンタルX線写真。

III. 口腔衛生状態の診査

　口腔衛生状態（プラークコントロール）が悪ければ、軟組織に炎症をもたらし、ひいては硬組織にも炎症が波及する。特に、オーバーデンチャータイプのインプラントにおいては、自浄性に乏しく、インプラント周囲の角化粘膜も少ないことが多いため、軟組織に炎症を起こしやすい。よって清掃においては個々の症例に応じた工夫や指導が必要である。また、近年ではインプラント修復にも審美性を求める傾向にあり、結果としてプラークコントロールがより困難となってきている。患者の年齢や部位、歯周病の有無などによって審美性を重視した修復物の形態にするのか、もしくは機能面を優先した修復物にするのかは慎重な選択が必要である。筆者らはプラークコントロールの悪い患者に関しては、口腔内衛生状態の向上を図るため、位相差顕微鏡や染色液を用いて患者の視覚に訴えることで、モチベーションの向上を行っている。

　次頁にさまざまな症例におけるプラークコントロールの付着状況を示す。

1）メインテナンス時におけるインプラント周囲の清掃法

メインテナンス時に術者がインプラント周囲の清掃を行うにあたり、もっとも重要なことは、プラークや歯石などの付着部位や付着状態を把握することである。また、個々の患者のブラッシング癖を観察し、補綴形態や清掃状態に応じた清掃器具の選択や清掃方法を術者が選択し、指導する必要がある。

以下にメインテナンス時の清掃法を示す（図5-1-3）。

2）メインテナンス時の清掃器具

インプラント周囲のメインテナンスは、天然歯と比較してより複雑である。インプラントと天然歯では歯根相当部分の形態が異なるため、粘膜貫通部のアバットメントにおいてその違いを補い、審美性や清掃性を向上させる必要がある。特に、術者はメインテナンス時にその部分の清掃を注意深く行う必要がある。また、ネジ固定、セメント固定によってもメインテナンス時に清掃法は異なる。

著者らが用いているメインテナンス時の清掃器具と使用方法を以下に示す。

- インプラント用スケーラー
- 超音波プラスチックスケーラー（白水貿易）
- ワンタフトブラシ
- 歯間ブラシ
- スーパーフロス
- デンタルフロス
- 一般用歯ブラシ

インプラント周囲の清掃法

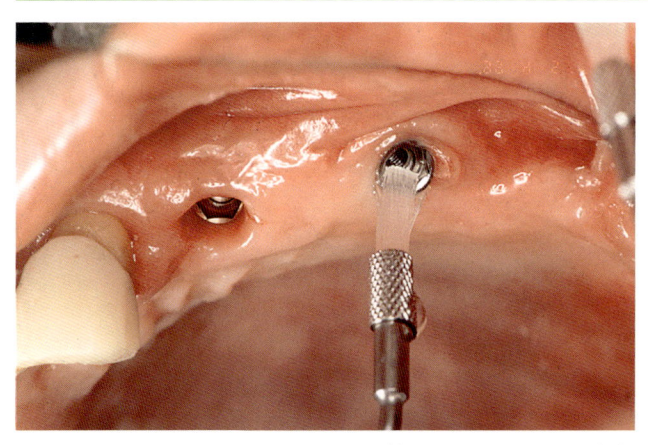

図5-1-3-a　アバットメントを外した後にフィクスチャー内部ならびにプラットホーム部の清掃を行う。画像はSUSブラシを使用しているところ。

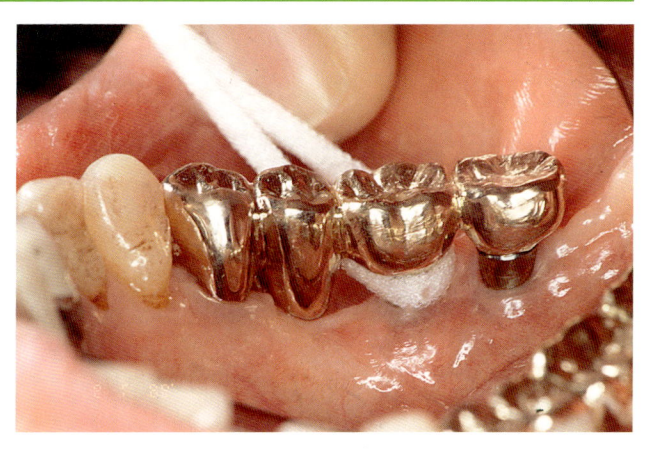

図5-1-3-b　スーパーフロスによる清掃。

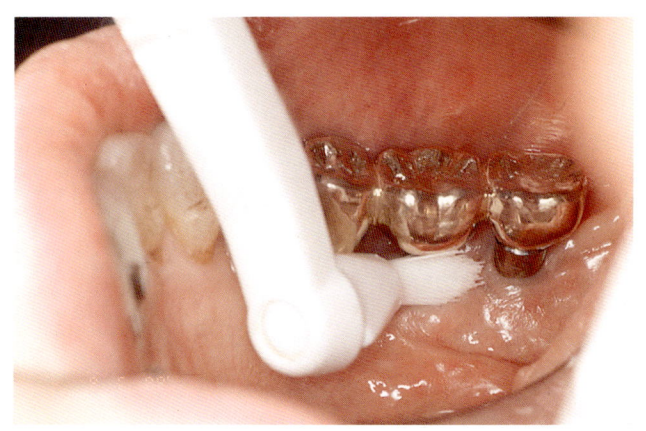

図5-1-3-c　インタースペースブラシによる清掃。

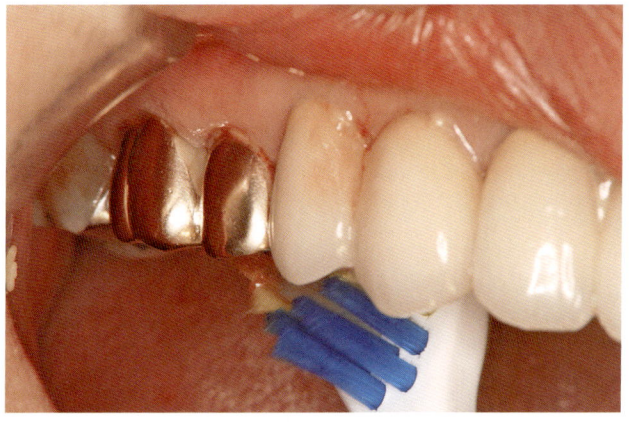

図5-1-3-d　音波ブラシ（ソニック社）による清掃。一見、異常がなさそうな粘膜だが、たまにインプラント周囲溝から排膿、滲出液が排出することも認められる。

IV. 咬合のチェック

　メインテナンス時には、セメント固定、ネジ固定にかかわらず、咬合に問題が生じてないか確認する必要がある。特に、天然歯とインプラントが混在するケースでは天然歯の経年的な変化に伴うインプラントへの影響に対しても慎重に観察しなければならない。

　ネジ固定法による補綴物が装着されている場合、適切な位置にフィクスチャーが植立されていれば、咬合面の中心窩にアクセスホールが存在し、その部分がレジンで封鎖されることになる。そのため、レジンの摩耗によるネジの緩みに加え、咬合高径の低下がないかなど、オクルーザルレジストレーションストリップスなどを用いる必要がある。レジンの咬耗がある場合には、そのつど、再充填を行い、適正なセントリックストップの確保を行っていく必要がある。

　ネジ固定、セメント固定法にかかわらず、咬合の問題を放置すれば天然歯においては歯根破折、インプラントにおいては脱落という問題を惹起することもある。

　パラファンクションに対しても慎重にチェックしておく必要があり、咬合調整やナイトガードの装着などによりこれらの問題に早期に対応する必要がある（図5-1-4）。

　以下にメインテナンス時の咬合のチェックポイントを記す。

①咬頭嵌合位のチェック
②早期接触のチェック
③偏心運動時（左右側方運動時）のチェック
④咬合高径のチェック
⑤歯間部コンタクトのチェック
⑥天然歯の動揺度のチェック
⑦インプラントの動揺（ネジの緩みを含む）
⑧補綴物破折、咬耗・摩耗度のチェック
⑨天然歯の破折、咬耗・摩耗度のチェック
⑩パラファンクションのチェック
⑪顎関節のチェック
⑫顎運動のチェック
⑬顔貌のチェック

咬合のチェック

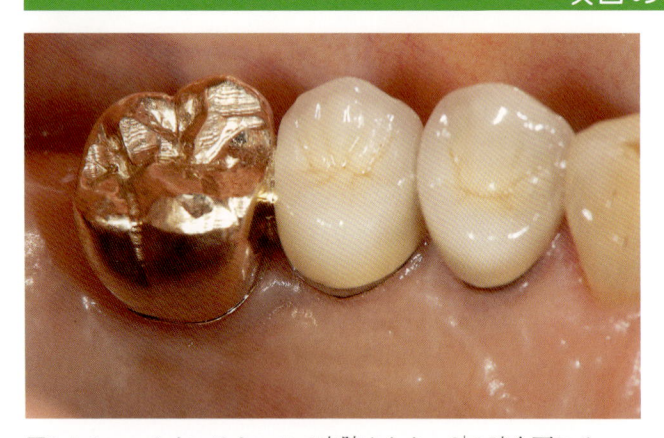

図5-1-4-a　メインテナンスで来院された。6⏌の咬合面にリューダース線が認められる

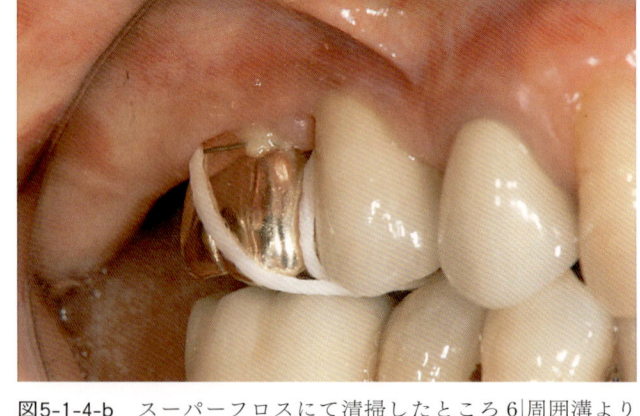

図5-1-4-b　スーパーフロスにて清掃したところ6⏌周囲溝より排膿を認めた。

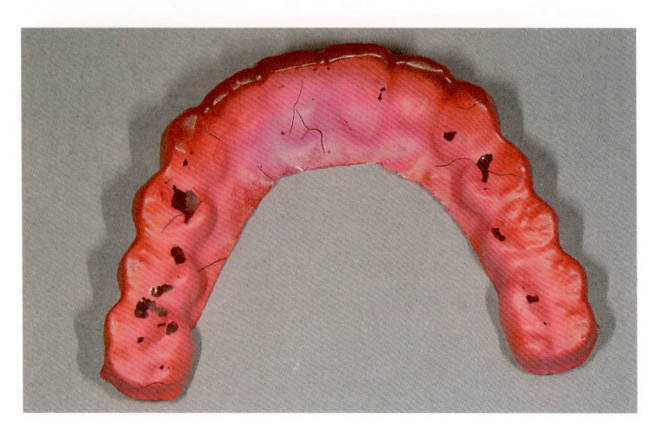

図5-1-4-c　ブラキシチェッカーにてパラファンクションを診査。パラファンクションの関与が強く疑われる。

chapter 2

メインテナンス時の
トラブル対処法

　長期間にわたってインプラント体や修復物を健全に維持していくためには、定期的なリコールによる管理が必要である。メインテナンス中にトラブルが生じた場合、速やかにその対応処置を行うことが大切である。インプラント治療後に生じると考えられる主なトラブルとしては、

①ネジの緩み、破折
②上部構造の破損、破折、変形、不適合
③インプラント周囲炎
④修復物の破折、破損

などが考えられる。

1. ネジの緩み、破損への対応

　著者らの10年経過の約2,500本において、セメント合着法に用いるストレートポスト用ロックスクリューと、アングルポスト用コロナルスクリュー、アバットメント用アバットメントスクリュー、この3種類のうちアバットメント用スクリューに緩みが認められた。また、ネジ固定法用にはコロナルスクリューがあるが、コロナルスクリューにおいて若干のトラブルが認められた。

　トラブルが生じた場合は、以下に示すように適切に対応する。

①ネジ締めの甘さ

　術者の手により3回増し締めを行ったのち、ハンドトルクドライバー、もしくはISD900スクリュードライバー（20Ncm）を用いて連結する。

②ネジのアクセスホールの不完全な封鎖

　ネジヘッド部にデュラシールなどで一層封鎖後、封鎖材（コンポジットレジンなど）で確実に封鎖する。

③ネジに負担のかかる設計

　a．不適合な修復物：修復物の適合のチェックを確実に行い、問題がある場合は再製作する。

　b．無理な補綴設計：支台歯の本数が不足していたり、カンチレバーによる場合は、これらを改善する必要がある。

　c．不適切な咬合調整：側方力に対する咬合のチェックを行い、側方ガイドが必要な部位においては、連結によって改善を図る。

　ただし、POI®-EXシステムでのネジの緩みや破損についてのトラブルは、ほとんど報告されていない。

II. 上部構造の破損、破折、変形、不適合

近年CAD/CAMなどの普及により、メタルフリーの修復物が主流となってきているなか、臼歯部においても審美性を要求される時代となってきた。以前と比べセラミックスの強度は改善されてはいるが、依然としてトラブルも多く、特に歯根膜の存在しない臼歯部インプラント上部構造においてはセラミックスの破折が起こりやすいといえる。

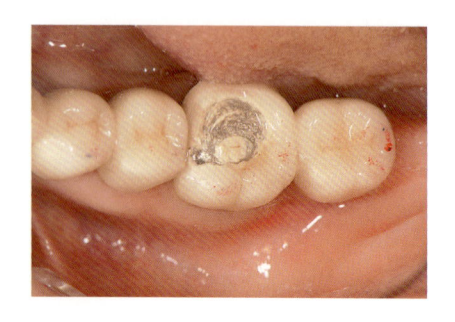

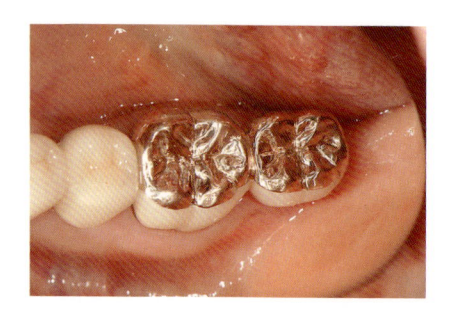

図5-2-1-a｜図5-2-1-b

図5-2-1-a ｢6のポーセレンクラウンの咬合面が破折している。

図5-2-1-b 同部をメタル咬合面によるクラウンで再製作した。

III. インプラント周囲炎への対応

インプラント歯周炎はパラファンクションなどの過剰な咬合力とともにインプラント喪失の二大原因の1つである。

インプラント周囲炎により骨吸収をきたした場合、病変部の剥離掻爬によるインプラント体周囲の清掃、骨面の清掃、そして場合によっては骨欠損部位へのGBRの応用による骨再生がしばしば行われる。しかしながら、これらの手法は確実な処置とは言えず、インプラント周囲炎により進行した骨欠損が生じた場合、現在のところ決定的な処置法は存在しない。したがって、インプラント周囲炎の粘膜に限局した粘膜炎レベルの時点で早く発見し、治療することが現在のところもっとも有効な処置と言える。

インプラント周囲炎にはさまざまなリスク因子が考えられる。そのうち局所的なリスク因子として表5-2-1に示す。

また、インプラント周囲炎への対応として、保存的治療と外科的治療を表5-2-2に示す。

表5-2-1 インプラント周囲を起こすリスク因子

ペリオリスク	咬合リスク	補綴リスク
・感染因子（バイオフィルム） ・角化粘膜の幅と密着度	・パラファンクション ・咬合様式 ・咬合面の形態	・植立位置、方向の不備による形態不良 ・接合部分の適合 ・接合部分の緩み ・接合様式 ・粘膜貫通部の形態

第5部 上部構造装着後のメインテナンス

表5-2-2 インプラント周囲炎への対応

保存的治療	外科的治療
・アバットメントの除去、洗浄・ヒーリングキャップへの交換 ・インプラント周囲の洗浄 ・インプラント周囲の汚染物の除去 　（SRP、エアーアブレージョン、レーザーなど）	・歯肉弁を剥離して不良肉芽の除去 ・インプラント表面の清掃 ・骨移植、GBR ・撤去

インプラント周囲炎治療症例

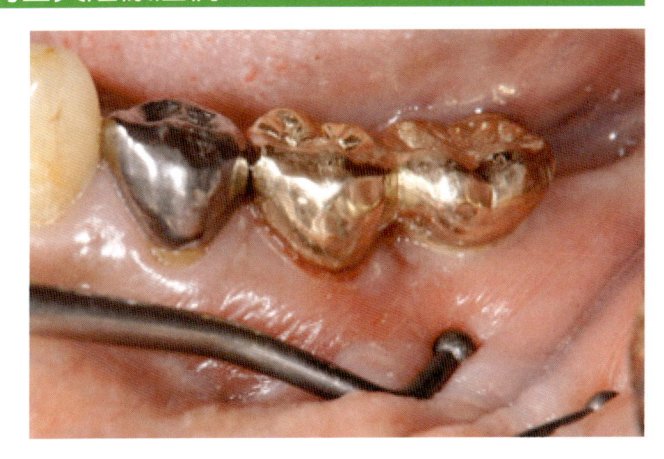

図5-2-2-a　口腔内所見ではさほど変化を認められないが、充填器で押すとインプラント周囲溝より排膿を認めた。

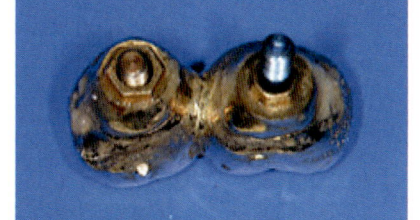

図5-2-2-b｜図5-2-2-c

図5-2-2-b　上部構造を除去したところ多量のプラークが付着していた。

図5-2-2-c　染め出して確認。

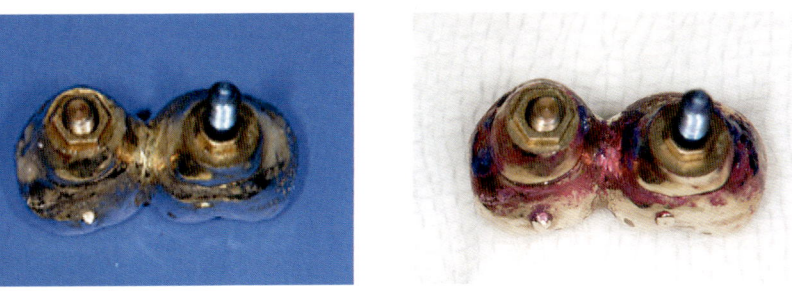

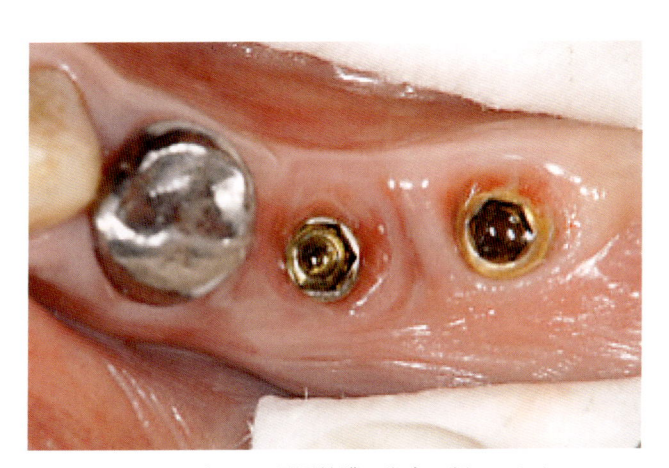

図5-2-2-d　インプラント周囲粘膜に発赤が認められた。

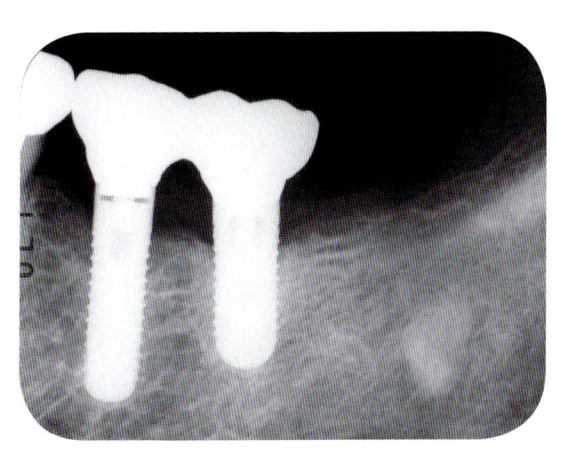

図5-2-2-e　同部のデンタルX線写真。このレベルの状態で早期発見、対応することが重要である。

IV. 審美性の改善

　メインテナンス時において、インプラント周囲粘膜の退縮がみられた場合にはリカバリーや予防的目的により結合組織移植や遊離歯肉移植を行うことがある。特にインプラント周囲に角化粘膜の不足しているケースでは有効な手段である（図5-2-3）。

審美性が改善された症例

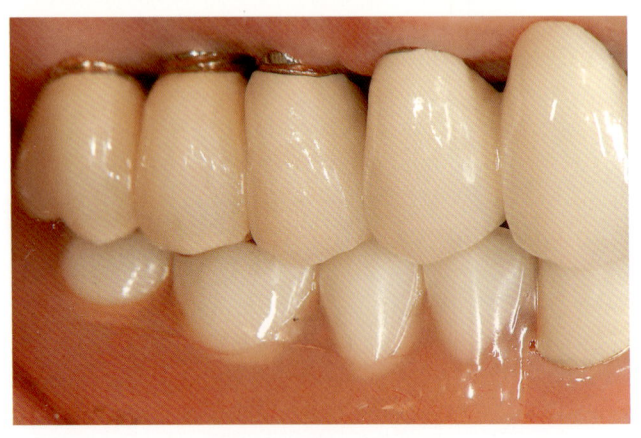

図5-2-3-a　メインテナンス時側方面観。インプラント周囲の角化歯肉が不足している。

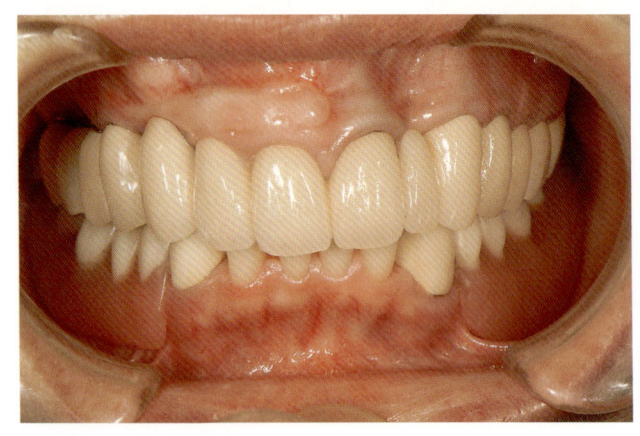

図5-2-3-b　メインテナンス時正面観。2 1|はFGGを行っているため歯肉退縮はみられない。

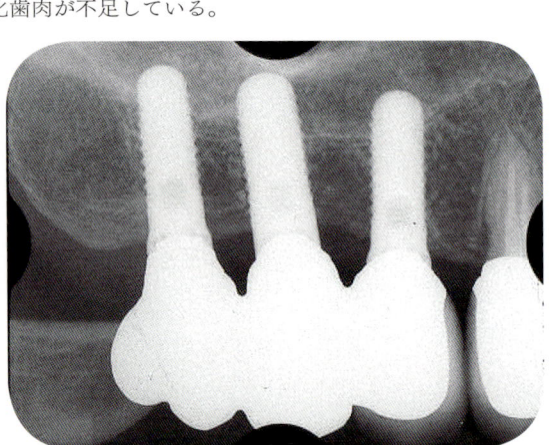

図5-2-3-c　7 6 5|術後のデンタルX線写真。

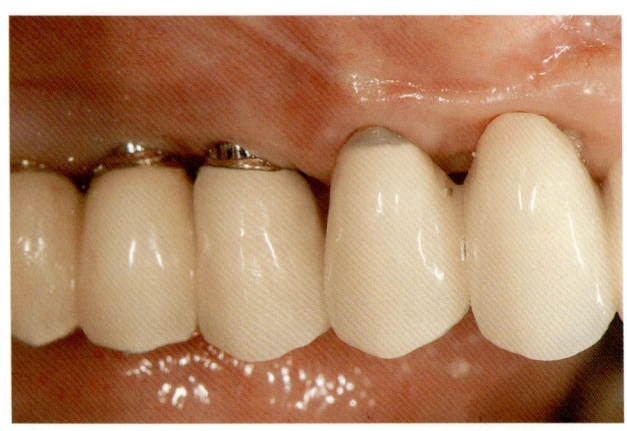

図5-2-3-d　術後5年。4|の歯肉退縮が生じている。

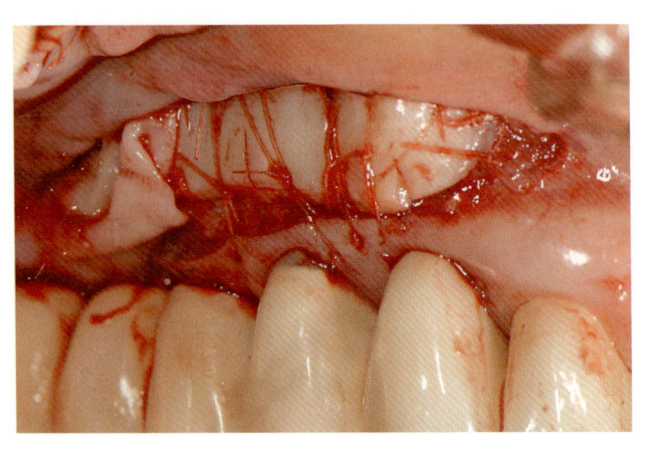

図5-2-3-e　メインテナンス時、予防的にFGGを行った。

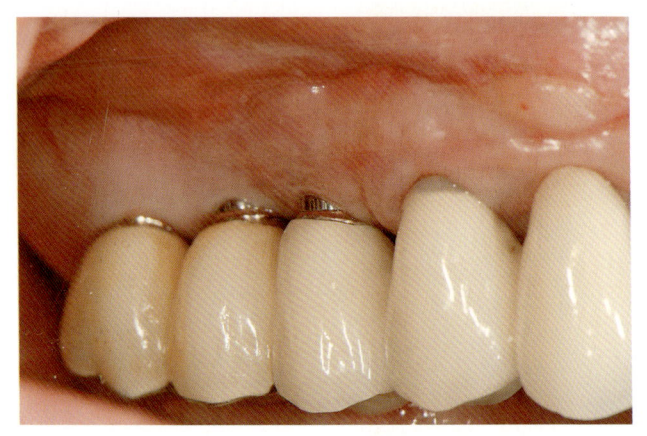

図5-2-3-f　FGG後、1年の状態。安定した角化歯肉が存在している。

第 6 部
全顎症例

chapter 1

審美症例

1) 審美性改善を意図したインプラント治療

近年、インプラント治療では術式の確立や補綴パーツの充実により天然歯に近似したインプラント修復が可能になってきた。

審美性の高いインプラント修復を得るためにはいくつかの必要事項があるが、大きく分けると
① 硬組織のマネージメント
② 軟組織のマネージメント
③ 植立位置や方向、補綴パーツなどの補綴に関連するマネージメント

が挙げられる。これらの分野をそれぞれ適切なレベルで達成することで、審美的なインプラント修復が得られる。

2) 審美インプラントのための診査項目

インプラント植立に先立ち適切な診査を行い、審美的リスクに対する評価を行わなければならない。リスクファクターの評価は表6-1-1の順番で行う。

表6-1-1 審美的インプラントのためのリスクファクター評価

1. リップラインの評価	2. 軟組織に関する診査	3. 歯に関する診査	4. 骨に関する診査	5. 患者に関する診査
・歯肉、歯間乳頭の露出度 　ローリップライン 　ミドルリップライン 　ハイリップライン	・歯肉バイオタイプ ・角化歯肉の幅 ・歯肉乳頭の形態 ・歯肉の頂点(Zenith)の位置 ・歯肉の厚み ・形態(高低差、歯間クレストの有無など) ・炎症の有無 ・小帯の付着位置 ・色調(着色の有無)	・欠損歯数 ・部位 ・形態 ・幅径(近・遠心、頬舌) ・対咬関係 ・隣接歯の状態 ・隣接歯が天然歯かインプラントか	・骨幅(垂直的、頬舌的) ・骨質 ・垂直性骨吸収 ・頬側の陥凹度 ・顎欠損部顎堤の傾斜度	・全身疾患 ・喫煙 ・性格、デンタルIQ ・審美に対する要求度

第 6 部 全顎症例

審美症例

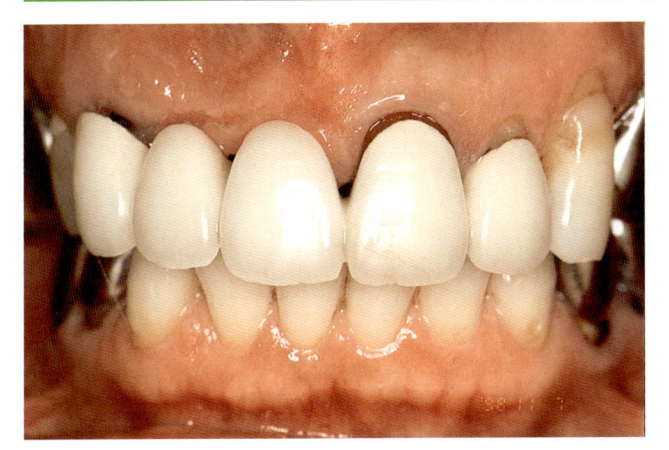

図6-1-1 術前の口腔内写真。57歳の女性。主訴は修復物の動揺。

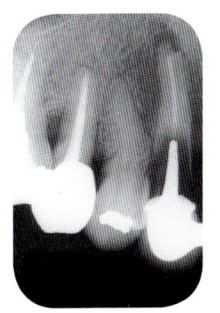

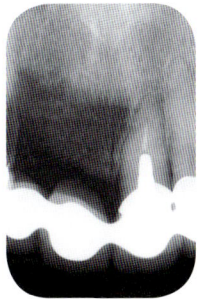

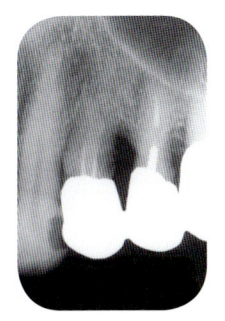

図6-1-2 術前のデンタルX線写真。3|はカリエスにより残根状態。5|4には歯周炎の進行に伴う骨吸収が認められる。3 1|にインプラントを適応することとなった。幸い垂直的な骨レベルはさほど低下していない。

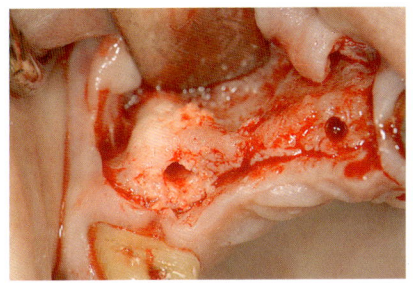

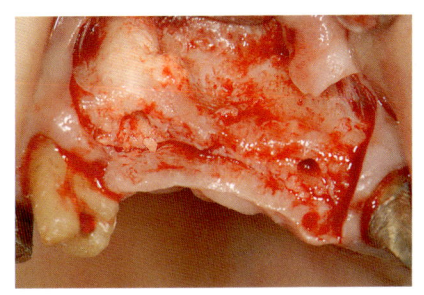

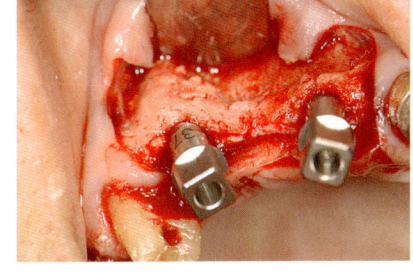

図6-1-3-a｜図6-1-3-b｜図6-1-3-c
図6-1-3-a～c インプラント植立時。3|はソケットプリザベーションを行っていたため、歯槽骨の幅が温存されていた。1|は骨幅が狭かったためBOSリッジエキスパンダー（京セラメディカル社製）を使用し、リッジエキスパンジョンにて頬舌幅の拡大を行ったのち、インプラント植立を行った。

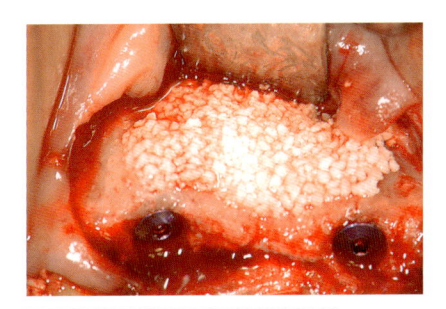

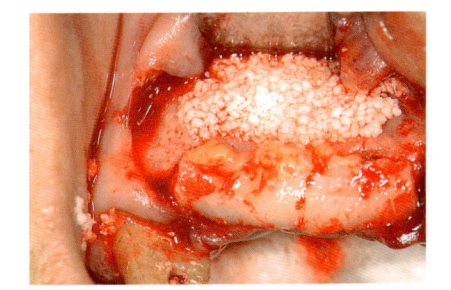

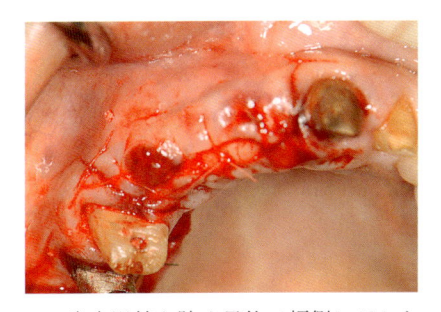

図6-1-4-a｜図6-1-4-b｜図6-1-4-c
図6-1-4-a～c インプラント植立後。経年的な骨吸収による歯肉退縮を防ぐ目的で頬側にHAを移植、また歯槽頂部に結合組織移植を行った。

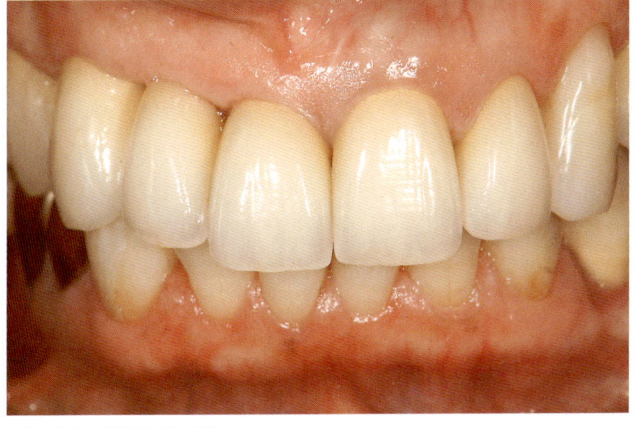

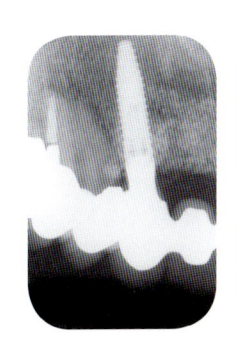

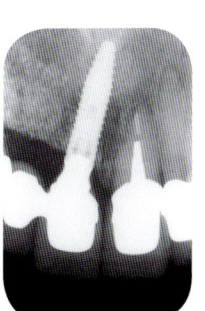

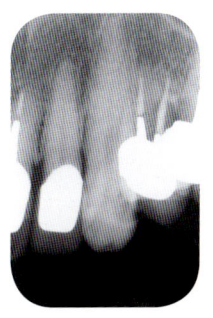

図6-1-5｜図6-1-6
図6-1-5、6 術後の口腔内および同部のデンタルX線写真。擬似歯間乳頭の高さは反対側ほど得られなかったが、審美的に良好な結果が得られている。

213

chapter 2

残存歯保存症例

　インプラント治療が一般的になった昨今、天然歯の保存に対する歯科医師側の意識も変化してきている。しかしながら、やはり患者にとっては自分の歯を保存してほしいという要望は昔も今も変わっていない。われわれ歯科医師は患者の口腔内状態、年齢や生活環境、患者の要望や予算などさまざまな因子を考慮して治療計画を立案していく。

　そのような中、天然歯の保存にこだわり、インプラントありきのインプラント治療ではなく、患者の将来を見据えた治療を行う必要があり、インプラントが天然歯を守るために機能したり、時には天然歯がインプラントを守るために機能するというような天然歯・インプラント双方にとって理想的なインプラント治療を行いたいものである。

残存歯保存症例

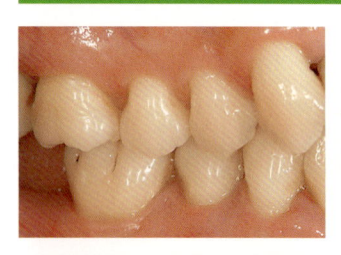

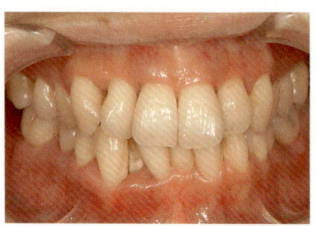

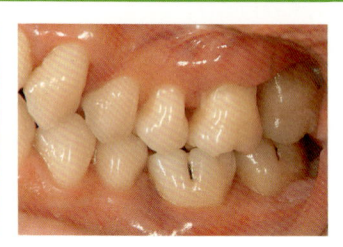

| 図6-2-1-a | 図6-2-1-b | 図6-2-1-c |
| 図6-2-1-d | 図6-2-1-e |

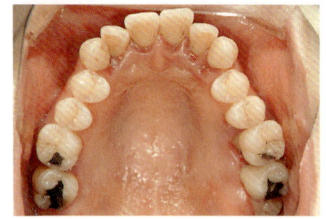

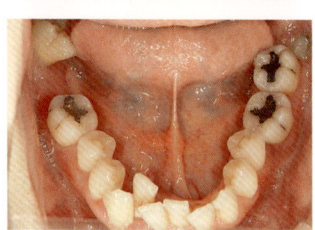

図6-2-1-a〜e　患者は40歳、女性で、2007年5月8日初診。「歯がグラグラする」を主訴に来院。全身疾患および特記事項なし。

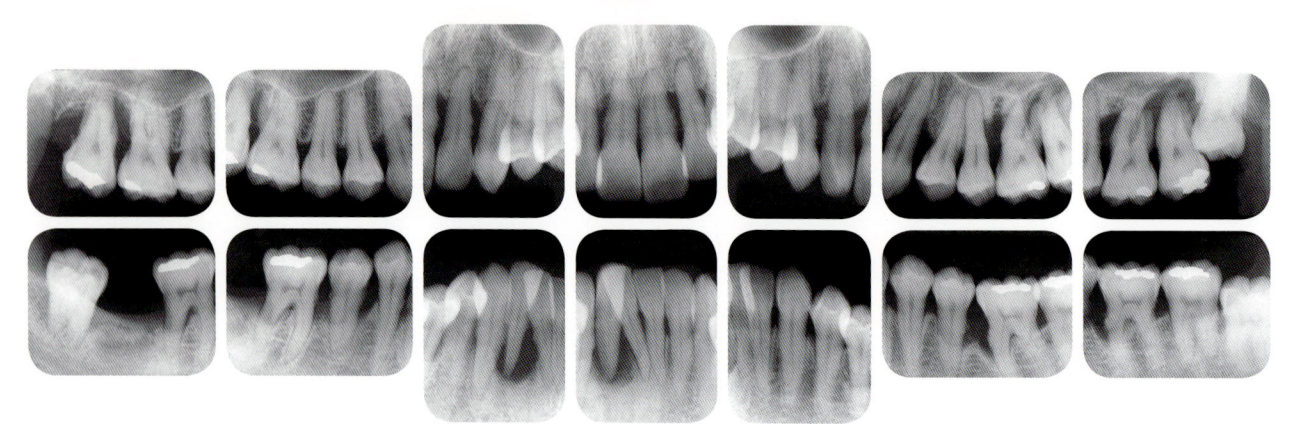

図6-2-2　重度の慢性辺縁性歯周組織炎を抱えていた。

第 6 部　全顎症例

図6-2-3-a｜図6-2-3-b｜図6-2-3-c

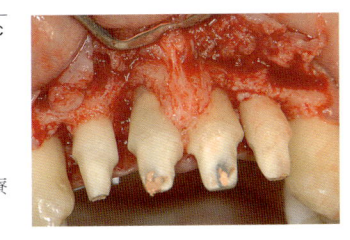

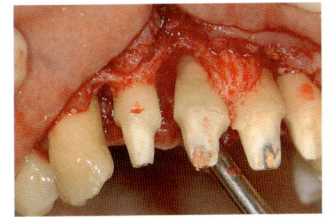

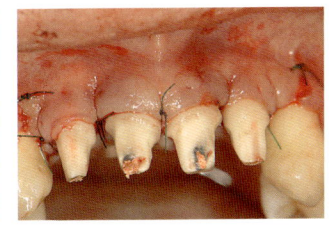

図6-2-3-a〜c　全顎的に再生療法を伴ったフラップ手術。

図6-2-4-a｜図6-2-4-b｜図6-2-4-c
図6-2-4-d｜図6-2-4-e｜図6-2-4-f

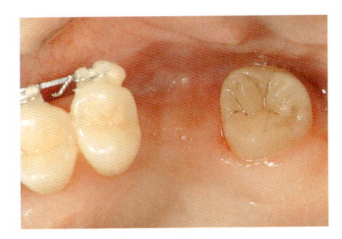

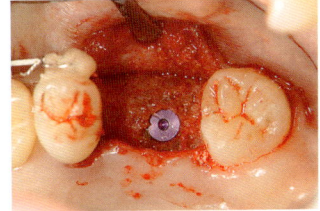

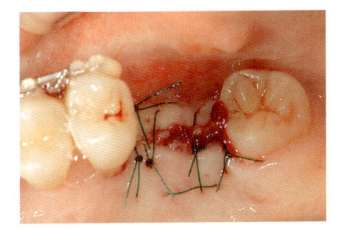

図6-2-4-a〜f　6 7 は抜歯したが、低位にあった 8 を矯正で挺出させ、7 として使用した。よって、左上のインプラントは 6 のみの植立となった。

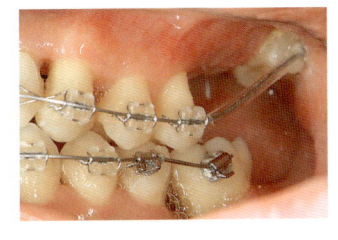

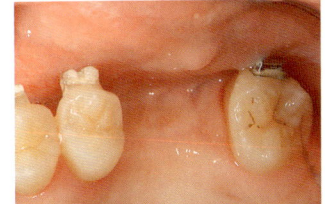

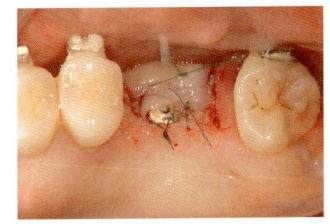

図6-2-5-a｜図6-2-5-b｜図6-2-5-c
　　　　　図6-2-5-d｜図6-2-5-e

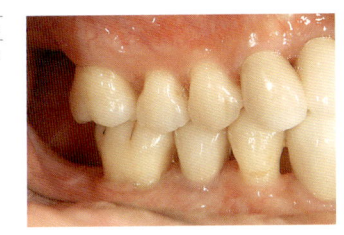

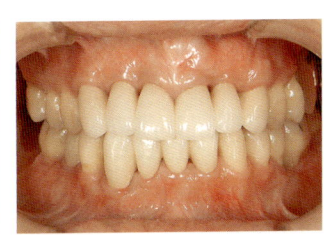

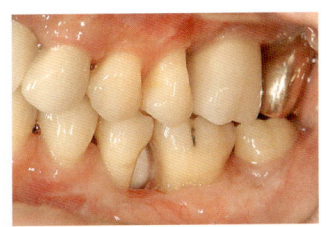

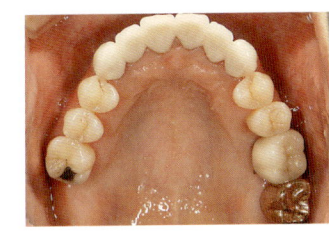

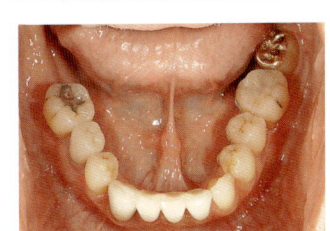

図6-2-5-a〜e　最終修復物装着時。

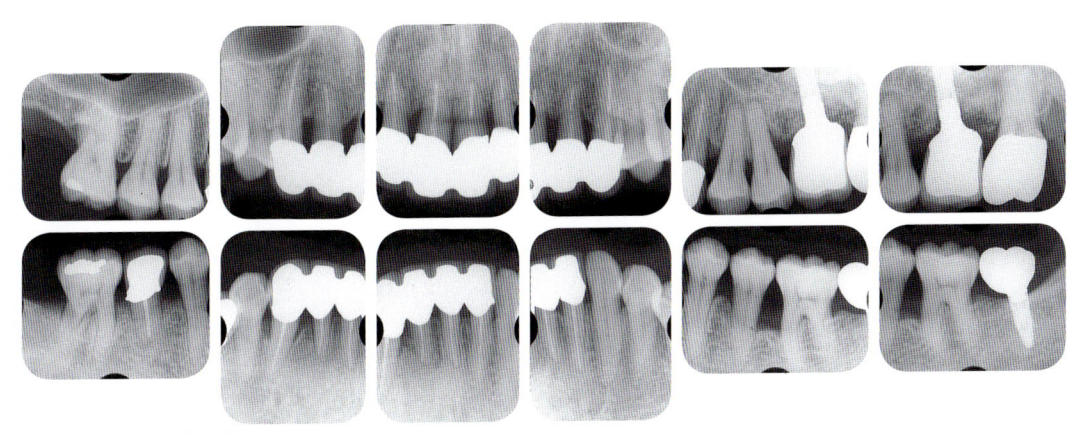

図6-2-6　最終修復物装着時のデンタルX線写真。

215

chapter 3

咬合改善症例

　インプラント治療を行う場合、咬合崩壊をきたしているケースは少なくない。また、顎位を改善し各々の歯の位置を改善しなければならない症例にしばしば遭遇する。なかでも不定愁訴を多く伴うようなケースでは、安易に欠損部にだけ目を奪われてインプラント治療を行うと、患者の状態がより悪化することもある。

　このような場合には、まずスプリントを用いて顎位の診断を行い、歯科治療で不定愁訴などの改善が望めるかどうかを診断する必要がある。その後にトップダウンで個々の歯の位置を決定し、最終修復物のポジションを考慮した上で適切なポジションにインプラントを植立する必要がある。

咬合改善症例

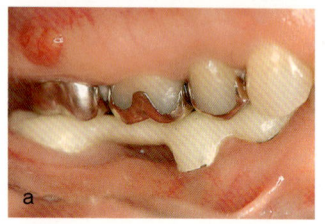

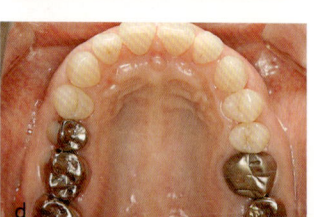

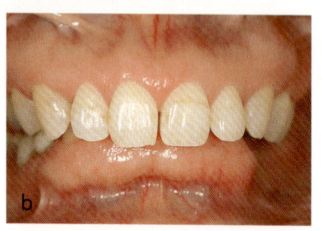

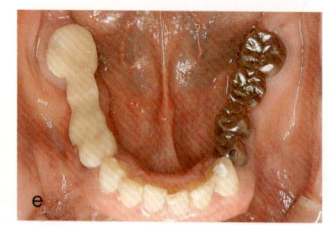

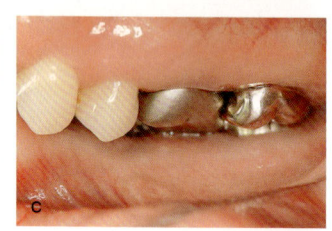

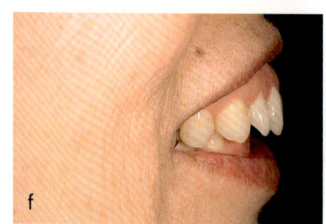

図6-3-1-a〜f 初診時の口腔内および顔貌写真。咬合高径も低く、上下顎の歯列のアンバランスが観察できる。アングルⅡ級2類で、下顎前歯は上顎の口蓋部歯肉に噛み込んでおり、左側臼歯部は上下の歯がすれ違った状態。下顎右側臼歯部には他院で治療中のプロビジョナルレストレーションが入っており、頻繁に壊れるとのことであった。開閉口時、顎関節部クリックがあり、左が右に比べて動きにくい状況であった。

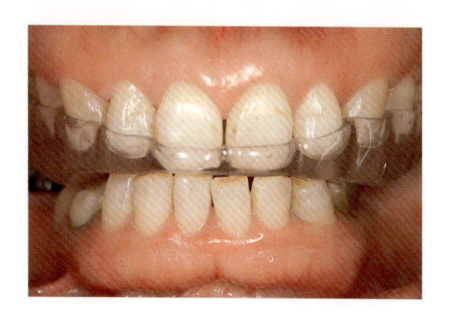

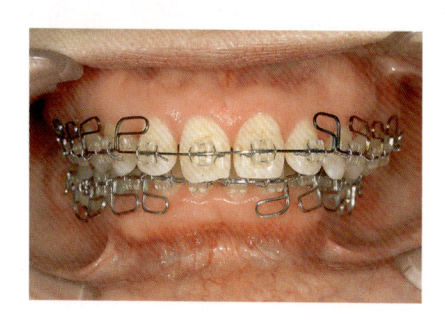

図6-3-2｜図6-3-3

図6-3-2、3 咬合に問題があることにより、臼歯部の歯を失ったり、歯根破折を引き起こしたりしているのではないかと推察した。まずはスプリントを用いて顎位の模索を行った。その後、上下顎の適正な顎位の予測ができたらインプラント植立を行い、インプラントをアンカーとして個々の歯を適正な位置へと誘導するために矯正治療を行った。

第6部 全顎症例

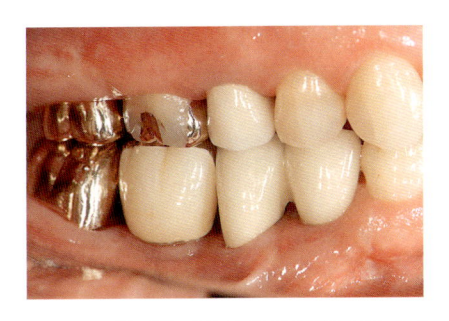

図6-3-4-a 図6-3-4-b 図6-3-4-c
図6-3-4-d 図6-3-4-e

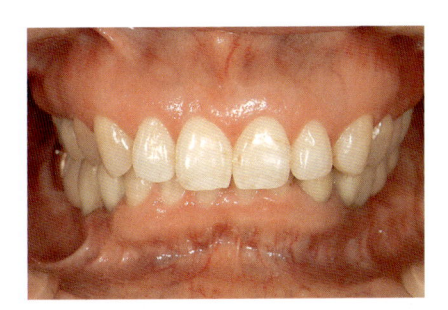

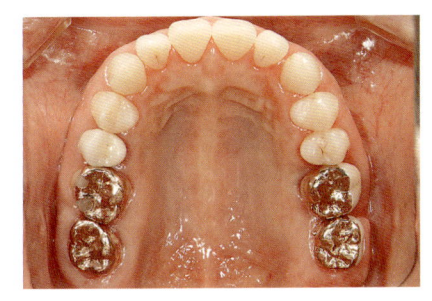

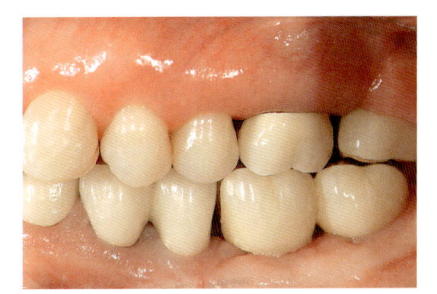

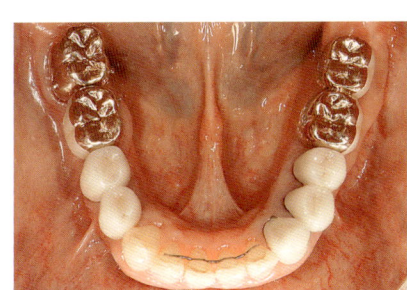

図6-3-4-a～e　4年後。手術終了時。

図6-3-5 | 図6-3-6

図6-3-5　術後の顎関節の状態。左右の顎関節の動きに差はなくスムーズである。クリックや雑音も生じなくなった。

図6-3-6　術前・術後の顔貌。

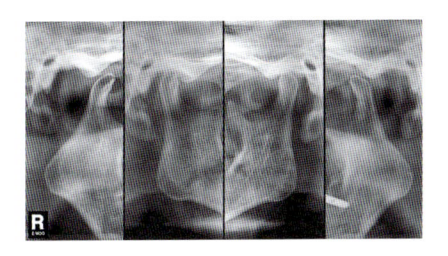

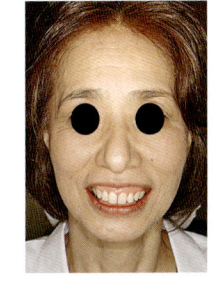

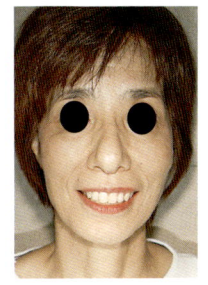

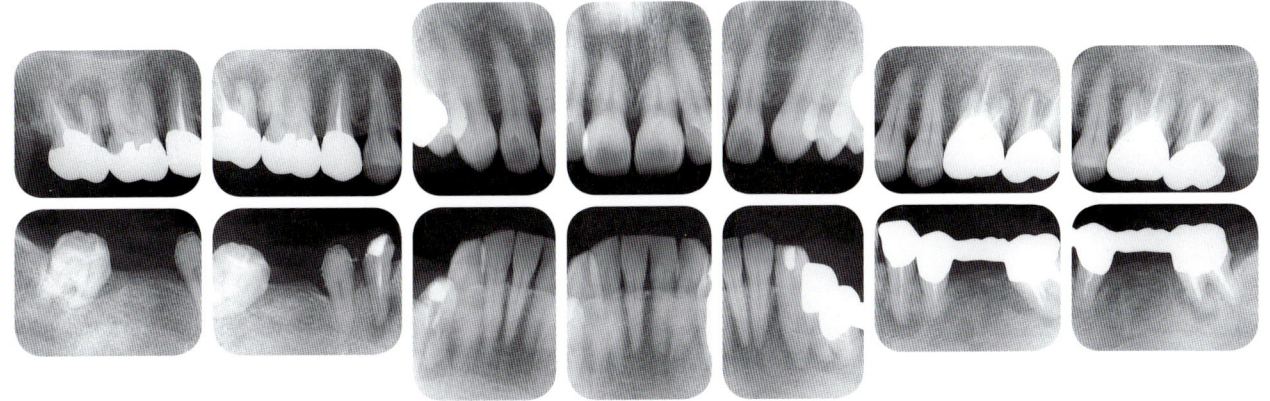

図6-3-7　術前デンタルX線写真により、大臼歯部の骨欠損が生じていることが観察できる。7̄ 4|7は歯根破折しており、抜歯することとした。

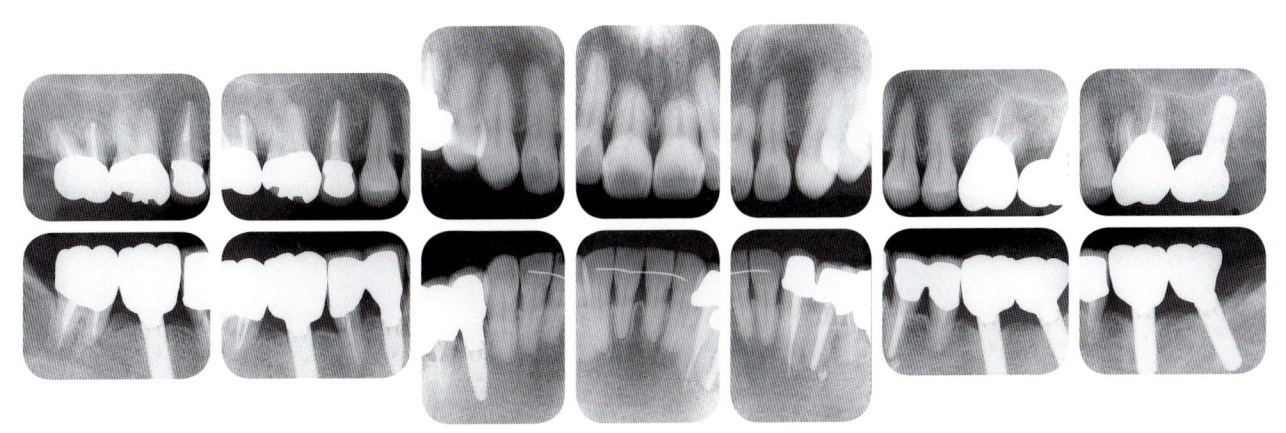

図6-3-8　最終修復物装着時のデンタルX線写真。

参考文献

1. 加藤仁資．インフォームドコンセントと自己決定権－歯科医療をとりまく法律問題と制度3．歯界展望 1999；93（5）：1121．
2. 小佐々晴夫．治療の簡素化とインフォームドコンセント：診療室のインフェクション・コントロールそのキーコンセプトと実践．歯科衛生士 1994；18（8）：60．
3. 斎藤 博．感染予防対策システム導入のためのアドバイス：一般歯科診療所では、どこから着手すればよいのか，感染予防対策，一般歯科診療所での導入のために．歯界展望 1993；81（4）：841．
4. 水木信之．インフォームド・コンセントに生かすコミュニケーション：歯科医療におけるインフォームド・コンセント．—患者にどのように説明しますか—．Quintessence DENT Implantol 1999；6（1）：124-127．
5. 小野 繁．インフォームド・コンセントに生かすコミュニケーション：インフォームド・コンセントの光と影 —インフォームド・コンセントの功罪—．Quintessence DENT Implantol 1999；6（2）：136-138．
6. 百武正嗣．インフォームド・コンセントに生かすコミュニケーション：心理学の視点からみた患者と治療者の関係．Quintessence DENT Implantol 1999；6（3）：142-145．
7. 水木さとみ．インフォームド・コンセントに生かすコミュニケーション：患者理解のためのコミュニケーション．Quintessence DENT Implantol 1999；6（4-6）．
8. 渡邉文彦，和田泰之，阿部暁子，島田かおり，松岡恵理子．インプラント治療のためのアシスタントワークとメインテナンス．東京：クインテッセンス出版，1995．
9. Weber HP, Buser D, Donath K, Firellini JP, Doppalapudi V, Paquette DW, Williams RC. Comparison of healed tissues adjacent to submerged and non-submerged unloaded titanium dental implants. A histometric study in beagle dogs. Clin Oral Implants Res 1996；7（1）：11-19．
10. Eriksson AR, Albrektsson T, Albrektsson B. Heat caused by drilling cortical bone. Temperature measured in vivo in patients and animals. Acta Orthop Scand 1984；55（6）：629-631．
11. Sakaguchi RL, Borgersen SE, 訳）前田芳信．リトリーバブルシステムを再考する PART1：スクリュー維持による上部構造の生体力学．Quintessence DENT Implantol 1996；3（1）：29-38．
12. 吉田浩一，平林 剛．リトリーバブルシステムを再考する PART2：上部構造の適合精度を高めるための留意点．Quintessence DENT Implantol 1996；3（2）：184-188．
13. Adell R, Lekholm U, Rockler B, Branemark PI. A 15-year study of osseointegrated implants in the treatment of the edentulous jaw. Int J Oral Surg 1981；10（6）：387-416．
14. Adell R. Clinical results of osseointegrated implants supporting fixed prostheses in edentulous jaws. J Prosthet Dent 1983；50（2）：251-254．
15. Adell R:Long-term treatment results.In:Branemark PI, Zarb G, Albrektsson T(eds). Tissue-integrated prostheses, 175-186. Quintessence, Chicago 1985．
16. Adell R, Lekholm U, Branemark PI, Lindhe J, Rockler B, Eriksson B, Lindvall AM, Yoneyama T, Sbordone L. Marginal tissue reactions at osseointegrated titanium fixtures. Swed Dent J Suppl 1985；28：175-181．
17. 加藤 熈，下川公一，三上直一郎，遊佐典子．歯周病の予防と治療：より効果的な歯周組織の改善を目指して．東京：デンタルダイヤモンド社，1998年．
18. 小濱忠一．第6回 補綴治療の側面からみたメンテナンス—IMPLANT PROSTHESES —上部構造の周辺．補綴臨床 1999；32（6）：674-686．
19. 武田孝之．インプラントの効果とリスク 2，インプラント周囲炎と局所的適応症について．補綴臨床 1995，28（2）：219-229．
20. 朝波惣一郎，笠崎安則，河奈裕正．手際のいい歯科臨床の応急処置52 インプラント周囲炎．the Quintessence 1996；15（4）：776-778．
21. 上條雍彦．口腔解剖学 1．骨顎．東京：アナトーム社，1965年．
22. 北村清一郎，髙橋 章，安田清次郎．インプラント植立の手技のエビデンスを考える ②下顎インプラント．歯界展望 2006；107（4）：738-743．
23. 上條雍彦．口腔解剖学 4．神経学．東京：アナトーム社，1965年．
24. 山道信之，原田武彦，糸瀬辰昌，山田昭仁，茂岡優子，糸瀬正通．歯科用コーンビームCTによる下顎臼歯部骨形態の検証．Part2．下顎前歯部における有歯顎群，欠損顎群の比較検討．Quintessence DENT Implantol 2009；16（5）：11-20．
25. 矢島安朝，阿部伸一，井出吉信．臨床家のための解剖学 Lecture．下顎：インプラント医療事故回避のための解剖学．歯界展望 2010；116（2）：280-285．
26. 林 孝文，佐野 司，岡野知宏：画像診断ガイドラインから見るインプラント治療における骨の質の評価(連載：安全と安心を提供するためのCTによる三次元画像の活用)．日本歯科評論 2008；68(12)：101-107．
27. Miles DA. Color atlas of cone beam volumetric imaging for dental applications. Quintessence Publishing Co Inc,2008.
28. Peltonen LI, Aarnisalo AA, Kaser Y, Kortesniemi MK, Robinson S, Suomalainen A, Jero J. Cone-beam computed tomography: a new method for imaging of the temporal bone. Acta Radiol 2009；50：543-548．
29. 山道信之，糸瀬正通．バーティカルボーンオグメンテーション —形態から見る難易度別アプローチ—．東京：クインテッセンス出版．
30. 糸瀬正通，山道信之，林 佳明，水上哲也，牧角新蔵，河原三明．インプラントイマジネーション —さらなる適応症拡大への技—．東京：クインテッセンス出版，2004年．
31. 糸瀬正通，山道信之，水上哲也，安東俊夫，葛西秀夫，荒木秀文，泥谷髙博，金成雅彦，島田昌明，吉村理恵，林 美穂，柳 智哉．ATLASで学ぶ歯科用コーンビームCT診断のポイント64．東京：クインテッセンス出版，2011年．
32. 山道信之，糸瀬正通．サイナスフロアエレベーション —形態から見る難易度別アプローチ—．東京：クインテッセンス出版，2008年．
33. 保母須弥也，細山 愃．インプラントの咬合．東京：クインテッセンス出版，2006年．
34. 阿部晴彦，元 永三，大澤一茂，上川明久．SHILLA SYSTEMの概念とその臨床活用．東京：クインテッセンス出版，2006年．
35. 中山かおり，馬場 精，石川知弘．これでバッチリ！ インプラント治療のアシスタントワーク 上巻(歯科衛生士臨床のためのQuint Study Club)術前準備＆外科基本アシスタントワーク編．東京：クインテッセンス出版，2011年．
36. 中山かおり，馬場 精，石川知弘．これでバッチリ！ インプラント治療のアシスタントワーク 中巻(歯科衛生士臨床のためのQuint Study Club)一次手術のアシスタントワーク編．東京：クインテッセンス出版，2010年．
37. 中山かおり，馬場 精，石川知弘．これでバッチリ！ インプラント治療のアシスタントワーク 下巻(歯科衛生士臨床のためのQuint Study Club)二次手術のアシスタントワーク編．東京：クインテッセンス出版，2010年．
38. 船登彰芳，石川知弘．4-Dコンセプト インプラントセラピー 審美治療のためのティッシュマネジメントのテクニックとタイミング．東京：クインテッセンス出版，2008年．
39. 元 永三，糸瀬正通，張 在光，水上哲也，林 美穂．POI SYSTEMの臨床．東京：クインテッセンス出版，2001年．
40. 佐藤直志．インプラント周囲のティッシュ・マネージメント．東京：クインテッセンス出版，2001年．
41. Jan Lindhe, Thorkild Karring, Niklaus P. Lang, 岡本 浩(監訳)．Lindhe 臨床歯周病学とインプラント 第4版[基礎編]．東京：クインテッセンス出版，2005年．
42. Jan Lindhe, Thorkild Karring, Niklaus P. Lang, 岡本 浩(監訳)．Lindhe 臨床歯周病学とインプラント 第4版[臨床編]．東京：クインテッセンス出版，2005年．
43. Jan Lindhe, Thorkild Karring, Niklaus P. Lang, 岡本 浩(監訳)．Lindhe 臨床歯周病学とインプラント 第4版[インプラント編]．東京：クインテッセンス出版，2005年．

索 引

あ

Rタイプ……………………………25
ISD900スクリュードライバー……129
アクセスホール………123、124、143、174
アタッチメントメール
　………………………25、26、122、125
アバットメントスクリュー…………124
アバットメントリーマー……………118
アルミナポーラスインプラント……12
アングルポストアバットメント……25
　──EX……………………………25

い

EXトルクレンチ……………………102
1回法術式………………24、26、84、85
1歯対2歯咬合………………………66
インターナルヘックス（六角構造）
　…………………………………123、124
インプランターNEO Black LED……87
インプレッションポスト
　………………………………133、134、136

え

STタイプ………………………………25
HAコーティング……………………16
エラスティック…………………186、187
縁下マージン…………………………137
縁上マージン…………………………137

お

オートクレーブ………………………81
オープントレー……………127、133、167
O-リングアタッチメント
　………136、169、182、183、184、185、186、187
オッセオインテグレーション
　…………………………26、48、59、84
オッセオインテグレーテッドインプラント
　…………………………………10、12、86

か

顎舌骨筋線……………………………69
下歯槽神経移動術……………………76
カスタムキャップEX…………………137
カスタムタイプ………………………25
カスタムポストアバットメント
　…………………………………124、153
cusp to ridge…………………………66
ガス滅菌法……………………………81
滑沢……………………………………62

き

キーパーホルダー……………………189
キャスタブルゴールドアバットメント
　………………25、125、157、158、
159、160、161、163、164、165、166、167、
168、169、170、171、172、173、174、175
キャリアーキャップ…………………102

く

クローズドトレー……………127、133、167
　──間接印象法……………142、145
グロシッヒ法…………………………82

け

外科主導型……………………………63
結合組織移植術（CTG）………………120

こ

コーチカルミル………………………99
骨内粗造面……………………………62
コロナルスクリュー…………………178

さ

サージカルステント
　………………………62、63、64、67、182
サイナスフロアエレベーション
　…………………………………51、52、53
submergedタイプ……………………86
残存骨頬舌幅…………………………89

し

CRスクリューEX………………………137
Gステント………………………72、74、76
GBR法……………………………65、76
SHILLAシステム……………………46
歯根形状………………………………62

219

磁性アタッチメント……………… 136
歯槽堤増大術……………………… 48
シリコーンガム……………135、138、
140、143、146、153、171、173、176、193
ジルコニアアバットメント……122、125
ZiREST®………………………… 25

す

垂直的歯槽堤増大術……………… 76
水平的歯槽堤増大術………… 65、76
スクリュー形状…………………… 16
スクリュー固定式………………… 169
スクリューフォーマー…………… 99
スタンダードヒーリングキャップ
………………… 115、117、119、184
ステップドリル…………………… 96
ストッパーリング………………… 95
ストレートタイプ………………… 31
ストレートポスト
………………… 25、125、129、145、146
スプリットクレスト…………… 65、76

せ

舌側ワイヤーステント…………… 70
舌側ワイヤータイプ……………… 71
セメント固定上部構造…………… 136
セラミックスインプラント……… 12

そ

ソケットプリザベーション……… 48

た

多結晶アルミナ…………………… 12

多孔質(ポーラス)アルミナセラミックス
………………………………… 13
単結晶サファイア…………… 12、13
単独ネジ固定上部構造…………… 136

ち

チークリトラクターコロンビア型…… 77
チタンメッシュ…………………… 57

つ

2ピースタイプ…………………… 26

て

テーパータイプ…………………… 31
TiO₂酸化層……………………… 14
Ti-6Al-4V………………………… 12
ティッシュパンチング……117、118、119
テラ・コートリル軟膏…………… 103
テンポラリーアバットメント
………………………… 137、141、142

と

トライアルガイド………………… 98
トライアルピン…………………… 94
ドライバーSH…………………… 116
ドライバーホルダー………… 102、118
トランスファー・コーピング
…………………………… 136、169、171
──スクリュー………………… 169
ドリルコントラ#16……………… 93
ドルダーバーアタッチメント
…… 136、194、195、196、197、198、199、200

に

2回法術式………………… 24、26、85
二次手術…………………………… 110
20Ncmトルク値………………… 129

ね

粘膜貫通部………………………… 62

の

non-submergedタイプ…………… 86
ノンプレパブルタイプ
………………………… 25、145、146、147

は

バイオセラム®
──アルミナポーラスインプラント
………………………………… 13
──サファイアインプラント
…………………………………11、12
hydorxyapatite(ハイドロキシアパタイト)
………………………………… 12
──コーティング…………… 26、27
ハンドトルクドライバー………… 129

ひ

POI®-EXシステムのドリル……… 87、92
POI EXツールケース…………… 77
BOSボーンスプレッダー………… 106
ヒーリングキャップ(ヒーリングアバットメント)……… 128
表面処理…………………………… 62
表面麻酔剤………………………… 89

ふ

ファイナルドリル……97
フィクスチャー径……69
FINATITE（ブラスト処理＋HAP溶射）……15、16、20、26
FINAFIX（ブラスト処理＋陽極酸化処理）……14、20、26
フェディーバックアクション……77
プライス法……82
プラスチックコネクター……25、125、154、166、176、177、189
ブラスト処理……14、15、26、27
プラズマ溶射……12、16
プリチャード剥離子……77
ブレードインプラント……12、55
フレックスドライバー……103
プレパブルアバットメント……125、149、150、151
　——EX……25
プレパブルタイプ……25
Brånemark……62、84
　——インプラント……84

ほ

ポーラスインプラント……12
ボーンアンカードデンチャー……122
ボーンアンカードブリッジ……122
ポジションステント……72、73、90、116、182
ポストアバットメント……25、125、129、145、146
補綴主導型……63
ポリッシングプロテクター……174

ま

マイナスドライバー孔……156

み

ミーチュアリープロテクテッドオクルージョン……132

プロビジョナルレストレーション……140、143

ゆ

遊離歯肉移植術（FGG）……120

よ

陽極酸化処理……14

ら

ラボスクリューEX……137、141、197

り

リッジエクスパンジョン……76、106
リプレイスメントジグ……147、164

ろ

六角部分……153

わ

ワイドサイズ……30

あとがき

「POI SYSTEMの臨床」が発刊されて10年以上の歳月が流れた。「10年一昔」とはよくいわれるが、その間インプラントシステムやインプラントを取り巻く環境にも大きな変化があった。そして、インプラント補綴に求められるものも当初の機能回復から審美的回復へ、さらに今では天然歯に勝るとも劣らない理想歯列の回復にまで及ぶようになった。時代の変化にはめまぐるしいものがあり、インプラントの世界もやはり淘汰されながら進化し、過去から現在そして未来へ向かって、より優れたものへと変遷していくことだろう。

1995年から始めたわれわれのインプラント実践コースも、これら時代の変化への対応と最先端の情報提供を主眼としたマスターコースを10年前から併設し、インプラントの基本から応用までインプラント全般を網羅した総合コースとして、福岡、東京、大阪、北海道の定期コースを始め日本各地、そして海外では韓国、台湾でも数多くのセミナーを開催している。

POI®-EXシステムは、これらの変化に対応すべく従来のPOIシステムに改善・改良を加え、「安心・安全、Simple is Best」の基本コンセプトを継承しながら時代のニーズにマッチしたインプラントシステムとして6年前に登場した。発売後も臨床応用するなかで、より良いシステムにするための努力を続けながら今日に至っている。

今後も全国のPOI®-EXシステムインストラクターと京セラメディカル㈱の開発研究プロジェクトチーム、そして多くのユーザーの声を集めて優れたシステムになるための努力は続けていくつもりだが、どの段階でこのシステムの使用法を書籍として紹介するかは非常に難しい課題だった。次々と改善・改良された製品が現れ、申請中の厚生労働省の認可を待つなかで、10年を一区切りとして現在の状態を紹介することの必要性と、ベーシックコースにおける教材の要望から、今回、糸瀬正通先生号令と指導の下、執筆を決断し昨年末から作業に取りかかった。

内容的にはベーシックコースで行っている講義内容を基本にした。これからインプラント治療を始めようとする先生を念頭におき、POI®-EXシステム以外のシステムでインプラント治療を行っている方にも十分理解できるように、また現在インプラント治療を行っている先生方にも参考の書となるように配慮し、「できる限り解りやすく」を心がけて執筆したつもりではあるが、多々不十分な内容であることをご容赦願いたい。足りない部分に関しては、今後読者の叱咤激励のご質問のなかで、またベーシックコースセミナーのなかで補足したいと思う。

この書籍を進めるに当たり、京セラメディカルの鈴木英人氏にはパーツ図やイラスト図を的確かつ迅速に対応していただいた。また技工の部門においては、歯科糸瀬正通医院勤務の根〆まり先生とエイトデンタルの馬場夏樹先生の協力のおかげで、より解りやすい技工ステップとポイントを紹介することができた。

最後に、われわれ著者の医院スタッフ全員に感謝の意を表して、この本の結びとしたい。

2012年6月　著者代表　元　永三

著者略歴

糸瀬　正通（いとせ　まさみち）

1970年　神奈川歯科大学卒業
1970年　同大附属病院保存科勤務
1973年　糸瀬歯科医院（長崎県対馬市）勤務
1974年　福岡市にて歯科糸瀬正通医院開業、現在に至る
1989年　医学博士号取得
　奥羽大学歯学部客員教授、台北医学院歯学部臨床教授
近未来オステオインプラント（IPOI）学会、日本審美歯科教会
＜著作＞
「デンタルイマジネーション」（共著：クインテッセンス出版）、「POI SYSTEM の臨床」（共著：クインテッセンス出版）「サイナスフロアエレベーション ―形態からみる難易度別アプローチ―」（共著：クインテッセンス出版）、「バーティカルボーンオグメンテーション ―形態からみる難易度別アプローチ―」（共著：クインテッセンス出版）

元　永三（げん　えいぞう）

1982年　韓国国立慶北大学校歯科大学歯医学科卒業
1982年　九州大学歯学部歯科補綴学第一講座入局
1987年　福岡市にてゲン歯科クリニック開業
2001年　医学博士号取得
2002年　九州大学歯学部臨床教授
2012年　ゲン歯科クリニック 移転開業
　BDPG 主宰、WBC 主宰、JPGC 主宰
＜著作＞
「機能・審美的な咀嚼器構築の臨床―有歯顎・無歯顎症例に対する SHILLA SYSTEM の活用」（共著：クインテッセンス出版）、「QDT 別冊 インプラント上部構造の現在 PART2」（共著：クインテッセンス出版）、「SHILLA SYSTEM の概念とその臨床活用」（共著：クインテッセンス出版）、「POI SYSTEM の臨床」（共著：クインテッセンス出版）

張　在光（ちゃん　じぇがん）

1983年　韓国国立慶北大学校歯科大学歯医学科卒業
1983年　九州大学歯学部第一補綴科入局
1988年　福岡市にてちゃん歯科医院開業
2002年　医学博士取得
　神奈川歯科大学非常勤講師
　近未来オステオインプラント（IPOI）学会、ICOI 会員・指導医
　日本顎咬合学会指導医、日本口腔インプラント学会会員、POI システムインストラクター（京セラメディカル）
＜著作＞
「機能・審美的な咀嚼器構築の臨床―有歯顎・無歯顎症例に対する SHILLA SYSTEM の活用」（共著：クインテッセンス出版）、「QDT 別冊 インプラント上部構造の現在 PART2」（共著：クインテッセンス出版）「POI SYSTEM の臨床」（共著：クインテッセンス出版）

水上　哲也（みずかみ　てつや）

1985年　九州大学歯学部卒業
1987年　九州大学第 1 補綴学教室文部教官助手
1989年　西原デンタルクリニック勤務
1992年　福津市（旧宗像郡）にて水上歯科クリニック開業
2005年　医学博士号取得
2007年　九州大学歯学部臨床教授
　日本歯周病学会・認定医、日本顎咬合学会指導医、ICOI 会員・認定医、AAP 会員、AO 会員、日本口腔インプラント学会会員
＜著作＞
「POI SYSTEM の臨床」（共著：クインテッセンス出版）「インプラントイマジネーション」（共著：クインテッセンス出版）、「ATLAS で学ぶ歯科用コンビーム CT 診断のポイント64」（共著：クインテッセンス出版）

林　美穂（はやし　みほ）

1992年　日本歯科大学卒業
1992年　九州大学歯学部歯科補綴学第一講座入局
1994年　福岡市ゲン歯科クリニック勤務
1998年　福岡市にて歯科・林美穂医院開業
2011年　歯学博士号取得
　日本顎咬合学会会員・理事、ICOI 会員・認定医、AAP 会員、AO 会員、OJ 会員・理事、日本口腔インプラント学会会員、WDC（女性歯科医師の会）会長
＜著作＞
「POI SYSTEM の臨床」（共著：クインテッセンス出版）、「インプラント YEAR BOOK 2011　現代のインプラントの10年とは？」（共著：クインテッセンス出版）、「ATLAS で学ぶ歯科用コンビーム CT 診断のポイント64」（共著：クインテッセンス出版）

POI®-EX SYSTEMの臨床

2012年7月10日　第1版第1刷発行

著　者　元　永三／張　在光／
　　　　水上哲也／林　美穂

監　修　糸瀬正通

発行人　佐々木　一高

発行所　クインテッセンス出版株式会社
　　　　東京都文京区本郷3丁目2番6号　〒113-0033
　　　　クイントハウスビル　電話 (03)5842-2270(代表)
　　　　　　　　　　　　　　　(03)5842-2272(営業部)
　　　　　　　　　　　　　　　(03)5842-2276(QDI編集部)
　　　　web page address　http://www.quint-j.co.jp/

印刷・製本　サン美術印刷株式会社

Ⓒ2012　クインテッセンス出版株式会社　　　　　禁無断転載・複写
Printed in Japan　　　　　　　　　　　落丁本・乱丁本はお取り替えします
　　　　　　　　　　　　　　　　　　ISBN978-4-7812-0268-6　C3047

定価はカバーに表示してあります